# 儿科学基础与临床实践

朱彩华等◎主编

吉林科学技术出版社

**图书在版编目（CIP）数据**

儿科学基础与临床实践 / 朱彩华等主编. -- 长春 :
吉林科学技术出版社，2019.9
ISBN 978-7-5578-5424-9

Ⅰ. ①儿… Ⅱ. ①朱… Ⅲ. ①儿科学 Ⅳ. ①R72

中国版本图书馆CIP数据核字(2019)第102599号

# 儿科学基础与临床实践

ERKEXUE JICHU YU LINCHUANG SHIJIAN

主　　编　朱彩华等
出 版 人　李　梁
责任编辑　赵　兵　张　卓
封面设计　长春市阴阳鱼文化传媒有限责任公司
制　　版　长春市阴阳鱼文化传媒有限责任公司
幅面尺寸　185mm×260mm
字　　数　432 千字
印　　张　22.5
印　　数　1—300 册
版　　次　2019年9月第2版
印　　次　2020年1月第2版第1次印刷

出　　版　吉林科学技术出版社
发　　行　吉林科学技术出版社
地　　址　长春市净月区福祉大路5788号出版大厦A座
邮　　编　130021
发行部电话/传真　0431-81629530
储运部电话　0431-8605911
编辑部电话　0431-8162951
网　　址　www.jlstp.net
印　　刷　北京虎彩文化传播有限公司

书　　号　ISBN 978-7-5578-5424-9
定　　价　90.00元

# 前　言

儿科学是研究婴儿、儿童、青少年的身心健康、生长发育、疾病防治的一门学科。进入21世纪以来，科学技术突飞猛进地发展，带动了医学科学的发展，儿科医学同样取得了重大发展，儿科分科、分专业越来越细，对疾病诊断和治疗的新理论及新技术不断更新。鉴于此，我们组织了数位长期工作在临床一线的儿科专家，结合自己的临床实践经验并参考大量文献，编写了此书。

本书首先介绍儿科学概论、儿科疾病诊治原则和儿科常见症状和体征等内容，然后介绍了新生儿重症监护、儿童营养性疾病、遗传性疾病、免疫系统疾病、感染性疾病、呼吸系统疾病、循环系统疾病、消化系统疾病、泌尿系统疾病、神经系统疾病、血液系统疾病和内分泌系统疾病的内容。内容新颖，图表清晰，理论与实践相结合，实用性强，对儿科医师具有一定的参考价值。

在编写的过程中，虽力求做到写作方式和文笔风格一致，但由于各位作者的临床经验及编书风格有所差异，加之时间仓促，篇幅有限，书中疏漏在所难免，希望广大同仁不吝赐教，使我们得以改进和提高。

编　者

2019年3月

# 目　录

**第一章　概论** …… 1
第一节　儿科学的范围和任务 …… 1
第二节　儿科学的特点 …… 2
第三节　小儿年龄分期 …… 3
第四节　儿科学的发展与展望 …… 4
**第二章　儿科疾病诊治原则** …… 7
第一节　儿科病史采集和体格检查 …… 7
第二节　儿科疾病治疗原则 …… 12
第三节　儿童液体平衡的特点和液体疗法 …… 16
**第三章　儿科常见症状和体征** …… 27
第一节　发热 …… 27
第二节　青紫 …… 30
第三节　呕吐 …… 31
第四节　腹痛 …… 33
第五节　便秘 …… 35
第六节　紫癜、紫斑和出血倾向 …… 36
第七节　婴儿哭闹 …… 37
**第四章　新生儿重症监护** …… 40
第一节　新生儿重症监护的特点 …… 40
第二节　新生儿重症监护的设备和仪器配置 …… 41
第三节　新生儿辅助机械通气 …… 44
第四节　极低体重儿的随访 …… 49
**第五章　新生儿常用急救诊疗措施与操作技术** …… 53
第一节　酸碱平衡紊乱的程序化诊断方法 …… 53
第二节　新生儿液体疗法 …… 66
第三节　新生儿换血疗法 …… 70
第四节　新生儿动脉穿刺 …… 73
第五节　脐动、静脉插管 …… 76
第六节　新生儿复苏 …… 79
**第六章　儿童营养性疾病** …… 89
第一节　蛋白质-能量营养不良(PEM) …… 89
第二节　维生素A缺乏症与维生素A过多症 …… 92
第三节　维生素D缺乏性佝偻病与维生素D过多症 …… 95
第四节　维生素K缺乏症 …… 98
第五节　维生素 $B_1$ 缺乏症 …… 101
第六节　维生素 $B_6$ 缺乏症 …… 104

第七节　铁缺乏…………………………………………………………………… 107
第八节　锌缺乏…………………………………………………………………… 111
第九节　碘缺乏病………………………………………………………………… 114
**第七章　遗传性疾病**……………………………………………………………… 118
第一节　遗传概述………………………………………………………………… 118
第二节　遗传性疾病的诊断基础………………………………………………… 125
第三节　染色体疾病……………………………………………………………… 142
**第八章　免疫系统疾病**…………………………………………………………… 156
第一节　小儿免疫系统发育特征………………………………………………… 156
第二节　原发性免疫缺陷病……………………………………………………… 159
第三节　继发性免疫缺陷病……………………………………………………… 162
第四节　免疫缺陷病的诊断与治疗……………………………………………… 163
第五节　川崎病…………………………………………………………………… 166
第六节　过敏性紫癜……………………………………………………………… 170
第七节　儿童系统性红斑狼疮…………………………………………………… 173
第八节　幼年特发性关节炎……………………………………………………… 175
第九节　幼年强直性脊柱炎……………………………………………………… 185
**第九章　感染性疾病**……………………………………………………………… 188
第一节　猩红热…………………………………………………………………… 188
第二节　幼儿急疹………………………………………………………………… 189
第三节　水痘……………………………………………………………………… 190
第四节　儿童手足口病…………………………………………………………… 191
第五节　流行性感冒……………………………………………………………… 198
第六节　流行性腮腺炎…………………………………………………………… 199
第七节　流行性乙型脑炎………………………………………………………… 200
第八节　脊髓灰质炎……………………………………………………………… 202
第九节　细菌性痢疾……………………………………………………………… 204
**第十章　呼吸系统疾病**…………………………………………………………… 207
第一节　急性上呼吸道感染……………………………………………………… 207
第二节　鼻窦炎…………………………………………………………………… 209
第三节　急性感染性喉炎………………………………………………………… 210
第四节　先天性喉喘鸣…………………………………………………………… 212
第五节　急性支气管炎…………………………………………………………… 212
第六节　毛细支气管炎…………………………………………………………… 213
第七节　支气管哮喘……………………………………………………………… 218
第八节　支气管扩张症…………………………………………………………… 223
第九节　支气管肺炎……………………………………………………………… 224
第十节　细菌性肺炎……………………………………………………………… 227
第十一节　病毒性肺炎…………………………………………………………… 230
第十二节　支原体肺炎…………………………………………………………… 232
第十三节　衣原体肺炎…………………………………………………………… 233
第十四节　吸入性肺炎…………………………………………………………… 234
**第十一章　循环系统疾病**………………………………………………………… 236
第一节　房间隔缺损……………………………………………………………… 236

第二节　室间隔缺损……238
第三节　动脉导管未闭……241
第四节　肺动脉狭窄……244
第五节　法洛四联症……246
第六节　完全性大动脉转位……249
第七节　心肌炎……250
第八节　扩张性心肌病……254
**第十二章　消化系统疾病……257**
第一节　小儿厌食症……257
第二节　功能性消化不良……258
第三节　胃食管反流……263
第四节　胃炎和消化性溃疡……269
第五节　肝脏和胰腺疾病……275
第六节　急性坏死性肠炎……277
**第十三章　泌尿系统疾病……279**
第一节　遗传性家族性肾病……279
第二节　急性肾小球肾炎……284
第三节　肾病综合征……286
**第十四章　神经系统疾病……289**
第一节　脑积水……289
第二节　颅内出血……294
第三节　脑脓肿……297
第四节　化脓性脑膜炎……301
第五节　病毒性脑炎……303
第六节　小儿癫痫……306
**第十五章　血液系统疾病……317**
第一节　营养性贫血……317
第二节　再生障碍性贫血……319
第三节　原发性血小板减少性紫癜……321
第四节　急性白血病……323
第五节　骨髓增生异常综合征……328
第六节　造血干细胞移植……331
**第十六章　内分泌系统疾病……337**
第一节　生长激素缺乏症……337
第二节　糖尿病……340
第三节　尿崩症……345
第四节　小儿肥胖症……347
**参考文献……351**

# 第一章

# 概论

## 第一节 儿科学的范围和任务

儿科学是临床医学范畴中的二级学科，其研究对象是自胎儿至青春期的儿童，研究内容可以分为以下四个方面。

研究儿童生长发育的规律及其影响因素，不断提高儿童的体格、智能发育水平和社会适应性能力。

研究儿童时期各种疾病的发生、发展规律以及临床诊断和治疗的理论和技术，不断降低疾病的发生率和死亡率，提高疾病的治愈率。

研究各种疾病的预防措施，包括免疫接种、先天性遗传性疾病的筛查、科学知识普及教育等，这是现代儿科学最具有发展潜力的方面，将会占据越来越重要的地位。

研究儿童中各种疾病的康复可能性以及具体方法，尽可能地帮助这些患儿提高他们的生活质量乃至完全恢复健康。

以上研究内容归结起来就是儿科学的宗旨是“保障儿童健康，提高生命质量”。

随着医学研究的进展，儿科学也不断向更深入专业的三级学科细化发展，同时也不断派生出新的专业。儿科学的三级学科分支类似内科学，主要以系统划分，如呼吸、消化、循环、神经、血液、肾脏、内分泌等，此外，还有传染病和急救医学等特殊专业。小儿外科学则为外科学范畴内的三级学科。上述学科虽然在分类上与内科学相似，但是其研究内容及内在规律与成人差别颇大，应予以注意，不能混淆或替代。

新生儿医学和儿童保健医学是儿科学中最具特色的学科，其研究内容是其他临床学科极少涉及的方面。新生儿期的死亡率仍然非常高，占婴儿死亡率的 60%～70%，此期疾病的种类和处理方法与其他时期有诸多不同，是一个非常时期。儿童保健医学是研究儿童各时期正常体格生长、智能和心理发育规律及其影响因素的学科，通过各种措施，促进有利因素，防止不利因素，及时处理各种偏离、异常，保证小儿健康成长。由于某些年龄阶段的儿童具有特殊的临床特点，近年来发展出了围生期医学。围生期医学实际上是介于儿科学和妇产科学之间的边缘学科，一般指胎龄 28 周至出生后不满 1 周的小儿，由于此期受环境因素影响颇大，发病率和死亡率最高，而且与妇产科的工作有密切联系，需要两个学科的积极合作来共同研究处理这一时期的问题。随着医学科学和技术的不断发展，儿科学必将向各个分支纵深分化，新的学科、边缘性的学科必将继续应运而生。然而，儿科学的分化发展趋势绝不是儿科学自身的肢解终结，在学习和研究儿科学某一分支学科时，切不可忽略对儿科学基础和学科总体的潜心研究和关注。

## 第二节 儿科学的特点

与其他临床学科相比，儿科学有其不同的特点，这些特点产生的根本原因在于儿科学研究的对象是儿童。儿童时期是机体处于不断生长发育的阶段，因此表现出的基本特点有三方面：①个体差异、性别差异和年龄差异都非常大，无论是对健康状态的评价，还是对疾病的临床诊断都不宜用单一标准衡量。②对疾病造成损伤的恢复能力较强，常常在生长发育的过程中对比较严重的损伤实现自然改善或修复，因此，只要度过危重期，常可满意恢复，适宜的康复治疗常有事半功倍的效果。③自身防护能力较弱，易受各种不良因素的影响而导致疾病的发生和性格行为的偏离，而且一旦造成损伤，往往影响一生，因此应该特别注重预防保健工作。

### 一、解剖

随着体格生长发育的进展，身体各部位逐渐长大，头、躯干和四肢的比例发生改变，内脏的位置也随年龄增长而不同，如肝脏右下缘位置在 3 岁前可在右肋缘下 2cm 内，3 岁后逐渐上移，6 ～ 7 岁后在正常情况下右肋缘下不应触及。在体格检查时必须熟悉各年龄儿童的体格生长发育规律，才能正确判断和处理临床问题。

### 二、功能

各系统器官的功能也随年龄增长逐渐发育成熟，因此不同年龄儿童的生理、生化正常值各自不同，如心率、呼吸频率、血压、血清和其他体液的生化检验值等。此外，某年龄阶段的功能不成熟常是疾病发生的内在因素，如婴幼儿的代谢旺盛，营养的需求量相对较高，但是此时期胃肠的消化吸收功能尚不完善，易发生消化不良。因此，掌握各年龄儿童的功能变化特点是儿科临床工作的基本要求。

### 三、病理

对同一致病因素，儿童与成人的病理反应和疾病过程会有相当大的差异，即或是不同年龄的儿童之间也会出现这种差异，如由肺炎球菌所致的肺内感染，婴儿常表现为支气管肺炎，而成人和年长儿则可引起大叶性肺炎病变。

### 四、免疫

小年龄儿童的非特异性免疫、体液免疫和细胞免疫功能都不成熟，因此抗感染免疫能力比成人和年长儿低下，如婴幼儿时期 sIgA 和 IgG 水平均较低，容易发生呼吸道和消化道感染。因此适当的预防措施对小年龄儿童特别重要。

### 五、心理和行为

儿童时期是心理、行为形成的基础阶段，可塑性非常强。及时发现小儿的天赋气质特点，并通过训练予以调适；根据不同年龄儿童的心理特点，提供合适的环境和条件，给予耐心的引导和正确的教养，可以培养儿童良好的个性和行为习惯。

### 六、疾病种类

儿童中疾病发生的种类与成人有非常大的差别，如心血管疾病，在儿童中主要以先天性心脏病为主，而成人则以冠状动脉心脏病为多；儿童白血病中以急性淋巴细胞白血病占多数，而成人则以粒细胞白血病居多。此外，不同年龄儿童的疾病种类也有相当差异，如新生儿疾病常与先天遗传和围生期因素有关，婴幼儿疾病中以感染性疾病占多数等。

## 七、临床表现

儿科患者在临床表现方面的特殊性主要集中在小年龄儿童，年幼体弱儿对疾病的反应差，往往表现为体温不升、不哭、纳呆、表情淡漠，且无明显定位症状和体征。婴幼儿易患急性感染性疾病，由于免疫功能不完善，感染容易扩散甚至发展成败血症，病情发展快，来势凶险。因此儿科医护人员必须密切观察，随时注意病情的细微变化，不轻易放过任何可疑表现。

## 八、诊断

儿童对病情的表述常有困难且不准确，但仍应认真听取和分析，同时必须详细倾听家长陈述病史。全面准确的体格检查对于儿科的临床诊断非常重要，有时甚至是关键性的。发病的年龄和季节，以及流行病学史往往非常有助于某些疾病的诊断。不同年龄儿童的检验正常值常不相同，应该特别注意。

## 九、治疗

儿科的治疗应该强调综合治疗，不仅要重视对主要疾病的治疗，也不可忽视对各类并发症的治疗，有时并发症可能是致死的原因；不仅要进行临床的药物治疗，还要重视护理和支持疗法。小儿的药物剂量必须按体重或体表面积仔细计算，并且要重视适当的液体出入量和液体疗法。

## 十、预后

儿童疾病往往来势凶猛，但是如能及时处理，度过危重期后，恢复也较快，且较少转成慢性或留下后遗症，常是儿科医师的慰藉。因此，临床的早期诊断和治疗显得特别重要，适时正确的处理不仅有助于患儿的转危为安，也有益于病情的转归预后。

## 十一、预防

已有不少严重威胁人类健康的急性传染病可以通过预防接种得以避免，此项工作基本上是在儿童时期进行，是儿科工作的重要方面。目前许多成人疾病或老年性疾病的儿童期预防已经受到重视，如动脉粥样硬化引起的冠状动脉心脏病、高血压和糖尿病等都与儿童时期的饮食有关；成人的心理问题也与儿童时期的环境条件和心理卫生有关。

# 第三节　小儿年龄分期

儿童的生长发育是一个连续渐进的动态过程，不应被人为地割裂认识。但是在这个过程中，随着年龄的增长，儿童的解剖、生理和心理等功能确实在不同的阶段表现出与年龄相关的规律性。因此，在实际工作中将小儿年龄分为七期，以便熟悉掌握。

## 一、胎儿期

从受精卵形成到小儿出生为止，共 40 周。胎儿的周龄即为胎龄，或称为妊娠龄。母亲妊娠期间如受外界不利因素影响，包括感染、创伤、滥用药物、接触放射性物质、毒品等，以及营养缺乏、严重疾病和心理创伤等，都可能影响胎儿的正常生长发育，导致流产、畸形或宫内发育不良等。

## 二、新生儿期

自胎儿娩出脐带结扎时开始至 28 天之前，按年龄划分，此期实际包含在婴儿期内。由于此期在生长发育和疾病方面具有非常明显的特殊性，且发病率高，死亡率也高，因此单独列为婴儿期中的一个特殊时期。在此期间，小儿脱离母体转而独立生存，所处的内外环境发生根本的变化，但其适应能力尚不完善。此外，分娩过程中的损伤、感染延续存在，先天性畸形也常在此期表现。

### 三、婴儿期

自出生到1周岁之前为婴儿期。此期是生长发育极其旺盛的阶段，因此对营养的需求量相对较高。此时，各系统器官的生长发育虽然也在持续进行，但是不够成熟完善，尤其是消化系统常常难以适应对大量食物的消化吸收，容易发生消化道功能紊乱。同时，婴儿体内来自母体的抗体逐渐减少，自身的免疫功能尚未成熟，抗感染能力较弱，易发生各种感染和传染性疾病。

### 四、幼儿期

1岁~3周岁之前为幼儿期。体格生长发育速度较前稍减慢，而智能发育迅速，同时活动范围渐广，接触社会事物渐多。此阶段消化系统功能仍不完善，营养的需求量仍然相对较高，而断乳和转乳期食物添加须在此时进行，因此适宜的喂养仍然是保持正常生长发育的重要环节。此期小儿对危险的识别和自我保护能力都有限，因此意外伤害发生率非常高，应格外注意防护。

### 五、学龄前期

自3周岁至7岁入小学前为学龄前期。此时体格生长发育速度已经减慢，处于稳步增长状态；而智能发育更加迅速，与同龄儿童和社会事物有了广泛的接触，知识面能够得以扩大，自理能力和初步社交能力能够得到锻炼。

### 六、学龄期

自入小学始（6～7岁）至青春期前为学龄期。此期儿童的体格生长速度相对缓慢，除生殖系统外，各系统器官外形均已接近成人。智能发育更加成熟，可以接受系统的科学文化教育。

### 七、青春期

青春期年龄范围一般从10～20岁，女孩的青春期开始年龄和结束年龄都比男孩早2年左右。青春期的进入和结束年龄存在较大的个体差异，可相差2～4岁。此期儿童的体格生长发育再次加速，出现第二次高峰，同时生殖系统的发育也加速并渐趋成熟。

## 第四节　儿科学的发展与展望

与西方医学比较而言，我国的中医儿科起源要早得多，自扁鹊“为小儿医”以来已有2 400余年，自宋代钱乙建立中医儿科学体系以来也有近900年。此前在唐代已在太医署正规培养5年制少小科专科医师，隋、唐时代已有多部儿科专著问世，如《诸病源候论》和《小儿药证直诀》等，收集论述小儿杂病诸候6卷255候，建立了中医儿科以五脏为中心的临床辨证方法。16世纪中叶发明的接种人痘预防天花的方法比欧洲发明牛痘接种早百余年。进入19世纪后，西方儿科学发展迅速，并随着商品和教会进入我国。

20世纪30年代西医儿科学在我国开始受到重视，至20世纪40年代儿科临床医疗规模初具，当时的工作重点在于诊治各种传染病和防治营养不良。由于儿科人才日趋紧缺，儿科学教育应运而生。1943年，我国现代儿科学的奠基人诸福棠教授主编的《实用儿科学》首版问世，成为我国第一部大型的儿科医学参考书，标志着我国现代儿科学的建立。

自19世纪至20世纪末，西医儿科学的重大贡献主要在于有效地防治传染病和营养不良方面，两者为当时儿童死亡的首要原因。预防多种传染病疫苗的研制成功，使得儿童中常见传染病的发生率明显下降，婴儿死亡率逐年降低。同时，由于抗生素的不断发展和广泛应用，儿童中感染性疾病的发病率和死亡率也大幅度下降。代乳食品和配方乳的研究和提供曾经拯救了大量儿童的生命，近年来大力提倡母乳喂养使得儿童的健康水平更加提高。

中华人民共和国成立以后，在城乡各地建立和完善了儿科的医疗机构，并且按照预防为主的方针在全国大多数地区建立起妇幼保健机构，同时普遍办起了各种形式的托幼机构。这些机构对于保障我国儿童的健康和提高儿童的生命质量起了至关重要的作用。通过这些机构，儿童的生长发育监测、先天性遗传性疾病的筛查、疫苗的预防接种、“四病”的防治得以落实，儿童中常见病、多发病能够得到及时的诊治（图 1 —1、图 1 —2）。2011 年国务院发布了《中国妇女发展纲要（2011—2020 年）》和《中国儿童发展纲要（2011—2020 年）》，进一步把妇女和儿童健康纳入国民经济和社会发展规划，作为优先发展的领域之一。

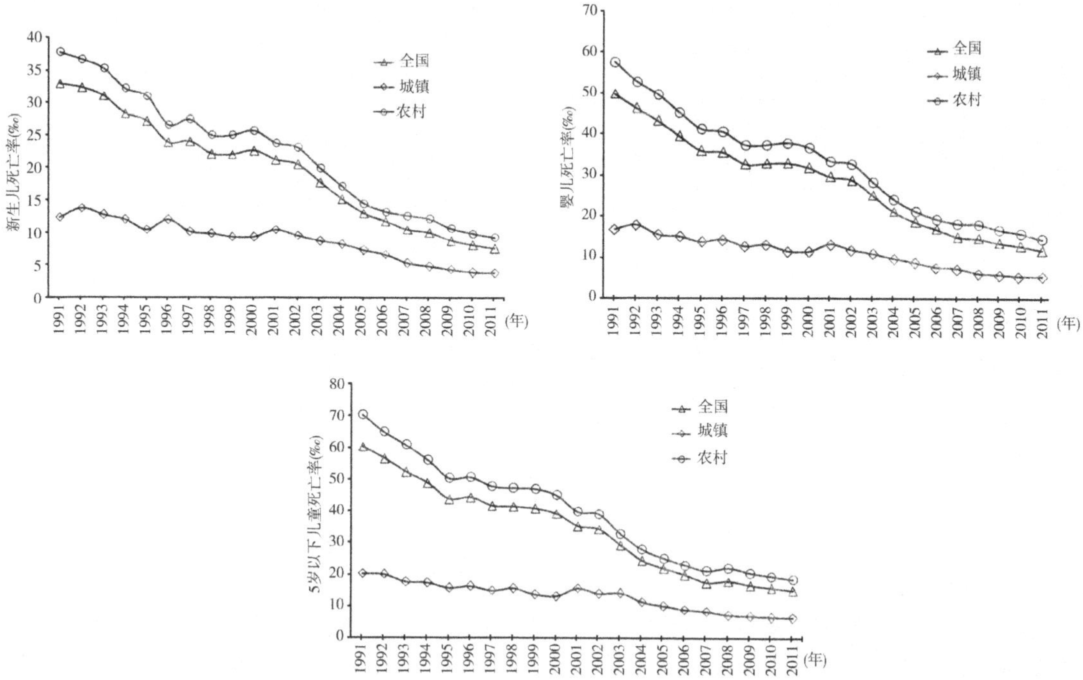


**图 1 —1　1991—2009 年我国监测地区的新生儿死亡率、婴儿死亡率和 5 岁以下儿童死亡率。资料来自卫生部《2010 中国卫生统计年鉴》**

尽管我国儿童目前的主要健康问题从总体上看还集中在感染性和营养性疾病等常见病、多发病方面，但是与 20 世纪比较而言，这些疾病的发生率和严重性已经降低；并且在某些发达地区，严重的营养不良和急性传染病已经少见。这些疾病谱的变化昭示我国儿科工作者的注意力应该开始向新的领域发展延伸，儿科学的任务不仅要着重降低发病率和死亡率，更应该着眼于保障儿童健康，提高生命质量的远大目标。因此，研究儿童正常生长发育规律及其影响因素的儿童保健学日益受到重视，儿童保健的临床服务应该由大城市逐渐普及到中小城市和乡村，以保证儿童的体格生长、心理健康、智能发育和社会适应性得到全面均衡的发展。同时，研究儿童罹患各种疾病后得以尽量完善恢复的儿童康复医学应该受到重视，儿童时期疾患的后遗症将可能影响今后一生的健康和幸福，而处于生长发育阶段的儿童具有非常强的修复和再塑能力，在适宜的康复治疗下往往可能获得令人难以想象的效果。此外，某些成人疾病的儿童期预防应该受到重视，疾病预防的范围不应仅局限于感染性疾病，许多疾病在成人后（或在老年期）出现临床表现，实际上发病的过程在儿童期已经开始，如能在儿童期进行早期预防干预，就可能防止或延缓疾病的发生、发展。最近世界卫生组织和联合国儿童基金会通过制订名为“儿童疾病综合管理（IMCI）”的战略来进一步提高和维护儿童的健康水平。儿童疾病综合管理的目标是在 5 岁以下儿童中降低死亡、疾病和残疾，并促进他们更好地成长和发育。儿童疾病综合管理包括家庭和社区，以及卫生机构实施的预防性和医疗性措施内容。在医疗卫生机构中，IMCI 战略促进了在门诊就对儿童期疾病作出准确的确认，保证了对所有重大疾病的综合治疗，加强对家长的咨询，并提高了严重患儿的转诊速度。在社区医疗服务机构和家庭里，该战略促进了寻求适宜保健的行为，提高了营养和预防保健，并保障医嘱的正确执行。

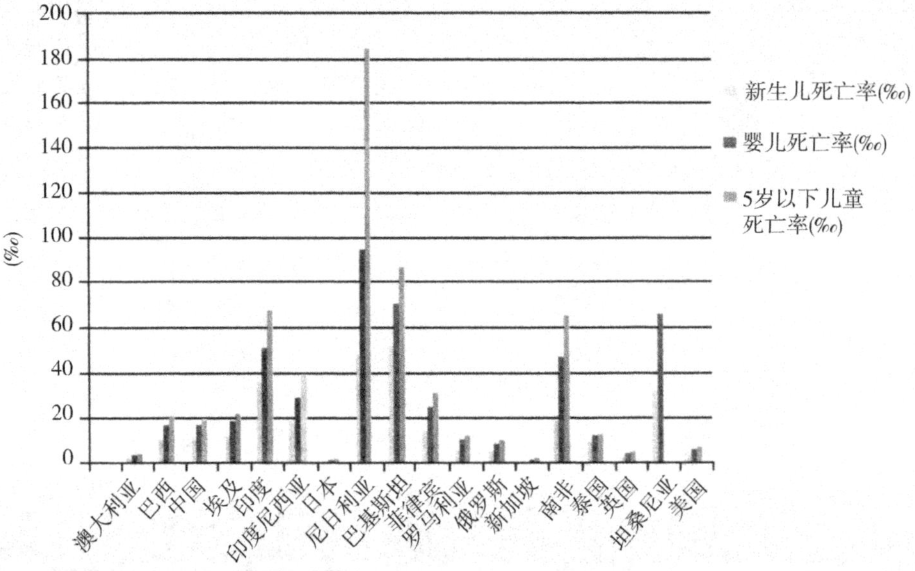


**图1—2　我国新生儿死亡率、婴儿死亡率和5岁以下儿童死亡率与其他国家的比较。资料来自卫生部《2010中国卫生统计年鉴》**

儿科学的研究和发展是依托现代医学的进步展开的。当前，现代医学的革命性突破及其引领的发展趋势应该受到儿科工作者的高度重视。相对其他科学领域而言，现代医学的发展历史并不长。迄今为止，虽然对于外部因素致病为主导的创伤、感染性等人类疾病的研究取得了令人瞩目的进展，但是对内部致病因素的研究，以及内部致病因素与环境因素相互作用导致疾病发生的研究相对滞后，这是目前疾病谱中肿瘤、心脑血管疾病和代谢性疾病居高不下的基本原因。著名的诺贝尔生理学与医学奖获得者杜伯克曾说："人类的DNA序列是人类的真谛，这个世界上发生的一切事情都与这一序列息息相关，包括癌症在内的人类疾病的发生都与基因直接或间接有关……"。2005年人类基因组DNA全序列测定最终完成，对于人类攻克目前威胁生命健康的疑难顽症具有里程碑的意义。基因组学在基因活性和疾病的相关性方面为破解疾病发生、发展的本源提供了有力的根据和方向，后基因组学、蛋白质组学、表观遗传学、生物信息学、模式生物学等学科的发展和交叉组合已经形成了系统生物医学。系统生物医学能够将各种致病因素的相互作用、代谢途径及调控途径综合起来，运用现代生物学的科学和技术，解析人类疾病发生的根本原因，从而寻求干预、治疗和预防的方法。系统生物医学对儿科学的进展将有不可估量的影响，因为这些研究必将涉及人类生命和健康的本质性问题，儿科学正是在解决这些问题路径的源头上。

诚然，儿科学目前发展的重点仍然针对疾病的临床诊治，因为疾病依然是威胁人类生存的首要问题。然而，随着社会和经济的发展，生存将不再是人类生活的基本诉求，健康将逐渐成为人类生活的更高追求。随着人类对于生命质量的要求不断提升，对于健康的定义也在更新。20世纪70年代，联合国世界卫生组织（World Health Organization，WHO）对健康做了如下定义："健康不仅是躯体无病，还要有完整的生理、心理状态和社会适应能力"。对照这样的目标，我国儿科学在探索如何维护和促进儿童的心理和行为发育，培养儿童具备优秀的社会适应能力方面还需要倍加努力，并将此项任务列入今后发展的重点内容之一。

# 第二章

# 儿科疾病诊治原则

## 第一节 儿科病史采集和体格检查

儿科具有自身的特殊性，诸如在进行病史检测、进行体格检查以及实施记录等方面，需要根据患儿的实际情况进行操作，诸如需要在方法、程序、内容和分析判断上与成年患者相区别。为了有效实施和顺利开展儿科临床诊疗的相关工作，必须熟练掌握相关的技巧和方法。

目前，随着我国医学和整体诊疗水平的不断进步和提高，对医师的要求也越来越高，不仅需要在临床系统思维的指导下，熟练掌握临床基本技能和系统运用医学知识，同时还应具备规范采集病史和体格检查业务技能，并能够对患者的病历进行详细规范的记录。这也是医师开展临床综合能力培养、对疾病进行准确诊断的重点。随之现阶段我国临床实验室的发展，医疗相关的诊断设备也有了较大改进，从而能够在患者疾病的诊断方面提供更多有效信息，促进了患者的疾病诊断、治疗和预后；但必须强调的是，准确的病史资料、详细的体格检查等，对疾病的准确诊断具有重要的临床意义，且良好的病历记录则是医疗证据的核心内容。

值得注意的是，如遇急诊或危重患者，应在简要评估病情的前提下先抢救，待患者病情稳定后再进行完整的病史采集和全面的体格检查。

### 一、病史采集和记录

病史采集的重点是应准确记录。在具体记录的过程中，应从监护人或家长提供的信息中，针对疾病诊断的有用信息进行获取，并做到“认真听”和“重点问”这两个要点。对患者病史进行详细询问，通过与患儿家长进行亲切沟通和交流，使患儿能够感受到家庭般的呵护和关爱，注意使用通俗易懂的语言，态度应亲切和蔼。另外，在交流和护理的过程中，要给予患儿和家长充分的尊重，尤其注意保护他们的隐私。病史采集期间，应结合实际情况，客观评价和询问患儿的病情特点，切勿先入为主，使患儿或家长产生误导或观望回答，对疾病的诊断带来不利影响。患儿的病史采集主要包括：

1. 基本资料　准确记录患儿的年龄、姓名、性别、种族、监护人的姓名、年龄、家庭住址、文化程度、电话（微信）等联系方式、病史可靠程度、病史叙述者和患儿的关系等。其中，对患儿的年龄记录应以实际年龄为宜，对于婴儿，可以记录格式为月数，对于 1 岁以上的患儿，可以记录格式为几岁几个月，对于新生儿，记录格式为天数。

2. 主诉　对患儿临床症状、体征、时间等应根据患儿病史提供者的语言进行记录。诸如，“持续发热 3 天”、“间歇性腹痛 2 天”。

3. 现病史　病历的主要内容即为现病史，其核心内容是详细描述记录患儿病情的具体情况，主要有以下几个部分：诊治的经过、临床症状（体征）以及病情发展等。尤其应重视以下几个方面：①仔细询问主要症状，对症状的特征应格外重视和询问，诸如咳嗽症状询问时，可就剧烈或轻咳，间断性或持续性，有无鸡鸣样吼声，单声或连续性，有无痰液及相关形状等，有无一日咳嗽较为剧烈，以及有无伴随症状或诱因等。②患儿病后的一般疾病情况，诸如食欲、睡眠、大小便、精神状态等。③重视

“有用”阴性的症状，诸如阴性症状如果能够提供具有辨别疾病的信息，也应该在病史中进行详细记录。④既往检查和相关结果。⑤对存在治疗史的患儿，一个对用药情况进行询问，诸如药物的名称、给药方法、剂量、时间进行详细记录，同时还应及时随诊，并详细记录患儿的治疗效果以及不良反应的发生情况等。

4. 个人史　个人史应根据患儿的年龄和疾病，有针对性、有侧重的询问出生史、喂养史、生长发育史。

（1）出生史：母孕期应仔细询问患儿的出生相关信息，诸如询问患儿的出生体重，是否首胎或第几胎第几产；在分娩的时候，应仔细询问出生时是否存在产伤或窒息，Apgar 评分、生产方式是否足月，以及过期产或早产等。如果胎儿出现智力发育缓慢，以及中枢神经发育不全，尤其应重视对患儿的围生期相关情况进行仔细询问。

对存在中枢神经发育不良或者智力发育较为迟缓的患儿，需要对其围生期相关情况进行详细了解。

（2）喂养史：患儿的喂养方式，诸如是采用人工喂养的方式抑或是通过混合喂养的方式，喂养次数、量以及采用何种乳品和配置方法，断奶时间，增加辅食的时间、数量、品种，以及大小便情况等。对于年长的患儿，应询问是否存在挑食、偏食等习惯。重视对患儿喂养情况的询问，尤其对消化性系统疾病或营养性疾病具有重要的意义。

（3）生长发育史：例如，患儿的身高、体重生长情况，站立、走路、乳牙萌出时间，会笑等。对于学龄期的患儿，还应对学习成绩等信息进行仔细询问。

5. 既往史　主要包括两部分，即既往患病史、预防接种史：

（1）既往患病史：需对患儿的既往疾病、患病时间和预后进行询问，重点了解是否存在传染病史，诸如既往存在麻疹病史。除此之外，医护人员应对患儿的食物或药物过敏史进行询问。尤其重视目前出现皮疹、发热，但已经排除其他发热性出诊性疾病，应引起医师的高度重视，必要时可对患儿的各个系统进行总结性回顾分析。

（2）预防接种史：针对目前常规的疫苗接种情况进行询问，包括时间、地点，预防疫苗的种类、次数以及有无反应等。对于存在的非常规疫苗也应进行详细询问和记录。

6. 家族史　询问患儿家族是否存在急、慢性传染病、过敏性传染病，以及遗传性传染病患者。对于存在这类病史的患者，应该详细了解患儿和家长的接触状况。同时，还应对父母近亲结婚、母亲分娩情况等进行深入的询问。此外，对家庭其他成员和亲戚的健康情况进行询问，并酌情了解患儿的居住环境以及患儿家庭的经济收入状况。还应了解父母对患儿的关爱情况，以及了解父母对疾病的认识情况等。

7. 传染病接触史　对存在传染病的潜在风险时，应对可疑接触史进行详细了解，诸如询问患儿和传染病疑诊或确诊患者的关系，了解该传染病患者的治疗、转归情况，以及该传染病患者与患儿的接触时间和方式等。另外，对家长认识传染病的情况进行了解，从而促进患儿疾病的诊疗。

## 二、体格检查

在进行体格检查时，尽可能保持轻松自然的氛围，尽可能争取患儿的配合，有利于检查结果的准确无误。良好的医师的表现具有重要的意义，诸如能够提高患儿的积极配合、依从性，并尽可能争取患儿家长的支持和信任，对患儿的诊断和治疗具有积极意义。

### （一）体格检查中的注意点

（1）在询问病史的过程中，首先应和患儿建立融洽的关系。诸如，可以呼唤孩子的名字（乳名、小名），态度和蔼，保持微笑，用手轻轻抚摸患儿，并尽可能表扬和鼓励患儿，以缓解患儿的紧张、恐惧心理。如果条件允许，采用一些小玩具和孩子进行玩耍，使孩子恐惧心理消失，有助于争取孩子的合作及信任。还应密切观察孩子的精神状态，以及其对外界环境的反应等。

（2）体格检查时，尽可能允许患儿和家长在一起，以增加患儿的安全感。对于婴幼儿，尽可能顺应患儿的体位进行检查，诸如在接受检查时允许患儿坐在或躺在家长的怀里等。

（3）适时灵活检查，特别是婴幼儿患者，他（她）们的集中注意力时间往往较短，因此在进行体格检查时，应注意：①对有疼痛部位的检查应该在最后阶段开展检查；对如咽部、口腔等容易受到刺激或者不易检查的部位，也应在最后阶段开展检查。②在患儿安静时，可先对受哭闹影响明显的项目应在最后阶段进行检查；诸如腹部触诊、心肺听诊，以及对呼吸次数、心率等进行检查等。对容易检查的部位进行即时检查，诸如淋巴结、躯干、四肢、骨骼、全身表浅等部位。

（4）在体格检查时，动作要轻柔，态度和蔼，冬天时可先用双手将听诊器温暖后再进行听诊。检查过程应尽可能减少暴露患儿的身体，以避免着凉，同时要全面检查，避免遗漏。对于年长患儿要注意保护他（她）们的自尊心和害羞心理。

（5）对危重或急症抢救患儿，需要首先对疾病有关部位或生命体征进行重点检查，建议待患儿病情稳定后，酌情开展全面详尽的体格检查，也可根据情况一边抢救同时进行体格检查。

（6）小儿患者的免疫功能通常不完善，功能较差，应注意采用消毒一次性压舌板，并保持双手的清洁卫生，以避免交叉污染。医护人员应对工作衣及听诊器进行勤消毒。

## （二）检查方法

1. 基础资料　询问患儿病史期间，应注意观察孩子的表情、神志、体位、皮肤颜色、营养发育状况，对周围事物的反应、语言能力以及行走姿势等。这些资料通常较为可靠真实，有助于基础资料的分析和评估。

2. 常规测量　诸如体重、身长、脉搏、呼吸、头围、胸围、血压、体温等。

（1）血压：血压测量应结合患儿的年龄选择袖带，通常选择在上臂的 1/2 和 2/3 之间的范围内。袖带过窄可导致实际测量结果偏高，袖带过宽可导致实际测量结果偏低。在具体的血压测量过程中，可采用多种方法进行检测，诸如采用多普勒超声监听仪以及采用心电监护仪等；也可以应用简易的潮红法进行血压测量，保持患儿仰卧位，在患儿的踝部（或腕部）以上包裹气带，并从肢体远端指尖向上，应用加压绑带进行包裹直至气带处，保持收缩压的压力为 200mmHg 左右，然后去除压力绑带，以手或足处的皮肤均泛白，并以速度约 5mmHg 逐步进行放气，手部皮肤（气带的远端处）开始表现潮红的时候，即为平均血压。一般情况下，年龄越小，测量的血压越低。另外，当存在严重水肿、贫血时，往往对检测结果产生较大影响。各个年龄患儿的血压正常值能够经过血压公式进行换算：舒张压为收缩压的 2/3，收缩压（mmHg）=（年龄×2）+80。另外，还可以在 kPa 与 mmHg 之间进行转换，即采用公式为，kPa 值 = 测定值（mmHg）÷7.5。

（2）脉搏、呼吸：婴幼儿脉搏检查比较常用的方法有两种，第一是通过股动脉进行测量，第二是通过心脏听诊来进行检测。对于年长的多选择较浅的动脉进行检查，例如桡动脉。应注意脉搏的节律、速率、紧张度以及强弱。呼吸需要在患儿安静时进行测量为宜。可以采用腹部起伏观察或者听诊获得患儿的呼吸频率。要注意对患儿的呼吸节律、呼吸深浅程度等进行密切观察。也可以将棉花放置患儿鼻孔的边缘，通过观察棉花纤维在鼻孔附近的摆动情况而获得。不同年龄患儿的脉搏、呼吸情况如下，见表 2—1。

**表 2—1　各年龄小儿呼吸、脉搏（次/分）**

| 年龄 | 呼吸 | 脉搏 | 呼吸：脉搏 |
|---|---|---|---|
| 新生儿 | 40～45 | 120～140 | 1：3 |
| <1 岁 | 30～40 | 110～130 | 1：3～1：4 |
| 1～3 岁 | 25～30 | 100～120 | 1：3～1：4 |
| 4～7 岁 | 20～25 | 80～100 | 1：4 |
| 8～14 岁 | 18～20 | 70～90 | 1：4 |

（3）体温：应结合患儿的病情和年龄选择适宜的测温方法。①口腔测温法（保持 3 分钟）：该方法较为方便，测量准确，正常为 37℃，多在 6 岁以上、神志清楚以及配合意愿良好的患儿中使用。②腋

下测温法：该方法最为常用，也是目前最安全的测量方法，测量也较为方便，缺点是需要较长时间测量。在患儿的腋窝处放置消毒的体温水银体温表，嘱患儿上臂压紧腋窝，一般保持 5 ～ 10 分钟，正常为 36 ～ 37℃。③耳内测温法：该方法测量迅速、准确，且不容易出现交叉感染，缺点是仪器较贵，临床使用较少。④肛门内测温法：该方法测量的准确度较高、迅速，正常为 36.5 ～ 37.5℃。该方法多用于 1 岁以内患儿，另外，对于不合作、休克、昏迷的患儿同样适用。测量体温的时候，患儿稍微屈曲下肢，保持侧卧位，肛表水银头应事先给予润滑油处理，然后将肛表水银头应缓慢轻柔插入患儿的肛门，插入深度为 3 ～ 4 厘米，保持时间为 3 ～ 5 分钟。

3. 淋巴结　对淋巴结的数目、大小、质地进行检查，并对淋巴结的活动度、粘连情况以及活动度等进行检查。同时，也应该对患儿的耳后、颈部、腹股沟等部位进行重点检查。

4. 皮肤和皮下组织　对患儿的皮肤、皮下组织进行观察，选择自然光线为宜。观察时，重点对皮肤颜色进行观察，是否存在色素沉着、发绀、苍白、脱屑、皮疹、潮红、黄染等情况；同时对皮下脂肪、组织的厚度以及皮肤弹性进行观察。还应对皮肤的水肿性质进行观察等。

5. 头部

（1）头颅：观察患儿的头颅形状、大小以及对患儿的头围进行测量等。还应观察患儿的前囟大小、紧张度以及是否存在隆起、缺陷等；尤其对于婴幼儿，应密切观察是否存在颅骨缺损、颅骨软化、枕秃、血肿等。

（2）面部：观察患儿是否面容特殊，以及对患儿的鼻梁高低、眼距宽窄进行观察。观察患儿的双耳的形状和位置等。

（3）眼、耳、鼻：观察患儿瞳孔的形状、大小，及对光反射情况。观察是否存在眼睑下垂、水肿、结膜充血、斜视、眼球突出、角膜混浊、眼分泌物等。观察患儿双外耳道是否存在外耳牵拉痛，以及是否存在局部红肿，有无分泌物等。还应对患儿的鼻形进行观察，对患儿的鼻腔分泌物、通气情况进行了解，还应对患儿的鼻翼扇动情况等进行观察。

（4）口腔：对患儿口唇色泽进行观察，口唇是否存在疱疹，颜色是否苍白，或者有无干燥、发绀、口角糜烂等症状。口腔内牙龈、硬腭等部位是否存在黏膜斑、溃疡、充血、鹅口疮。观察患儿的舌质、舌苔颜色、牙齿数目和龋齿数，腮腺开口处是否存在红肿、分泌物。一般情况下，咽部检查时以面对光源为宜，医师两只手分别持压舌板和固定患儿的头部，在患儿条件反射张口的过程中，此时咽部得以充分暴露，医师对双侧扁桃体进行观察，了解患儿的扁桃体是否存在充血，有无肿大以及是否存在分泌物等，了解咽部情况，诸如是否存在充血、溃疡，有无滤泡增生情况以及是否存在咽后壁脓肿等症状。

6. 颈部　观察患儿的颈部有无斜颈，质地是否软，并仔细对颈蹼、短颈等畸形情况进行观察。观察患儿的颈静脉充盈和搏动状况，以及是否存在颈肌张力弛缓或增高等状况。同时观察患儿的颈椎活动状况，以及气管位置，甲状腺是否存在肿大。

7. 胸部

（1）胸廓：观察是否存在佝偻病的体征，例如肋膈沟、肋骨串珠、鸡胸、肋缘外翻等。观察心前区是否存在隆起，胸廓有无漏斗胸或桶状胸，两侧是否对称等。同时还应对肋间隙是否存在增宽或变窄、凹陷或饱满等情况进行观察。

（2）肺：观察患儿是否存在呼吸困难，呼吸深浅是否改变，呼吸节律和频率是否正常。其中呼气延长时呼气性呼吸困难的常见表现，而吸气性凹陷（吸气时，剑突下、胸骨上窝、锁骨上窝、肋间隙存在向内凹陷）则是吸气性呼吸困难的常见表现。利用年幼儿可啼哭或说话时进行触诊。考虑到小儿胸壁较薄，采用直接叩诊法（两个手指直接叩击胸壁）或者叩诊时用力要轻柔。另外，小儿听诊时的呼吸音往往较成年人声响，且多为支气管肺泡呼吸音，医师需要对肩胛下区、肩胛间区以及腋下进行重点听诊，这些部位在患儿肺炎发生时往往呈现明显的湿性啰音。在听诊时应保持患儿处于安静状态，而患儿哭啼后深呼吸则容易出现细湿啰音。

（3）心：观察患儿的心前区有无隆起，心尖搏动范围及搏动强弱。肥胖小儿往往很难能够观察到心尖搏动，正常患儿的心尖搏动范围通常在 2 ～ 3$cm^2$ 范围内。观察患儿的心尖搏动是否存在，并对出现震颤的性质（舒张期、收缩期、连续性）和部位进行观察。观察心脏形状、大小以及胸腔位置，在叩诊时动作要轻柔，从而能够有效分清清、浊音界线，且一般情况下，3 岁以内婴幼儿只叩心脏的左右界，记录为第几肋间左乳线外。在叩右界时，可出现肝浊音界，在其上一肋间从右向左叩，右界表现为浊音改变处，以右胸骨线外几厘米记录。不同年龄患儿的心界见表 2 —2。在进行听诊时，应保持环境安静，尽可能选用较小的听诊器胸件。对于婴幼儿，第一、二心音响度接近，而随着年龄的增加，心底部第二心音较第一心音较强，而与此相反，心尖部第一心音较第二心音响。小儿时期，主动脉瓣区第二心音相对较弱，而肺动脉瓣区第二心音相对较响，偶尔可见吸气性第二心音分裂。学龄前期及学龄期患儿，心尖部或肺动脉瓣区常可见生理性窦性心律不齐或收缩期杂音。

**表 2 —2　各年龄小儿心界**

| 年龄 | 左界 | 右界 |
|---|---|---|
| <1 岁 | 左乳线外 1 ～ 2cm | 沿右胸骨旁线 |
| 1 ～ 4 岁 | 左乳线外 1cm | 右胸骨旁线与右胸骨线之间 |
| 5 ～ 12 岁 | 左乳线上或乳线内 0.5 ～ 1cm | 接近右胸骨线 |
| >12 岁 | 左乳线内 0.5 ～ 1cm | 右胸骨线 |

8. 腹部　肠蠕动或肠型波多见于消瘦小儿、新生儿，并对脐部是否存在炎症、出血、分泌物等进行。触诊时可保持患儿在哺乳或母亲怀中进行，并尽可能争取患儿的配合，医师应保持手温暖，动作要轻。在患儿哭闹不止时或吸气时，迅速扪诊。压痛可根据患儿的表情进行判断。可在婴幼儿时期扪及，且柔软及不存在压痛，位置在肋缘下 1 ～ 2cm 附近；肝脏在患儿 6 ～ 7 岁时，已经无法在肋下触及。另外，扪诊时，在婴幼儿或小婴儿也可偶尔触及脾脏边缘。叩诊的检查内容与成人类似，可采用间接叩诊法或直接叩诊法。对患儿进行腹部听诊时，有时可闻肠鸣音亢进。一旦出现血管杂音的情况，注意对杂音的部位、强弱、性质等进行详细观察。

9. 四肢和脊柱　是否存在杵状指、多指畸形等。观察患儿的躯干与四肢的比例，是否存在佝偻病体征、有无畸形，例如脊柱侧弯、脚镯、手镯样变、“X”形腿或“O”形腿等。

10. 会阴、肛门、外生殖器　是否存在肛裂、畸形（例如尿道下裂、先天性无肛、两性畸形）等；男孩是否存在包皮过紧或过长、隐睾、腹股沟疝和鞘膜积液等；女孩是否存在阴道畸形、分泌物。

11. 神经系统　应结合患儿的实际情况，诸如病种、年龄、性别等，选择合适的检查手段。

（1）常规基础检查：观察患儿有无异常行为、反应灵敏度、面部表情、精神状态、神志、动作语言能力等。

（2）神经反射：观察患儿是否存在特殊的神经反射，例如拥抱反射、吸吮反射、握持反射等。神经反射有一定的年龄特点，例如巴宾斯基征在 2 岁以下的患儿中，存在单侧阳性的情况；小婴儿和新生儿期往往腹壁反射较弱，存在提睾反射。另外，患儿的跟腱反射较正常表现为亢进，有时能够观察到踝阵挛。

（3）脑膜刺激征：诸如是否存在 Brudzinski 征、Kernig 征阳性，颈部是否存在抵抗。小儿患者往往配合不佳，而要反复多次进行检查，以准确评估。需要注意的是，小婴儿在胎内时屈肌占优势，进而出生后的也可表现为 Brudzinski 征和 Kernig 征阳性。这就要求医师对检查结果进行解释时应立足于患儿的病情，并结合年龄等进行综合评估。

### （三）体格检查记录方法

通常情况下，体格检查不必按照特定的顺序进行，但应按照合理的顺序进行记录和统计分析。另外，要对阳性体征进行详细记录，也应对重要阴性的体征进行详细记录。

# 第二节　儿科疾病治疗原则

与成人不同，儿童在疾病的发生原因、发展过程以及疾病预后方面均有自身的特点。所以，在疾病的治疗及处理方面应对年龄因素进行充分考虑。与此同时，各个年龄段的患儿沟通表达能力存在较大的差别，这也导致在诊疗过程中的评估难度。由于小儿患者的自身特点，其发病通常迅速、急骤，并容易诱发其他系统或器官发生病变，在治疗的过程中应根据具体情况进行综合分析，抓重点，抓疗效。在疾病诊疗期间，应给予患儿更多的关爱和耐心，不恰当的治疗或处理往往会对患儿的生理和心理产生较大的影响。因此，这就对儿科工作者提出了更高的要求，不仅要有扎实的用药、护理等技能，还应结合心理学等对患儿及其家属进行心理健康辅导，从而确保患儿的康复和成长。

## 一、护理原则

对于儿科护理，护理工作常常作为治疗的主要内容，对患者的顺利康复起到重要促进作用。护理工作是护士和医师都应该熟悉和关心的内容，在临床医师和护理人员的良好配合基础上，才能够有效提高患儿的治疗效果。

1. 临床观察要仔细　如果患儿的不存在明显的临床症状，此时应充分考虑各种可能的病理基础。例如，婴幼儿出现哭闹，可能也是疾病表现的一种，应仔细观察和辨别其与正常生理要求的异同。

2. 合理的病室安排　保持病室空气新鲜、安静、清洁、整齐，温度适宜。可以根据患儿的病种、年龄以及病情轻重等进行病房安排，以提高治疗及护理质量。例如①按病种分病区：传染病根据病种进行隔离，其他同类型患儿可集中进行管理。②按年龄进行病区分配：根据年龄可以分为年长儿病室、小婴儿病室、新生儿/早产儿病室等。③按病情分病房：抢救监护病室重点收留重危者，而恢复期患儿可设置康复病房。

3. 规律的病房生活　观察病情时，应避免对患儿的睡眠产生影响，同治疗和诊断操作尽可能集中时间进行，并尽可能做到定时进餐，这对患儿保持良好的休息至关重要。

4. 预防医源性疾病等　①防止医源性感染：为了防止感染的发生，应做到定时检查消毒设备，规范、正确地应用穿刺、导尿等各种治疗方法；②防止交叉感染：病室要定时清扫、消毒，在接触患儿前后，医护人员均应洗手；③防止意外的发生：为了避免呛咳、呕吐以及引起患儿窒息，喂奶、喂药时，要将婴儿抱起；医护人员治疗结束后，药杯、体温表等物品应立即拿走，防止患儿玩耍误伤，同时要及时拉好床栏，防止患儿发生跌落等风险。

## 二、饮食治疗原则

饮食应结合患儿的病情进行选择，以促进患儿的治疗和预后。一般情况下，母乳喂养应继续采用母乳。不恰当的饮食可导致患儿的病情严重。

1. 乳品　①脱脂奶：全脱脂或半脱脂奶多在患儿出现腹泻或消化功能较差时，一般可可短期食用；②稀释乳：稀释乳躲在早产儿、新生儿时期使用；③酸奶：消化力弱及腹泻患儿，可食用经乳酸杆菌发酵或牛乳加酸酸奶；④低苯丙氨酸奶粉：苯丙酮尿症患儿多采用低苯丙氨酸奶粉；⑤无乳糖奶粉：多在长期腹泻、乳糖不耐受患儿中使用；⑥豆奶：在乳糖不耐受或牛乳过敏时使用。

2. 一般膳食　①普通饮食：多指营养含量丰富、热能含量充足以及容易被机体消化的食物；②软食：介于半流质饮食、普通饮食之间，将食物烹调得烂、软、细，主要有馒头、烂饭、肉末、稠粥、面条、鱼羹等，由于容易被机体消化，多用于咀嚼能力交叉以及消化功能尚未完全恢复的患儿；③半流质饮食：介于流质饮食、软食之间，呈羹状或半流体状，常见的有烂面、豆浆、牛乳、稀粥、蒸蛋羹等，可酌情添加适量的面包、饼干，尤其在消化功能较弱、无法吞咽大块固体食物的患儿中使用；④流质饮食：液体食物，例如豆浆、藕粉、米汤、牛乳、牛肉汤、蛋花汤、果汁等，有利于消化，无需进行咀嚼便可吞咽，多用于胃肠道手术后、消化系统疾病以及高热患儿，也可以用于鼻饲。流质饮食往往也只短期应用，主要期营养元素和热能相对较低。

3. 特殊膳食 ①饮食：胃肠感染、肠炎患儿，应食用纤维素含量少，易消化以及对胃肠刺激性小的少渣食物。②少盐及无盐饮食：肝肾疾病、心力衰竭患儿出现水肿，可食用少盐饮食，即每天饮食中额外供给1g食盐。而无盐饮食则在烹调膳食中不额外添加食盐，且每日食物中含盐量应小于3g。③贫血饮食：食物中补充含铁丰富的食物，如动物肝和动物血等。④高蛋白膳食：消耗性疾病、营养不良患儿，在每日三餐中适量增加一些富含蛋白质的食物，例如瘦肉、鸡蛋、肝、豆制品等。⑤低脂肪饮食：肝病患儿，在膳食中禁用或不用肥肉、油脂等。⑥低蛋白饮食：膳食中应降低蛋白质的含量，这类饮食多在急性肾炎的少尿期以及肝性脑病尿毒症患儿中使用，可选择马铃薯、甜薯、水果等糖类较高的食物进行热量补充。⑦低热能饮食：单纯性肥胖症的患儿，每日三餐中应降低糖类和脂肪在普通饮食中的含量，且还应确保维生素、蛋白质的需求，诸如用蔬菜、豆类、鱼、蛋、瘦肉等。⑧代谢病专用饮食：糖尿病饮食，苯丙酮尿症患儿选用低苯丙氨酸奶，半乳糖血症患儿选用不含乳糖食物等。

4. 检查前饮食 一般情况下，患儿检查前均需要对饮食进行调控，以满足生理指标检验的有效性和稳定性，例如①胆囊造影膳食：为了排空胆囊，采用油煎荷包蛋这类高脂肪、高蛋白饮食，从而便于胆管和胆囊功能的检查；②潜血膳食：在进行消化道出血检查时；需要在3天内不能食用动物肝脏、肉类以及绿叶素菜等。③干膳食：在进行12小时尿细胞计数以及尿浓缩功能试验检查时，多食用鱼、馒头、米饭、肉等含水分少的食物。

5. 禁食 在术后或消化道出血等患儿需禁食物处理，此时应注意补充一定的电解质、水、热量等，维持机体的正常生理需求。

## 三、药物治疗原则

在疾病的治疗过程中，药物的作用非常关键，但也存在不良反应，药物过敏以及毒副作用等不良影响。小儿的各项生理器官发育尚未完善，与成年人相比较，对药物往往表现出更为敏感的毒副作用，加上小儿患者的病情变化迅速，疾病种类较多，药物的选择就显得尤为重要，且药物剂量应恰当。因此，临床医护人员应对小儿用药的特点充分了解，不仅要能够熟悉药物的作用机制，性能，适应证、禁忌证、毒副作用等，还应根据小儿患者的具体情况，准确计算药物的剂量以及良好的用药方法。

### （一）小儿药物治疗的特点

药物在体内的分布受到多种因素影响，诸如受到药物与蛋白质的结合程度、细胞膜的通透性、体液的pH、药物在肾脏内排泄以及肝脏内代谢等。小儿患者的用药特点具有以下几个特征：

1. 年龄导致的药物分布差异 例如在幼儿时期，其脑中的四环素、吗啡、巴比妥类等药物浓度显著高于年长患者。

2. 年龄导致的药物反应差异 麻黄碱使血压升高的作用在小儿患者中较弱，而吗啡对小儿患者尤其是新生儿患者的呼吸中枢抑制较强，明显高于成年儿患者。

3. 肾脏排泄功能不足 肾功能在未成熟儿时期发育仍不完善，对药物以及药物代谢产物的排出功能不测底，延长了药物在机体的滞留时间，增加了毒副作用的发生风险。

4. 肝脏解毒功能不足 在早产儿和新生儿中，肝脏酶系统尚未发育成熟，进而对药物的代谢时间延长，增加了药物在血液中的浓度和半衰期，也增加了发生毒副作用的隐患。

5. 先天遗传因素 如果患儿所在家庭有家族遗传性疾病史，尤其对一些药物可出现先天性毒副作用或者过敏，在使用药物时应格外注意。

### （二）药物选择

应充分考虑患儿的年龄、病情、病种等进行用药的选择，还应重视患儿对药物的反应以及对药物的效果或不良影响。

1. 抗生素 小儿出现感染常用抗生素进行治疗。医护人员需要参考抗生素的用药指征以及掌握抗生素的作用机制，同时还需要重视其不良反应。此外，对于不同的患儿，过度应用抗生素也会导致患儿机体的肠道群群失衡，造成机体的内环境稳态紊乱，进而增加了耐药菌或真菌的感染。对于广大群体而言，长期、广泛应用抗生素，尤其是广谱抗生素，可导致微生物耐药性增加，对人们的健康产生不良影响。一些抗生素存在对造血功能、肾功能毒性作用，使用时应密切注意患者的体征变化和生化指标检测。序贯疗法是长时间使用抗生素的优选方案，可以避免或降低抗生素的毒副作用，以及提高药物的疗效。

2. 肾上腺皮质激素　重症感染性疾病、过敏性疾病患儿多采用短疗程疗法；自身免疫性疾病、某些血液病、肾病综合征多采用长疗程疗法。另外也有局部给药，诸如哮喘、某些皮肤病等。应注意毒副作用额发生：①诊断不明确时不建议使用，短期大量使用可能对疾病具有一定的掩盖作用。②长期使用可导致脂肪、蛋白质、电解质、水等代谢紊乱，并可能对骨骼肌生长产生抑制作用；肾上腺皮质激素过度也有可能引起、血压升高、库欣综合征等。③长期使用肾上腺皮质激素还可以导致免疫力降低，并在肾上腺皮质激素长期刺激下，导致肾上腺皮质发生萎缩，甚至导致患儿的病灶进一步出现扩散等。④对于水痘患儿，为了避免病情进一步加重，应严格禁用糖皮质激素进行治疗。

3. 退热药　常规情况系，布洛芬和乙酰氨基酚临床应用较多，可反复食用，但剂量不易过大。对于婴儿患儿，不建议食用阿司匹林，该药物可导致发生 Reye 综合征风险。

4. 镇静止惊药　镇静药多用于烦躁不安、高热、剧咳不止等。发生惊厥时采用镇静止惊药，诸如可用水合氯醛、苯巴比妥、地西泮等。

5. 镇咳止喘药　婴幼儿多用雾化吸入或口服祛痰药，油流分泌物的稀释及咳出，一般不建议食用镇咳药。哮喘患儿可采用 $\beta_2$ 受体激动剂类药物局部吸入法进行治疗，并可酌情采用茶碱类药物进行治疗，但该方法不适宜小婴儿、新生儿。

6. 止泻药与泻药　腹泻患儿临床上多采用口服补液疗法对电解质紊乱、脱水进行纠正；如果条件允许，肠黏膜保护类药物也是常用的药物。同时，为了进一步改善肠道菌群的失衡，还可以采用含乳酸杆菌、双歧杆菌的制剂等。一般情况下，小儿便秘不建议采用泻药，通过松软大便的通便法或调整饮食即可达到治疗的作用。

7. 乳母用药　一些药物可经母乳影响哺乳婴儿，诸如水杨酸盐、苯巴比妥、阿托品等药物可经，临床上应小心使用。

8. 早产儿、新生儿用药　幼小婴儿因各系统发育尚未成熟，诸如肝肾等的代谢功能发育不完善，维生素 $K_3$、磺胺类药等药物可引起高胆红素血症；氯霉素是导致小儿“灰婴综合征”的重要原因，临床上应小心使用。

### （三）给药方法

根据患儿的疾病类型、年龄病情，选择适宜的药物剂型、给药途径、用药次数，不能能够确保药物的疗效，还可以降低不良反应的发生率。另外，应尽可能选择患儿及其家长能够接受的给药途径。

1. 口服法　口服法是目前最常见的用药方法。对于幼儿患者，可采用用水剂、糖浆、冲剂等，可酌情将药片捣碎并加入糖水，从而便于患儿吞服。小婴儿患者喂药时，可将小儿头略抬高或抱起，防止发生呛咳导致的药物吐出。对于年长儿患者，可采用药丸或片剂。另外，根据患儿的具体情况，适时采用鼻饲给药途径。

2. 注射法　注射法对小儿的刺激较大，但其疗效较口服法迅速。但如果肌内注射次数过多，存在臀肌挛缩的发生风险，严重者甚至对下肢功能产生不良影响，故临床上不建议对小儿患者进行首选治疗方案。在病情需要的情况下多选择臀大肌外上方进行肌内注射部位；在抢救时多采用静脉推注方式给药；静脉滴注时，应根据患儿的年龄、病情对滴速进行控制。

3. 外用药　软膏是常见的外用药，应防止患儿用手抓摸药物，进而误入口、眼等部位导致危险发生。另外，临床上目前也使用混悬剂、水剂、粉剂等进行治疗。

4. 其他　最为常用的方法是雾化吸入；小龄儿很少用漱剂、含剂，多用于年长儿。灌肠法小儿也不常使用，可采用缓释栓剂。

### （四）药物剂量计算

小儿用药剂量与成人相比应更加精细和准确。公式换算如下：

1. 根据体重计算　该方法时最基本、最常用的方法，可精确至每次或每日的药物使用量，即每日（次）剂量 = 每日（次）每千克体重所需药量 × 患儿体重（kg）。维生素、抗生素等药物多需要连续用药，应以每日剂量计算，然后按照次数进行平均后服用。对于催眠药、退烧药等临时对症药物，多以每次剂量进行计算。上述公式中，以实际患儿的体重应为准，对于换算后达到成人量的应采用成人药量的上限服用。

2. 根据年龄计算　一般用于无需精确计算，且剂量幅度较大的药物，诸如营养类药物，该方法简便易行。

3. 根据体表面积计算　与前两种方法相比较，本方法更为准确。具体的计算公式为：

例如体重超过 30kg，小儿的体表面积（$m^2$）= ［体重（kg）－30］×0.02＋1.05

体重不超过 30kg，小儿的体表面积（$m^2$）＝体重（kg）×0.035＋0.1

4. 从成人剂量折算　该方法不常用，多用于部分药物未提供小儿用药剂量的情况，具体的公式可参考，小儿剂量 = 小儿体重（kg）/50 × 成人剂量。

需要指出的是，无论采用任何一种药物剂量的计算方法，都必须与患儿的实际情况相结合，只有这样才可以准确评估患儿的用药剂量。例如肾功能在小婴儿或新生儿常常发育不完善，此时应尽量降低药物使用量。但对于苯巴比妥等小儿耐受良好的药物，可酌情增加剂量。轻症患者一般较重症患者的剂量偏小。对于需要经过血脑屏障的药物，应酌情增加药物的剂量，诸如青霉素类药物。但在具体的实践过程中，应根据具体情况进行药物治疗，给予合理、科学的药物剂量。

## 四、心理治疗原则

儿童心理治疗越来越得到了广大医学工作者的肯定，结合传统和现代心理学理论，对儿童精神问题的治疗从大的方面可分为 3 类，即群体治疗、个家庭治疗、体心理治疗。又可具体分为多种形式和内容，诸如情绪和行为问题、心身性疾病、精神性疾病、心理异常等。

目前，患儿采用心理治疗已经不再是儿童精神病学家的工作范畴，在整个治疗过程都应该积极开展。通过在儿科疾病的治疗的各个环节中，结合儿童心理学的原理，以及临床心理治疗和护理的方法，对患儿进行积极有效的心理治疗。这也是现代医学的基本要求内容之一。

儿童的情绪障碍和不良心理与众多疾病密切相关，诸如抑郁、退缩、焦虑和恐怖等，可导致消化系统、内分泌系统、神经系统、慢性非感染性疾病。疾病可以导致患儿心理和情绪异常；反过来也是如此，不良心理和情绪紊乱也是导致病情恶化的以及治疗效果不佳的重要因素。研究发现，如腹泻、腹痛、慢性头痛等常常伴发与心身性疾病，并与器质性病变相关联，可导致疾病的进一步加重。

支持疗法、疏泄法、行为疗法等是目前常用的心理治疗方法。在对患儿进行初次治疗时，应首先观察、细心了解患儿的基本情况，要充分尊重小儿自我改善的潜能，帮助小儿患者疏泄其内心的压抑，并激发其情绪的良好释放，切勿强求患儿改变违背其意愿的行为，而应通过循循善诱以及暗示等方法，从而达到缓解其精神障碍以及减轻不良心理的作用，这样有助于加快原发疾病的康复。

小儿患病时往往心理负担较重，加上医院的环境陌生，很容易出现紧张、焦虑等不良心理。具体的表现为闷闷不乐、沉默寡言、哭闹、拒绝治疗、拒谈等。医护人员应在保持良好的环境基础上，动作轻柔，态度和蔼，尽可能为患儿提供良好的就医服务，对争取患儿的配合以及后续治疗具有重要意义。护理人员还应通过细致观察以及采用心理护理，争取患儿的信任，并帮助其树立战胜疾病的信心，对加快疾病的康复具有积极作用。

## 五、伦理学原则

患者拥有知情权、治疗权、自主权、不受伤害权、隐私权，对上述权力进行保护是伦理学和医学道德的基本要求。近十余年来，伦理问题受到高度重视。对于儿科医务人员而言，应综合考虑患儿及其家属的社会、心理需要，并注意与成人治疗的异同。通过不断强化伦理学的观点，切实从患者的角度为患者考虑，并争取患者更多的支持和配合，有利于护理和治疗工作的顺利开展，也是人性化服务的重要组成部分，对规范化医疗服务，让患者放心、满意，做好各项医疗护理内容。

1. 知情同意与自主原则　现代医学和伦理学认为，儿童的自主选择权不应取决于患者的年龄，而应该更多的考虑这个个体是否能够具有行为能力。如果患儿能够具备自主能力和权力，医师需在预防、诊疗以及科研等方面给予儿童的自主权选择更多的尊重。

2. 体检的伦理学问题　青春期是人生的重要转折期，处于青春发育期的青少年虽然还没有成年，但已经具备行为能力；心理、躯体均处在逐渐成熟，医务人员应从者不要忽视从医学伦理学的角度取综合考虑，进一步优化青春期儿童的诊疗，使之更加具有人性化。尊重儿童的自主权，尤其对青春期儿童格外关键，应注意保护和尊重他（她）们的个人隐私。体检过程中应注意保护患儿的隐私权，尽可能减少患儿身体的暴露，并在检查过程中注意态度庄重得体。

## 第三节　儿童液体平衡的特点和液体疗法

### 一、小儿液体平衡的特点

体液稳态是确保生命健康的重要基础，因此属于机体的重要组成成分。体液中，存在稳定平衡的酸碱度、电解质、水以及渗透压等，在一定程度上依靠内分泌、神经、呼吸的正常功能，尤其是肾脏等系统的调节功能。按单位体重计算，小儿患者的食物成分、水、酸碱度、电解质等进出量大。婴儿时期较成人而言，其肾功能发育不健全，因而常常无法纠正或地域酸碱或水平衡失调，这种情况下很容易受到外部环境以及疾病的影响而发生紊乱。因此，电解质、水、和酸碱平衡紊乱是儿科临床中常见的病理特征之一。

#### （一）体液的总量与分布

体液分布主要集中在组织间隙、血浆、细胞内，其中细胞外液主要包括前两个方面。一般情况下，年龄越小，体液总量相对较多，其原因主要在于间质液的比例往往较高，而血浆、细胞内液体基本在小儿和成人间保持比例接近。妊娠早期，水和单位胎儿体重的比例较大，而随着妊娠进程，实质部分在胎儿体内不断增加，水的比例有所降低。胎儿期，体液在 25 周的体重占比约为 85%，细胞外液大约占 60%；体液在 28 周的体重占比约为 80%；足月儿，体液的体重占比为 72%～78%。新生儿早期，体液往往存在降低，约为体重的 5% 以上，这也是生理性体重降低的重要原因，这种情况下，婴儿已经适应了宫外环境。在此调节后，体液在体重占比约为 65%；在 8 岁时，体液在体重占比约为 60%，即成人水平范围。在婴儿及儿童时期，体内脂肪及实质成分的增加与体液总量的增加是呈比例的，这是体液在体重占比保持稳定的主要因素。体内成分差别在青春期开始出现，这与性别密切相关。成熟男性的脂肪含量较少，且肌肉总量较多，女性则相反。这种体内脂肪的差异导致体液的体重占比显著不同，男性的体重占比约为 60%，而女性的体重占比约为 55%。不同年龄的体液分布，见表 2－3。

**表 2－3　不同年龄的体液分布（占体重的 %）**

| 年龄 | 总量 | 细胞外液 | | 细胞内液 |
|---|---|---|---|---|
| | | 血浆 | 间质液 | |
| 足月新生儿 | 78 | 6 | 37 | 35 |
| 1 岁 | 70 | 5 | 25 | 40 |
| 2～14 岁 | 65 | 5 | 20 | 40 |
| 成人 | 55～60 | 5 | 10～15 | 40～45 |

#### （二）体液的电解质组成

电解质组成在细胞内、细胞外液之间存在较大差异。一般情况下，细胞内液的电解质进行测定时比较困难，在各个组织间存在很多差别。细胞内液中的蛋白质、$HCO_3^-$、$HPO_2^-$ 和 $Cl^-$ 等构成主要的阴离子，而 $Mg^{2+}$、$Ca^{2+}$、$K^+$ 和 $Na^+$ 则构成主要的阳离子。与细胞内液不同，细胞外液中的电解质往往可以准确的检测。蛋白质、$HCO_3^-$、$Cl^-$、为血浆主要的阴离子，未确定阴离子为这些血浆阴离子与总阴离子的电位差，其中无机磷、无机硫、有机酸（酮体、乳酸）主要构成了这3种阴离子的总电荷。在细胞外液的渗透压维持中，血浆阳离子主要发挥重要作用。其中常见的血浆阳离子占总阳离子的90%以上，其中 $Ca^{2+}$、$K^+$、$Na^+$、$Mg^{2+}$ 是血浆阳离子的主要成分。

健康小儿体内的电解质和液体每天波动较大，但含量相对较为稳定，即水的摄入和排泄量基本保持一致。

1. 水的生理需要量　水的含量在机体有重要作用，其需要量往往与经肾排出溶质量、不显性失水、食物性质、活动量、摄入热量、新陈代谢、环境温度等密切相关。需要注意的是，儿童时期的发育特点有自身的特点，诸如生长发育较快，对水的需要量往往较多，因而机体的交换率较快；小儿的体呼吸频率快、表面积相对大，不显性失水较多；机体新陈代谢旺盛、活动量大；经肾排出的溶质量、摄入蛋白质、热量等均较高。细胞组织增长时，水的摄入和积蓄均增加，但如果以天为单位，含量相对较低。如果根据体重进行换算，需水量随着年龄增加而降低，即年龄越小其对水的每日需求量越多。不同年龄儿童每日的需水量信息见表2－4。

**表2－4　小儿每日水的需要量**

| 年龄 | 需水量（mL/kg） | 年龄 | 需水量（mL/kg） |
|---|---|---|---|
| <1岁 | 120～160 | 4～9岁 | 70～110 |
| 1～3岁 | 100～140 | 10～14岁 | 50～90 |

2. 水的排出　机体排出水的途径主要有体内贮存的少量水（生长发育基本需求）、消化道排水、尿液、经肺和皮肤的不显性失水。不显性失水主要用来体温调节，以肺和皮肤的蒸发为主。这部分水在成年人中占比重不大，但对于早产儿而言是占相当比重的。对于机体而言，皮肤和肺蒸发的水分可以排除1/4的热量，这部分水不含有电解质。早产儿应格外重视不显性水的排出，新生儿的成熟度越低，呼吸频率也越快，环境及体表温度越高，体表面积往往越大，以及活动量越大，往往小儿的不显性水就会越多。同时，不显性水与体内水含量多少无关，常规补液的总量包括再供给的水分。不显性失水量在不同年龄儿童中的信息详细见表2－5。

**表2－5　儿童不同年龄不显性失水量**

| 不同年龄或体重 | 不显性失水量［mL/（kg·d）］ | 不同年龄或体重 | 不显性失水量［mL/（kg·d）］ |
|---|---|---|---|
| 早产儿或足月新生儿 | | >1 500g | 26 |
| 750～1 000g | 82 | 婴儿 | 19～24 |
| 1 001～1 250g | 56 | 幼儿 | 14～17 |
| 1 251～1 500g | 46 | 儿童 | 12～14 |

与成年人相比，小儿水分排泄的速度较快，且出入量随着年龄越小而增多。成人每日水的交换量为细胞外液量的1/7，婴儿提高至1/2，因此与比成人相比，婴儿体内水的交换率增加2～3倍。婴儿自身交换律快，肾脏的浓缩功能发育不完全，如果此时出现疾病情况，尤其出现水的供给不足以及水分的损失较为严重的情况，则容易导致脱水的发生。

3. 水平衡的调节　肾脏是机体重要的水平衡调节器官，能够调控细胞外液达到细胞外成分和细胞外液容积的平衡。肾脏主要的溶质负荷有盐类（主要为钠盐）、蛋白质的代谢产物尿素，能够随尿的充分足量排出时，也被排出体外。肾小管上皮细胞会对肾脏抗利尿激素表现出不同的反应，其灵敏性又可以反过来调节肾脏抗利尿激素的分泌，并对水的排出起到调节作用。血浆渗透压变化1%～2%，即可对ADH的分泌产生影响，而ADH分泌的血浆渗透压阈值为280mOsm/L。在液体降低总量8%以上时，即可显著增加 ADH 的分泌，在严重脱水的情况下，ADH 的增加更为迅速、剧烈，即呈指数变化。

小儿的机体发育诸如体液调节功能尚未完善。一般情况下，肾脏对水的调节依赖于其良好的稀释、浓缩功能，但对于小儿而言，肾脏功能相对不完善，调节能力有效，尤其在婴儿、新生儿时期更为明显。通常水分的摄入和尿的排出量基本呈现正相关。在肾功能正常时，机体出现水的摄入降低或体液大量丢失的情况，此时肾脏能够对其功能进行调节，进而减少尿量，并提高尿的比重。通过上述肾功能的调节，能够尽可能排出机体的代谢废物，同时又可以尽可能降低水分的丢失。新生儿肾的浓缩能力约为 700mOsm/L，也就是说 1.0 ～ 2.0mL 水随着 1mmol 的溶质排出时而带出；成年人肾的浓缩能力约为 1 400mOsm/L，即 0.7mL 水便可以排出 1mmol 的溶质，这也说明小儿需要更多的水量才可以排出同等量的溶质，其相应的尿量也较多。当超过肾脏的浓缩阈值时，可导致高渗性脱水以及代谢产物滞留机体，这种情况多发生在摄入的水不足或者机体大量水丢失。另外，一般情况下，尿液在成人中可以稀释到 50 ～ 100mOsm/L，虽然新生儿可以在出生一周内达到该水平，但水的排泄速率慢、肾小球滤过率低等仍然存在。在机体摄入水量过多时，可导致水肿、低钠血症。肾脏的排钠、产氨能力、排酸能力和年龄呈现负相关，年龄越小，其调控能力相对较弱，容易出现酸中毒以及高钠血症。

## 二、水与电解质平衡失调

水与电解质平衡失调是体液总量（细胞外液）在水摄入不足或水丢失严重时出现明显降低的情况，通常伴随着钠、钾以及其他电解质的丢失。体液、电解质的丢失种类以及丢失引起的失衡程度，分别和水的丢失率以及体液和电解质的丢失幅度、速率有关。

1. 脱水的程度　脱水的程度为液体量与体重的比值百分比，体重的下降多不是身体实质部分的减少，而时是电解质和体液的丢失。在患者存在脱水体征以及有液体丢失的病史，相应的体重下降的百分比，通过临床医师可以经询问病史，并结合体检而获得。还应参考患儿的其他临床资料，诸如皮肤弹性、尿量、前囟的凹陷与否、眼窝、循环情况等进行综合分析和评估。常将脱水程度分为三度，详细见 2－6。

**表 2—6　脱水的症状和体征**

| | 轻度（体重的 5%） | 中度（体重的 10%） | 重度（体重的 15%） |
|---|---|---|---|
| 心率增快 | 无 | 有 | 有 |
| 脉搏 | 可触及 | 可触及（减弱） | 明显减弱 |
| 血压 | 正常 | 直立性低血压 | 低血压 |
| 皮肤灌注 | 正常 | 正常 | 减少，出现花纹 |
| 皮肤弹性 | 正常 | 轻度降低 | 降低 |
| 前囟 | 正常 | 轻度凹陷 | 凹陷 |
| 黏膜 | 湿润 | 干燥 | 非常干燥 |
| 眼泪 | 有 | 有或无 | 无 |
| 呼吸 | 正常 | 深，也可快 | 深和快 |
| 尿量 | 正常 | 少尿 | 无尿或严重少尿 |

（1）重度脱水：表示有 100 ～ 120mL/kg 的体液减少或有 10% 以上的体重减少。

（2）中度脱水：表示有 50 ～ 100mL/kg 的体液减少或有 5% ～ 10% 的体重减少。

（3）轻度脱水：表示有 30 ～ 50mL/kg 的体液减少或有 3% ～ 5% 的体重减少。

2. 脱水的性质　电解质和水的相对丢失量可以用脱水的性质进行反映，临床上往往可以用血浆渗透压、血清钠的水平来进行评估。血浆渗透压、血清电解质的关联紧密，渗透压调控往往受到血清阳离子（钠离子）影响，在高渗性脱水时，血清钠大于 150mmol/L；在等渗性脱水时，血清钠为 130 ～ 150mmol/L；在低渗性脱水时，血清钠低于 130mmol/L。但有些特殊情况，诸如存在酮症酸中毒的糖尿病患者，在服用甘露醇或血糖过高时，其血浆渗透压升高，这种情况的高渗透性脱水偶尔出现血清钠水平不足150mmol/L。在临床上，根据发生频率高低，依次为等渗性脱水、低渗性脱水和高渗性脱水。

脱水的性质与多种因素紧密联系，诸如病理生理、患儿的治疗及预后等。临床上应询问患者的一般状况、排尿次数及频率、体重变化、摄入量与排出量及儿童的性情改变，这些病史资料能够有效评估失水性质与程度。低渗性脱水主要为患儿腹泻数天，摄入钠盐极少而摄入水量正常的情况；高钠血症出现在摄入水低以及高热天时，也可以出现在高渗溶液的错配情况，诸如使用高渗性液体等。低钠血症出现在摄入盐不足而肾脏存在丢失严重的情况或者使用利尿剂时。腹泻时，大便呈高渗状态，可以通过进行低渗液体的补充，转变为等渗性溶液。

3. 临床表现　细胞外液的丢失量决定临床表现，而临床表现视脱水的轻重而异。此时在等渗性脱水情况下，细胞内容量保持原状，细胞内外无渗透压梯度。需要指出，严重营养不良患儿往往存在脱水程度评估过重的情况。补液后最早改善的体征为眼窝凹陷的恢复，该症状也是可被家长容易发现的指标。

在高渗性脱水时的细胞内容量降低，这主要是由于水自细胞内转移到细胞外，细胞内外的渗透压处于平衡状态。上述情况下，患儿的机体的脱水症状一般不明显，这与细胞外液得到了细胞内液的补充有关。患儿的肌张力通常较高、反射活跃，皮肤呈现揉面感。此时，细胞外液的渗透压较高，与钠的浓度较高有关。同时钠的浓度升高，也进一步增加了抗利尿激素的合成和分泌，后者通过对肾脏功能进行调节，增加了肾脏的重吸收功能，进而导致尿量的降低。尽管患儿的水肿相对较轻微，但此时，细胞内表现为缺水，患儿常表现为特殊的临床症状，诸如高热、口渴、烦躁不安、肌张力增高等，部分患儿出现出现惊厥。脱水的情况下，肾脏负担有所提升，不仅要将体内废物排出，还要满足重新吸收水分的需求，一旦脱水持续恶化，导致氮质血症。

在低渗性条件下，非常容易发生脱水，此时水从细胞外进入细胞内。当机体的循环水丢失严重时，低渗可进一步促进水向细胞内转移，导致患儿出现血压降低、肾血流量减少，尿量降低，容易出现氮质血症，部分情况严重的患儿，还可以出现休克等。另外，肾小球滤过率降低，也可导致钠离子进入肾小管的量降低，钠离子基本均得到重吸收，加之醛固酮在血浆容量缩减时的分泌增加，进一步促进了钠离子的重吸收，这也是尿中的氯离子、钠离子减少的主要原因，同时也是导致尿比重减少的重要因素。如果不能及时对电解质等进行补充，患儿可出现脑水肿以及水中毒等。低渗性脱水时，可导致细胞外液减低更为明显，因此临床症状往往也较为严重。除一般脱水现象，例如眼窝和前囟凹陷、皮肤弹性降低等，初期可无口渴的症状，但容易出现血压下降、皮肤花斑、四肢厥冷、尿量减少等休克症状。由于组织缺氧和循环血量减少，低钠严重患者脑细胞容易出现水肿，并存在神经系统症状，患儿表现为嗜睡、惊厥、昏迷等。腹胀、无力、心律失常或肠梗阻是低血钾时常见临床表现。深大呼吸是伴有酸中毒的常见临床表现。心电图异常、惊厥和肌肉抽搐是伴有低血镁、低血钙时的常见临床表现等。

## （二）钾代谢异常

机体内的钾以在细胞内贮存为主，正常血清钾和细胞内钾的浓度分别维持在3.5～5.0mmol/L和150mmol/L细胞液，具有重要的生理调节功能。

1. 低钾血症　血清钾浓度低于3.5mmol/L的情况即称为低钾血症。

（1）病因：主要因素有：①摄入钾的量不足。②肾脏排出过多：如在糖原合成时可消耗钾。钾在酸中毒患者中从细胞内释出来，并经肾脏被排出。对于酸中毒患儿，临床多不表现明显的缺钾症状，即患儿的血清钾可在正常水平的范围内，若输入不含钾溶液，患儿的血浆进一步被稀释，且随尿量的增加，增加了钾的排出；在通过对患儿进行酸中毒纠正后，钾可重新流向细胞。以上原因可导血清钾的含量降低，以及出现低钾症状。同时，碳酸酐酶抑制剂的应用、低镁、甲状腺功能亢进、大量利尿、糖尿病酮症酸中毒、原发性醛固酮增多症、库欣综合征等可导致肾上腺皮质激素分泌过多，进而导致钾的肾脏外排作用增加，肾小管性酸中毒等原发性肾脏失钾性疾病也能够降低钾含量。③消化道丢失过多；如各种引流、频繁灌肠、腹泻、呕吐，同时也没有对钾进行补充。④异常的体内分布：例如，对于家族性周期性瘫痪患者，钾可从胞外短时间内快速转入胞内，并导致低钾血症。⑤其他，碱中毒可由多种因素导致，均可与低钾血症有一定关系。

（2）临床表现：低钾血症在临床上的表现与血钾浓度以及缺钾形成速度紧密相关。在血清钾降低30%以内时，患儿多可良好耐受，即血钾浓度减少至1mmol/L。部分患儿临床缺钾较为严重，但由于起病较为缓慢，临床症状不一，部分患者症状较轻。大多数情况下，血清钾不足3mmol/L时，通常即可表现临床症状，诸如：①神经肌肉：兴奋程度减弱，可导致肌肉软弱无力、呼吸肌麻痹、麻痹性肠梗阻、胃扩张等。膝反射和腹壁反射降低、消失。②心血管：血压、心电图异常（ST段下降、T波倒置等）、心肌收缩力降低、心律失常，部分患儿可出现心力衰竭。③肾损害：浓缩功能减弱、多尿、碱中毒；肾间质纤维化、肾单位硬化，与慢性肾盂肾炎在病理上的分辨较为困难。

（3）低钾血症的治疗：常用的治疗手段即补钾，以静脉输入为主，但也可根据患者意愿，选择口服缓慢补钾，后者给药方式相对更为安全。常规治疗，每天大约给患者钾3mmol/kg，部分严重低钾患者，每天可给4～6mmol/kg。除此之外，为了有效控制钾进一步丢失，还应重视对原发疾病进行治疗。对于肾功能障碍患者，补钾治疗需在见尿的情况下进行，因为无尿时会对钾的排出产生影响。由于细胞对钾的恢复由阈值限度，因此在进行静脉补钾时，医师应对钾的补充速度、浓度进行准确计算。研究现实，过快补钾可导致心律失常等风险，尤其应得到临床医师的重视。在对患者补钾的过程中，还应对血清钾的含量进行密切监测。补钾的浓度应低于40mmol/L（0.3%），每小时输注速度不超过每小时0.3mmol/kg。低钾并并发碱中毒患儿，多伴随有低氯，这种情况下临床多采用氯化钾液来进行治疗，是目前最佳的治疗手段。

2. 高钾血症　高钾血症为血清钾浓度高于或等于5.5mmol/L的情况。

（1）病因：高钾血症的主要病因有：①肾小管性酸中毒、肾衰竭、肾上腺皮质功能低下等，这些疾病能够降低钾的排出；②严重挤压伤、重度溶血休克患儿，钾的分布可发生变化；③钾溶液输注的浓度过高或速度过快等。

（2）临床表现：高钾血症的表现主要为：①肌肉、神经症状：呼吸麻痹、嗜睡、手足感觉异常、腱反射减弱或消失、精神萎靡、尿潴留、弛缓性瘫痪。②心律失常与心电图异常：心室性期前收缩、心室颤动、心率减慢或心搏停止。心电图可心室颤动、QRS波群增宽或P波消失、高耸的T波、心脏停搏等。通过对心电图进行检测，其是否存异常对后续的治疗具有重要的临床意义。

（3）高钾血症的治疗（见图2－1）：高血钾时，应严格控制钾的摄入，严格做到禁钾补液，对于抗生素、肠道外营养等隐形钾来源也应引起医师的重视。在血钾高于6～6.5mmol/L时，必须监测心电图以评估心律失常情况。高血钾治疗有两个基本目标：①防止致死性心律失常；②去除体内过多的钾。为了减少心律失常而采取的降低血钾的措施往往是快速有效的，但是并不能去除体内过多的钾。快速降低高钾引起的心律失常风险的措施包括：通过快速静脉注射，葡萄糖联合胰岛素（3～4g葡萄糖/1单位胰岛素，0.5～1g葡萄糖/kg）或5%碳酸氢钠3～5mL/kg，进而提高钾进入细胞，并达到降低血清钾作用。沙丁胺醇等$\beta_2$肾上腺素受体激动剂也可以有效降低血钾含量，诸如雾化吸入2.5～5mg或者静脉滴注5μg/kg，15分钟内缓慢完成，不仅能够增加心肌细胞膜的稳定性，同时配合心电图监测，也起到抵抗高钾对心脏的毒性作用。上述方案仅仅是较为短暂的措施，并未对机体的总钾含量造成明显降。将过多的钾从体内清除的措施包括：采用离子交换树脂（如聚磺苯乙烯）、血液或腹膜透析，或连续血液净化（CBP）等，这些措施效果常较明显。此外，对于假性醛固酮增多症，应用氢氯噻嗪常有效。

儿童血pH正常范围在7.35～7.45，平均在7.4，与成人参考范围较为接近。为维持人体PH的酸碱平衡稳态，机体主要通过两种调控机制：①肾脏和肺组织的缓冲作用；①理化机制：防御机体大量丢失酸或碱类物质。碳酸、碳酸氢盐系统和非碳酸氢盐系统构成了人体的血液和其他体液的缓冲系统。循环中的非碳酸盐系统主要包含血红蛋白、有机磷及无机磷及极少部分的血浆蛋白。而间质液不存在非碳酸盐系统。碳酸、碳酸氢盐及非碳酸氢盐系统也存在于细胞内液，并发挥重要作用，有机磷蛋白及其他成分构成了细胞内液中的非碳酸盐系统。

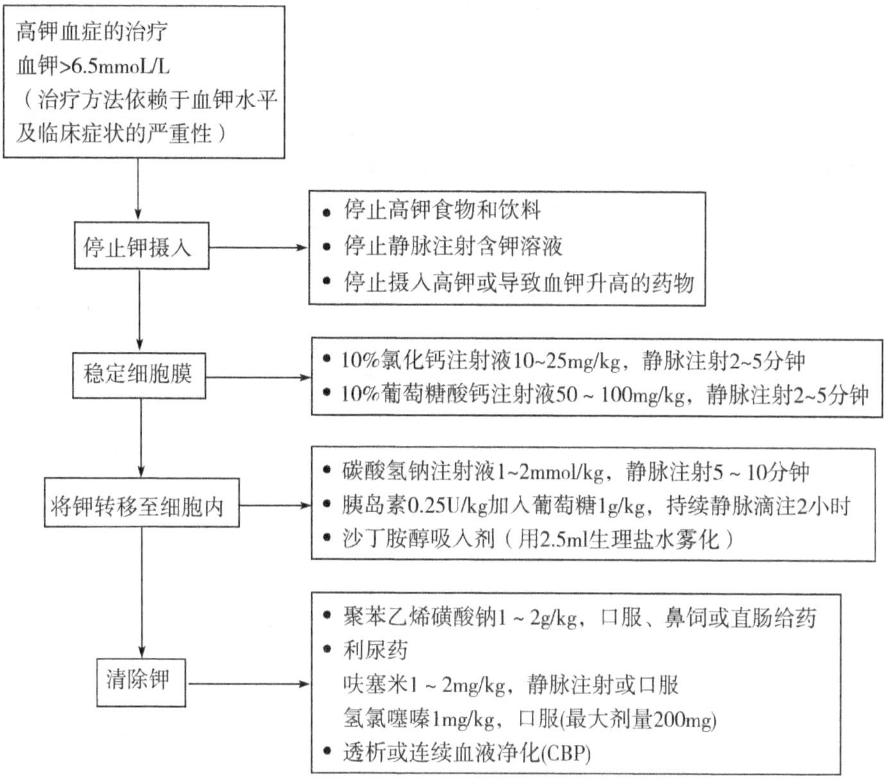


**图 2—1　高钾血症的治疗**

为维持人体正常的体液［$H^+$］浓度，保证机体的正常代谢和生理功能，机体需要调节体液的 pH 维持在 7.40（7.35 ～ 7.45）以代谢潴留在体内过多的酸性和碱性物质，其中涉及肺、肾和机体缓冲系统的调节作用。细胞外液的 pH 和机体的 $HCO_3^-$ 和 $H_2CO_3$ 浓度有关，并受到两者含量比值决定，一般情况下两者比值为 20/1。当这一比值发生改变，即失代偿的情况下，体液 pH 发生改变导致酸碱平衡紊乱。肾脏和肺组织在感应到 PH 变化时即发挥调节作用，分别通过调节 $CO_2$ 的通气量和排酸保钠完成，两者均在一定限度下发挥作用，肺发挥作用相对快。常见的酸碱失衡为单纯性，有时亦出现混合性。如果肺疾病引起肺功能障碍，通气不足或过度通气，血浆中 $H_2CO_3$ 也随之变化，引起酸碱平衡紊乱，称为呼吸性酸中毒或碱中毒。体内酸性物质积聚过多或碱性物质丢失而引起代谢性酸中毒或碱中毒。代偿性代谢性（或呼吸性）酸中毒（或碱中毒）是指肺、肾调节的调节作用使机体 $HCO_3^-/H_2CO_3$ 的比值维持在 20/1，pH 维持在正常范围。

细胞外液酸的产生过多以及碳酸氢盐丢失容易发生代谢性酸中毒，前者见于肾衰、酮症酸中毒等引起体内酸性物质大量堆积，后者是由于腹泻、肠瘘导致碳酸氢盐的丢失。在肠道内小肠液可经细菌发酵而产生有机酸，这也是正常情况下大便呈酸性的原因，而有机酸可与碱性的肠液发生中和反应。霍乱患者由于腹泻产生过量碱性的小肠液，大便呈碱性。呼吸代偿通过降低 $PaCO_2$，使 PH 下降，但血液 pH 很少能达到正常，能够部分代偿。肾脏通过尿液酸化，使血液碳酸氢盐水平恢复正常，即完全代偿的作用，以及呼吸作用的调节，以达到酸碱平衡。

1. 代谢性酸中毒

代谢性酸中毒的治疗上应将基本病因治疗放在首位，因为人体自身有一定的调节酸碱平衡的能力，只要消除了病因，再辅以补充液体，通常就可以纠正较轻的代谢性酸中毒，有必要的时候还能使用一些碱性药物。

（1）补充碱改善代谢性酸中毒：患儿的 pH 低于 7.30 时，$HCO_3^-$ 多用 $NaHCO_3$ 以补充，也可以采用乳酸钠、去缓冲 $H^+$。但对于肝功能不全、乳酸酸中毒患儿不易使用。

（2）要重视对原发疾病的治疗，恢复有效循环血量、改善肾功能、改善组织血液灌流、纠正水、电解质紊乱等。补碱公式为

5%碳酸氢钠量（mL）＝（－BE）×0.5×体重（kg）

2. 阴离子间隙　单纯性或混合性酸中毒可采用阴离子进行间隙诊断。血浆中未测定的阴离子（UA）与未测定的阳离子（UC）浓度间的差值定义为阴离子间隙指，即 AG＝UA－UC。阳离子包括 $Na^+$、$K^+$；阴离子包括 $Cl^-$、$HCO_3^-$，$K^+$因其浓度较低可忽略不计。

阴离子间隙＝$Na^+$－（$Cl^-$＋$HCO_3^-$），阴离子间隙范围：8～16mmol/L，代谢性酸中毒多是 AG 增加导致，但 AG 增加却不能指示代谢性酸中毒。碱性药物治疗用于严重的正常 AG 高氯性代谢性酸中毒的患者。

氯离子作为肾小管重新吸收的主要阴离子，当血浆氯离子浓度降低时其重吸收增高，浓度也随之增高，阴离子间隙也可正常。

对于肾功能衰竭导致的酸中毒，为了有效改善患儿的酸碱平衡、电解质、水等紊乱可采用腹膜透析、血液透析进行纠正。酸中毒常伴有高钾血症，通过补充碱来纠正酸中毒时，$H^+$和$K^+$分别从细胞内（外）转移至细胞外（内），导致血钾的浓度降低。

临床上肾衰竭、糖尿病患者的酮症酸中毒、乳酸性酸中毒、高血糖非酮症性昏迷、氨代谢障碍等引起阴离子间隙增高。大量青霉素应用后、水杨酸中毒等也可引起阴离子间隙增高。阴离子间隙正常也可以引起代谢性酸中毒，诸如常见于大便碳酸氢盐丢失、肾小管酸中毒等。阴离子间隙降低见于肾病综合征引起的血清白蛋白降低，临床上较罕见。详细见表2－7。

**表2－7　阴离子间隙增加、正常阴离子间隙代谢性酸中毒的原因**

| 阴离子间隙增加（AG＞16mmol/L） | 正常阴离子间隙（AG＝8～16mmol/L） |
|---|---|
| 慢性肾功能不全 | 近端、远端肾小管性酸中毒，伴有高钾血症的肾小管性酸中毒 |
| 糖尿病酮症酸中毒 | 腹泻 |
| 静脉高营养 | 碱的摄入 |
| 遗传性氨基酸尿症 | |
| 乳酸性酸中毒 | |
| 中毒：水杨酸等 | |
| 饥饿 | |

3. 代谢性碱中毒　细胞外液强碱或碳酸氢盐的浓度增加是代谢性碱中毒的原发因素。主要原因有：①碳酸氢盐的摄入或输入过多；②机体丢失大量的氢离子，诸如先天性肥厚性幽门狭窄症状；③血钾降低，诸如原发性醛固酮增多症等；④细胞外液减少、$HCO_3^-$ 在近端肾小管处的重吸收增加；⑤呼吸性酸中毒时，当使用机械通气后，尽管血液中 $PaCO_2$ 能快速得到改善，但血浆中含有的 $HCO_3^-$ 浓度较高，可产生代谢性碱中毒，经肾脏排出的 $HCO_3^-$，能够降低血液的 pH，多可见到碱性尿，其 pH 达 8.5～9.0 范围；如果患儿并发低血钾、低血容量，应及时进行纠正治疗，以提高碱中毒的治疗效果。

代谢性碱中毒无明显的临床症状，尤其是轻度代谢性碱中毒，但严重患儿可表现为呼吸抑制、精神萎靡等症状。如果患儿出现碱中毒，可导致游离钙的浓度下降，进而引发患儿发生抽搐；如果出现低血钾的情况，也会出现相应的症状。血气分析时，可见患儿的血浆 pH 有所增高，同时也会 $PaCO_2$、$HCO_3^-$ 的含量，这时患儿的表现多为低钾、低氯。一般情况下，典型的患儿的尿呈现出碱性，部分严重低钾患儿的尿液 pH 可出现酸性。

代谢性碱中毒可以通过以下几种方法进行治疗：①重症者经氯化铵静脉滴注；②去除原发病因；③停止使用碱性药物，并纠正水、电解质紊乱；④静脉滴注生理盐水；⑤纠正碱中毒时其他相关离子，如对低钾、低钠症患儿进行纠正。

4. 呼吸性酸中毒　肺泡 $PCO_2$ 在呼吸系统紊乱情况下增加所致。导致血 $PCO_2$ 增加因素较多，肺水肿、肺萎陷、呼吸道阻塞、肺不张、肺炎等呼吸系统疾病；手术、气胸、胸腔积液等胸部疾病所致的呼

吸受限；重症肌无力、急性感染性多发性神经根炎、脊髓灰质炎等神经－肌肉疾病；人工呼吸机使用不当、头颅损伤、吸入 $CO_2$ 过多等中枢神经系统疾病。其他因素还包括肾脏出现酸化尿液、呼吸性酸中毒等导致的血氯降低和肾脏代偿作用增加。在 $PaCO_2 < 60mmHg$ 时，可以依赖机体的代偿作用对 Ph 进行纠正。低氧血症、呼吸困难症状是呼吸性酸中毒的常见症状。高碳酸血症患儿常出现颅内压增高、头痛，情况严重可对中枢系统进行抑制，以及导致血 pH 的降低。

呼吸性酸中毒的治疗关键是对原发病进行治疗，并根据患儿的情况酌情采用人工辅助通气进行治疗。

5. 呼吸性碱中毒　血二氧化碳分压在肺泡增加过度通气是减少，是导致呼吸性碱中毒的原因。水杨酸中毒、心理因素，对 $CO_2$ 的敏感性太高等导致的呼吸加快等。其他因素也会导致呼吸加快，诸如在低氧、CO 中毒、贫血的情况下，进而导致 $PaCO_2$ 降低，最终呈现碱中毒。

呼吸性碱中毒在临床上主要表现为原发疾病相关的症状、体征。急性低碳酸血症能够导致低钙引起的肢体感觉发生异常，以及导致神经肌肉兴奋性增加。血气分析主要见血 $HCO_3^-$ 浓度降低、pH 增加、$PaCO_2$ 降低，且尿液多呈现出碱性。

主要针对原发病的治疗是临床常用的治疗呼吸性碱中毒的方法。

6. 混合性酸碱平衡紊乱　混合性酸碱平衡紊乱是指存在两种及以上的酸碱紊乱，病导致代谢或呼吸系统发生异常和紊乱，常见于代偿能力范围以外的状况。临床上呼吸性酸中毒与代谢性酸中毒可同时存在，例如肺气肿，呼吸窘迫综合征（RDS）患者伴随糖尿病酮症酸中毒，肺部疾病导致呼吸系统通气能力受限，因 $PaCO_2$ 的代偿机制受到抑制，导致 pH 明显降低。利尿剂最常见的副作用是体液酸碱平衡紊乱，尤以代谢性碱中毒最为常见，导致患儿出现血浆 $HCO_3^-$ 水平、pH 明显升高。肝衰竭时 pH 可能变化不大，而血浆 $HCO_3^-$ 和 $PaCO_2$ 显著降低，是由于代谢性酸中毒与呼吸性碱中毒同时存在。

混合性酸碱平衡紊乱的治疗包括：去除病因，防治原发病，根据实际情况做相应处理。①治疗原发病，积极去除能引起代谢性碱中毒的原因。②轻症只需输入生理盐水或葡萄糖盐水即可得以纠正。对于严重的碱中毒可给予一定量的弱酸性药物或酸性药物进行排出，如过多的 $HCO_3^-$ 的排出可采用盐酸稀释液。③盐皮质激素过多的患者应尽量少用髓袢或噻嗪类利尿剂，可给予碳酸酐酶抑制剂乙酰唑胺等治疗；若为失氯、失钾引起的，则需同时补充氯化钾促进碱中毒的纠正。④使用含氯酸性药。

7. 临床酸碱平衡的评估　血 $HCO_3^-$、$PaCO_2$ 及 pH 是临床上常通过来评估酸碱平衡的三项指标。$HCO_3^-$ 可直接检测，但临床多采用血清总二氧化碳含量，并经过转换获得，而临床上酸碱平衡状态可经 pH 与 $PaCO_2$ 直接测定。pH、$PaCO_2$ 和 $PaO_2$ 三项指标可以通过血气分析仪进行检测，但需要经过 Henderson－Hasselbalch 方程进行 $HCO_3^-$ 计算。可以从表 2－8 分析对 $PaCO_2$、$HCO_3^-$ 的变化以及其与 pH 的关系。一般情况下，单纯的酸碱平衡紊乱相对容易，可以通过 $PaCO_2$ 与 $HCO_3^-$ 的比值对 pH 变化进行评估。因此临床应首先确定是碱中毒还是酸中毒，并评估是呼吸性还是代谢性。此外还应对代谢性酸中毒种的阴离子进行评估，以及对代谢或呼吸代偿程度进行评估。

**表 2—8　酸碱紊乱的分析方法**

| 动脉血气测定 | | | |
|---|---|---|---|
| 酸中毒（pH < 7.40） | | 碱中毒（pH > 7.40） | |
| ↓［$HCO_3^-$］ | ↑$PaCO_2$ | ↑［$HCO_3^-$］ | ↓$PaCO_2$ |
| 代谢性酸中毒 | 呼吸性酸中毒 | 代谢性碱中毒 | 呼吸性碱中毒 |
| ↓$PaCO_2$ 代偿 | ↑［$HCO_3^-$］代偿 | ↑$PaCO_2$ 代偿 | ↓［$HCO_3^-$］代偿 |
| 呼吸代偿 | 肾脏代偿 | 呼吸代偿 | 肾脏代偿 |

| 动脉血气测定 | | | |
|---|---|---|---|
| 酸中毒（pH<7.40） | | 碱中毒（pH>7.40） | |
| ↓［$HCO_3^-$］ | ↑$PaCO_2$ | ↑［$HCO_3^-$］ | ↓$PaCO_2$ |
| 临床举例：酮症酸中毒；乳酸酸中毒；腹泻、肠液丢失；肾小管性酸中毒等 | 临床举例：中枢呼吸抑制；神经肌肉疾病；肺实质性疾病等 | 临床举例：呕吐引起 $H^+$、$Cl^-$ 丢失；外源性 $HCO_3^-$ 摄入或输入过多等 | 临床举例：由于精神因素或药物（如水杨酸）中毒所致的呼吸增快 |
| 代偿效果：每↓$PaCO_2$1.2mmHg 可代偿1mmol/L的［$HCO_3^-$］↓ | 代偿效果：每↑［$HCO_3^-$］3.5mmol/L 可代偿 10mmHg 的 $PaCO_2$↑ | 代偿效果：每↑$PaCO_2$0.7mmHg 可代偿1mmol/L的［$HCO_3^-$］↑ | 代偿效果：每↓［$HCO_3^-$］5mmol/L 可代偿 10mmHg 的 $PaCO_2$↓ |

## 三、液体疗法时常用补液溶液

常用的液体有两种，即电解质溶液和非电解质溶液。其中前者包括有乳酸钠、氯化钾、氯化钠、碳酸氢钠、氯化铵等，后者一般使用葡萄糖5%或10%稀释液，葡萄糖溶液输入体内被氧化成水，属无张力溶液。常用补液溶液的成分，见表2－9。

**表2—9　常用溶液成分**

| 溶液 | 每100mL含溶质或液量 | $Na^+$ | $K^+$ | $Cl^-$ | $HCO_3^-$ 或乳酸根 | $Na^+$/$Cl^-$ | 渗透压或相对于血浆的张力 |
|---|---|---|---|---|---|---|---|
| 血浆 | | 142 | 5 | 103 | 24 | 3 : 2 | 300mOsm/L |
| ①0.9%氯化钠 | 0.9g | 154 | | 154 | | 1 : 1 | 等张 |
| ②5%或10%葡萄糖 | 5g或10g | | | | | | |
| ③5%碳酸氢钠 | 5g | 595 | | | 595 | | 3.5张 |
| ④1.4%碳酸氢钠 | 1.4g | 167 | | | 167 | | 等张 |
| ⑤11.2%乳酸钠 | 11.2g | 1 000 | | | 1 000 | | 6张 |
| ⑥1.87%乳酸钠 | 1.87g | 167 | | | 167 | | 等张 |
| ⑦10%氯化钾 | 10g | | 1 342 | 1 342 | | | 8.9张 |
| ⑧0.9%氯化铵 | 0.9g | $NH_4^+$ 167 | | 167 | | | 等张 |
| 1 : 1含钠液 | ①50mL，②50mL | 77 | | 77 | | | 1/2张 |
| 1 : 2含钠液 | ①35mL，②65mL | 54 | | 54 | | | 1/3张 |
| 1 : 4含钠液 | ①20mL，②80mL | 30 | | 30 | | | 1/5张 |
| 2 : 1等张含钠液 | ①65mL，④或⑥35mL | 158 | | 100 | 58 | 3 : 2 | 等张 |
| 2 : 3 : 1含钠液 | ①33mL，②50mL，④或⑥17mL | 79 | | 51 | 28 | 3 : 2 | 1/2张 |
| 4 : 3 : 2含钠液 | ①45mL，②33mL，④或⑥22mL | 106 | | 69 | 37 | 3 : 2 | 2/3张 |

**【附】口服补液盐（ORS）**

口服补液盐是世界卫生组织（WHO）推荐使用，临床应用取得了良好效果，多用来治疗急性腹泻伴发脱水的溶液，尤其适用发展中国家。具体的作用依赖于小肠的 $Na^+$－葡萄糖偶联转运吸收机制，$Na^+$－葡萄糖共同载体存在于小肠上皮细胞刷状缘的膜上，其上有两个 $Na^+$－葡萄糖结合位点，$Na^+$－葡萄糖与之相结合后实现运输作用，同时伴随着钠、水的吸收。

目前，临床上有多种口服补液盐配方，与传统的配方类似，在2002年WHO推荐了新型的低渗透压口服补盐液配方，总渗透压为245mOsm/L，安全性相对较高。具体的配方如下：葡萄糖75mmol/L，枸橼酸根10mmol/L，$Cl^-$65mmol/L，$K^+$20mmol/L，$Na^+$75mmol/。在配置的过程中，可在1 000mL水中，加入葡萄糖13.5g，氯化钾1.5g，枸橼酸钠2.9g，NaCl2.6g。无严重呕吐者的轻、中度患者尤为使用口服补液盐，具体用法是：轻度脱水50mL/kg、中度脱水100mL/kg，在4小时内用完；继续补充量根据腹泻的继续丢失量而定，一般每次大便后给10mL/kg。患儿极度疲劳、昏迷或昏睡、腹胀者不适宜用ORS。在用于补充生理需要量、继续损失量时，ORS可根据需要进行一定比例的稀释。

## 四、液体疗法

液体疗法是确保机体的正常的生理功能的发挥，因而采取的改善或纠正体液容量、成分的治疗方法，是儿科临床医学的重要组成部分。液体疗法内容主要涉及对患儿的累积损失量、生理需要量、继续丢失量的补充治疗，且每一步的内容均可进行独立计算、补充。对于腹泻患者，需要补充累积损失量、生理需要量、继续丢失量；而对于空腹、即将接受外科手术的患儿，常常只需要对生理需要量、电解质进行补充。在具体的补液方案制定过程中，应充分考虑体液失衡的原因和复杂性质，因基础患儿的病史、体检和生化指标以及个体差异等信息，通过对液体的需求不同进行综合分析，合理制定输液速率、量、顺序以及成分等。对于具有较强体液调节功能的内分泌系统，诸如肺、肾等给予基本的补液量即成分即可迅速恢复体液的稳态。但若患儿出现上述脏器的功能紊乱，应充分结合患儿的具体情况，严格选择合适的液体成分，补液量以及速率，并严密监测，适时给予调整。

### （一）补充生理需要量

生理需要量主要由电解质、热量、水等成分组成。机体良好的代谢率对保持液量、电解质的平衡非常重要。碳水化合物、蛋白质、脂肪的氧化可以产生水，可以根据这个变化过程统计代谢率。在一定程度上，水的排出受到溶质排出的影响。不显性失水约占25%，热量产生也会对水的丢失产生影响，因此可以按照热量需求来计算正常的生理需要量。这需要100～150mL水来产生100kcal的代谢热量；而且，需要的水和年龄成负相关，也可以通过简单计算表进行换算，见表2－10。

**表2－10　生理需要量4种计算方法**

| | |
|---|---|
| 体表面积法 | |
| | 500mL/［BSA（$m^2$）/d］ |
| 100/50/20法 | |
| 体重（kg） | 液体量 |
| 0～10 | 100mL（kg·d） |
| 11～20 | 1 000mL+超过10kg体重数×50mL/（kg·d） |
| >20 | 1 500mL+超过20kg体重数×20mL/（kg·d） |
| 4/2/1法 | |
| 体重（kg） | 液体量 |
| 0～10 | 4mL/（kg·h） |
| 11～20 | 40mL/h+超过10kg体重数×2mL/h |
| >20 | 60mL/h+超过20kg体重数×1mL/h |
| 不显性失水+测量损失法 | |
| | 400～600mL/（$m^2$·d）+尿量（mL）+其他测得的损失量（mL） |

生理需要量取决于尿量、大便丢失、不显性失水。大便丢失的不显性失水约占液体丢失的1/3。不显性失水在发热时增加。不显性失水在极低体重儿中可多达每天100mL/kg以上。在采用湿化功能的人工呼吸机时，肺不显性失水降低，在过度通气如酮症酸中毒、哮喘时，肺不显性失水增加。

电解质的波动较大，于出汗、大小便以及生理消耗电解质有关。钾、钠、氯的平均消耗量2～

3mmol/100kcal，所以需满足生理需求量，口服。部分不能口服患儿，可酌情选择静脉滴注，补充满足生理需求的 1/4 ～ 1/5 张的含钠液以及钾。对于营养不良的患儿，应给予蛋白质和热量的补充；对于呼吸加快、发热的患儿，酌情增加进液量；如果情况特殊，还可以采用部分、全静脉营养等进行补充。

### （二）累积损失量

根据患儿的脱水程度、性质进行补充，即重度为 100 ～ 120mL/kg（体重）；中度为 50 ～ 100mL/kg；轻度脱水 30 ～ 50mL/kg。通常对高渗性脱水补 1/5 ～ 1/3 张含钠液；等渗性脱水补 1/2 张含钠液；低渗性脱水补 2/3 张含钠液；在临床上无法有效判断脱水性质，可先采用等渗性脱水处理。脱水程度很大程度上决定补液速度，参照先快后慢的补液原则。对于出现休克、循环不良患儿，应立即给予等张含钠液（2 ：1 等张液或生理盐水），30 分钟～ 1 小时内输入，剂量为 20mL/kg。其余累积损失量的补充，可选择在 8 ～ 12 小时内实施并完成。在患儿循环得到有效改善，排尿后逐步对钾进行补充。注：参考其他章节内容对酸碱平衡紊乱、其他电解质异常进行纠正。对于高渗性脱水患儿，多在数天内纠正高钠血症。有时为了避免血钠降低过快，以及为防止发生脑水肿，也采用张力较高或等张液体。也可采用缓慢纠正方法治疗高渗性脱水患儿，治疗过程中，一般每天血钠的下降幅度应低于或等于 10mmol/L。

### （三）补充继续丢失量

累积损失量纠正后，患儿的临床症状仍然存在，诸如呕吐、腹泻，仍会导致体液的丢失，并可形成新的累积损失，所以还需进一步补充继续丢失量。应充分对患者的病情进行评估，结合患者的原发疾病，合理分析和计算实际损失量，并采用类似的溶液进行纠正。患儿各种体液损失成分，见表 2 — 11。

**表 2 — 11　各种体液损失成分表**

| 体液 | $Na^+$（mmol/L） | $K^+$（mmol/L） | $Cl^-$（mmol/L） | 蛋白（g/dL） |
|---|---|---|---|---|
| 胃液 | 20 ～ 80 | 5 ～ 20 | 100 ～ 150 | — |
| 胰液 | 120 ～ 140 | 5 ～ 15 | 90 ～ 120 | — |
| 小肠液 | 100 ～ 140 | 5 ～ 15 | 90 ～ 130 | — |
| 胆汁液 | 120 ～ 140 | 5 ～ 15 | 50 ～ 120 | — |
| 回肠造瘘口损失液 | 45 ～ 135 | 5 ～ 15 | 20 ～ 115 | — |
| 腹泻液 | 10 ～ 90 | 10 ～ 80 | 10 ～ 110 | — |
| 正常出汗 | 10 ～ 30 | 3 ～ 10 | 10 ～ 25 | — |
| 烫伤 | 140 | 5 | 110 | 3 ～ 5 |

# 第三章

# 儿科常见症状和体征

## 第一节 发热

体温升高是小儿疾病时常见的一种临床表现。正常小儿的肛温在36.9～37.5℃之间，舌下温度较肛温低0.3～0.5℃，腋下温度为36～37℃。不同个体的正常体温虽稍有差异，但一般认为体温超过其基础体温1℃以上时，则认为是“发热”。

### 一、病因

引起发热的病因可分为感染性和非感染性两大类，小儿期以前者多见。

1. 感染性发热　由各种病原体，如细菌、病毒、肺炎支原体、立克次体、螺旋体、真菌、原虫、寄生虫所引起的感染，均可导致发热。

2. 非感染性发热　①恶性肿瘤（包括白血病）。②结缔组织病，如风湿热、幼年型类风湿关节炎、川崎病等。③内分泌疾病，如甲状腺功能亢进。④由于应用药物或血清制品引起的发热。⑤大手术后由组织损伤、内出血、大血肿等导致分解产物增加而引起的发热。⑥散热障碍，如广泛性皮炎、鱼鳞病、先天性外胚层发育不良或大面积烫烧伤造成的汗腺缺乏，严重失水、失血等。⑦癫痫大发作，使产热增多。⑧中枢性发热，如大脑发育不全，脑出血等使体温调节中枢受损引起发热，以及暑热症等。

### 二、诊断要点

（1）详细询问病史：包括年龄、发热规律和热型、发热持续时间、居住条件、居住地区的疾病（如疟疾、血吸虫病、钩端螺旋体病、伤寒等传染病）流行情况；有无提示系统性疾病的症状，如咳嗽、气促、腹泻、腹痛、尿频、尿急、尿痛等；有无结核接触史、动物接触史；详细询问预防接种史。

（2）仔细观察热型的特点。

（3）仔细全面体格检查：对全身各系统都应仔细检查，还要注意有无淋巴结肿大、肝脾大、皮疹和贫血等。

（4）实验室及其他特殊检查：对急性发热的病儿应常规查血、尿常规，必要时胸部X线透视或摄片。对较长期发热的病儿，可选择必要的实验室检查或其他特殊检查（表3－1）。

**表3－1　长期发热鉴别诊断时的临床检查项目**

| 常规检查 | 选择检查 |
|---|---|
| 血、尿、粪常规检查 | 细菌涂片镜检、培养 |
| 红细胞沉降率 | 脑脊液常规检查、培养 |
| CRP、ASO、RF | 骨髓穿刺、涂片及培养 |
| 血清蛋白电泳 | 其他穿刺液的常规检查涂片、培养 |
| AST、ALT、LDH | 血清抗体检查 |

| 常规检查 | 选择检查 |
| --- | --- |
| 胸部X线摄片 | 免疫补体系统检查 |
| 血压测定 | 血清 $Na^+$、$K^+$、$Cl^-$、BUN测定 |
| | 心电图 |
| | X线检查（必要部位） |
| | B超检查 |
| | CT检查 |

注：CRP：C反应蛋白；ASO：抗链球菌溶血素O；RF：类风湿因子（罗氏试验）；LDH：乳酸脱氢酶。

## 三、鉴别诊断

发热可由病儿年龄、热型、持续天数、所伴有的症状和（或）体征结合临床检查结果予以鉴别诊断（表3—2～表3—6）。

**表3—2 由病儿年龄鉴别发热病因**

| 婴儿期 | 幼儿期 | 学龄期 |
| --- | --- | --- |
| 上呼吸道感染综合征 | 上呼吸道感染综合征 | 上呼吸道感染综合征 |
| 急性呼吸道感染 | 急性呼吸道感染 | 急性胃肠炎 |
| 肠道感染 | 急性胃肠炎 | 沙门菌感染 |
| 幼儿急疹 | 中耳炎 | 尿路感染 |
| 中耳炎 | 尿路感染 | 其他急性感染 |
| 尿路感染 | 沙门菌感染 | 结核 |
| 败血症、骨髓炎 | 其他急性感染（如手足口病） | 恶性肿瘤（包括白血病） |
| 化脓性脑膜炎 | 结核病 | 结缔组织病 |
| 其他急性感染症 | 肝炎 | 内分泌疾病（如甲状腺功能亢进症） |
| 川崎病 | 川崎病 | 体质性高体温症 |
| 结核病 | 恶性肿瘤（包括白血病） | |
| 脱水热 | | |
| 中枢性发热 | | |
| 暑热症 | | |
| 免疫不全综合征 | | |

**表3—3 由热型鉴别发热病因**

| 稽留热 | 弛张热 | 间歇热 |
| --- | --- | --- |
| 幼儿急疹 | 中耳炎 | 结缔组织病 |
| 沙门菌感染 | 尿路感染 | 恶性肿瘤（包括白血病） |
| 肺炎 | 败血症、骨髓炎 | 疟疾 |
| 化脓性脑膜炎 | 脓肿 | 自身免疫性疾病 |
| 脑炎 | 细菌性心内膜炎 | |
| 尿路感染 | 结核病 | |
| 中耳炎 | 沙门菌感染 | |
| 败血症 | 川崎病 | |
| | 结缔组织病 | |
| | 恶性肿瘤（包括白血病） | |

**表3—4　由发热持续时间鉴别发热病因**

| 3～4月 | 5～6月 | 7日以上 |
|---|---|---|
| 上呼吸道感染综合征 | 上呼吸道感染综合征 | 下呼吸道感染 |
| 幼儿急疹 | 中耳炎 | 败血症、骨髓炎 |
| 肠道感染症 | 尿路感染 | 尿路感染 |
| 中耳炎 | 沙门菌感染 | 沙门菌感染 |
| 尿路感染 | 化脓性脑膜炎 | 结核病 |
| 化脓性脑膜炎 | 其他感染症 | 传染性单核细胞增多症 |
| 败血症 | 川崎病 | 其他感染症 |
| 其他急性感染 | | 川崎病 |
| 川崎病 | | 结缔组织病 |
| 脱水热 | | 恶性肿瘤（包括白血病） |
| | | 中枢神经系统功能障碍 |
| | | 药物热 |
| | | 免疫不全综合征 |
| | | 感染后发热 |
| | | 体质性发热 |
| | | 心理性发热 |
| | | 不明原因发热 |

**表3—5　由发热所伴随的症状鉴别发热病因**

1. 呼吸系统症状
   - 呼吸道感染
   - 中耳炎
   - 鼻窦炎
   - 咽后壁脓肿
   - 免疫不全综合征
2. 消化系统症状
   - 肠道感染
   - 口腔炎
   - 脑膜炎
   - 病毒性肝炎
   - 尿路感染
   - 阑尾炎
   - 急性腹膜炎
   - 急性胰腺炎
   - 恶性肿瘤
   - 脱水热
   - 精神性发热
3. 泌尿系统症状
   - 尿路感染
4. 神经系统症状
   - 脑膜炎
   - 脑炎
   - 中枢神经功能障碍
   - 风湿热
   - 自主神经功能异常
   - 脱水热
   - 精神性发热
5. 皮肤症状
   - 幼儿急疹
   - 猩红热
   - 病毒性感染（如手足口病）
   - 沙门菌感染
   - 败血症
   - 风湿热
   - 少年型类风湿关节炎
   - 全身性红斑狼疮
   - 川崎病
   - 免疫不全综合征
6. 循环系统症状
   - 细菌性心内膜炎
   - 心肌炎
   - 风湿热
   - 少年型类风湿关节炎
   - 川崎病
7. 淋巴结肿大
   - 扁桃体炎
   - 风疹
   - 腮腺炎
   - 传染性单核细胞增多症
   - 结核
   - 少年型类风湿关节炎
   - 川崎病
   - 恶性肿瘤（包括白血病）
8. 肝脾大
   - 败血症
   - 沙门菌感染
   - 结核
   - 传染性单核细胞增多症
   - 恶性肿瘤（包括白血病）
9. 贫血
   - 恶性肿瘤（包括白血病）
   - 溶血性贫血
10. 肌肉、关节症状
    - 化脓性关节炎
    - 败血症、骨髓炎
    - 肌炎
    - 病毒性感染症
    - 风湿热
    - 少年型类风湿关节炎
    - 恶性肿瘤（包括白血病）
    - 所谓“生长热”

**表3—6 由临床检查鉴别发热病因**

| 检查项目 | 病因 |
|---|---|
| 末梢血白细胞计数增加 | 细菌感染 |
| 末梢血白细胞计数降低 | 病毒感染症、沙门菌感染、结缔组织病、粒细胞减少症 |
| 嗜酸性粒细胞计数增加 | 寄生虫病、药物过敏、结核、白血病、结缔组织病 |
| 淋巴细胞比例增高 | 病毒性感染、恶性肿瘤（包括白血病） |
| 贫血相关检查提示贫血 | 恶性肿瘤、慢性感染 |
| 红细胞沉降率增加、CRP（+） | 感染、风湿病、恶性肿瘤、川崎病 |
| 红细胞沉降率增加、CRP（-） | 感染恢复期 |
| ASO↑、CRP（+） | 风湿热 |
| RA（+） | 风湿病、肝脏病、结核病、恶性肿瘤 |
| 血清蛋白电泳γ球蛋白↑ | 风湿病、慢性感染、恶性肿瘤、肝脏疾病 |
| ALT、AST、LDH↑ | 肝脏疾病、肌炎、恶性肿瘤 |
| 血培养（+） | 败血症、骨髓炎 |
| 尿沉渣白细胞计数↑ | 尿路感染 |
| 脑脊液蛋白、细胞数增加 | 脑膜炎 |
| 胸部X线片阳性征象 | 肺炎、肺结核 |
| 骨髓穿刺提示恶性肿瘤骨髓象 | 恶性肿瘤（包括白血病） |
| 鼓膜充血 | 中耳炎 |

# 第二节 青紫

因血液中还原血红蛋白或异常血红蛋白增高，并达到一定程度时，使皮肤和黏膜呈青紫色，称为青紫（发绀）。青紫一般在口唇、颊黏膜、鼻尖、鼻唇间区、耳郭、甲床、指尖等毛细血管丰富的部位，皮肤、黏膜较薄的部位尤为明显。

## 一、病因

1. 还原性血红蛋白增多

（1）中心性青紫：系心肺疾病所致，动脉血 $SaO_2$、$PaO_2$ 降低。

1）肺源性青紫：①各种原因引起的呼吸道梗阻：如分娩时羊水吸入、先天性呼吸道畸形、咽后壁脓肿和各种原因的喉梗阻、急性末梢细支气管炎等。②肺和胸腔疾病：如肺炎、肺水肿、先天性肺囊肿、膈疝、脓胸、呼吸肌麻痹等。③肺血管疾病：如先天性肺静-动脉瘘等。

2）心源性青紫：伴有右向左分流的先天性心脏病，如法洛三联症及大血管易位、艾森门格综合征、法洛四联症、单心房、单心室等。

（2）周围性青紫：可见于全身性或局部性病变，动脉血 $SaO_2$、$PaO_2$ 均正常。

1）全身性疾病：如心功能不全、慢性缩窄性心包炎、休克等。

2）局部血流障碍：如上腔静脉梗阻、肢端动脉痉挛症（雷诺病）及肢端动脉痉挛现象。

2. 异常血红蛋白增多　如先天性高铁血红蛋白血症、血红蛋白M病、后天性高铁血红蛋白血症（药物或食物所致）。

## 二、诊断

1. 病史　仔细询问病儿有可能引起青紫的常见疾病史，如心血管或呼吸系统疾病，青紫出现的年龄及伴随情况，药物及食物史。

2. 体征　注意病儿面容，面颊颜色，青紫分布特征，坐卧姿态，颈静脉是否充盈，有无胸廓畸形、杵状指（趾），应仔细检查心肺特征性体征。

3. 辅助检查　①动脉血气分析（pH、$PaO_2$、$PaCO_2$、$SaO_2$），新生儿应做血糖、血钙测定和血培养检查。②疑有心源性青紫，应做心脏 X 线摄片、心电图、超声心动图检查，必要时做心导管及选择性心血管造影予以确诊。③疑为肺源性青紫，应行胸部 X 线摄片，必要时做支气管镜或支气管造影检查。④疑为血红蛋白异常引起的青紫，可抽静脉血，装于容器内振荡，使之与空气接触。正常者变红色，异常者则不变色，进一步可做血液光谱分析及血红蛋白电泳检查。

## 三、鉴别诊断

如图 3－1 所示。

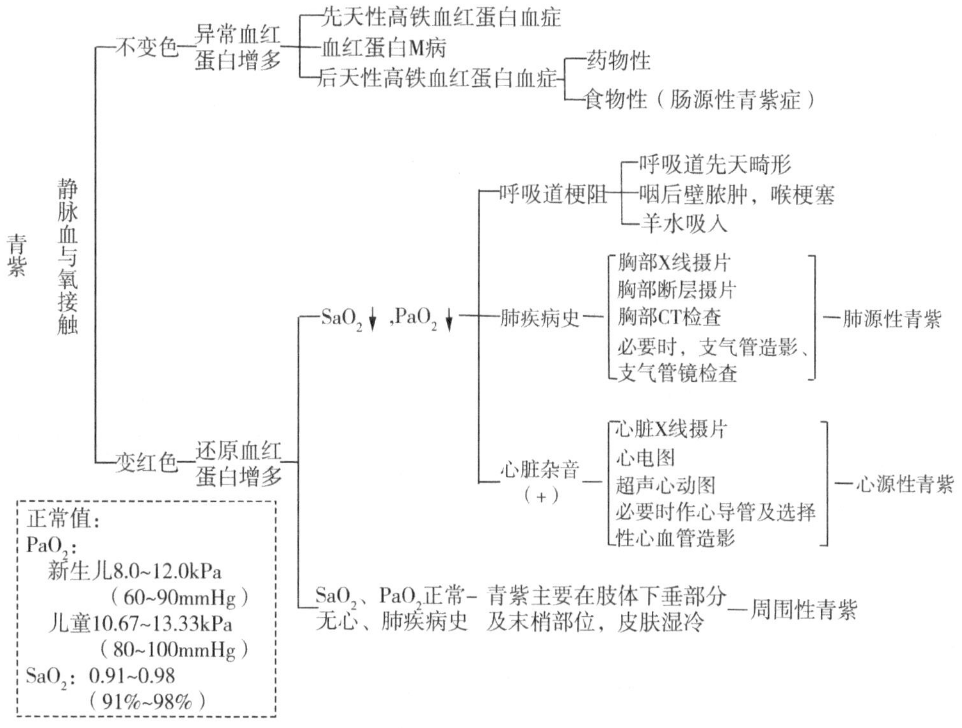


**图 3－1　青紫的分类和鉴别**

# 第三节　呕吐

呕吐是小儿常见症状之一，虽可单独发生，但常随原发病而伴有其他症状及体征。引起呕吐的病因很多，故对呕吐病儿应仔细分析病史，尤其需注意呕吐与饮食的关系、起病的急缓、发病年龄，以及伴随的症状与体征。必要时，应进行 X 线等进一步检查，以明确诊断。

# 一、病因

1. 新生儿期

（1）非器质性疾病：早期贲门发育不成熟、空气咽下症、新生儿假性肠梗阻、溢乳等。

（2）器质性疾病：消化道梗阻（食管闭锁、肠狭窄、肠梗阻、肠旋转不良、胎粪性肠梗阻）、感染（败血症、脑膜炎等）、中枢神经系统疾病（硬膜下血肿、颅内出血、脑水肿）、胆红素脑病、代谢性疾病（苯丙酮尿症、肾上腺－性腺综合征、乳糖不耐受综合征、高氨血症）、肾脏疾病（肾积水、尿路畸形）、贲门食管弛缓症、特发性胃穿孔等。

2. 婴儿期

（1）非器质性疾病：见于溢乳、空气咽下症等。

（2）器质性疾病：见于先天性肥厚性幽门狭窄、肠套叠、感染（尤其是尿路感染及胃肠道感染）、裂孔疝、贲门食管弛缓症、代谢性疾病（高氨血症、肾上腺－性腺综合征）、阑尾炎、腹膜炎、心脏病、肾脏病（急性肾功能不全、溶血尿毒症综合征）、颅内出血、药物中毒、嵌顿疝、脑病并发内脏脂肪变性（Reye 综合征）等。

3. 幼儿－学龄期儿童

（1）非器质性疾病：周期性呕吐，神经精神性呕吐等。

（2）器质性疾病：感染症（扁桃体炎、中耳炎、脑膜炎、脑炎、胃肠道感染、阑尾炎、肠系膜淋巴结炎）、肠梗阻、肠寄生虫症、脑肿瘤、硬脑膜下血肿、糖尿病酮性酸中毒、肾功能不全、自主神经发作性呕吐（腹型癫痫、周期性呕吐）、十二指肠溃疡；药物所致呕吐、毒物误服、嵌顿疝、裂孔疝、代谢异常、屈光不正、脑病并发内脏脂肪变性（Reye 综合征）等。

# 二、诊断

可从病儿的年龄、呕吐物性状和发病经过（急性或慢性）作初步病因分类。应详细询问呕吐以外的症状，如一般状况；有无发热、意识障碍、惊厥和其他颅内压增高症状；有无腹部饱满、腹部肿块；有无腹痛、腹泻、血便等。必要时，应进行直肠、肛门检查，以及胸部、腹部 X 线检查。腹部 X 线检查应包括正位、侧位、卧位和立位，注意有无消化道穿孔或闭锁。必要时，应行钡餐或空气灌肠胃肠道造影检查。

# 三、鉴别诊断

1. 由呕吐伴随的症状作病因鉴别　如图 3－2 所示。

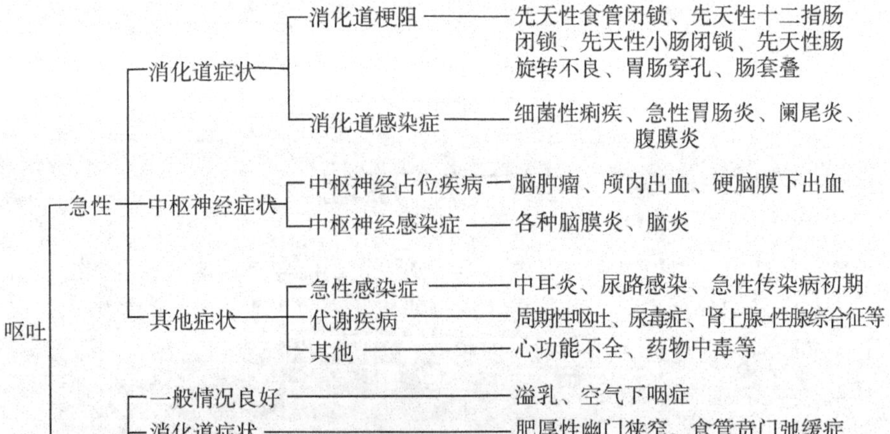


**图 3－2　呕吐的鉴别**

2. 呕吐的诊断步骤　如图 3－3 所示。

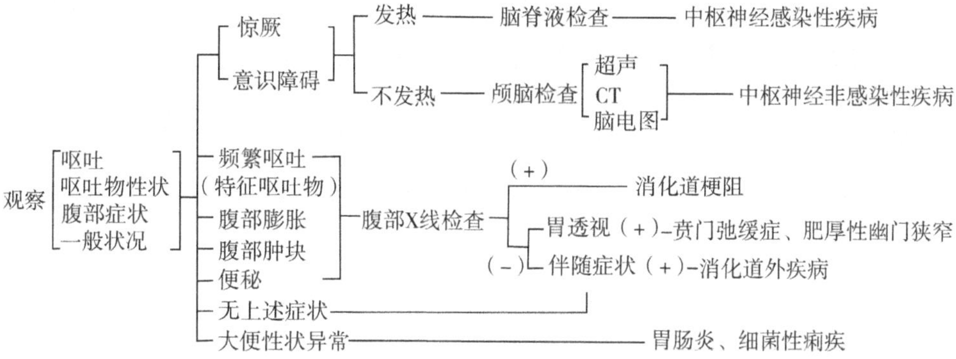


**图 3－3　呕吐诊断步骤**

## 四、处理

伴呕吐的婴幼儿期疾病，不论急性或慢性，常伴有脱水和电解质紊乱，故应输液和纠正电解质紊乱。消化道梗阻性疾病，应力求及早诊断和外科紧急处理。伴呕吐的消化道感染或其他感染，除应及时纠正水、电解质紊乱外，应及早选用有效抗生素。对中枢神经系统感染，呕吐多因颅内压增高所致，故除应用抗生素外，还需使用脱水剂，以降低颅内压。对食物中毒、药物中毒等中毒性呕吐，应洗胃并输液，以促进毒物排出和减少毒物吸收。

# 第四节　腹痛

腹痛是小儿常见症状之一，引起腹痛的原因很多，因幼儿多数不能准确地表达疼痛的感觉、性质及部位，常仅能以哭闹来表示，造成诊断上的困难。

## 一、病因

1. 急性腹痛

（1）婴儿期：①多见的病因：如肠绞痛、急性胃肠炎。②常见的病因：如肠套叠、急性阑尾炎、肠管闭锁或狭窄（多见于小肠）、裂孔疝、睾丸或卵巢扭转、肠扭转、外伤等。③较少见的病因：如牛乳蛋白过敏症、消化性溃疡、中毒（铅、铁）、肿瘤等。

（2）幼儿期及学龄前期：①常见的病因：如急性胃肠炎、肠寄生虫病、肾盂肾炎、外伤、急性阑尾炎、Meckel 憩室等。②较常见病因：如肺炎、风湿热、中毒、急性或慢性胰腺炎、胆囊炎、肝炎等。③少见的病因：如肝脓肿、肿瘤、结核病（腹腔或肠道）等。

（3）学龄期（6～14 岁）：①常见的病因：如急性胃肠炎、外伤、肾盂肾炎、急性阑尾炎、肠寄生虫病等。②较常见的病因：如肠道炎症性疾病、消化性溃疡、肺炎、风湿热、胆囊炎、中毒等。③少见的病因：如结缔组织病、盆腔内炎症性疾病等。

2. 反复性腹痛

（1）腹部疾病：①消化道疾病：见于胃或十二指肠溃疡、溃疡性结肠炎、慢性便秘、过敏性紫癜、结核病、肠套叠、肿瘤等。②肾、尿路疾病：如肾盂肾炎、肾积水、尿路结石等。

（2）腹外疾病：如癫痫、风湿病、心源性腹痛。

## 二、诊断

应注意发病年龄，并详细询问腹痛发作情况、性质、部位和伴发症状（如呕吐、便秘、便血、皮疹、尿痛、血尿、咳嗽及大便性状等）。由于引起腹痛的病因不一定在腹部，故应作全面体检。腹部体检时尤应注意触诊（表3－7）。

**表3－7　腹痛的腹部触诊要点**

| | |
|---|---|
| 腹部柔软度 | 部位、抵抗、紧张度及反跳痛 |
| 肿块 | 部位、形状、数量、大小、硬度、压痛、表面光滑度、波动感、移动性 |
| 腹部胀满 | 是全腹还是局部，有无波动感及肿块 |
| 腹部脏器 | 肝、脾、肾的位置、大小、硬度，有无膀胱尿潴留 |
| 腹股沟部肿块 | 精索水肿、疝 |
| 压痛 | 最后检查，注意部位、最痛点及其他处压痛点，压痛与肿块的关系，由于体位改变所致压痛的变化 |

## 三、鉴别诊断

如表3－8所述。

**表3－8　小儿急性腹痛的鉴别**

| 病名 | 症状 | 腹部表现 | 其他检查 |
|---|---|---|---|
| 急性阑尾炎 | 上腹痛转移至右下腹痛，呕吐，有时发热 | 麦氏点压痛、反跳痛、局部肌紧张 | 白细胞增多 |
| 胃、十二指肠溃疡 | 有时上腹痛，有时吐血、便血 | 上腹部压痛点，穿孔时上腹部胀满 | 大便隐血试验阳性，缺铁性贫血，消化道钡餐造影及消化内镜检查阳性，穿孔时膈下游离气体 |
| 细菌性胃肠炎 | 发热、呕吐、腹痛、腹泻 | 沿结肠压痛 | 大便中查见脓血，大便培养阳性 |
| 蛔虫性肠梗阻 | 腹痛、呕吐、便秘，持续腹痛、阵发加剧 | 腹部多柔软，可触及条索状团块，多位于脐周，一般无压痛 | X线腹部检查可见部分性肠梗阻 |
| 急性肠系膜淋巴结炎 | 常有呼吸道感染，腹痛在右下腹、脐周，偶有呕吐、腹泻 | 无腹肌紧张，压痛部位不固定，反跳痛不明显 | 常有末梢血白细胞增多 |
| 胆道蛔虫症 | 有肠道蛔虫病史，右上腹痛，甚至可吐出蛔虫及胆汁 | 右上腹有局限性压痛，上腹部轻度肌紧张 | 大便蛔虫卵阳性 |
| 急性胆囊炎<br>胆石症 | 较少见，起病急，伴恶心、呕吐<br>发热、腹胀，腹痛以右上腹为主 | 右上腹压痛、肌紧张 | 末梢血白细胞增多 |
| 急性肝炎 | 发热、食欲不振、恶心、呕吐，部分可有黄疸 | 肝大 | ALT、LDH升高，甲型肝炎TTT、IgM升高，乙型肝炎HBsAg阳性 |
| 尿路感染 | 伴发热、呕吐等症状，2岁以下男孩多，年长儿女性多，并有膀胱刺激征尿频、尿急 | 腹部无定位体征 | 尿检白细胞增多，尿培养阳性，菌落 $>1\times10^5$/mL |
| 尿路结石 | 输尿管结石有绞痛，肾盂结石为钝痛或无痛，膀胱结石有膀胱刺激征，尿道结石除排尿困难外常有血尿 | 肾区肌紧张及压痛 | 尿检查有血尿，部分病例X线摄片可见结石阴影，静脉肾盂造影可确诊 |
| 过敏性紫癜 | 腹部剧痛、血便，皮肤尤其四肢末端及臀部对称性紫癜 | 腹部无定位压痛 | 血便，出凝血时间及血小板正常 |
| 急性胰腺炎 | 上、中腹部剧痛，恶心、呕吐、发热 | 上腹、周压痛及肌紧张 | 血、尿中淀粉酶上升 |

# 第五节　便秘

在儿科临床实践中，以便秘为主诉来诊者较常见，多数虽不是病态，但应妥善处理。母乳喂养儿，在新生儿期排便每日 2 ～ 4 次。出生 2 个月后，逐渐减少为每日 1 ～ 2 次。但以牛乳或其他代乳品喂养者，大便次数较少，每日 1 次或 2 ～ 3 日 1 次。母乳不足可使婴儿大便次数减少而被误认为便秘，对此应添加母乳，而不是灌肠通便。

对便秘儿童，应首先区分是否应立即给予处理。若进食、全身状态以及体重的增加等均无异常，则一般不予处理，继续观察。但若大便干燥、量少又难排出，虽一日排便 2 ～ 3 次，但其总量比平时 1 次的量还少，则仍应视为便秘。特别是同时伴有食欲减退、腹部胀满，尤其伴腹痛、呕吐、血便者，则应立即寻找原因，妥善处理。

## 一、病因

可分为食物性便秘、习惯性便秘、肠管功能紊乱性便秘，以及由肠管、肛门器质性病变所引起的便秘四类。

1. 食物性便秘原因有　①食物摄入不足。②摄入食物纤维素及水分不足。③偏食。

2. 习惯性便秘　①不规则排便习惯。②滥用泻剂或灌肠。

3. 肠管功能紊乱　①先天性巨结肠。②由各种慢性疾病引起的生活能力低下。③肌肉神经疾病。④脊髓病变（脊柱裂或隐性脊柱裂、脊髓髓膜瘤、脊髓肿瘤、脊髓炎）。

4. 肠管、肛门器质性病变　①肛门、直肠畸形（闭锁或狭窄）。②肛裂。③结肠过长。④肠梗阻、肠套叠。

## 二、诊断

绝大多数新生儿在生后 24 ～ 36 小时内就应有胎粪排出。若无排便，就应检查有无肠道梗阻，包括肛门闭锁及狭窄。因为在梗阻以下的肠段仍可排出少量胎粪，所以即使有胎粪，也不能完全排除肠道梗阻。若便秘而同时体重不增，且常因饥饿而啼哭，则应怀疑食物摄入不足。应详细了解饮食情况、排便习惯和是否伴发其他症状，如腹痛、呕吐、腹胀等。对某些找不出便秘原因或经适当处理后仍不见效者，需用 X 线钡餐或钡灌肠检查，以助诊断。

## 三、鉴别诊断

如图 3 －4 所示。

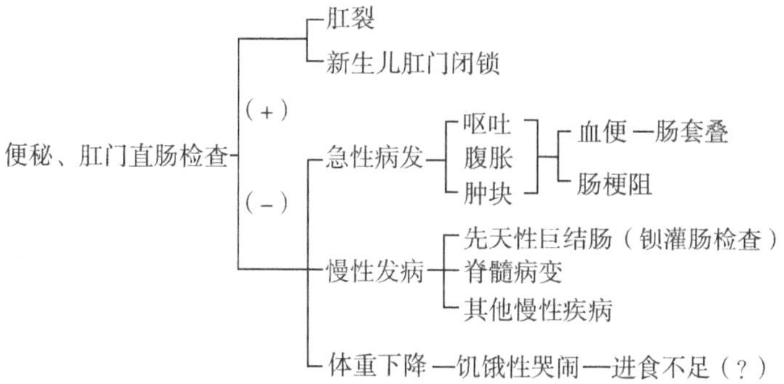


**图 3 —4　便秘的诊断**

# 第六节　紫癜、紫斑和出血倾向

紫癜、紫斑和出血倾向大多因为血管结构或功能异常，出凝血机制障碍所引起，其轻重表现差异可以很大，轻者仅见皮肤有少量紫癜、紫斑；重者则可发生很难控制的黏膜大量渗血，甚至可因内脏出血而危及生命。

## 一、病因

1. 血管异常症　由血管结构或功能异常所致。

（1）过敏性紫癜：常见于幼儿、学龄儿。伴有腹痛、关节痛，可伴发紫癜性肾炎和其他并发症。

（2）小儿单纯性紫癜：紫癜仅发生于下肢，各项出凝血检查均正常，不伴其他症状。

（3）坏血病：为维生素 C 缺乏症，可伴牙龈、黏膜和肌肉内出血，婴儿并可伴骨膜下出血。

（4）症状性血小板不减少性紫癜：由感染性疾病（如流行性脑脊髓膜炎、亚急性细菌性心内膜炎等）、药物（抗生素或化学性药物）、肾上腺皮质功能亢进症等引起。

（5）遗传性疾病：如皮肤弹性过度症、遗传性毛细血管扩张症（Osler 病）等。

2. 血小板异常性疾病

（1）血小板量的异常：特发性血小板减少性紫癜，多种原因引起的继发性血小板减少症、原发性及继发性血小板增多症等。

（2）血小板功能缺陷性疾病：如血小板无力症、血小板第Ⅲ因子活性异常症、继发性血小板功能异常（如继发于药物、肝脏疾病）等。

（3）其他：如血小板减少症伴巨大海绵状血管瘤（Kasabach Merrit 综合征），湿疹－血小板减少性免疫缺陷病（Wiskott Aldrich 综合征）。

3. 凝血、抗凝血功能异常

（1）先天性：如血友病 A（因子Ⅷ缺乏）、血友病 B（因子Ⅸ缺乏）、血友病 C（因子Ⅺ缺乏）、纤维蛋白原缺乏症等。

（2）后天性：如维生素 K 依赖性凝血因子缺乏症、新生儿出血症、各种病因引起的弥散性血管内凝血（DIC）、抗凝剂的使用、肝脏疾病等。

## 二、诊断

1. 病史、体征　应仔细询问发病年龄、家族史、紫癜及紫斑的出现部位、特征，有无皮下、肌肉深部出血或关节腔内出血现象，出血程度和通常止血方式，有无患有可能引起出血的原发疾病，发病前有无药物使用史等（表3－9）。

**表3－9　血管、血小板异常和凝血因子缺乏所致出血倾向的比较**

| | 血管、血小板异常 | 凝血因子缺乏 |
|---|---|---|
| 家族史 | 一般无 | 通常有 |
| 性别 | 女性多 | 男性多 |
| 多发部位和症状 | 皮肤、黏膜点状出血、紫斑、鼻出血、月经过多、消化道出血 | 皮下、肌肉内深部出血（血肿）、关节腔内出血 |
| 出血始发状况 | 突发性 | 迟发性 |
| 出血持续状况 | 短 | 迁延性（易再出血） |
| 局部处理状况 | 压迫止血有效 | 止血困难，多数再发 |

2. 实验室检查　实验室检查对出血性疾病的诊断有重要意义，一般先做一些简易的检查项目以进行初步鉴别，包括出血时间、凝血时间、血块退缩试验、血小板计数及毛细血管脆性试验。如仅有毛细血管脆性增加，其余4项均正常，提示毛细血管异常；如出血时间延长、毛细血管脆性正常或增加，血块收缩完全或不良，提示血小板异常，其中血小板数减少者可能为血小板减少性紫癜，血小板数正常者则可能为血小板功能异常；如出血时间正常、凝血时间延长或正常，毛细血管脆性试验正常，血小板计数正常，血块退缩完全，则可能为凝血障碍或抗凝物质增多，应进一步检测白陶土部分凝血活酶时间（KPTT）、凝血因子时间（PT）、凝血时间（TT），以作凝血性疾病的过筛试验，进一步明确诊断（图3—5）。

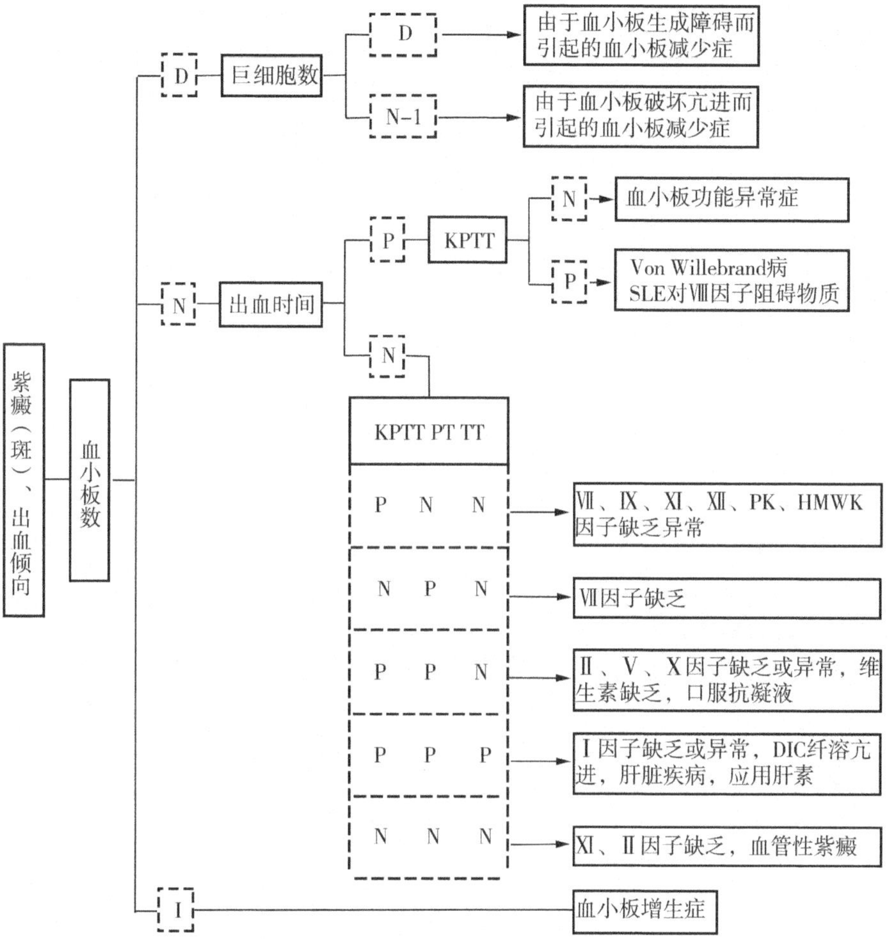


**图3—5　出血倾向主要病因的鉴别诊断**

D：减少；N：正常；I：增加；P：延长

# 第七节　婴儿哭闹

哭闹是婴儿对体内或体外刺激不适的一种反应，也就是婴儿表达要求和痛苦的一种方式。

## 一、病因

哭闹可分为非病理性和病理性两类。

1. 非病理性哭闹　哭声有力，除哭闹外无其他异常表现。主要原因为饥饿、口渴、鼻塞、哺乳不当致使咽下气体过多、欲排大小便等；亦可因过冷、过热、尿布潮湿、衣服过紧、被褥过量、光线过强、痛、痒、虫叮咬等所致；也可能是由于婴儿尚未建立正常生活规律，白天睡眠过多，而夜间啼哭不眠的夜啼哭。

2. 病理性哭闹　是指因各种疾病所引起的哭闹，以腹痛、耳痛、头痛、口腔痛最为常见。病理性哭闹在发生前期常有烦躁不安的表现，啼哭常较剧烈，而且持续（表3－10）。

**表3－10　病理性哭闹的常见病因**

| | |
|---|---|
| 头、面部疾病 | 颅骨骨折、硬脑膜下血肿、角膜擦伤、中耳炎、外耳道疖肿、口腔炎或口腔溃疡等 |
| 神经系统疾病 | 脑炎、脑膜炎、颅内出血等 |
| 心血管疾病 | 心功能不全、心动过速或心律失常等 |
| 胃肠道疾病 | 胃肠道积气、肠道感染或功能紊乱、肠套叠、嵌顿性疝、肛裂等 |
| 泌尿系统疾病 | 泌尿道感染、睾丸扭转、尿路结石等 |
| 骨骼、关节损伤 | 骨折、关节脱位等 |
| 肠寄生虫病 | 蛔虫病、蛲虫病等 |
| 药物中毒 | 误服药品或药物过量造成的中毒 |
| 其他 | 眼、咽、喉部、鼻腔、外耳道或阴道异物，新生儿甲状腺功能亢进，婴儿脚气病、高钙血症等 |

## 二、诊断

1. 注意发病情况　如发病年龄，起病缓急，发生哭闹的时间和环境，哭声的高低、强弱、发作特点（持续或反复发作或持续加阵发），哭闹前、中及停后的表现。

2. 体格检查　要注意面色，神态，体表及口腔、耳、鼻和咽喉部等有无炎症、损伤和异物；囟门有无膨隆；心肺有无异常。更应仔细检查腹部体征，既要耐心又要细心地等待病儿安静时抓紧检查。若因病儿哭闹一时检查不够满意，必需待病儿安静后再次检查。尤其要注意有无腹部包块、嵌顿疝、明显压痛点，必要时做直肠指检。此外，还应认真检查神经系统体征。

3. 实验室及其他检查　包括血、尿、粪常规检查；胸部、腹部X线透视、肠道造影检查等。必要时进行头颅CT检查。

# 三、鉴别诊断

如图3－6所示。

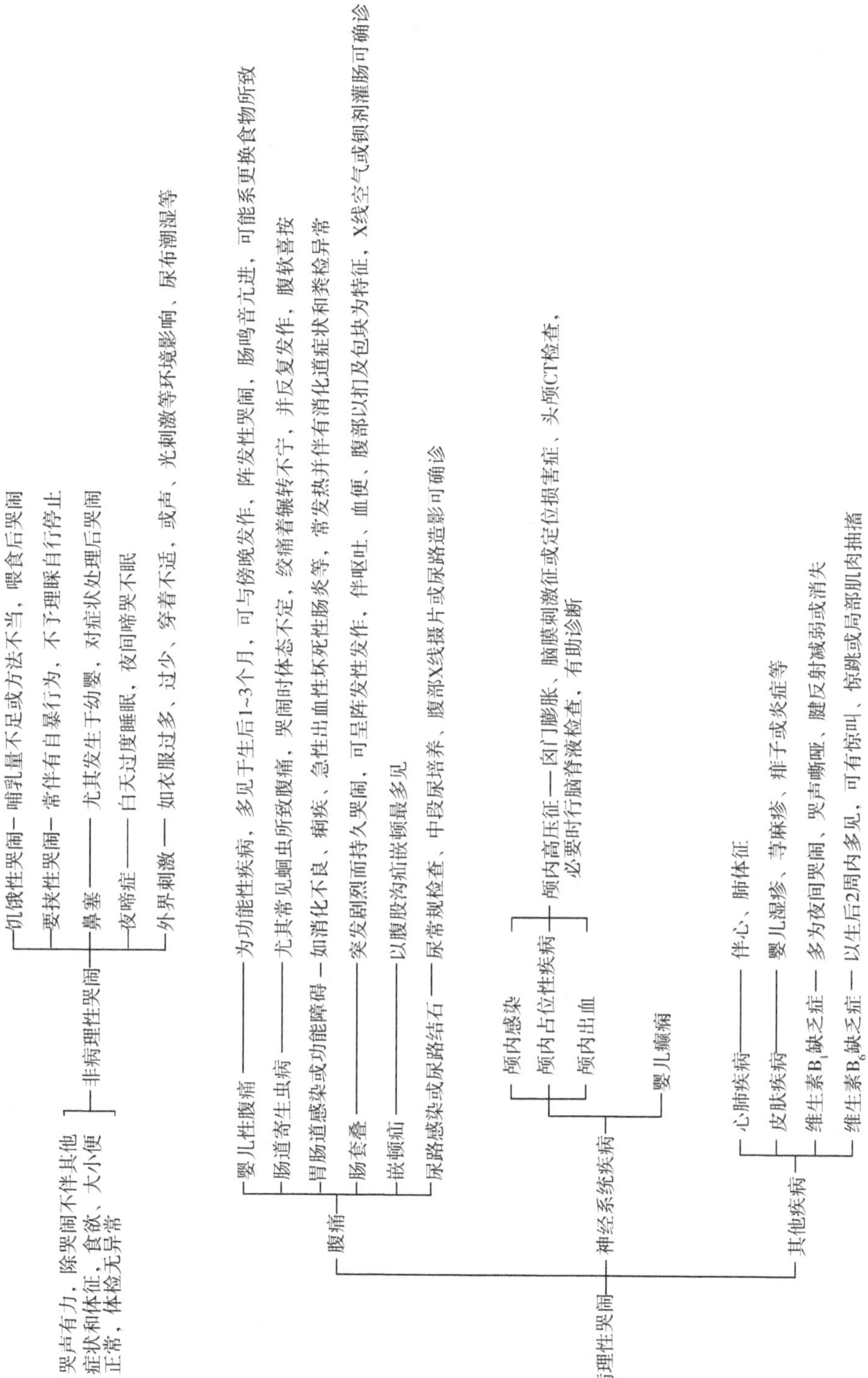


**图3－6　婴儿哭闹的鉴别**

# 第四章

# 新生儿重症监护

## 第一节　新生儿重症监护的特点

### 一、较强的人员配置

除了训练有素的医护人员对患者直接观察监护外，尚配有各种先进监护装置，用系列电子设备仪器对患儿生命体征、体内生化状态、血氧、二氧化碳等进行持续或系统的监护，并集中了现代化精密治疗仪器以便采取及时相应的治疗措施，对患者全身各脏器功能进行特别的护理，尽快使患者转危为安或防止突然死亡。

医疗工作由各级训练有素的专职医护人员承担，他们技术熟练、职责分明，有独立抢救应急能力，责任心强。此外，还需有各类小儿分科专家如麻醉科、小儿外科、放射科、心血管专家及呼吸治疗师等参与工作。

### 二、精良的医疗设备

NICU 精密仪器集中，能最有效地利用人力、物力，以便于保养、维修、延长机器使用期限。有 NICU 的三级医院常有较强的生物医学工程（Biomedical engineering，BME）人员配备，使各种仪器得到及时、有效的维修和预防性保养。

### 三、具有对重危新生儿的转运能力

人口稠密地区建立的区域性 NICU，承担重危新生儿的转运、接纳重危患儿；对所属地区Ⅰ、Ⅱ级医院进行业务指导及培训教育，并负责协调所属地区围生期产、儿科及护理会诊工作，保持与高危产妇集中的产科单位密切联系，以便直接参加产房内高危儿的抢救复苏工作，并将其转入 NICU。

### 四、进行继续教育的能力

NICU 出院患者应与地区协作网建立密切联系，向基层普及新生儿救治技术。对出院患者进行定期随访，及时干预，以减少或减轻伤残的发生和发展。NICU 专业医师又应进行跨学科技术、理论研究，以推动新生儿急诊医学的发展；能开展围生及新生儿理论实践进展的各种形式的继续教育学习班。目前，各地有省级继续教育学习班及国家级继续教育学习班可供选择，此类学习班常将理论授课与实际操作相结合，同时介绍国内外最新进展，它们在很大程度上促进了我国新生儿学科的发展。

# 第二节　新生儿重症监护的设备和仪器配置

近年来，随着电子技术的发展，NICU 的监护设施种类及功能有了较大的发展，使新生儿的监护更精确可靠，治疗更为有效和合理。NICU 中常用的监护电子设备及抢救治疗设备如下：

## 一、生命体征监护

1. 心率呼吸监护仪　是 NICU 最基本的监护设备。通过连接胸前或肢体导联，监护及显示心率、心电波形。根据心电波型尚可粗略观察心律失常类型。通过胸部阻抗随呼吸变化原理监测及显示呼吸次数（需用胸前导联）。该仪器一般可设置心率、呼吸频率过快或过慢报警，并具有呼吸暂停报警功能。所有重危患者都要持续进行心电及呼吸监护。心电监护能发现心动过速、过缓、心搏骤停及心律失常等，但不能将荧光屏上显示的心电波型作为分析心律失常及心肌缺血性损害的标准用；监护仪具有显示屏，可调节每次心跳发出声音的大小和心率高、低报警。通过心电监护可测知心率、察看心电波形，以它和患儿的脉搏比较可分辨出报警系患儿本身心率过缓或过速或由于伪差（如导联松脱）所致。胸前导联传感器由 3 个皮肤生物电位电极组成。NICU 多采用左、右胸电极加右腋中线胸腹联合处导联电极。左－右胸前或左胸前－右腋中线胸腹联合处常是呼吸信号的采集点，两处不宜靠得太近，以免影响呼吸信号质量。心率呼吸监护仪用前需先将导电糊涂在干电极上，打开电源，调好声频讯号至清楚听到心搏，并将心电波形调至合适大小，设置好高、低报警值（常分别设在 160 次/分和 90 次/分）。应用时电极位置必须正确，导联电极必须粘贴于皮肤使不松脱。当需要了解过去一段时间内心率变化，可按趋向键，此时荧光屏上会显示 2、4、8、24 小时等时间内心率快慢变化趋向图形，也有监护仪可储存心律失常波形，供回忆分析。

目前，功能复杂的心肺监护仪常采用多个插件，可监测体温、心率、呼吸、血压、血氧饱和度、呼出气二氧化碳、潮气量、每分通气量、气道阻力、肺顺应性等。

2. 呼吸监护仪　呼吸监护仪一般监护呼吸频率、节律、呼吸幅度、呼吸暂停等。

（1）呼吸运动监护仪：监护呼吸频率及呼吸暂停用，其原理为通过阻抗法监测呼吸运动，与心电监护电极相连，从呼吸时胸腔阻抗的周期性变化测定呼吸间隔并计算出呼吸频率，然后将电讯号传送至示波器分别显示呼吸幅度、节律，并以数字显示瞬间内每分钟呼吸次数。应用时必须设好呼吸暂停报警时间，一般设于 15 ～ 20 秒。

（2）呼吸暂停监护仪：仅用作呼吸暂停发作监护。该仪器的传感器置于新生儿保暖箱的床垫下（床垫厚约 5cm 左右），感受其呼吸脉冲信号，当呼吸暂停超过所设置的限度时，仪器发出报警。传感器必须置于能感受到患者呼吸的正确位置即患者肩胸部；体重低于1 000g者因呼吸运动过弱，监护仪可能测不到信号，可将传感器盖上数层布后再置于褥垫上以感受超低体重儿的微弱呼吸运动。

3. 血压监护　可采用无创或有创方法进行。传统的听诊法不适合新生儿；触诊法在血压较低时常不能获得满意结果。目前多采用电子血压计，如 Dianamap™ 血压监护仪。它同时监测脉率及血压（包括收缩压、舒张压、平均动脉压）。电子血压计配有特制大小不等袖带，以适合足月儿或早产儿。新生儿袖带宽度应为肩至肘关节长的 2/3。压力袖带包绕臂或大腿时，袖带上的箭头要正对脉搏搏动处。根据病情需要可设定时测量，亦可随时按压起始键进行测量。仪器能设收缩压、舒张压、平均动脉压及心率的报警值。测量时血压计上显示的心率数应与心电监护仪上显示的心率数相符，当患者灌注不良处于休克、收缩压与舒张压差小时，只能显示平均动脉压而不显示收缩压及舒张压。当使用不当或患者灌注不良时，仪器可显示相应的提示信息，以便做出调整进行重新测定。

创伤性直接测压法：该测压方法是将测压管直接置于被测量的系统内，如桡动脉。由监护仪中的中心处理系统、示波器及压力传感器及测压管组成。通过测压管，将被测系统（如动脉）的流体静压力传递至压力传感器。常用的石英传感器利用压电原理可将压力信号转化为电信号，输入监护仪的压力监测模块进行处理，最终显示压力波形及收缩压、舒张压、平均压读数。使用时应设定收缩压、舒张压、平均压和心率的报警范围；系统连接后应进行压力零点校正再行测量。通过该方法测定的压力较为可靠，适用于四肢明显水肿、休克等不能进行无创血压测定的新生儿。通过波形的显示可较直观、实时地反映压力的变化趋势，是危重新生儿抢救的重要监测手段之一。新生儿在脐动脉插管的情况下，采用直接测压法比较方便；也可用桡动脉。直接持续测压法的主要缺点是其具有创伤性，增加了出血、感染等机会。为保证血压及中心静脉压测定读数的准确性，应注意将压力传感器置于心脏水平位，传感器与测压装置的穹隆顶盖间无空气泡，导管通路必需通畅无空气泡及血凝块。

4. 体温监测　可测定皮肤、腋下、直肠及鼓膜温度。鼓膜温度可采用红外线方法进行测定，它能较准确地反映中心体温，是寒冷损伤时体温评估及新生儿缺氧缺血性脑损伤进行亚低温头部选择性降温治疗时的无创伤性监测手段之一。

## 二、氧合或通气状态的评估

1. 氧浓度分析仪　可测定吸入氧浓度，读数范围为 21% ～ 100%。测量时将探头置于头罩、呼吸机管道内以了解空 - 氧混合后实际吸入的氧浓度，指导治疗。

2. 经皮氧分压（$TcPO_2$）测定仪和经皮二氧化碳分压（$TcPCO_2$）测定仪　经皮血氧监护仪传感器由银制阳极、铂制阴极（Clark 电极）以及热敏电阻和加热器组成。传感器上须盖有电解质液和透过膜，加热皮肤表面（常为 43 ～ 44℃），使传感器下毛细血管内血液动脉化，血中氧自皮肤透过后经膜在传感器发生反应产生电流，经处理后显示氧分压数。应用时传感器应放置在患儿体表，既避开大血管，又有良好毛细血管网的部位，如上胸部、腹部。不要贴于活动肢体，以免影响测定结果。该法为无创伤性，能持续监测、指导氧疗。

经皮二氧化碳分压监护仪由 pH 敏感的玻璃电极及银/氧化银电极组成。利用加热皮肤表面传感器（常为 43 ～ 44℃），使二氧化碳自皮肤透过后经膜在传感器发生反应，经处理后显示二氧化碳分压数，进行连续监测。

经皮氧及二氧化碳分压监护仪的特点是能直接、实时反映血氧或二氧化碳分压水平，减少动脉血气分析的采血次数，指导氧疗；在新生儿持续肺动脉高压的鉴别诊断时，采用不同部位（上、下肢）的经皮血氧分压差，可评估动脉导管水平的右向左分流。其缺点是检测探头每 3 ～ 4 小时需更换位置一次，以免皮肤烫伤；使用前及每次更换探头时，必须进行氧及二氧化碳分压校正。目前已有将经皮氧分压（$TcPO_2$）和经皮二氧化碳分压（$TcPCO_2$）测定制成同一探头，同时相应校正的自动化程度也有提高，便于使用。

3. 脉率及血氧饱和度仪　该仪器的出现极大地方便了新生儿（尤其是极低体重儿）的监护，使临床取血检查的次数大为减少，同时减少了医源性失血、感染等发生机会。它能同时测定脉率及血氧饱和度，为无创伤性的、能精确反映体内氧合状态的监护仪。传感器由 2 个发光二极管发出特定波长的光谱，光波通过搏动的毛细血管床后到达感光二极管。由于氧合血红蛋白与还原血红蛋白对每一种波长的光波吸收量不同，根据光波吸收情况经机器内微机处理后算出（$SaO_2$）。常用传感器有指套式、夹子式及扁平式等种类，可置于新生儿拇指、大踇趾等位置。机器显示脉冲光柱或搏动波形，显示血氧饱和度（$SaO_2$）值，同时显示脉率数。使用时必须将传感器上光源极与感光极相对，切勿压绕过紧，开机后设好上下限报警值后仪器即显示脉率与 $SaO_2$ 值。应用该仪器者应正确掌握氧分压、氧饱和度与氧离曲线的关系；各种影响氧离曲线的因素，如胎儿或成人型血红蛋白、血 pH、二氧化碳分压等都会影响特定氧分压下的血氧饱和度。在较高血氧分压时，氧离曲线变为平坦，此时的氧分压变化而导致的 $SaO_2$ 变化较小，故该器仪不适合于高氧分压时的监护；当组织灌注不良时，测得 $SaO_2$ 值常偏低或仪器不能捕捉到信号；当婴儿肢体过度活动时显示的 $SaO_2$ 及心率常因干扰而不正确，故观察 $SaO_2$ 读数应在安静状态下，当心率显示与心电监护仪所显示心率基本一致时取值。新生儿氧疗时，尤其早产儿应将 $SaO_2$ 维持在 85%～95% 之间，此时的氧分压值在 50～70mmHg 之间，可减少早产儿视网膜病（ROP）的发生机会。

## 三、中心静脉压监测

中心静脉压（CVP）与右心室前负荷、静脉血容量及右心室功能等有关。将导管自脐静脉插入至下腔静脉后，血管导管与传感器相连，再按有创动脉测压步骤操作，即能显示中心静脉压。中心静脉压检测用于休克患者，以便根据 CVP 进行补液指导。

## 四、创伤性颅内压监测

目的是了解在颅内出血、脑水肿、脑积水、机械通气时颅内压的急性变化及其对治疗的反应，以便临床对其急剧变化做出处理。新生儿及小婴儿在前囟门未闭时可将传感器置于前囟作无创伤性颅内压力监测。测定时，婴儿取平卧位，头应保持与床呈水平位，略加固定，剃去前囟部位头发，将传感器贴于前囟即能测得颅压读数。

## 五、监护仪的中央工作站

将多个床边监护仪连接于中央监护台，在护士站集中反映各监护床单位的信息，包括心率、呼吸、血压、氧饱和度、体温等，这在成人的 ICU 已有普遍的应用，近年来在部分 NICU 也采用了该技术。但应强调，在新生儿监护室，床边监护、直接观察甚为重要，而中心监护系统的作用不十分有意义。

## 六、体液及生化监护

如血细胞比容、血糖、血清电解质、血胆红素、渗透压及血气分析等可在 NICU 中完成。

## 七、其他监护室常用设备

1. 床边 X 线片机　为呼吸治疗时不可缺少的设备，对了解心、肺及腹部病情，确定气管插管和其他置管的位置，了解相关并发症，评估疗效等都有很好的作用。床边 X 线片机的功率以 200mA 为好，功率太低可因患儿移动而影响摄片质量。

2. 透光灯　常由光源及光导纤维组成，属于冷光源。主要用于诊断的照明，如在气胸时通过胸部透照可发现光的散射，做出床边的无创性诊断；也可用于桡动脉穿刺的照射，以寻找桡动脉，引导穿刺。

3. 电子磅秤　用于体重的精确测定，也用于尿布的称重以估计尿量。

4. 食道 pH 监护仪　用于胃－食管反流、呕吐及呼吸暂停的鉴别诊断。

5. 床边超声诊断仪　NICU 新生儿常因病情危重或人工呼吸机应用，需床边进行超声检查，以明确先天性畸形、颅内出血、胸腹脏器变化等形态学改变；通过多普勒方法还可了解血流动力学改变、脏器血流及肺动脉压力等以指导治疗。由于新生儿的体表较薄，采用超声仪的探头频率宜高，如 5 ～ 7MHz，以提高影像的分辨率。

6. 肺力学监护　常用于呼吸机治疗时的监测。以双相流速压力传感器连接于呼吸机管道近患者端进行持续监测气体流速、气道压力，通过电子计算机显示出肺顺应性、潮气量、气道阻力、每分通气量、无效腔气量，并能描绘出压力容量曲线。通过肺力学监测能更准确指导呼吸机参数的调节，减少肺部并发症的发生。

7. 呼气末二氧化碳监测仪　常结合人工呼吸应用，以监测患儿的通气状态。

## 八、新生儿重症监护的常用治疗设备

NICU 配备：具有伺服系统的辐射加温床、保暖箱；静脉输液泵；蓝光治疗设备；氧源、空气源、空气、氧气混合器；塑料头罩；胸腔内闭锁引流器及负压吸引装置；转运床；变温毯；喉镜片（0 号），抢救复苏设备，复苏皮囊（戴面罩），除颤器等。CPAP 装置及人工呼吸机将在相关的章节中介绍。

常用消耗品有：鼻导管，可供不同吸入氧浓度的塑料面罩，气管内插管（新生儿用插管内径为

2.5mm、3mm、3.5mm 及 4mm)；各种插管，周围动、静脉内插入管；脐动、静脉插管（分 3.5Fr、5Fr、8Fr)；喂养管（分 5Fr、8Fr)；吸痰管等。

## 第三节　新生儿辅助机械通气

辅助机械通气是治疗呼吸衰竭的重要手段。新生儿呼吸系统代偿能力低下，当患呼吸系统疾病时极易发生呼吸衰竭，故在 NICU 中使用机械通气的频率较高。因此，新生儿急救医生应熟练、全面、准确地掌握机械通气相关的肺力学知识、气体交换方式、主要参数的作用、常用的通气模式及其临床应用。目前，有很多新类型呼吸机供新生儿选用，但持续气流、压力限定 - 时间转换型呼吸机仍是新生儿基本而常用的呼吸机类型。持续气流是指呼吸机在吸气相和呼气相均持续向其管道内送气，在吸气相，呼气阀关闭气体送入肺内，过多气体通过泄压阀排入大气；在呼气相，呼气阀开放，气体排入大气。压力限定是预调的呼吸机管道和气道内在吸气相时的最高压力，当压力超过所调定的压力时，气体即通过泄压阀排出，使呼吸机管道和气道内的最高压力等于调定压力。时间转换即根据需要直接调定吸气时间和频率，呼气时间和吸、呼比呼吸机自动计算并直接显示。该类型呼吸机可供调节的参数为吸气峰压、呼气末正压、呼吸频率、吸气时间、吸入气氧分数和气体流速。

### 一、机械通气相关肺力学

不论自主呼吸还是辅助机械通气，均需口和肺泡间存在一定的压力差，方能克服肺及胸壁弹性（顺应性）和气道阻力，从而完成吸气和呼气。

#### （一）肺顺应性

肺顺应性（CL）是指肺的弹性阻力，常以施加单位压力时肺容积改变的大小来表示，其公式为：

顺应性（$L/cm/H_2O$） = 容量（L）/压力（$cmH_2O$）

从公式可见，当施给一定压力时，顺应性值越大，容积变化越大。呼吸系统的总顺应性是由胸壁顺应性与肺顺应性构成，但由于新生儿胸壁弹性好，其顺应性常忽略不计，故通常肺顺应性即可代表呼吸系统的总顺应性。正常新生儿肺顺应性为 0.003 ～ 0.006$L/cmH_2O$；呼吸窘迫综合征（RDS）时肺顺应性降低，仅为 0.000 5 ～ 0.001$L/cmH_2O$，其含义为：在相同的压力下，送入其肺内的潮气量将明显减少，若获得正常的潮气量，则需要更高的压力。

#### （二）气道阻力

气道阻力（R）是指气道对气流的阻力。常以单位流速流动的气体所需要的压力来表示，其公式为：

气道阻力［$cmH_2O/(L \cdot sec)$］ = 压力（$cmH_2O$）/流速（L/sec）

正常新生儿总气道阻力为 20 ～ 40$cmH_2O/(L \cdot sec)$；气管插管时为 50 ～ 150$cmH_2O/(L \cdot sec)$；胎粪吸入综合征（MAS）为 100 ～ 140$cmH_2O/(L \cdot sec)$ 或更高。

#### （三）时间常数

时间常数（TC）是指在一定压力下，送入肺内或呼出一定量气体所需要的时间单位，取决于呼吸系统的顺应性及气道阻力，其计算公式为：

TC（sec） = CL（$L/cmH_2O$） × R［$cmH_2O/(L \cdot sec)$］

由公式可见：顺应性愈差，气道阻力（包括气管插管和呼吸机管道）愈小，送入肺内气体或呼出气体愈迅速，所需时间愈短，反之亦然。正常足月儿：TC = 0.005$L/cmH_2O$ × 30$cmH_2O/(L \cdot sec)$ = 0.15sec；RDS 患儿：TC = 0.001$L/cmH_2O$ × 30$cmH_2O/(L \cdot sec)$ = 0.03sec；MAS 患儿：TC = 0.003$L/cmH_2O$ × 120$cmH_2O/(L \cdot sec)$ = 0.36sec：送入肺内或呼出一定量气体后剩余的潮气量与时间常数有关，其计算公式为：

$V/Vo = e^{-TC}$

式中，V：送入肺内或呼出一定量气体后剩余的潮气量；Vo：潮气量；e = 2.713 4。

以呼气时间（TE）为例，当TE为一个时间常数（TC = 1）时，根据公式V/Vo = 0.37，V = Vo × 0.37即肺内剩余的气量为潮气量的37%，也就是说，当TE为一个时间常数（TC = 1）时，可呼出潮气量的63%；当TE分别为2、3、4、5个时间常数时，呼出气量分别为潮气量的86%、95%、98%、99%。理论上，吸气时间、呼气时间若为5个时间常数，近乎全部的潮气量能进入肺内或排出体外，但临床实践中吸、呼气时间达3～5个时间常数即可。当吸气时间（TI）短于3～5个时间常数时，调定压力下的潮气量不能全部送入肺内，使实际的吸气峰压（PIP）低于调定的PIP，称为非调定的PIP下降，此时平均气道压力（MAP）也随之下降，故也称为非调定的MAP下降，其结果导致$PaO_2$降低及$PaCO_2$升高；当TE短于3～5个时间常数时，即可产生非调定的呼气末正压。

### （四）非调定的呼气末正压

当应用高呼吸频率（RR）通气时，TE短于3个TC，由于呼气时间不够，肺泡内气体不能完全排出，造成气体潴留，使肺泡内呼气末压力高于调定的呼气末正压（PEEP），其高出的PEEP值称为非调定的呼气末正压（iPEEP）。此时功能残气量（FRC）增加，肺顺应性和潮气量降低，每分通气量及心搏量减少，$PaO_2$降低及$PaCO_2$升高。如果调定的PEEP较低，iPEEP则可使萎陷的肺泡在呼气末恢复正常FRC，改善氧合，这可能是对RDS患儿有时增加频率后氧合陡度增加的原因。当然，当产生iPEEP时，呼吸系统也将代偿和限制气体进一步潴留，高FRC使肺顺应性降低，气体潴留则使小气道开放，气道阻力下降，从而缩短相应肺泡的时间常数，在原有TE内，呼出比原来更多的气体，同时高FRC使潮气量减少，故呼出潮气量所需的时间也短，从而缓解气体潴留，达到新的平衡。这也可能是调定的PEEP愈高气体潴留愈少和当存在不特别严重气体潴留时肺泡并未破裂的道理所在。气管插管较细及气道分泌物增多使气道阻力增加，也是引起气体潴留的重要原因。值得注意的是呼吸机经近气道测量的PEEP值不能准确反映肺泡内呼气末压力。

如何发现iPEEP，首先根据疾病的种类或肺功能监测，推断和观察CL、R和TC，结合所调定的TE预测其可能性，肺顺应性高或气道阻力大的患儿易引起iPEEP，可应用长TE。气体潴留的表现为：桶状胸，胸动幅度小，呼吸音减弱；$PaCO_2$升高；循环障碍，如血压下降、代谢性酸中毒、中心静脉压升高等；胸片示呼气末膈肌低位；肺功能及呼气末闭合气管插管测量其食道或气道压力等方法对发现iPEEP也有一定帮助。有的呼吸机可通过呼气保持按钮获得iPEEP。

### （五）TC相关的治疗策略

TC是针对不同疾病制定机械通气策略的重要理论依据。如上所述，RDS患儿肺顺应性小而气道阻力尚属正常，1个TC仅为0.03秒，3个TC为0.09秒，即使5个TC也只有0.15秒，因此，对RDS极期患儿进行机械通气时，可采用较高频率通气，而不至于产生iPEEP；由于RDS以缺氧为主，增加TI可提高MAP即提高$PaO_2$，而RDS所需TE很短，故理论上可应用倒置的吸、呼比即2∶1～4∶1，长TI虽可提高$PaO_2$，但容易造成肺气压伤，故临床已极少应用。MAS患儿气道阻力明显增加，肺顺应性仅略减小，1个TC仅为0.36秒，3个TC则为1.08秒，因此，对MAS应用机械通气，宜选择慢频率和长TE，如果提高频率，则应降低PEEP，以免造成iPEEP；还可根据MAS病理改变（肺不张、肺气肿和正常肺泡同时存在）进行通气，气肿的肺泡TC长为慢肺泡，而正常的肺泡TC相对短为快肺泡，如果以正常肺泡为通气目标，可根据正常肺泡的TC（3～5个TC为0.45～0.75秒）确定TI和TE，采用中等频率，这样既可保证快肺泡有效通气，又可使进出慢肺泡的气体量减少，避免气肿的肺泡破裂，造成气胸；若以气肿肺泡为通气目标，可根据气肿肺泡的TC确定TI和TE，采用慢频率、长TI和长TE，这样虽保证气肿肺泡的有效通气，却使正常肺泡过度通气，容易发生气胸。

## 二、机械通气的气体交换

机械通气的基本目的是促进有效的通气和气体交换，包括$CO_2$的及时排出和$O_2$的充分摄入，使血气结果在正常范围。

### （一）$CO_2$ 的排出

$CO_2$ 极易从血液弥散到肺泡内，因此血中 $CO_2$ 的排出主要取决于进出肺内的气体总量，即每分肺泡通气量，其计算公式为：

每分肺泡通气量 =（潮气量 - 无效腔量）×RR

无效腔量是指每次吸入潮气量中分布于气管内，不能进行气体交换的部分气体，因其相对恒定，故增加潮气量或 RR，可增加每分肺泡通气量，促进 $CO_2$ 的排出，降低 $PaCO_2$，潮气量对 $CO_2$ 的影响大于 RR。定容型呼吸机的潮气量可通过旋钮直接设置；定压型呼吸机的潮气量主要取决于肺的顺应性和吸、呼气时肺泡内的压力差。一般情况下，肺顺应性在一段时间内相对恒定，故其潮气量主要取决于吸气峰压（PIP）与 PEEP 的差值，差值大则潮气量大，反之则小。通气频率也是影响每分肺泡通气量的重要因素之一，在一定范围内，频率的增加可使每分肺泡通气量增加，可使 $PaCO_2$ 下降。此外，患儿在机械通气过程中自主呼吸频率的变化也是影响通气的因素。当 $PaCO_2$ 增高时，可通过增大 PIP 与 PEEP 的差值（即提高 PIP 或降低 PEEP）或调快呼吸机频率来使 $PaCO_2$ 降低，反之亦然。至于上述参数调定哪一个，需结合具体病情和 $PaO_2$ 值而定。

### （二）$O_2$ 的摄取

动脉氧合主要取决于 MAP 和吸入气氧分数（$FIO_2$）。MAP 是一个呼吸周期中施于气道和肺的平均压力，MAP 值等于在这个呼吸周期中压力曲线下的面积除以该周期所用的时间，其公式为：

MAP = K ×（PIP × TI + PEEP × TE）/（TI + TE）

式中，K：常数（正弦波为 0.5，方形波为 1.0）；TI：吸气时间；TE：呼气时间。

MAP 应用范围一般为 5 ～ 15cm$H_2O$（0.49 ～ 1.47kPa）。从公式可见，提高 PIP、PEEP 及吸/呼（I/E）中任意一项均可使 MAP 值增大、$PaO_2$ 提高。在考虑增大 MAP 时，应注意下列几个问题：①PIP 的作用大于 PEEP 及 I/E；②当 PEEP 达到 8cm$H_2O$ 时，再提高 PEEP，$PaO_2$ 升高则不明显；③过高的 MAP 可导致肺泡过度膨胀，静脉回流受阻，心排血量减少，氧合降低，并可引起肺气压伤。除增加 MAP 外，提高 $FiO_2$ 也是直接而有效增加 $PaO_2$ 的方法。

总之，影响 $PaCO_2$ 的主要参数是 RR 和 PIP 与 PEEP 的差值；影响 $PaO_2$ 的主要参数是 MAP（PIP、PEEP 和 I/E）及 $FiO_2$。临床上应根据 $PaO_2$ 和 $PaCO_2$ 的结果，在上述原则指导下综合考虑各参数的具体作用进行个体化调定。

## 三、呼吸机主要参数及其作用

### （一）PIP

是指吸气相呼吸机管道和气道内的最高压力。提高 PIP 可使肺脏充分扩张，增加潮气量和肺泡通气量，降低 $PaCO_2$；同时改善通气血流比（V/Q），改善氧合，提高 $PaO_2$。PIP 高低与肺顺应性大小相关，肺部病变越重，顺应性越差，所需的 PIP 越高。但 PIP 过高，可使原已扩张的肺泡过度膨胀，肺泡周围毛细血管血流减少，V/Q 增大，同时血流向压力低的肺泡周围血管转移，引起肺内分流，并影响静脉回流和降低心输血量，反而会使 $PaO_2$ 降低；当 PIP 超过 30cm$H_2O$，也增加患肺气压伤和早产儿慢性肺疾病的危险性。因此，原则上以维持 $PaCO_2$ 在正常高限的吸气峰压即可。初调 PIP 时，应以可见胸廓起伏、呼吸音清晰和 $PaCO_2$ 正常为宜。也可根据肺功能监测仪上的压力 - 容量环（P - V 环）调节 PIP，当 PIP 超过某一数值后，P - V 环的斜率由大变小、顺应性由好变差（P - V 环变为扁平）。上段P - V 环斜率由大变小的结合点称为 P - V 环的上折点。此时肺容量约为肺总量的 90%，超过上折点继续增加压力，肺泡将处于过度牵张状态，肺容量增加很少，顺应性差。因此，适宜 PIP 的确定应以低于 P - V 环上折点对应的压力值 1 ～ 2cm$H_2O$ 为宜，应避免 PIP 超过上折点对应的压力值。

### （二）PEEP

是指呼气相呼吸机的呼气阀不完全开放，使部分气体存留于管道和气道内所产生的压力。适宜

PEEP 的存在，使缺乏肺表面活性物质的肺泡和终末气道在呼气相不至于萎陷，维持正常 FRC，进而改善通气、血流比和肺顺应性，从而使 $PaO_2$ 升高。因为 PEEP 的变化可改变吸气相的起始压力，故在 PIP 固定不变的情况下，提高 PEEP 则潮气量和肺泡通气量减少，使 $PaCO_2$ 增加。有的呼吸机当调高 PEEP 后，PIP 会相应升高，使其差值保持不变，从而避免 $PaCO_2$ 升高。PEEP > 8cm$H_2O$ 可降低肺顺应性和潮气量，增加无效腔，阻碍静脉回流，使 $PaO_2$ 降低，$PaCO_2$ 升高。调定 PEEP 宜个体化，因肺泡表面活性物质的含量不同，故所需的 PEEP 值也不同。适宜 PEEP 应参考血气结果、呼气末膈肌位置及肺透过度进行综合判断。也可根据 P-V 环来具体设置，呼气末肺泡萎陷时，下段 P-V 环斜率小、顺应性差（P-V 环呈扁平），当 PEEP 达到某一压力点后，随着压力增大而顺应性好、肺容量迅速增加（P-V 环斜率明显增大），下段 P-V 环斜率变化的结合点称为 P-V 环的下折点（拐点），此时原先萎陷的肺泡复张，FRC 增加。因此，适宜 PEEP 的确定应以高于 P-V 环下折点对应的压力值 1～2cm$H_2O$ 为宜，避免 PEEP 低于下折点对应的压力值。有的呼吸机肺功能监护仪上可显示 P-V 环的上、下折点。

### （三）RR

是指呼吸机送气或呼气的频率。频率的变化主要改变每分肺泡通气量，因而影响 $PaCO_2$。当潮气量或 PIP 与 PEEP 差值不变时，增加 RR 能增加每分通气量，从而降低 $PaCO_2$。一般情况下，频率在一定范围内变化并不改变动脉氧分压。RR < 40 次/分多在反比通气（TI > TE）和撤机时使用；当 RR 在 40～60 次/分时，较易与新生儿自主呼吸同步；RR > 60 次/分时，可在低于原来 PIP 的情况下，保持原来的每分通气量甚或使其增加，维持气体交换，从而减少由于 PIP 过高而造成的气压伤；高 RR 通气，可使 $PaCO_2$ 降低，进而扩张肺血管，是治疗新生儿持续肺动脉高压（PPHN）传统而有效的方法。当 RR > 100 次/分，由于 TI 过短，可产生非调定的 PIP 下降；TE 过短，则造成 iPEEP。因此，在调节 RR 时需要考虑其他参数，特别是 TI 和 TE。撤离呼吸机前，RR 常调到 10 次或 5 次，此时只需将吸气时间固定在 0.5～0.75 秒即可，呼气时间可以很长，因呼吸机管道内持续有气流，患儿可在较长的呼气时间中进行自主呼吸，保证气体交换。

### （四）TI

是指呼吸机呼气阀关闭，使气体进入肺内的时间。该值可被调定。TE 和 I/E 随 TI 和 RR 的变化而改变，其中 TI、TE 及 RR 的相互关系可用公式表示：

RR = 60/（TI + TE）

TI 主要用于改变 MAP，因此是改善氧合的重要参数，但其作用小于 PIP 或 PEEP。若 TI 过长，使肺泡持续扩张，增加肺血管阻力，影响静脉回流和心排血量，可引起肺气压伤及慢性肺疾病；如果 TI 过短，可产生非调定的 PIP 和 MAP 下降，不利于低氧血症的纠正。以往 TI 多用 0.6～1.0 秒，现主张用 0.3～0.6 秒。但适宜 TI 的设定应考虑到肺顺应性的高低和气道阻力的大小，即肺部疾病的性质及严重程度。也可通过呼吸机上的肺功能监测仪的流速-时间曲线来判断，如吸气末流速曲线降至零则表示肺泡完全充盈，提示吸气时间足够；反之，则表示肺泡不能完全充盈、吸气时间不足。但气管插管周围漏气明显时该方法不可靠。

TE 是指呼吸机呼气阀开放，胸廓弹性回缩将气体排出体外的时间，是影响 $CO_2$ 排出的参数之一。适宜 TE 的设定也应考虑到肺部疾病的性质及严重程度。

通常 I/E < 1，其变化在 RR 一定的情况下，主要受 TI 的影响，因此 I/E 对 $PaO_2$ 影响较大，在正常 TI 和 TE 范围内，I/E 变化不改变潮气量，因此对 $CO_2$ 的排出无明显影响。

### （五）流速

流速（FR）是指呼吸机将混合气体送入管道和气道的速度，是决定气道压力波型的重要因素。为排除管道和气道内 $CO_2$，流速至少应为新生儿每分通气量的 2 倍。低流速通气（0.5～3.0L/min）时，气道压力升高缓慢，达 PIP 的时间较长，压力波型为正弦波近似三角形，此波型与自主呼吸的压力波型类似，更趋于生理性，可减少气压伤的发生。但低流速时，MAP 低，不易纠正低氧血症；同时，因气道开放压力不足易形成无效腔通气，也可使 $PaCO_2$ 升高；高流速通气（4～10L/min 或更高），气道压力升高迅速，达 PIP 的时间极短，压力波型为方型波，相同 PIP 情况下，方型波 MAP 值约为正弦波的 2 倍，可明显改善氧合。高 RR 通气时，因吸气时间短，要达到设定的 PIP，常需要高流速通气。当肺内气体分布不均匀时，过高流速通气容易引起肺气压伤，同时也造成大量气体浪费：新生儿呼吸机常用流速为 8 ～ 10L/min。也可通过呼吸机上的肺功能监测仪的压力 - 时间曲线来判断流速，当患儿自主吸气时，压力 - 时间曲线上升支出现明显切迹则表示流速过低。

### （六）$FiO_2$

是指呼吸机送入管道和气道中气体的氧分数，其意义同氧浓度。增加 $FiO_2$ 是最直接和方便的改善氧合的方法，提高 $FiO_2$ 可使肺泡 $PO_2$ 增加，从而提高 $PaO_2$。但 $FiO_2$ 持续高于 0.6 ～ 0.7 时，可能会引起早产儿慢性肺疾病和视网膜病，因此应密切监测 $FiO_2$。

## 四、新生儿常用基本通气模式

### （一）持续气道正压

持续气道正压（CPAP）也称自主呼吸（Spont），是指有自主呼吸的婴儿在整个呼吸周期中（吸气和呼气）接受呼吸机供给的高于大气压的气体压力，其作用为吸气时气体易于进入肺内，减少呼吸功；呼气时可防止病变肺泡萎陷，增加 FRC，改善肺泡通气、血流比，从而升高 $PaO_2$。主要用于低氧血症、轻型 RDS 和频发的呼吸暂停。多主张应用鼻塞 CPAP，但因易吞入空气导致腹胀，使用时应放置胃管以排气；经气管插管作 CPAP，可增加气道阻力和呼吸功，只是在应用或撤离呼吸机前的短时间内应用。压力一般为 3 ～ 8cm$H_2O$，压力 >8cm$H_2O$（尤其当肺顺应性改善时）可影响静脉回流及降低心排血量，还会造成潮气量减低和 $PaCO_2$ 升高。气体流量最低为患儿 3 倍的每分通气量或 5L/min。CPAP 不宜使用纯氧作气源。

### （二）间歇指令通气

间歇指令通气（IMV）也称为间歇正压通气（IPPV）。IMV 是指呼吸机以预设的频率、压力和吸、呼气时间对患儿施以正压通气，患儿如有自主呼吸，则按自己的频率和形式进行呼吸，其总的通气量 = 患儿自主呼吸的通气量 + 呼吸机正压通气量；患儿接受正压通气的频率 = 呼吸机的预设频率。当应用较高频率 IMV 时，呼吸机可提供完全的通气支持。因此，当患儿无自主呼吸时，可应用较高频率的 IMV；随着自主呼吸的出现和增强，应相应减低 IMV 的频率，撤机前则可使 IMV 的频率降到 5 ～ 10 次/分，减少呼吸机的正压通气，以增强患儿自主呼吸的能力，达到依靠自主呼吸能保证气体交换的目的。此方式由于呼吸机送气经常与患儿的呼气相冲突即人机不同步，故可导致小气道损伤、慢性肺疾病、脑室内出血和脑室周围白质软化等的发生。

### （三）同步间歇指令通气

同步间歇指令通气（SIMV）是指呼吸机通过识别患儿吸气初期气道压力或气体流速或腹部阻抗的变化，触发呼吸机以预设的频率进行机械通气，即与患儿吸气同步；当患儿呼吸暂停或无自主呼吸时，呼吸机则以设定的频率控制通气。患儿的吸气只有在呼吸机按预设频率送气前的较短时间内才能触发呼吸机的机械通气，因此，患儿接受正压通气的频率 = 呼吸机的预设频率。SIMV 从根本上解决了人机不同步现象，从而避免了 IMV 的副作用。

### （四）助 - 控制通气

助 - 控制通气（A/C）也称为同步间歇正压通气（SIPPV）。所谓辅助通气是指患儿的自主吸气触发机械通气，机械通气的频率是由自主呼吸的频率所决定；所谓控制通气是指呼吸机按预设的频率进行机械通气。A/C 是将辅助通气与控制通气相结合的通气模式，当自主呼吸较强时，依靠自主吸气触发机械通气，提供与自主呼吸频率相同并且同步的机械通气；当呼吸微弱或无自主呼吸时，呼吸机则按预设的通气频率进行机械通气，以保证患儿需要的通气量。因此，应用 A/C 模式时，患儿接受机械通气的频率≥预设的频率。当患儿自主呼吸较强和较快时，由于患儿接受机械通气的频率大于预设频率，可产生过度通气，故应及时调低压力或降低触发敏感度（增大其负值），一般触发敏感度设置既要避免过度敏感，导致过多触发，也要避免触发敏感度过低，造成费力触发。

此外，有关压力支持通气（PSV）、容量控制通气（VCV）、压力调节容量控制通气（PRVC）、适应性支持通气（ASV）、压力释放通气（FRV）、双相气道正压通气（BI - PAP）、指令分钟通气（MMV）、容量支持通气（VSV）及成比率通气（PAV）等通气模式，在新生儿不常用或不宜使用，故在此不一一赘述。

## 五、机械通气的临床应用

### （一）机械通气指征

目前，国内外尚无统一标准，其参考标准为：①在 $FiO_2$ 为 0.6 的情况下，$PaO_2$ <50mmHg 或经皮血氧饱和度（$TcSO_2$）<85%（有发绀型先心病除外）；②$PaCO_2$ >60～70mmHg 伴 pH <7.25；③严重或药物治疗无效的呼吸暂停。以上三项中有任意一项即可应用呼吸机治疗。

### （二）呼吸机初始参数

初调参数应因人、因病而异，以达到患儿口唇、皮肤无发绀，双侧胸廓适度起伏，双肺呼吸音清晰为宜。动脉血气结果是判断呼吸机参数调定是否适宜的金标准。

### （三）适宜动脉血气的维持

初调参数或参数变化后 15～30 分钟，应检测动脉血气，作为是否需要继续调节呼吸机参数的依据。血气结果如偏于表中的范围，应立即调整参数。如在表中范围内、病情稳定，可每 4～6 小时监测血气。临床上常用动脉化毛细血管血中 $PCO_2$ 代表 $PaCO_2$，$TcSO_2$ 代表动脉血氧饱和度，但每天至少作一次动脉血气。末梢循环不良者应进行动脉血气检测。

### （四）参数调节幅度

一般情况下，每次调节 1 或 2 个参数。在血气结果偏差较大时，也可多参数一起调整。但在 PPHN 早期，参数调节幅度应适当减小，否则会导致 $TcSO_2$ 的再次下降。根据血气的变化调整呼吸机参数，各人经验及习惯不同，只要根据机械通气气体交换和各参数的作用综合考虑、适当调节均可取得良好的效果。原则是：在保证有效通、换气功能的情况下，尽量使用较低的压力和 $FiO_2$，以减少气胸和氧中毒的发生。

### （五）撤离呼吸机指征

当疾病处于恢复期，感染基本控制，一般情况良好，动脉血气结果正常时应逐渐降低呼吸机参数，锻炼和增强自主呼吸；当 PIP≤18、PEEP =2cm$H_2O$、频率≤10 次/分、$FiO_2$≤0.4 时，动脉血气结果正常，可转为 CPAP，维持原 PEEP 值，维持 1～4 小时，复查血气结果正常，即可撤离呼吸机。由于低体重儿自主呼吸弱，气管导管细阻力较大，故可不经过 CPAP 而直接撤离呼吸机。

# 第四节　极低体重儿的随访

随着国内 NICU 工作的普遍开展，极低体重儿的存活率有了显著的提高，有单位报道已达 90% 以上。由于极低体重儿各种器官的功能不成熟，在新生儿期常需要接受各种生命支持，因疾病本身或由于生命支持而致各脏器损害及后遗症的发生正随着其生存率的提高而越来越引起新生儿科医生的重视。对于新生儿监护中心出院的极低体重儿，正确的随访需要对不同疾病患儿的预后等概念有广泛的了解，其中包括生长发育的规律、如何按年龄对随访对象评估、处理以及一系列相关技术。随访中应考虑的情况包括：①特殊情况或类型的发生率；②健康问题对正常生活的影响；③神经、智能等问题。随访工作实际上是对极低体重儿的继续监护，通过随访可及时了解患儿存在的问题，进行必要的干预。在随访中也应关心影响患儿预后的家庭及社会问题，最终使患儿的生存质量改善。

## 一、随访计划的制订与实施

随访是对 NICU 出院患者健康状况的继续评估和支持，及时进行治疗干预，同时也为 NICU 工作提供反馈信息，以改进医疗服务。在出院时应确立详细的随访计划，良好的随访计划能使极低体重儿平稳地从医院过渡到家庭护理。通过随访使家长得到相关疾病的知识，对患儿的预后有较全面的认识。随访是一动态过程，评估内容包括生长、发育及患儿对所处环境的反应性。常通过家长的病史提供、参照正常的生长发育规律以及体格检查来确立患儿属异常或偏离正常。一旦确认，可考虑进行治疗干预。

### （一）常规工作

即每次随访均应进行的工作，包括：询问喂养情况；一般的测量（头围、体重、身长、胸围等）；体格检查（包括中枢神经系统及语言）；最后做出评估并给以指导，包括喂养、运动、语言训练等方面的干预。常规工作 6 个月前每 2 个月 1 次，6 个月后每 3 个月 1 次；第二年每 6 个月一次；以后每年一次到 7 岁止。

### （二）智能测定

IQ 和 DQ 的测定：极低体重儿 IQ 小于正常 2 个标准差者占 5%～20%，在超低体重儿（ELBW）可达 14%～40%。在较大的儿童，学习问题可高达 50%，而其中的 20% IQ 并不低，处于平均数。慢性肺疾病（CLD）、宫内生长迟缓，IQ 正常而学习困难的问题值得研究。DDST 仅作为初筛，但不能代替更好的方法，如贝莉婴儿发育量表适用于 2～30 个月婴幼儿；Wechsler 学前及初小智能表适用于 4～6.5 岁儿童。Gesell 发育量表，适用于 4 周～3 岁婴幼儿，结果以发育商（DQ）表示。也可采用中国科学院心理研究所和中国儿童发展中心（CDCC）共同编制的 CDCC 婴幼儿智能发育检查量表。

### （三）处理早产儿后遗症

早产越小，后遗症越多，出院时患儿可伴有与 CLD、坏死性小肠结肠炎（NEC）和脑室内出血（IVH）相关的临床表现，这些表现大多在 2 年内消失，但在婴儿期需特别处理。鉴于上述情况可出现相关的并发症，患儿在 NICU 出院后如有急诊情况，均应密切监护和转运。对 NICU 出院者的治疗措施应与患儿在新生儿期的实际疾病情况相结合。

### （四）随访计划的实施

随访频率应根据情况极低体重儿的具体情况而定；处理随访对象应具备：①对早产儿后遗症的临床处理技能；②具备神经、认知及相关的辅助检查的条件；③熟悉一般儿科问题在早产儿的反应；④能处理儿童复杂的医学、运动和认知问题；⑤有与社区计划结合的知识（能力）。应采用个体化的评价方法，根据情况确定随访频率与重点。

## 二、各个系统的随访

### （一）神经系统

神经系统的随访是极低体重儿随访中最重要的部分，也是家长及医护人员最重视的问题。极低体重儿的生存质量如何与神经系统的发育关系密切。在多数情况下，极低体重儿神经系统的预后较难估计，对影响或促进神经系统恢复的因素只有少数已被确定。对于神经系统的评估，应考虑采用患者的校正年龄，即孕周龄来与相应的婴儿发育指标进行比较。如 28 周胎龄出生的极低体重儿在生后 3 个月时其校正年龄与足月刚出生儿相似。当生后 6 个月时，如其运动商只有 50（即只有正常的 50%）；如将年龄校正，运动商可能会达到 100。因此，在婴儿期采用校正年龄是非常重要的。在极低体重儿随访中，当考虑用校正年龄时，各系统的发育应进行分别评估，这是因为不同的系统对环境刺激的反应性是不同的；早期的宫外环境暴露对语言发育较对运动的影响大；语言是认知的一部分，早期的宫外环境暴露与相同胎龄的足月出生新生儿比，对语言发育有加速作用。神经系统问题是早产儿疾病的常见并发症。越早产越易并发脑室内出血（IVH）、脑室周白质软化（PVL）、脑白质损伤；严重窒息、严重宫内生长迟缓

（IUGR）和 CLD 也易出现神经系统后遗症。严重的神经系统后遗症包括脑瘫、惊厥、脑积水、感觉障碍（视、听）、智商低下（IQ < 70）等。胎龄越低，残疾率越高。国外研究发现，< 1 500g 中约 10% 有各种程度的残疾或功能障碍，其中部分病情不太严重，如肌张力的短期变化（增加或降低）、年长儿的精细运动和感觉问题等。

## （二）眼科的随访

极低体重儿的视觉问题很常见，多数为眼肌不协调及折射误差所致。早产儿视网膜病（ROP）占的比重很大。因此，眼科的随访对极低体重儿，尤其是在 NICU 曾经接受氧疗者是十分必要的。常在生后 3 ～ 4 周（或孕周龄 32 ～ 34 周）第一次做眼底检查，采用暗室散瞳后做双眼间接检眼镜检查，每 2 周复检 1 次；当发现早产儿视网膜病（ROP）时每周复检 1 次。出院后眼科随诊到 8 个月，对发现 ROP 者继续随访检查至 3 岁或更长时间。所有的视觉缺陷应尽早发现并适当治疗。对持续的眼球震颤、注视不能、持续斜视应行视觉检查。婴儿依赖视觉刺激使视觉得以正常发育。对于失明者，则需额外的听觉、触觉及体位刺激以发挥其潜能。

## （三）听力的随访

极低体重儿出院者属于听力障碍的高危人群，有报道在 NICU 有 10% 患儿经 BAEP 筛查后可见不同程度的听力异常。其发生与多种因素有关，包括早产、呋塞米或氨基糖苷类药物应用、细菌性脑膜炎、高胆红素血症达需换血的水平、窒息及颅内病变、先天性感染（如巨细胞病毒感染）、颅面先天畸形、染色体疾病（如 Down’s 综合征）、肺高压患者曾接受过度通气治疗者和有低碳酸血症史等。随访时应了解患儿是否有听力障碍早期体征，包括对较强的噪音无反应、对引起愉快的声音不反应或仅仅对某一、两种声音有反应。由于语言技能的延迟，随着小儿的生长，听力障碍显得更为明显。常用诊断方法有脑干听觉诱发电位（BAEP），而耳声发射（EOAEs）为筛查方法，假阳性率相对较高。BAEP 常在出院时检查，如异常可在 1 个月后复查；对于所有 BAEP 异常者，在 3 月龄时应复查；对于在新生儿期有惊厥、围生期病毒感染或有神经发育迟缓者，不管出院时 BAEP 是否正常，在生后 6 个月～ 1 岁均应复查。

## （四）呼吸系统的随访

呼吸问题包括 CLD、呼吸暂停、呼吸道阻塞、儿童后期的反复呼吸道感染等。极低体重儿由于肺的发育不成熟、先天感染及较长时间的机械通气和高氧的应用，可出现慢性肺部疾病（CLD）。这些婴儿出院后呼吸道症状可持续数月，胸部凹陷及哮鸣音可持续 1 年左右。在此期间，再次住院率也很高。CLD 大多在生后 2 岁左右缓解，而此时的肺部 X 线片仍可见阴影存在。呼吸道的高反应性在极低体重儿高达 20%，为正常人群的 2 倍，对于这些患者，有必要进行肺活量、气道阻力及顺应性的随访。极低体重儿的呼吸状态评估包括：①呼吸频率、呼吸费力程度和肺部啰音、哮鸣音及呼吸暂停等；②氧合情况，包括测定血红蛋白、血细胞比容、动脉血气等；③生长情况，包括对运动的耐受性等。发生支气管痉挛时，可用支气管扩张剂、限制液体、利尿、热量的补充、胸部物理治疗（翻身、拍背等）。对于慢性氧依赖者应教会家长如何在家庭使用氧及掌握心肺复苏技术。

## （五）体格生长

生长的追赶常在前 2 年发生，20% 在 3 岁时仍小于第 3 百分位。生长的追赶常先为头的生长，随后是体重的增加，最后为身高追赶。学龄儿童头围可赶上，但身高、体重小于第 50 百分位（但正常）；在 CLD、先天畸形和环境剥夺婴儿，尤其可出现生长迟缓。在随访时应将患儿的头围、身高和体重等指标与正常生长发育曲线对照，同时观察生后年龄及校正年龄。

## （六）贫血及铁的缺乏

由于早产儿红细胞生成素分泌不足、生长相对较快等，血红蛋白降低的最低点的到达时间比足月儿早，生理性贫血较足月儿明显，常在血红蛋白降低至能刺激红细胞的产生增加的最低值前（早产儿为 70 ～ 90g/L）已出现了临床症状，而需要进行输血或用红细胞生成素（EPO）等治疗。由于早产儿的储存铁较少，将很快被耗尽，在随访时应及时给以补充铁，直至生后 12 ～ 15 个月。

### （七）佝偻病

极低体重儿由于摄入钙、磷和维生素 D 减少，发生佝偻病的风险增加，长期接受肠道外营养、利尿剂应用和脂肪吸收障碍所致的维生素 D 减少者发生佝偻病的风险最大。对于所有出院的极低体重儿，推荐补充维生素 D 800U/d，连续 3 个月改为 400U/d，以预防佝偻病的发生。

### （八）预防接种

极低体重儿免疫功能差，他们与足月儿一样，应纳入计划免疫，按规定接受免疫接种。预防接种应按生后年龄而不用校正年龄，极低体重儿或超低体重儿都按照正常婴儿接受接种的时间顺序进行，全量给予。

### （九）其他

在随访时应关心的健康问题：极低体重儿常有再次住院的可能，其中约 1/2 属于早产儿的后遗症；患儿易发生呼吸道感染。其他如喂养困难、吃得慢、不能建立正常的睡眠形式、对刺激反应过敏、感知障碍等。上述情况常无特异性，应详细询问病史才能发现。处理常需特别的技能，包括心理、运动、家长配合等。

### （十）情感、行为问题

极低体重儿神经系统损害除运动、感觉和智能外，一些高级皮层功能障碍越来越受到重视，包括语言、学习、精神运动障碍、注意力缺陷多动症（ADHD）及行为问题等。行为问题的发生率 10% ～ 15%，也可对家庭和社会产生影响。

# 第五章

# 新生儿常用急救诊疗措施与操作技术

## 第一节 酸碱平衡紊乱的程序化诊断方法

### 一、使用说明

（1）本诊断方法看上去比较复杂，这是由于酸碱失衡类型的复杂性所决定的。虽然有些酸碱失衡类型不太常见，却必须提供诊断方法，有备无患。因此，对于本诊断方法要全面掌握，按需选用。实际上复杂的酸碱失衡只要五步，简单的酸碱失衡只要两步，都可得出诊断。

（2）本诊断方法将诊断流程表格化，便于在判断过程中上下诊断步骤之间的走向查找和对位，加快诊断速度。为了上述目的，有的表比较大，例如三联酸碱失衡的表。但是该表虽然包括四组，每组又分四项，实际上每个组的四项的诊断方法基本上相同，简明易懂，熟悉后应用也很方便。

（3）诊断指标是进行酸碱失衡诊断的基础工具。其中的每一个计算指标犹如一只显影镜，可以把隐藏在检测指标后面的某种酸碱失衡显现出来。对于计算指标的构成、原理、用途和判断标准必须透彻了解和牢牢记住，才能随意选用。以后的各诊断步骤都是计算指标的具体应用，相对简单。

（4）诊断步骤要一个步骤一个步骤地熟悉，当了解和记住一个步骤之后（包括选用指标、判断标准和走向），再进行下一步，不要急于求成。熟记才能灵活运用，才能加快诊断速度。

（5）在混合型呼吸性和代谢性酸碱失衡中，呼吸性酸碱失衡都只有一种，而代谢性酸碱失衡却可以是1种、2种或3种。因此，把这两方面加在一起就是2种（2联）、3种（3联）或4种（4联）酸碱失衡。对于混合型呼吸性和代谢性酸碱失衡的诊断方法除了预计代偿范围之外，与代谢性酸碱失衡的诊断方法相同，是诊断该混合型酸碱失衡的重点和诀窍。在基本掌握各个步骤的判断方法之后，请比较和体会关于代谢性酸碱失衡的三个步骤（第四步、第五步和第六步）和混合型呼吸性和代谢性酸碱失衡的两个步骤（第七步、和第八步），以加深理解。

（6）掌握血液酸碱度变化的命名方法。

在基本掌握每个诊断步骤之后，再用血气检测报告单进行实际演练。遇到尚未熟记之处，翻阅本诊断方法作为辅助。慢慢地就可以独立诊断，同时也提高了理解和评价其他酸碱失衡诊断方法的能力。

### 二、酸碱平衡紊乱的诊断方法

可概括分为传统诊断方法和物理化学诊断方法。

（1）传统诊断方法：①基于缓冲碱（BB）或碱剩余（BE）的诊断方法：酸碱失衡的可诊断类型较少。②基于 Henderson－Hasselbalch 公式［表示 pH，$HCO_3^-$ 和 $PaCO_2$（$H_2CO_3$）三者之间动态变化的相互关系］和阴离子间隙（AG）的方法：酸碱失衡的可诊断类型较上法增多。采用了计算单纯型酸碱失衡预计代偿范围的指标，对于区分单纯型和二联酸碱失衡的量化诊断的效果很好。由于阴离子间隙（AG）主要是由血清白蛋白构成的，而且白蛋白与 $HCO_3^-$ 呈负相关。当血清白蛋白降低时，AG 等值降低（$\triangle Alb\downarrow = \triangle AG\downarrow$）（AG 被掩盖），$HCO_3^-$ 等值升高（$\triangle Alb\downarrow = \triangle HCO_3^-\uparrow$），即低白蛋白代谢性碱中毒（代碱）。因此血清白蛋白对于代谢性酸碱失衡具有重要影响，而且在危重患者中低白蛋白血症的发生率很高（成人患者占49%，小儿患者入院时占57%，24小时占76%），值得重视。但是本诊断方法没有采用血清白蛋白指标，对于伴发低白蛋白血症的患者不能诊断低白蛋白代碱、混合型低白蛋白代碱和正常白蛋白代碱（低氯代碱）、高AG被完全掩盖的高AG代谢性酸中毒（代酸）。而且目前临床所采用的计算单纯型酸碱失衡预计代偿范围的公式和计算指标的判断标准（例如△AG↑与△$HCO_3^-$↓的差值）并不完全相同。

（2）物理化学诊断方法（Stewart，Fencle 和 Figge 方法）：本方法与传统诊断方法主要是概念上的差异，采用的诊断指标也不同。该方法主要是用于诊断代谢性酸碱失衡。由于采用了血清白蛋白、强离子差（SID）和强离子间隙（strong ion gap，SIG）（可以显示未测定酸是否增多）等指标，解决了传统诊断方法的上述不足，增加了代谢性酸碱失衡的可诊断类型。但是没有采用计算单纯型酸碱失衡预计代偿范围的指标，对于区分单纯型和二联酸碱失衡的量化诊断方面较为不足，而且所需的检测指标较多，计算指标的计算繁杂费时，不便于临床应用。

近年来，由于在酸碱平衡的生理和酸碱平衡紊乱方面取得了巨大的进展，提高了在健康和疾病情况下调节血液pH的重要机制的认识。发现通过简单的数学计算即可将酸碱失衡的物理化学诊断方法和传统的诊断方法的某些计算指标互相交换。近来 Kellum 报道把 SBE 和 AG 结合选用的物理化学诊断方法的计算指标综合地进行诊断的尝试。

（3）本诊断方法是对基于 Henderson - Hasselbalch 公式和 AG 的诊断方法（酸碱平衡紊乱诊断的七步法）的改良。保留了单纯型酸碱失衡预计代偿范围的指标及其对于区分单纯型和二联酸碱失衡的量化诊断的优点，并对计算预计代偿范围的公式进行了比较分析和优选。采用了血清白蛋白指标和根据低白蛋白校正的AG指标（AGcorr，Figge 等 1998），并增加了编者推导出来的2个计算指标：①根据低白蛋白校正的$HCO_3^-$（$HCO_3^-$ corr）；②△AAcorr↑与△$HCO_3^-$ corr↓的差值。诊断所需的检测指标较少，计算指标的计算简便。改良了诊断框架、逻辑性和各步骤的判断方法。凡是物理化学方法所能诊断的代谢性酸碱失衡的类型都可以诊断。扩展了主要酸碱失衡、代谢性酸碱失衡和三联酸碱失衡的可诊断类型，并且可以诊断四联酸碱失衡。可诊断的酸碱失衡类型近50种。

本诊断方法采用编写电脑诊断软件流程图的方式，并将诊断流程表格化。便于在判断过程中，上下诊断步骤之间走向的查找和对位，加快诊断速度。一个步骤一个表格，列出可供上一步骤下行判断时进行查找和对位的各个项，并提供继续判断的方法。每完成一个判断步骤之后，根据其判断结果决定是否继续往下判断和下行到哪一步骤的哪一项，直到得出最后诊断。

## 三、诊断指标

诊断指标是探索、显露和确证存在某种酸碱失衡的重要工具。

1. 临床指标　病史、临床表现和治疗情况，可提供存在酸碱失衡的线索。

2. 化验指标　血清电解质和血气标本应同时采集和检测。由于体液的电中性用 mEq/L 表示，各诊断指标均采用后者（1价电解质 mmol/L = mEq/L），其正常参考值如下：

（1）血清电解质：$Na^+$ 140（130～150）mEq/L，$Cl^-$ 102（98～106）mEq/L。

白蛋白43（35～50）g/L×0.25˙ =11（9～13）mEq/L。

其中：˙将白蛋白 g/L 转换为 mEq/L 的系数

（2）血气：pH 7.40（7.35～7.45），$HCO_3^-$（实际 $HCO_3^-$）24（22～26）mEq/L，$PaCO_2$ 40（35～45）mmHg。

3. 计算指标　计算指标犹如显影镜，可以把隐藏在检测指标后面的某种酸碱失衡显现出来和得出诊断。因此了解酸碱失衡诊断方法，首先要熟练掌握计算指标。了解每一个计算指标，的构成、原理、用途和判断标准。

（1）阴离子间隙（AG）：为判定高AG代酸的指标。根据体液电中性的原则，阳离子总数与阴离子总数相等，各为155mEq/L。阳离子包括 $Na^+$，$K^+$，$Ca^{2+}$，$Mg^{2+}$。阴离子包括 $Cl^-$，$HCO_3^-$、$SO_4^{2-}$，

$HPO_4^{2-}$。主要阳离子 $Na^+$ 占阳离子的90%，其余为 $K^+$，$Ca^{2+}$ 和 $Mg^{2+}$。主要阴离子 $Cl^-$ 和 $HCO_3^-$ 共占阴离子的84%，其余为蛋白（主要是白蛋白）、$SO_4^{2-}$ 和 $HPO_4^{2-}$、有机酸根如酮酸、乳酸等。AG是指血清中检测的阳离子总数与阴离子总数的差值。由于 $Ca^{2+}$ 和 $Mg^{2+}$ 的正常浓度很低，即或在病理状态下，变化也很小，对AG的影响很轻微。其计算公式过去简化为：

$AG = (Na^+ + K^+) - (Cl^- + HCO_3^-) = 16\ (12 \sim 20)\ mEq/L$

但是血清中钾离子的正常浓度也较低，即或在病理状态下，变化范围也很小，对AG的影响很轻微。再简化为：

$AG = Na^+ - (Cl^- + HCO_3^-) = 12\ (8 \sim 16)\ mEq/L$

$Na^+$ 为检测的阳离子，$K^+$、$Ca^{2+}$、$Mg^{2+}$ 为未检测的阳离子（UC）。$Cl^-$ 和 $HCO_3^-$ 为检测的阴离子，蛋白（主要是白蛋白），$SO_4^{2-}$，$HPO_4^{2-}$，有机酸根如酮酸和乳酸等为未检测的阴离子（UA），由于阳离子总数与阴离子总数相等

$Na^+ + UC = (Cl^- + HCO_3^-) + UA$

$\therefore Na^+ - (Cl^- + HCO_3^-) = UA - UC$

$\therefore AG = Na^+ - (Cl^- + HCO_3^-) = UA - UC$

在AG的计算公式中，AG等于 $Na^+$ 减去（$Cl^- + HCO_3^-$）。值得注意的是：

1）[$Cl^-$] 的变化并不影响AG的计算结果。因为当 [$Cl^-$] 增高（高氯代酸）时，[$HCO_3^-$] 等值降低；[$Cl^-$] 降低（低氯代碱）时，[$HCO_3^-$] 等值增高，故 $Cl^- + HCO_3^-$ 之和不变。

2）当未检测的阴离子（UA）增高时，例如严重脱水使白蛋白增高；肾衰竭使磷酸和硫酸增高（无机酸增高），或糖尿病酮症时酮酸增高，缺氧时乳酸增高（都是有机酸增高），都使 [$HCO_3^-$] 等值降低。虽然 [$Cl^-$] 仍维持原值不变，$Cl^- + HCO_3^-$ 之和仍然等值降低。

（2）校正的阴离子间隙（AGcorr）：AG是由白蛋白和有机酸及无机酸（后两者统用 $XA^-$ 表示）构成的。AG正常值为12（8～16）mEq/L。白蛋白为42.5（35～50）g/L即10.6（9～12.5）mEq/L，约占AG均值的90%。AG值决定于 $XA^-$ 和白蛋白各自变化的严重程度、相对优势和净结果。因此，白蛋白降低（增高）时，AG等值降低（增高）。而且当白蛋白降低（增高）时，由于 [$XA^-$] 的不同变化，AG亦可降低、正常或增高。此外，血清白蛋白与 [$HCO_3^-$] 呈负相关。若血清白蛋白降低则 $HCO_3^-$ 等值增高（$\triangle Alb\downarrow = \triangle HCO_3^-\uparrow$），导致低Alb代碱。若血清白蛋白增高则 $HCO_3^-$ 等值降低（$\triangle Alb\uparrow = \triangle AG\uparrow = \triangle HCO_3^-\downarrow$），导致高Alb代酸。应用该指标可以鉴别和判断以下异常：

1）白蛋白正常+AG增高：不存在白蛋白异常的影响，提示 $XA^-$ 增高（$\triangle AG\uparrow = \triangle XA^-\uparrow$），为 $XA^-$ 增高所致的高AG代酸。通过临床诊断的疾病可以推测增高的酸的种类。例如呼吸衰竭缺氧为乳酸，糖尿病酸中毒为酮酸，肾衰竭为磷酸和硫酸。

2）白蛋白降低+AG降低：白蛋白降低时，$HCO_3^-$ 等值增高，导致低白蛋白性代碱。而AG等值降低（AG被掩盖）（$\triangle AG\downarrow = \triangle Alb\downarrow$）。对于白蛋白降低，而AG降低或正常者，必须进一步判断是否并发 $XA^-$ 增高所致的高AG代酸。本指标采用还原法把AG检测值mEq/L加上△Alb降低值mEq/L，得出若无低白蛋白血症（血清白蛋白正常）时的AG值即校正的阴离子间隙mEq/L进行判断。

AGcorr mEq/L = AG测定值 + [0.25 ×（43 − 血清白蛋白测定值g/L）]

若AGcorr≤16mEq/L仅为低Alb性代碱。AGcorr > 16mEq/L为低Alb性代碱并发 $XA^-$ 增高所致的高AG代酸。

3）白蛋白增高+AG增高：高白蛋白血症很少见，偶见于严重脱水和血浓缩的患者，没有列入本诊断方法，仅在这里简单介绍。白蛋白增高则AG随之增高，为白蛋白增高所致的高AG代酸。需进一步判断是否并发 $XA^-$ 增高所致的高AG代酸。本指标采用还原法把AG检测值mEq/L减去△Alb增高值mEq/L，得出若无高白蛋白血症（血清白蛋白正常）时的AG值即校正的阴离子间隙mEq/L进行判断。

AGcorr mEq/L = AG测定值 − [0.25 ×（血清白蛋白测定值 − 43g/L）]

若AGcorr≤16mEq/L仅为高Alb性代酸。AGcorr > 16mEq/L为高Alb性代酸并发 $XA^-$ 增高所致的

高 AG 代酸。

（3）校正的 $HCO_3^-$（$HCO_3^-$ corr）：当低白蛋白血症时，白蛋白降低，$HCO_3^-$ 等值增高（△Alb↓ = △$HCO_3^-$↑），为低白蛋白所致的代碱。当 AG≤16mEq/L 和 AGcorr≤16mEq/L，即不存在高 AG 代酸时（不存在高 AG 代酸对 $HCO_3^-$ 的影响）的条件下，采用还原法把 $HCO_3^-$ 检测值减去△Alb 降低值 mEq/L，得出若无低白蛋白血症（血清白蛋白正常）时的 $HCO_3^-$ 值即校正的 $HCO_3^-$ mEq/L。用于判断低 Alb 性代碱是否并发正常 Alb 代碱（即低氯代碱）。

$HCO_3^-$ corr mEq/L = $HCO_3^-$ 测定值 − ［0.25 ×（43 − 血清白蛋白测定值）g/L］

若 $HCO_3^-$ corr = 22 ～ 26mEq/L 仅为低 Alb 性代碱。$HCO_3^-$ corr > 26mEq/L 低 Alb 性代碱并发正常 Alb 代碱（即低氯代碱）。

（4）潜在 $HCO_3^-$：当混合型呼吸性酸中毒（呼酸）［呼吸性碱中毒（呼碱）］和高 AG 代酸时，由于高 AG 代酸时［AG］增高使［$HCO_3^-$］等值降低（△AG↑ = △$HCO_3^-$↓），不能反映并发高 AG 代酸之前的［$HCO_3^-$］。采用还原法把［$HCO_3^-$］检测值加上△AG 增高值 mEq、L，得出若无高 AG 代酸（不存在高 AG 代酸）时的 $HCO_3^-$ 值即潜在 $HCO_3^-$ mEq/L。

潜在 $HCO_3^-$ = $HCO_3^-$ 检测值 + △AG↑˙

其中：˙△AG 下 = AG 检测值 − 12mEq/L 当呼酸（呼碱）并发高 AG 代酸时，用潜在 $HCO_3^-$ 与呼酸（呼碱）预计代偿范围进行比较，可判断呼酸（呼碱）和高 AG 代酸是否并发代碱或正常 AG 代酸（即高氯代酸）。

（5）血清氯和校正的血清氯（$Cl^-$ corr）：当血液稀释或浓缩（血清 $Na^+$ 降低或升高）时，血清 $Cl^-$ 随之发生变化，必须再计算校正的血清氯，得出若不存在血液稀释或浓缩（无血清 $Na^+$ 降低或升高）时的血清 $Cl^-$ 值。应用血清氯和校正的血清氯判断正常 AG 代酸（即高氯代酸）和正常白蛋白代碱（即低氯代碱）。

$Cl^-$ corr = $Cl^-$ 测定值 × $Na^+$ 正常均值/$Na^+$ 测定值

本文判断正常 AG 代酸（即高氯代酸）和正常白蛋白代碱（即低氯代碱）分别用［AG］和［白蛋白］，比较方便。血清氯和校正的血清氯可作为旁证指标。

（6）△AG↑与△$HCO_3^-$↓的差值：△$HCO_3^-$↓为 $HCO_3^-$ 的降低离均差 = 24 − 患者［$HCO_3^-$］（mEq/L）。当高 AG 代酸时，若白蛋白正常（35 ～ 50g/L），$HCO_3^-$ 将与 AG 增高值呈等值降低（△AG↑ = △$HCO_3^-$↓）。如果①△AG↑↑ > △$HCO_3^-$↓，提示还存在使 $HCO_3^-$ 升高也就是使 $HCO_3^-$ 少降低的因素即低氯代碱。②△AG↑ < △$HCO_3^-$↓↓，提示还存在使 $HCO_3^-$ 进一步降低的因素即高氯代酸。但是 AG 和 $HCO_3^-$ 都有正常范围，AG 的标准差是 ±4mEq/L，$HCO_3^-$ 是 ±2mEq/L，当一方为正常低值，另一方为正常高值，则正常情况下两者之间的差值可达 6mEq/L。因此有人提出以差值 > 6mEq/L 作为判断标准，但是这种极端的情况少见，漏诊率会增高。我们采用 > 5mEq/L 作为判断标准。

1）（△AG↑↑ − △$HCO_3^-$↓）> 5mEq/L，为高 AG 代酸并发正常 Alb 代碱（即低氯代碱）的指标。

2）（△$HCO_3^-$↓↓ − △AG↑）> 5mEq/L，为高 AG 代酸并发正常 AG 代酸（即高氯代酸）的指标。

△$HCO_3^-$↓为 $HCO_3^-$ 的降低离均差 = 24 − 患者 $HCO_3^-$ mEq/L。

（7）△AGcorr 与△$HCO_3^-$ corr 的差值：若白蛋白降低（< 35g/L）和 AG 增高或 AG≤16mEq/L 而 AGcorr > 16mEq/L 即低白蛋白代碱和高 AG 代酸，需进一步判断是否还并发正常白蛋白代碱（即低氯代碱）或正常 AG 代酸（即高氯代酸）。采用还原法用△AGcorr 和△$HCO_3^-$ corr 替代上述“（6）”的△AG 和△$HCO_3^-$，即不存在低白蛋白血症（白蛋白正常）时的△AG 与△$HCO_3^-$，进行判断。

1）（△AGcorr↑↑ − △$HCO_3^-$ corr↓）> 5mEq/L，为高 AG 代酸、低 Alb 代碱和正常 Alb 代碱（即低氯代碱）。

2）（△$HCO_3^-$ corr↓↓ − △AGcorr↑）> 5mEq/L，为低 Alb 代碱、高 AG 代酸和正常 AG 代酸（即高氯代酸）。

（8）单纯型酸碱失衡（代酸、代碱、急慢性呼酸、急慢性呼碱）的预计代偿范围值：在酸碱平衡紊乱（酸碱失衡）的诊断过程中，计算单纯型酸碱失衡的预计代偿范围值并与患者的 $HCO_3^-$ 或 $PaCO_2$ 进行比较是区分和诊断单纯型或两联酸碱失衡的基本方法。

为避免因轻微的小数差异而判定为异常，对于上述各种诊断指标均四舍五入，除 pH 保留两位小数外，其他指标（包括计算出来的单纯型酸碱失衡的预计代偿范围值）均取整数。

## 四、判断酸碱失衡的准备工作

（1）将患者的病程、电解质和血气检测值填入酸碱失衡诊断计算单中（表 5－1）。

**表 5－1　酸碱平衡紊乱诊断计算单**

| 病程<br>天<br>小时 | $Na^+$<br>130～150mEq/L<br>140mEq/L | $Cl^-$<br>98～106mEq/L<br>102mEq/L | $Cl^-$ corr<br>同左 | $HCO_3^-$<br>22～26mEq/L<br>24mEq7L | $HCO_3^-$ corr<br>同左 |
|---|---|---|---|---|---|
| 检测值 | | | | | |
| 四舍五入值 | | | | | |
| 是否正常· | | | | | |
| 离均差（Δ）↑↓ | | | | | |

| 病程<br>天<br>小时 | 白蛋白<br>35～50g/L<br>43g/L | 白蛋白<br>9～13mEq/L<br>12mEq/L | AG<br>8～16mEq/L<br>12mEq/L | AGcorr<br>同左 | $PaCO_2$<br>35～45mmHg<br>40mmHg | pH<br>7.35～7.45<br>7.40 |
|---|---|---|---|---|---|---|
| 检测值 | | | | | | |
| 四舍五入值 | | | | | | |
| 是否正常 | | | | | | |
| 离均差（Δ）↑↓ | | | | | | |

注：·为了简便，本行可用符号表示：＝为正常，↑为增高，↓为降低。

然后诊断计算：

（2）将电解质和血气指标进行四舍五入，取整数和指定的小数位数。

（3）判断各项指标是否在正常范围内，如有异常则计算离均差值（△值）＝测得值与正常均值的差值，并以↑、↓表示增高或降低（例如 AG 的正常均值为 12mEq/L，30mEq/L 为△AG 18mEq/L↑。$HCO_3^-$ 的正常均值为 24mEq/L，10mEq/L 为△$HCO_3^-$ 14mEq/L↓），以便在指标间进行比较和计算预计代偿范围值。但是血气正常并不能除外酸碱失衡，还需全面观察其他指标才能确定。

（4）若存在低白蛋白血症，计算 AGcorr 和 $HCO_3^-$ corr。

## 五、诊断步骤

包括八步，在诊断过程中，不必从第一步依次进行到第八步。从第二步开始，在完成每一步判断后，都要根据该结果决定是否继续进行下一步和选择以后的哪一步。

混合型呼吸性和代谢性酸碱失衡时，前者只有一种，后者则可有一种、两种或三种。因此判断该混合型酸碱失衡的关键是判断代谢性酸碱失衡的种类和数目。由于混合型呼吸性和代谢性酸碱失衡时，$PaCO_2$ 和 $HCO_3^-$ 都是原发性变化，因此判断其中的代谢性酸碱失衡的方法与判断代酸性质、代碱性质和代酸（代碱）并发代碱（代酸）的方法基本相同。

### （一）第一步：探索存在酸碱失衡的线索

了解病史、临床表现和治疗情况可提供存在酸碱失衡的线索，但是酸碱失衡的诊断有其自身规律和程序，即或临床表现不明显，若怀疑是否存在酸碱失衡，亦可监测血气和电解质，进行酸碱失衡的判断。反过来根据酸碱失衡的各种可能的病因，也有助于临床发现疾病和临床诊断。

## （二）第二步：判定主要的（占优势的）酸碱失衡

单纯型酸碱失衡包括代酸、代碱、呼酸或呼碱，都只存在一种酸碱失衡，它是唯一起作用的即主要的酸碱失衡。混合型酸碱失衡同时存在两种或两种以上酸碱失衡。它们各自的严重程度、酸化和碱化的相加和（或）相消作用不同，血气只能反映其综合作用的相对优势和净结果。占优势的酸碱失衡对血气的影响最大，它就是主要酸碱失衡。当根据患者血气和电解质的检测值进行酸碱失衡诊断时，必须首先判定主要酸碱失衡作为起始步骤，然后根据需要再进行其他判断步骤，直到得出最后诊断。

主要酸碱失衡的判断是基于 Henderson – Hasselbalch 公式所表示的 pH、$HCO_3^-$ 和 $H_2CO_3$（$PaCO_2$）三者间的动态变化关系。pH、$HCO_3^-$ 和 $H_2CO_3$（$PaCO_2$）的变化特点是判断主要酸碱失衡的依据。

判断主要酸碱失衡的过程：①观察 pH 是否正常和变化方向，以推测［$HCO_3^-$］/［$H_2CO_3$］比值的变化。②观察 $HCO_3^-$ 和 $PaCO_2$ 两者的变化方向，并比较两者变化方向的异同。③比较 $HCO_3^-$ 和 $PaCO_2$ 两者的变化方向与 pH 变化方向的异同。

值得注意的是，在判断主要酸碱失衡时，为了方便，常用 $HCO_3^-$ 和 $PaCO_2$ 检测值的变化方向，例如同向变化或反向变化，没有提示酸化或碱化。实际上检测值的变化方向所反映的却是酸化或碱化。因此，只凭检测值的变化还不能判断是哪种酸碱失衡。还需要了解 $HCO_3^-$ 和 $PaCO_2$ 检测值变化的实质意义，即趋向酸化或碱化（pH 和 $HCO_3^-$ 都是增高为碱化，降低为酸化。$PaCO_2$ 增高为酸化，降低为碱化）。并观察两者各自趋向酸化或碱化的变化方向与 pH 的变酸（降低，<7.40）或变碱（升高，>7.40）的变化方向是同向或反向，才能确定。

从 Henderson – Hasselbalch 公式可知：$HCO_3^-$ 降低（升高）是趋向酸化（碱化），若与 pH 的变酸（降低，<7.40）或变碱（升高，>7.40）的变化方向是同向，为代酸（代碱）；$PaCO_2$（$PaCO_2 \times 0.03 = H_2CO_3$）升高（降低）是趋向酸化（碱化），若与 pH 的变酸（降低，<7.40）或变碱（升高，>7.40）的变化方向是同向，为呼酸（呼碱）。

如果 $HCO_3^-$ 和 $PaCO_2$ 两者的检测值呈同向变化（一方为酸化，另一方为碱化，即酸化与碱化呈反向变化），为一种酸碱失衡。再观察 $HCO_3^-$ 和 $PaCO_2$ 各自酸化或碱化的变化方向与 pH 的酸化或碱化的变化方向是同向或反向。

例如：pH <7.40，$HCO_3^-$ 和 $PaCO_2$ 同向降低，$HCO_3^-$ 降低为趋向酸化，与 pH 降低（变酸）的变化方向为同向，提示为代酸。而 $PaCO_2$ 降低为趋向碱化，与 pH 降低（变酸）的变化方向为反向，属于继发性呼吸代偿。

如果 $HCO_3^-$ 和 $PaCO_2$ 检测值的一方异常，另一方正常（当升不升，或当降不降），提示继发性代偿发生障碍；或两者呈反方向变化（当升反降，或当降反升），都是两联（两种）主要酸碱失衡。

在混合型酸碱失衡中，混合型代酸（高 AG 代酸和正常 AG 代酸）或混合型高 AG 代酸和代碱，都只使 $HCO_3^-$ 发生原发性变化，而 $PaCO_2$ 的继发性代偿变化不受影响。其他类型的混合型酸碱失衡的［$HCO_3^-$］和 $PaCO_2$ 都发生原发性变化，使继发性代偿作用发生障碍。因而［$HCO_3^-$］与 $PaCO_2$ 变化值之间的关系是原发性变化。

1. pH 呈不同的变化，$HCO_3^-$ 和（或）$PaCO_2$ 异常　根据 pH 的变化可分为以下三种情况：

（1）pH <7.40：提示［$HCO_3^-$］/［$H_2CO_3$］比值 <20/1，为酸中毒。［$HCO_3^-$］降低或 $PaCO_2$ 升高分别为代酸或呼酸。若［$HCO_3^-$］降低，而 $PaCO_2$ 正常或升高；或 $PaCO_2$ 升高，而［$HCO_3^-$］正常或降低，为代酸和呼酸。

（2）pH >7.40：提示［$HCO_3^-$］/［$H_2CO_3$］比值 >20/1，为碱中毒。［$HCO_3^-$］升高或 $PaCO_2$ 降低分别为代碱或呼碱。若［$HCO_3^-$］升高，而 $PaCO_2$ 正常或降低；或 $PaCO_2$ 降低，而［$HCO_3^-$］正常或升高，为代碱和呼碱。

在上述（1）和（2）情况下，若［$HCO_3^-$］和 $PaCO_2$ 呈同向变化，仅能判断为一种主要酸碱失衡。但是仍有可能是两联酸碱失衡。其［$HCO_3^-$］和 $PaCO_2$ 虽呈同向变化，却都是由原发性变化所引起的。

在判断主要酸碱失衡的阶段并不能区分，需要进行到下一步骤，通过计算预计代偿范围值并与患者的 $PaCO_2$（$H_2CO_3$）进行比较来确定。

（3）pH = 7.40：提示 $HCO_3^-/H_2CO_3 = 20/1$，而 $HCO_3^-$ 和 $PaCO_2$ 异常，为混合型酸碱失衡，其酸化作用大致相当于碱化作用。因为除了在高原生活 >2 周的慢性呼碱外，单纯型酸碱失衡的继发性代偿均不能使 pH 恢复到正常（7.40）。

根据患者的 pH、$HCO_3^-$ 和 $PaCO_2$ 的变化情况，选择下述相应的判定组进行判断，见表 5 — 2。

判断二联主要酸碱失衡可以省略进入第三步，加速诊断进程。经过对照观察，判断二联主要酸碱失衡与第三步这两种判断方法所得出的结果相同。但是二联主要酸碱失衡只能在上述条件下进行判断，并不能完全取代第三步。

**表 5 — 2　判定主要酸碱失衡**

| pH<br>7.40<br>（7.35 ～ 7.45） | [$HCO_3^-$] / [$H_2CO_3$]<br>20/1 | $HCO_3^-$<br>（mmol/L）<br>24（22 ～ 25） | $PaCO_2$<br>（mmHg）<br>40（35 ～ 45） | 主要酸碱失衡▲ | 继续走向 |
|---|---|---|---|---|---|
| <7.40 提示 | <20/1 | <22 | <40 | 代酸 | 第 3 步 |
| | | >24 | >45 | 呼酸 | 同上 |
| | | <22 | ≥40 | 代酸和呼酸 | 第 4 步 |
| | | ≤24 | >45 | 呼酸和代酸 | 同上 |
| >7.40 提示 | >20/1 | >26 | >40 | 代酸 | 第 3 步 |
| | | <24 | <35 | 呼酸 | 第 3 步 |
| | | >26 | ≤40 | 代酸和呼酸 | 第 5 步 |
| | | ≥24 | <35 | 呼酸和代酸 | 同上 |
| >7.40 提示 | =20/1 | >26 | >45 | 代酸和呼酸 | 第 5 步 |
| | | | | 呼酸和代酸 | 同上 |
| | | <22 | <35 | 代酸和呼酸˙ | 第 4 步 |
| | | | | （呼酸˙和代酸） | 第 4 步 |
| | | <22 | <35 | 慢呼酸˙˙ | 第 4 步 |

注：˙不在高原生活，而且病程 <2 周；

˙˙高原生活 >2 周，通气过度，患者无其他疾病和导致代酸的病因；

▲①呼酸或呼碱：根据病程 ≤6 或 >12 小时将所有的呼酸或呼碱分为急性或慢性。病程为 6 ～ 12 小时者，暂按急性处理，迄病程超过 12 小时后，再复查血气；

②呼酸（呼碱）和代酸，或呼酸（呼碱）和代碱，同上根据病程分为急、慢性呼酸（呼碱）和代酸或呼酸（呼碱）和代碱。然后都再走向下一诊断步骤，见表 5 — 2。

2. pH、$HCO_3^-$ 和 $PaCO_2$ 均正常（血气完全正常）　根据 AG、血清白蛋白和 AGcorr 进行判断，见表 5 — 3。pH、$HCO_3^-$ 和 $PaCO_2$ 均正常时，二联主要酸碱失衡诊断，见图 5 — 1。

**表 5 — 3　pH、$HCO_3^-$ 和 $PaCO_2$ 均正常时判断主要酸碱失衡**

（1）白蛋白 = 35 ～ 50g/L（正常）

①AG > 16mmol/L ——→高 AG 代酸和正常白蛋白代碱（= 低氯代碱）

$AG = Na^+ - (HCO_3^- + Cl^-)$，AG↑而 $HCO_3^-$ 正常，提示 $Cl^-$ 必低，为高 AG 代酸和低氯代碱

②AG ≤ 16mmol/L（正常）——→无酸碱失衡

续 表

| |
|---|
| （2）白蛋白 < 35g/L ——→低白蛋白代碱→①或②<br>①AG > 16mmol/L ——→高 AG 代酸、低白蛋白代碱和正常白蛋白代碱<br>②AG ≤ 16mEq/L→AGcorr > 16mEq/L ——→低白蛋白代碱和高 AG 代酸<br>若 AGcorr ≤ 16mEq/L ——→低白蛋白代碱和正常 AG 代酸（即高 Cl 代酸） |
| （1）和（2）都是碱化作用 = 酸化作用 |

（1）白蛋白正常（35 ～ 50g/L）和 AG > 16mEq/L：白蛋白正常而 AG > 16mEq/L 提示体内的酸增加（高 AG 代酸），应等于 $HCO_3^-$ 降低的 mEq/L。现在 AG 升高，而［$HCO_3^-$］正常，提示存在使［$HCO_3^-$］不降低（维持正常）的其他因素即低氯代碱。旁证：潜在［$HCO_3^-$］（=［$HCO_3^-$］+△AG↑）>26mEq/L。表示如果不存在高 AG 代酸时的［$HCO_3^-$］>26mEq/L。为高 AG 代酸和正常白蛋白代碱（即低氯代碱）。

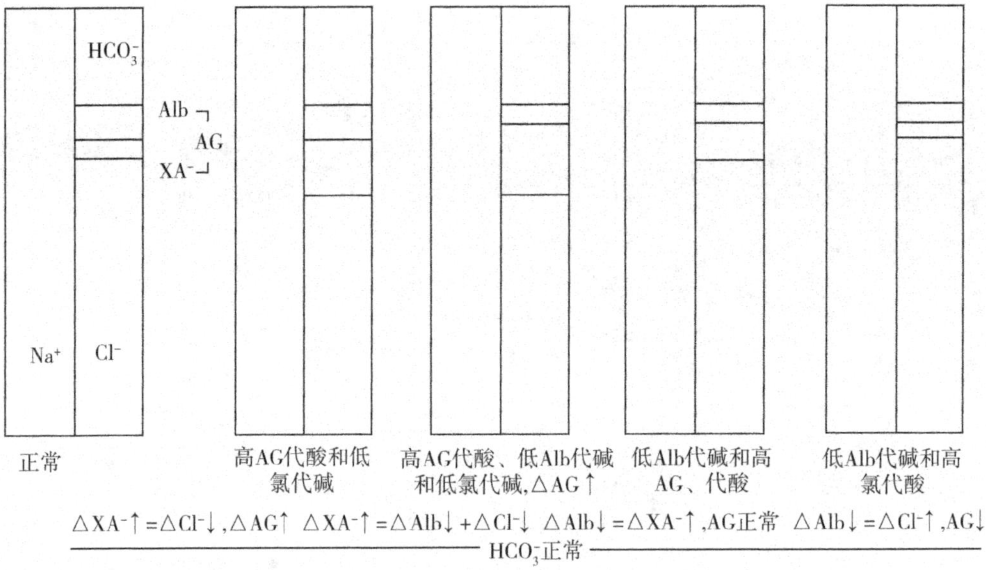


**图 5—1　pH、$HCO_3^-$ 和 $PaCO_2$ 均正常时，二联主要酸碱失衡**

（2）白蛋白降低（<35g/L）和 AG 增高（>16mEq/L）：提示△AG↑↑>△白蛋白↓，血清白蛋白的降低仅部分地掩盖高 AG（△AG↑↑-△白蛋白↓=△AG↑），故 AG 增高。在此情况下，$HCO_3^-$ 应等值降低（△$HCO_3^-$↓=△AG↑）。本例的 $HCO_3^-$ 却正常，表明尚存在使 $HCO_3^-$ 增高（即使之不降低）的其他因素，就是正常白蛋白代碱（即低氯代碱）。为高 AG 代酸、低白蛋白代碱和正常白蛋白代碱。

（3）白蛋白降低（<35g/L），AG ≤ 16mEq/L，AGcorr > 16mEq/L：提示高 AG 被低白蛋白完全掩盖（△AG↑=△白蛋白↓），故 AG 正常，［$HCO_3^-$］也正常。但 AG（AGcorr）>16mEq/L，表明若不存在白蛋白降低（白蛋白正常）时的 AG > 16mEq/L，证实存在高 AG 代酸。为低白蛋白代碱和高 AG 代酸。若 AGcorr ≤ 16mEq/L，除外高 AG 代酸。表明尚存在使 $HCO_3^-$ 降低（使之不增高）的其他因素，就是高氯代酸。为白蛋白代碱和正常 AG 代酸（即高 Cl 代酸）都是碱化作用≈酸化作用。

（4）AG ≤ 16mEq/L→白蛋白正常（35 ～ 50g/L）：无酸碱失衡。

## （三）第三步：判断单纯型或二联酸碱失衡

将代酸、代碱（或呼酸、呼碱）患者的△$HCO_3^-$（或△$PaCO_2$）用表 5—4 的公式计算单纯型酸碱失衡的预计代偿范围值，再将患者的 $PaCO_2$（或 $HCO_3^-$）与之比较即可诊断（表 5—5）。在发病一定时间后，继发性 $HCO_3^-$ 或 $PaCO_2$ 的变化超过或未达到预计代偿范围，或虽在该范围内若超过代偿限值，均为二联酸碱失衡。但在一定时间之前，虽未达到代偿范围，可能尚未发挥到一定的代偿作用，不可误为混合型酸碱失衡，应过一段时间后再复查。

**表 5—4　单纯型酸碱失衡的预计代偿应达范围**

| 主要酸碱失衡 | 预计代偿应达范围 | 代偿所需时间 | 代偿限值 |
| --- | --- | --- | --- |
| 代酸 | $PaCO_2 = 40 -（1 \sim 1.4）\times \Delta HCO_3^- \downarrow$ | 12～24 小时 | 10mmHg |
| 代碱 | $PaCO_2 = 40 +（0.4 \sim 0.9）\times \Delta HCO_3^- \uparrow$ | 12～24 小时 | 55mmHg |
| 呼酸 | | | |
| 急性 | $HCO_3^- = 24 +（0.025 \sim 0.175）\times \Delta PaCO_2 \uparrow$ | 数分钟至 6 小时 | 32mmol/L |
| 慢性 | $HCO_3^- = 24 +（0.25 \sim 0.55）\times \Delta PaCO_2 \uparrow$ | >12 小时（3～4 天达充分代偿） | 45mmol/L |
| 呼碱 | | | |
| 急性 | $HCO_3^- = 24 -（0.2 \sim 0.25）\times \Delta PaCO_2 \downarrow$ | 数分钟至 6 小时 | 18mmol/L |
| 慢性 | $HCO_3^- = 24 -（0.4 \sim 0.5）\times \Delta PaCO_2 \downarrow$ | >12 小时（2～3 天达充分代偿） | 12mmol/L |

**表 5—5　判定单纯型或二联酸碱失衡**

| 主要酸碱失衡 | $PaCO_2$ | 诊断 | 主要酸碱失衡 | $HCO_3^-$ | 诊断 |
| --- | --- | --- | --- | --- | --- |
| 代酸或代碱 | 在预计代偿范围内 | 单纯型 | 呼酸或呼碱 | 在预计代偿范围内 | 单纯型 |
| | >预计代偿范围高值 | 并发呼酸 | | <预计代偿范围低值 | 并发代酸 |
| | <预计代偿范围低值 | 并发呼碱 | | >预计代偿范围高值 | 并发代碱 |

二联酸碱失衡在本步骤是指呼酸或呼碱并发一种代谢性酸碱失衡（代酸或代碱）。此外，还有二联代谢性酸碱失衡：①一种代酸并发另一种代酸（高 AG 代酸和正常 AG 代酸），见第四步（表 5—6）。②一种代碱并发另一种代碱（低 Alb 代碱和正常 Alb 代碱），见第五步（表 5—7）。③一种代酸（代碱）并发一种代碱（代酸），见第六步（表 5—8）。

**表 5—6　代谢性酸中毒的分类**

1. 单纯型代酸
（1）AG >16mmol/L ⟶ 高 AG 代酸 ⟶ 1）或 2）
1）Alb = 35～50g/L（正常）
①AAG↑ < $\Delta HCO_3^-$↓↓ ⟶（$\Delta HCO_3^-$↓↓ - AG↑）>5mmol/L ⟶ 高 AG 代酸和正常 AG 代酸
若≤5mmol/L ⟶ 高 AG 代酸
②ΔAG↑↑ > $\Delta HCO_3^-$ ⟶ 高 AG 代酸 ⟶ 第六步（表 5—8：1 组）
2）Alb <35g/L ⟶ 高 AG 代酸 ⟶ 第六步（表 5—8：1 组）
（2）AC≤16mmol/L ⟶ Alb = 35～50g/L（正常）⟶ 正常 AG 代酸（= 高 Cl 代酸）
若 Alb <35g/L ⟶ 正常 AG 代酸 ⟶ 第六步（表 5—8：1 组）
2. 混合型呼酸（呼碱）和代酸［或代酸和呼酸（呼碱）］根据 AG 和血浆白蛋白进行判断
（1）AG≤16mmol/L ⟶ Alb = 35～50g/L ⟶ 呼酸（呼碱）和正常 AG 代酸［或正常 AG 代酸和呼酸（呼碱）］⟶ 第七步（表 5—9：4 组）
（2）AG >16mmol/L ⟶ 呼酸（呼碱）和高 AG 代酸［或高 AG 代酸和呼酸（呼碱）］⟶ 第七步（表 5—9：3 组）

（1）计算单纯型酸碱失衡的预计代偿范围。
（2）区分单纯型或二联酸碱失衡
1）单纯型代酸→第四步。
2）单纯型代碱→第五步。
3）呼酸（呼碱）和代酸→第四步；判断代酸性质。
4）呼酸（呼碱）和代碱→第五步；判断代碱性质。

## （四）第四步：判断代谢性酸中毒的性质

首先根据 AG、血清白蛋白和△AG↑与△$HCO_3^-$↓变化值间的关系判断代酸的性质：高 AG 代酸、正常 AG 代酸、混合型高 AG 或正常 AG 代酸，见表 5－6。判断混合型高 AG 代酸和正常 AG 代酸所用方法的解释见诊断指标（图 5－2）。怀疑并发代碱者继续下行判断。呼酸（呼碱）并发的代酸性质只判断到是高 AG 代酸或正常 AG 代酸，继续下行判断。

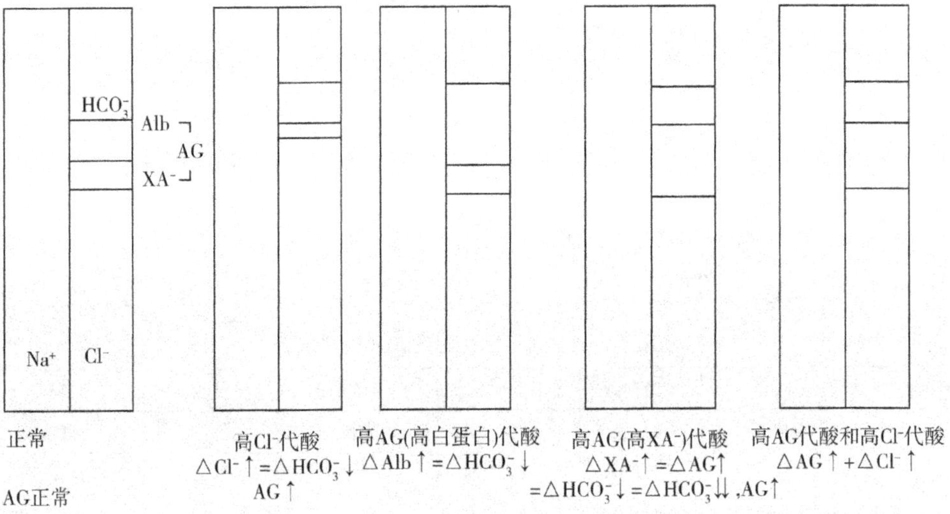


**图 5－2　混合型高 AG 代酸和正常 AG 代酸**

## （五）第五步：判断代谢性碱中毒的性质

首先根据血清白蛋白和 $HCO_3^-$ corr 判断代碱的性质：正常 Alb 代碱、低 Alb 代碱或混合型低 Alb 代碱和正常 Alb 代碱，见表 5－7。判断混合型低 Alb 代碱和正常 Alb 代碱所用判断方法的解释见诊断指标（图 5－3）。怀疑并发代酸者继续下行判断。呼酸（呼碱）并发的代碱性质只判断到是低白蛋白代碱或正常白蛋白代碱（即低氯代碱），继续下行判断。

**表 5－7　判断代谢性碱中毒的性质**

1. 单纯型代碱
   （1）Alb＝35～50g/L（正常）⟶正常 Alb 代碱（即低氯代碱）⟶第六步（表 5－8：2 组）
   （2）Alb＜35g/L
      ①AG≤16AGcorr≤16mmol/L⟶$HCO_3^-$ corr≤26mmol/L⟶低 Alb 代碱
      （无高 AG 代酸）　　若 $HCO_3^-$ corr＞26mmol/L⟶低 Alb 代碱和正常 Alb 代碱
      ②AG＞16 或 AG≤16⟶AGcorr＞16mmol/L⟶低 Alb 代碱⟶第六步（表 5－8：2 组）
      （并发高 AG 代酸）
2. 混合型呼酸（呼碱）和代碱［代碱和呼酸（呼碱）］
   （1）Alb＝35～50g/L（正常）⟶呼酸（呼碱）和正常 Alb 代碱［正常 Alb 代碱和呼酸（呼碱）］
      ⟶第七步（表 5－9：1 组）
   （2）Alb＜35/L⟶呼酸（或呼碱）和低 Alb 代碱［低 Alb 代碱和呼酸（或呼碱）］
      ⟶第七步（表 5－9：2 组）

## （六）第六步：判断代酸并发代碱或代碱并发代酸

并发存在二种或三种代谢性酸碱失衡即二联或三联代谢性酸碱失衡（图 5－4）。包括：①高 AG 代酸和正常 Alb 代碱（低氯代碱），高 AG 代酸和低 Alb 代碱，高 AG 代酸、低 Alb 代碱和正常 Alb 代碱，高 AG 代酸、正常 AG 代酸（即高氯代酸）和低 Alb 代碱；②正常 AG 代酸和低 Alb 代碱；③正常 Alb 代碱和高 AG 代酸，低 Alb 代碱和高 AG 代酸，低 Alb 代碱、正常 Alb 代碱和高 AG 代酸。

由于酸化和碱化的相消作用的相对优势及其净结果的不同，$HCO_3^-$ 可正常、增高或降低。继而

$PaCO_2$ 发生继发性代偿变化，pH 随之相应变化，见表 5 －8。

**表 5 —8　判断代酸并发代碱或代碱并发代酸**

| 酸碱失衡 | 判断 | 诊断 |
|---|---|---|
| 第 1 组　代谢性酸中毒 | | |
| 1. 高 AG 代酸 | （1） Alb = 35 ～ 50g/L（正常）→ΔAG↑↑ > $\Delta HCO_3^-$↓<br>→（ΔAG↑↑ － $\Delta HCO_3^-$↓） >5mmol/L<br>若≤5mmol/L | ＋正常 Alb 代碱（即低氯代碱）<br>原诊断 |
| （2） Alb < 35g/L<br>①ΔAGcorr↑↑ > $\Delta HCO_3^-$ corr↓⟶<br>（ΔAGcorr↑↑ － $\Delta HCO_3^-$ corr↓） > 5mmol/L<br>②ΔAGcorr↑ < $\Delta HCO_3^-$ corr↑↑⟶<br>（$\Delta HCO_3^-$ corr↓↓ － ΔAGcorr↑） > 5mmol/L<br>若①或②≤5mmol/L | ＋低 Alb 代碱→①或②<br>＋低 Alb 代碱和正常 Alb 代碱<br>＋低 Alb 代碱和正常 AG 代酸<br>原诊断 | |
| 2. 正常 AG 代酸 | AG≤16mmol/L⟶Alb < 35g/L⟶AGcorr > 16mmol/L<br>若 AGcorr≤16mmol/L | 为低 Alb 代碱和高 AG 代酸（即高 Cl 代酸）<br>＋低 Alb 代碱 |
| 第 2 组　代谢性碱中毒 | | |
| 1. ˙正常 Alb 代碱（即低 Cl 代碱） | ①AG > 16mmol/L<br>②AG≤16mmol/L | ＋高 AG 代酸<br>原诊断 |
| 2. 低 Alb 代碱 | ①AG > 16mmol/L<br>②AG≤16mmol/L⟶AGcorr > 16mmol/L | ＋高 AG 代酸→3<br>＋高 AG 代酸⟶3 |
| 3. 低 Alb 代碱和高 AG 代酸 | ΔAGcorr↑↑ > $AHCO_3^-$ corr↑⟶<br>（ΔAGcorr↑↑ － $\Delta HCO_3^-$ corr↓） > 5mmol/L<br>若≤5mmol/L | ＋正常 Alb 代碱<br>原诊断 |

注：˙正常 AG 代酸（即高 Cl 代酸）和＋正常 Alb 代碱（即低 Cl 代碱）分别使［$Cl^-$］呈相反方向变化，（正常 AG 代酸→［$Cl^-$］↑，正常 Alb 代碱→［$Cl^-$］↓）。若两者同时存在，用血清电解质和血气难以诊断。

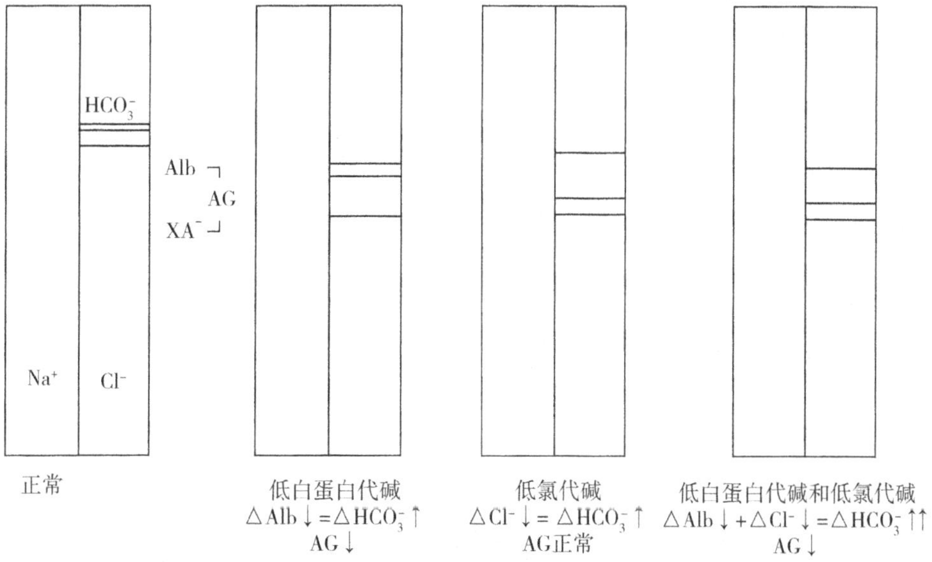


**图 5 —3　混合型低 Alb 代碱和正常 Alb 代碱**

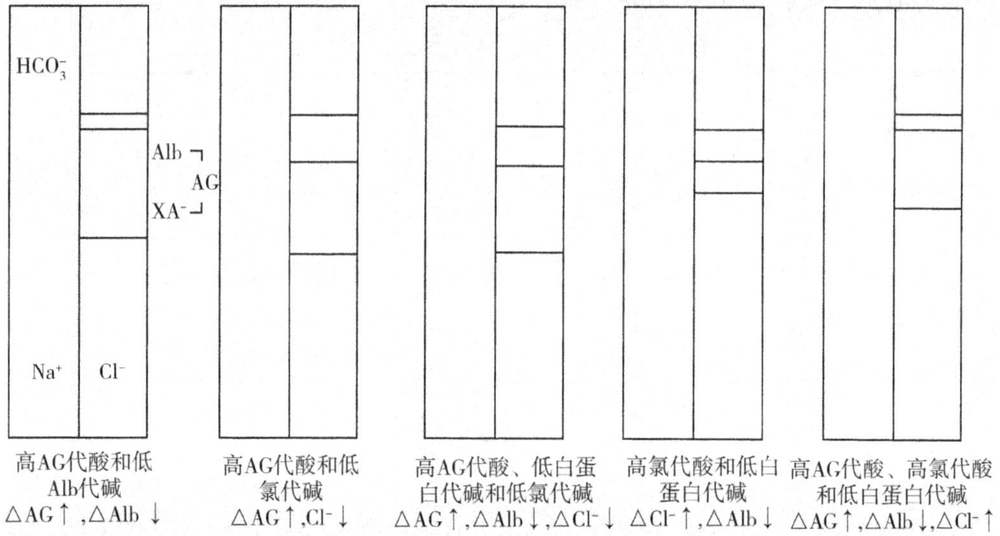


**图 5—4　二联或三联代谢性酸碱失衡**

## （七）第七步：判定三联酸碱失衡

即呼酸或呼碱并发两种代谢性酸碱失衡，包括三类：①呼酸（呼碱）、高 AG 代酸和正常 Alb 代碱（低氯代碱）或低 Alb 代碱；②呼酸（呼碱）、正常 AG 代酸和低 Alb 代碱；③呼酸（呼碱）、高 AG 代酸和正常 AG 代酸。按主要酸碱失衡排序，两联酸碱失衡可有 16 种（表 5—9）：①1～4：用 AG 判断；②5～8：用 AG 和 AGcorr 判断；③9、11 和 12：将潜在 $HCO_3^-$ 与呼酸（呼碱）的预计代偿范围值比较进行判断；④10：高 AG 代酸和呼酸，其 $PaCO_2 \leq 45mmHg$ 者，不可能计算呼酸的预计代偿范围，根据血清白蛋白和△AG↑与△$HCO_3^-$↓变化值间的关系进行判断；⑤13～16：用 AG、血清白蛋白和 AGcorr 进行判断。

**表 5—9　判断三联酸碱失衡**

| 二联酸碱失衡 | 判断 | 诊断 |
|---|---|---|
| 第 1 组 | | |
| 1. 呼酸和正常 Alb 代碱<br>（即低氯代碱） | AG＞16mmol/L<br>若 AG≤16mmol/L | ＋高 AG 代酸<br>原诊断 |
| 2. 正常 Alb 代碱和代酸 | 同上 | 同上 |
| 3. 呼碱和正常 Alb 代碱 | 同上 | 同上 |
| 4. 正常 Alb 代碱和呼碱 | 同上 | 同上 |
| 第 2 组 | | |
| 5. 呼酸和低 Alb 代碱 | ①AG＞16mmol/L<br>②AG≤16mmol/L ⟶ AGcorr＞16mmol/L<br>若：AGcorr≤16mmol/L ⟶ $HCO_3^-$ corr＞26mmol/L<br>若 $HCO_3^-$ corr＜26mmol/L | ＋高 AG 代酸⟶表 5—10：2 组<br>＋高 AG 代酸⟶表 5—10：2 组<br>＋正常 AG 代碱（即低氯代碱）<br>原诊断 |
| 6. 低 Alb 代碱和呼酸 | 同上 | 同上 |
| 7. 呼碱和低 Alb 代碱 | 同上 | 同上 |
| 8. 低 Alb 代碱和呼碱 | 同上 | 同上 |

续 表

| 二联酸碱失衡 | 判断 | 诊断 |
|---|---|---|
| 第3组 | | |
| 9. 呼酸和高AG代酸 | (1) 潜在$HCO_3^-$ >呼酸（11，12为呼碱）的预计代偿范围高值⟶①或② | |
| | ①Alb = 35 ～ 50g/L（正常） | +正常Alb代碱 |
| | ②Alb < 35g/L | +低Alb代碱⟶表5—10：2组 |
| | (2) 潜在$HCO_3^-$ <呼酸（11，12为呼碱）的预计代偿范围低值 | +正常AG代酸⟶表5—10：1组 |
| | 若（1）或（2）潜在$HCO_3^-$在呼酸（11；12为呼碱）的预计代偿范围内 | 原诊断 |
| 10. 高AG代酸和呼酸 | (1) Alb = 35 ～ 50g/L（正常） | |
| | ①ΔAG↑↑ > $\Delta HCO_3^-$ -⟶（ΔAG↑↑ - $\Delta HCO_3^-$↓）>5mmol/L | +正常Alb代碱 |
| | ②ΔAG↑ < $\Delta HCO_3^-$↓↓⟶（$\Delta HCO_3^-$↓↓ - ΔAG↑）>5mmol/L | +正常AG代酸 |
| | 若①或②≤5mmol/L | 原诊断 |
| | (2) Alb < 35g/L | +低Alb代碱⟶表5—10：2组 |
| 11. 呼碱和高AG代酸 | 同9 | 同9 |
| 12. 高AG代酸和呼碱 | 同9 | 同9 |
| 第4组 | | |
| 13. 呼酸和正常AG代酸 | | |
| | (1) AG ≤ 16mmol/L ⟶ Alb < 35g/L ⟶ AGcorr ≤ 16mmol/L | +低Alb代碱 |
| | (2) AG ≤ 16mmol/L ⟶ Alb < 35g/L ⟶ AGcorr > 16mmol/L | 呼酸、低Alb代碱和高AG代酸⟶表5—10：2组 |
| | 若（1）或（2）Alb = 35 ～ 50g/L | 原诊断 |
| 14. 正常AG代酸和呼酸 | 同上 | 同上 |
| 15. 呼碱和正常AG代酸 | 同上 | 同上 |
| 16. 正常AG代酸和呼碱 | 同上 | 同上 |

注：混合型呼酸和低Alb代碱时，$PaCO_2$和［$HCO_3^-$］都是原发性变化。AGcorr和$HCO_3^-$ corr表示若不存在低白蛋白（白蛋白正常）时的AG和$HCO_3^-$。AGcorr≤16，提示AG正常，除外高AG代酸。［$HCO_3^-$］没有受到AG变化的影响。$HCO_3^-$ corr >26mEq/L表示不存在低白蛋白（白蛋白正常）时［$HCO_3^-$］仍然高于正常，提示除出了低Alb代碱之外还存在使［$HCO_3^-$］增高的因素即低氯-代（即正常Alb代碱）。

由于是程序化的诊断方法，从第二步到第六步，酸碱失衡的诊断都是按各步骤得出诊断的先后进行排序。为了简化和统一命名，便于在下行步骤的表中查找，在完成本步骤的判断后，按临床惯用的排序方式书写诊断。规定如下：呼酸（呼碱）、代酸（高AG代酸、正常AG代酸或高AG和正常AG代酸）和代碱（低白蛋白代碱、正常白蛋白代碱或低白蛋白和正常白蛋白代碱）。第八步同此。

### （八）第八步：判定四联酸碱失衡（表5－10）

即呼酸或呼碱并发三种代谢性酸碱失衡，包括两类：①呼酸（呼碱）、高AG代酸、正常AG代酸和低Alb代碱。②呼酸（呼碱）、高AG代酸、低Alb代碱和正常Alb代碱（低氯代碱）或正常AG代酸。进入本阶段的三联酸碱失衡有4种，用血清白蛋白或△AGcorr↑与$\Delta HCO_3^-$ corr↓变化值间的关系进行判断。

**表5—10　判断四联酸碱失衡**

| 三联酸碱失衡 | 判断 | 诊断 |
|---|---|---|
| 第1组 | | |
| 1. 呼酸，高AG代酸和正常AG代酸 | Alb < 35g/L<br>若 Alb = 35～50g/L | + 低Alb碱<br>原诊断 |
| 2. 呼碱，高AG代酸和正常AG代酸 | 同上 | 同上 |
| 第2组 | | |
| 1. 呼酸，高AG代酸和低Alb代碱 | （1）ΔAGcorr ↑ ↑ > $ΔHCO_3^-$ corr ↓ ⟶（ΔAGcorr ↑ ↑ − $ΔHCO_3^-$ corr ↓）> 5mmol/L<br>（2）ΔAGcorr ↑ < $ΔHCO_3^-$ corr ↓ ↓ ⟶（$ΔHCO_3^-$ corr ↓ ↓ − ΔAGcorr ↑）> 5mmol/L<br>若（1）或（2）≤5mmol/L | + 正常Alb代碱<br>+ 正常AG代酸<br>原诊断 |
| 2. 呼碱，高AG代酸和低Alb代碱 | 同上 | 同上 |

## 六、酸碱失衡的血液酸碱度变化的命名

在完成各种类型酸碱失衡的判断后，都需要根据血液pH进行血液酸碱度变化的命名（表5—11）。

**表5—11　根据血液pH进行血液酸碱度变化的命名**

| | |
|---|---|
| 1. 单纯型酸中毒（碱中毒） | |
| （1）pH < 7.35（ > 7.45）⟶部分代偿性 + 原诊断名 | |
| （2）pH7.35～7.45 ⟶完全代偿性 + 原诊断名 | |
| 2. 混合型酸碱失衡（包括二、三或四联） | |
| （1）酸中毒 + 酸中毒 | ①pH < 7.35→原诊断名，酸血症；②pH7.35～7.45→原诊断名，pH正常 |
| （2）碱中毒 + 碱中毒 | ①pH > 7.45→原诊断名，碱血症；②pH7.35～7.45→原诊断名，pH正常 |
| （3）酸中毒 + 碱中毒 | ①pH < 7.35→原诊断名，酸血症；②pH > 7.45→原诊断名，碱血症；③pH7.35～7.45→原诊断名，pH正常 |

由于混合型高AG代酸和正常代谢性酸碱失衡，AG代酸、混合型高AG代酸和代碱或正常AG代酸和低Alb代碱时继发性呼吸代偿功能并无障碍，因此它们的血液酸碱变化的命名方式与单纯型相同。

# 第二节　新生儿液体疗法

新生儿的生理状态及某些疾病与婴幼儿有所不同，液体应用广泛，体液的总量、分布及肾功能均有其特殊性，尤其极低出生体重儿，如补液不当往往会导致症状性动脉导管开放、充血性心力衰竭、支气管肺发育不良（BPD）及脑室内出血等，故临床医师必须掌握正确的液体治疗。

### （一）新生儿体液特点

1. 液体总量、分布及生后体液的变化　新生儿液体总量多，妊娠周龄越小所占比例越多，其中细胞外液占体液中的比例亦越大，如足月儿总体液占78%，细胞外液占总体液的45%；而28周龄者总体液占84%，细胞外液则占57%。

生后发生利尿排出体内较多水分故有体重下降现象，足月儿可损失体重的5%～10%，早产儿可损失体重的15%，生后第57天时降至最低，10天后逐渐上升至出生体重，妊娠周数越小者体重下降越多（表5—12），需恢复至出生体重的时间越长。小于胎龄儿细胞外液较少，生后体重下降可不明显。

**表 5－12　不同妊娠周数体重下降百分率**

| 妊娠周数 | 体重下降（%） | 妊娠周数 | 体重下降（%） |
|---|---|---|---|
| 26 | 15～20 | 34 | 8～10 |
| 30 | 10～15 | 38 | 5～10 |

2. 生后水丢失途径

（1）肾：随着胎龄增加肾功能渐趋成熟，新生儿尤其极低出生体重儿肾功能不成熟表现在：①肾小球滤过率低；②近及远端肾小管对钠重吸收差；③浓缩及稀释功能较差，尤其浓缩功能；④肾对碳酸氢钠、氢、钾离子分泌少。

早产儿在进行液体治疗时短期内不能接受过多水分，因肾脏浓缩功能差，对水、钠的重吸收差容易造成液体不足及血清钠偏低，早产儿每天每公斤体重所需液体及钠量均需略多于足月儿。人乳喂养者溶质量较少，平均尿量每小时 2.5mL/kg。

（2）肾外丢失

1）不显性失水（IWL）：早产儿由于体表面积大，皮肤薄，角质层发育不完善，不显性失水量多。<1 000g 者每小时平均丢失约 2.7mL/kg，1 000～1 500g 者每小时平均丢失为 1.7～2.3mL/kg，1 500～2 500g者每小时平均丢失为 1～1.7mL/kg，>2 500g者每小时平均丢失为 0.7mL/kg。环境温度高于中性环境温度时 IWL 增多，当>35℃时 IWL 可增高 3 倍。用光疗及开放式辐射床时各可增加 IWL 50% 左右，多活动多哭吵时可增加至 70%，湿化吸氧及用热罩时各可减少约 30%。

2）其他途径丢失：如创口渗液、腹泻时大便丢失、胃肠引流液、造瘘液、腹腔渗液及胸腔引流液丢失等。

## （二）维持液及电解质需要量

1. 维持液需要量　维持液是补充正常体液消耗和生长所需量，正常情况下包括不显性失水、尿及大便三部分。新生儿每天实际所需液量与妊娠周数、出生体重、生后日龄、环境温度及湿度、婴儿活动度、光疗及辐射床等因素有关，给液时必须将上述因素计算在内。生后 2 周内所需的液量见表 5－13。

**表 5－13　不同出生体重儿生后 2 周内所需液量**

| 出生体重（g） | 第 1～2 天［mL/（kg·d）］ | 第 3～14 天［mL/（kg·d）］ |
|---|---|---|
| 750～1 000 | 100 | 130～150 |
| 1 001～1 250 | 90 | 120～150 |
| 1 251～1 500 | 90 | 110～140 |
| 1 501～2 500 | 80 | 100～120 |
| >2 500 | 70 | 80～100 |

2. 电解质　电解质主要通过尿液排泄，生后第 1 天尿少，电解质排出不多，所给液体可不含电解质，第 2 天开始需钠量：足月儿 2～3mmoL/（kg·d），早产儿（<32 周）2～5mmol（kg·d），需钾量均为 2～3mmol/（kg·d）。新生儿并不需要常规补钙，除非有明显的低钙症状。

## （三）液体疗法时的监测及注意点

1. 监测　进行液体治疗时除定期作体格检查以评估有无液体过多（眼睑周围水肿）及液体不足（黏膜干燥、眶部凹陷等）表现外，尚需监测以下项目。

（1）体重变化：反映体内总液量，每天固定时间、空腹、裸体测体重至少 1 次。

（2）计算每天的总进出量（极低出生体重儿及水、电解质有失衡倾向者，必要时每 8 小时计算一次），正常情况下每小时尿量为 1～3mL/kg。

（3）皮肤黏膜变化：新生儿皮肤弹性、前囟凹陷及黏膜湿润度不一定能敏感提示水或电解质失衡现象。

（4）心血管症状：心动过速示细胞外液过量或血容量过少，毛细血管再充盈时间延长提示心输出量减少或血管收缩，血压改变常提示心搏出量降低。

2. 实验室检查

（1）血清电解质：每天至少1次（测定血 $K^+$、$Na^+$），为制订液体治疗计划时参考。早产儿血钠常偏低，根据不同临床情况有时需测 $Cl^-$、$Ca^{2+}$、$K^+$等。

（2）尿比重：每天1次，最好维持在1.008～1.012之间。

（3）血液酸碱平衡监测：血液pH、$HCO_3^-$、BE及 $PaCO_2$ 等，可间接反映血管内容量情况，当容量不足、组织灌流差时常出现代谢性酸中毒。

（4）血细胞比容：可作为液体治疗的参考，液量不足时有血细胞比容上升现象。

（5）血糖及尿糖：尤其对低出生体重儿可作为调整输糖速率之用。

（6）血浆渗透压：可反映细胞外液的张力，新生儿正常值为270～90mOsm/L，出生1周后可用下列公式计算：

$$\text{血浆渗透压} = 2 \times Na^+ + \frac{\text{血葡萄糖}}{18} + \frac{BUN}{2.8}$$

此处 $Na^+$ 以mmol/L计算，BUN（尿素氮）及葡萄糖以mg/dL计算。

3. 注意点

（1）静脉补液速度：不同临床情况补液速度应不同，必须用输液泵在一定时间内按一定速度输入，脱水、休克者必须按一定速度重建容量，维持液应在24小时内匀速输入，短期内给液过多会引起动脉导管开放、心力衰竭及肺水肿。

（2）葡萄糖液的应用：生后第1天的足月儿用10%葡萄糖液，早产儿无低血糖时葡萄糖输入速率应每分钟4～6mg/kg，给糖浓度过高、速度过快除引起高血糖外，更因肾糖阈低易发生糖利尿而造成脱水。

（3）碱性液的应用：新生儿感染或脱水时，常因进入液量及热卡不足而产生代谢性酸中毒，当 $pH < 7.2$，$BE > -8$mmol/L时需以碳酸氢钠纠正，不用5%碳酸氢钠直接静脉推注，需稀释后输入，每分钟速度不超过1mmol/L。极低出生体重儿最好稀释至等渗液后，于30分钟慢速静脉输入，速度过快或浓度太高会因渗透压波动而导致脑室内出血。

（4）热卡供应：短期内采用静脉补液时，如置于中性环境温度中，每天至少供给210～250kj/kg的基础热卡，如液量已足而热卡不足时，机体将动用蛋白质补充不足之热卡，此时体重的下降并非液量不足而是蛋白质被消耗之故。

## （四）几种特殊情况的液体治疗

1. 极低出生体重儿液体治疗中需注意的问题

（1）出生后因利尿所引起的变化：出生后第2～3天（利尿期）以及生后第4～5天（利尿后期），利尿较多时水丢失多偶见高钠血症，治疗时必须定期监测血清钠。

（2）糖耐受性差：在静脉输糖时应注，意浓度及速度并监测血糖，一般糖浓度为5%～10%，速度（无低血糖时）为4～6mg/（kg·min）。

（3）非少尿性高血钾：出生后的1～2天内可因肾小球滤过率较低及 $Na^+-K^+$-ATP酶活力低等因素，可导致 $K^+$ 自细胞内向细胞外转移。

（4）晚发性低钠血症：常发生于生后6～8周，因生长迅速肾小管功能不成熟对滤过 $Na^+$ 重吸收不良所致。

2. 呼吸窘迫综合征　呼吸窘迫综合征患儿在低氧、酸中毒状态下，肾血流减少，肾小球滤过率降低，当采用正压通气或并发气胸时抗利尿激素分泌增加导致水分滞留，每天的维持液量应适当减少，待生后第2～3天利尿开始临床症状好转后液量才可增加至120mL/（kg·d），但一般不超过150mL/（kg·d）。给液过多，动脉导管开放的机会增加，并可并发坏死性小肠结肠炎或支气管肺发育不良（BPD）。因患儿常同时存在呼吸及代谢性酸中毒，如以代谢性酸中毒为主时，必须补以碱性溶液纠正酸中毒，所需碳酸氢钠量（mmol/L）＝$-BE \times$ 体重（kg）$\times 0.5$，为避免因渗透压的迅速变化引起脑室内出血，其速度及浓度均需按上述原则补入。呼吸窘迫综合征患儿的利尿期较生理性利尿略迟，近年来多不主张在少尿期内用呋塞米治疗，因呋塞米可能会增加前列腺素 $E_2$ 的分泌而促使动脉导管开放。

3. 围生期窒息　围生期窒息患儿常有脑、心、肾的缺氧、缺血性损害，严重病例有急性肾小管坏死、肾衰竭及心搏出量降低，并因常有抗利尿激素分泌过多的水滞留现象，故应限制液体入量，过去认为生后第 1 天仅补不显性失水及尿量，使细胞外液容量缩减。目前推荐第 1 天总液量为 60mL/kg，第 2 天根据尿量可增加液体至 60 ～ 80mL/kg，第 3 天如尿量正常即可给生理维持量。窒息后血糖短期上升后即迅速下降；为减少脑损害应监测血糖，使血糖维持在正常水平，有明显代谢性酸中毒时应予以纠正。严重窒息有急性肾衰竭者，应按肾衰竭原则补液，仅补不显性失水（IWL）+前一天尿量，少尿期不给含钾液（除非血钾 <3.5mmol/L），少尿期后出现多尿而体重下降，需重新调整液体入量及电解质量。

4. 腹泻脱水的液体治疗　原则与儿科患儿相同，每日总液量应包括累积损失、生理维持及继续丢失三部分。累积损失量应根据脱水所致的临床症状及体重损失计算，体重损失占原有体重 5% 时为轻度脱水，约丢失 50mL/kg；占原有体重 10% 为中度脱水，约丢失 100mL/kg；占原有体重 15% 为重度脱水，约丢失 150mL/kg。生理维持量以每天 100mL/kg 计算。新生儿因肾浓缩功能差，腹泻时短期内即可发展成严重脱水，故中、重度脱水应迅速静脉内重建容量。扩容液中如不含碱性液时，常因血液中碳酸氢盐的稀释有时反而有酸中毒加重现象，故扩容液中常需加入适量碱性溶液。

新生儿腹泻脱水者，不主张口服补液，提倡静脉补液。液体选择：严重血容量不足休克时，应先以 20mL/kg 等渗晶体液 30 分钟扩容，扩容液可重复应用至脉搏、灌流情况好转。必要时在晶体液扩容后可用胶体液 10mL/kg，此后根据血清钠值选择溶液性质（包括累积损失量及生理维持量）（表 5 — 14）。补液速度：等渗及低渗性脱水时，除扩容液外，其余液体（扣除扩容液后的累积损失量及生理维持量）于 24 小时内均匀输入。前 8 小时的继续丢失量应在后 8 小时内补入。高渗性脱水时，第 1 个 24 小时内仅补累积损失量的 1/2 及生理维持量，第 2 个 24 小时内补完全部累积量。

**表 5 — 14　脱水时溶液的选择**

| | | | | |
|---|---|---|---|---|
| 测得的血清 $Na^+$ 值（mmol/L） | >150 | 130 ～ 150 | 120 ～ 130 | <120 |
| 补充溶液中的含钠量（mmol/L） | 30 ～ 40 | 50 ～ 60 | 70 ～ 80 | 80 ～ 100 |
| | 1/5 ～ 1/4 张液 | 1/3 张液 | 1/2 张液 | 2/3 张液 |
| | $Na^+$ =31 ～ 38 | $Na^+$ =56 | $Na^+$ =77 | $Na^+$ =100 |

5. 幽门肥大性狭窄　因反复呕吐，可导致水、电解质的丢失，严重幽门梗阻者除脱水外有低血氯、低血钾及代谢性碱中毒。碱中毒时临床可表现为淡漠、低通气，某些婴儿可出现手足搐搦。静脉补液时应根据血电解质测定及时补充氯、钾的丢失，补液开始即可应用 5% 葡萄糖盐水。手术前患儿需禁食，纠正脱水、酸碱及电解质失衡后才可行手术或腹腔镜治疗。

6. 抗利尿激素不适当分泌综合征（SIADH）　特征为低钠血症，细胞外液不减少，尿钠 >20mmol/L。产生因素有：①中枢感染、脑外伤、颅内出血等，使下丘脑抗利尿激素分泌增多；②肺炎、气胸或机械通气时，因自肺回流入左房的血量减少，反射性的使 ADH 分泌增多，此外肺部感染本身可使 ADH 分泌增加；③高应激状态使血浆 ADH 分泌增多。治疗应限制入液量（当血 $Na^+$ <120mmol/L 且有神经系统症状时），亦可用呋塞米 1mg/kg 静脉注入，每 8 ～ 12 小时 1 次，并可同时用 3% NaCl 1 ～ 3mL/kg，同时监测血钠，当 $Na^+$ >120mmol/L、神经系统症状好转后限制入量即可。

7. 败血症休克与 NEC 时的液体治疗　败血症及 NEC 可发展至休克，由于内毒素对心脏的抑制，血管活性物质如 NO、血清素、前列腺素、组织胺等的释放，导致周围血管阻力降低，血液重新分配致相对性低血容量；又因炎症、毛细血管渗漏液体可漏至间质、肠壁、腹膜腔及小肠腔内，当病情进展至 DIC 时有血小板减少，皮肤、黏膜、肠腔出血并可造成严重休克。治疗首先应给予容量复苏，先快速推注 10mL/kg 等渗晶体液（10 ～ 20 分钟），以后可重复应用至组织灌注改善（1 小时内可用至 60mL/kg），尿量逐渐增加，意识反应好转为止。治疗过程中最好监测 CVP 使维持于 5 ～ 8mmHg 间，开始扩容时不用白蛋白，新鲜冷冻血浆仅用于凝血功能异常时。

8. 慢性肺部疾病时的液体治疗　慢性肺部疾病开始时应适当限制液体摄入，避免容量过多致肺部情况恶化，维持每小时排尿量 >1mL/kg，维持血钠水平于 140 ～ 145mmol/L 即可。因慢性肺部疾病时常有肺液滞留，利尿可不同程度减轻肺间质液及支气管周围液，可使呼吸窘迫症状好转、肺顺应性改善及气道阻力下降，使用利尿剂 1 周时往往作用最大。由于利尿剂的应用常会导致低血钾、低血氯甚至代谢性碱中毒，当 pH >7.45 时可能会导致神经性低通气，治疗中应注意血气及电解质的监测，必要时减少利尿剂用量及增加钾摄入，以后为满足生长需要热量，每天每公斤可用 130 ～150mL 的液量。

9. 先天性肾上腺皮质增生症　因缺乏 21－羟化酶，醛固酮不足致肾严重失钠，典型患儿常有脱水、严重低血钠及高钾血症，并伴有代谢性酸中毒等。生后 1 ～3 周时常出现失盐危象，治疗需根据脱水程度及电解质失衡情况进行补液，可用较多的生理盐水，必要时可补3%氯化钠，使血钠上升至125mmol/L。当血钾 >7mmol/L 时可用葡萄糖 0.5g/kg 及胰岛素 0.1U/kg，酸中毒时用碳酸氢钠 1 ～ 2mmol/kg，补液及补钠常需较长时间，待电解质失衡情况好转后即用盐皮质激素替代治疗，如用盐皮质激素不能恢复肾上腺皮质功能时可加用糖皮质激素。

## 第三节　新生儿换血疗法

换血疗法主要用于去除体内过高的非结合胆红素，使其下降至安全水平，此外亦可纠正贫血、治疗严重败血症及药物中毒等。

### 一、适应证

1. 去除积聚在血液中不能用其他方法消除的毒素（其他方法如利尿、透析或螯合剂）

（1）异常升高的代谢产物如胆红素、氨、氨基酸等。考虑换血的胆红素水平见表 5－15。

（2）药物过量。

（3）细菌毒素。

**表 5－15　新生儿提示换血的胆红素水平（μmol/L）**

| | <1 000g | 1 000 ～1 500g | 1 500 ～2 500g | >2 500g |
|---|---|---|---|---|
| 健康儿 | 171（10） | 239（14） | 307（18） | 342（20） |
| 高危儿 | 171（10） | 205（12） | 274（16） | 307（18） |

注：表中括号中的单位为 mg/dL。

2. 调整血红蛋白水平

（1）正常容量或高容量性严重贫血。

（2）红细胞增多症。

3. 调整抗体－抗原水平

（1）移除同族免疫抗体及附有抗体的红细胞。

（2）移除来自母体的自身免疫抗体。

（3）使严重败血症患儿增加免疫抗体。

4. 治疗凝血缺陷病　尤其当以单一成分输血不能纠正时。

5. 提高血液对氧的释放能力　氧合受严重影响的疾病而以胎儿血红蛋白占优势者，需以增加 2，3－二磷酸甘油酯来逆转组织低氧。

### 二、禁忌证

凡影响换血时放置插管的因素如脐疝、脐炎、脐膨出、坏死性小肠、结肠炎及腹膜炎等。

## 三、物品准备

（1）辐射加温床、体温表、心肺监护仪、血压监测仪、复苏器及药品等。

（2）婴儿约束带、胃管、吸引装置。

（3）放置脐动、静脉插管的全套消毒设备（8Fr 或 5Fr 的脐血管插管 1 ～ 2 根或前端 3cm 处开有 2 ～3 个交错小孔的硅橡胶管、能锁三通接头 3 个、血管钳 3 把、持针钳 1 把、蚊式钳 2 把、手术刀、缝针、丝线、结扎线及消毒布巾等）。

（4）静脉测压装置。

（5）换血用器皿：无菌输血点滴瓶 1 个、滤血漏斗 2 个、20mL 注射器 20 ～ 30 副、放置废血用容器 1 个及静脉输液接管等。

（6）1U/mL 肝素、0.9% 盐水溶液、5% 葡萄糖注射液及 10% 葡萄糖酸钙注射液等。

（7）注射器及采血玻璃管若干。

（8）换血用血制品。

## 四、血制品准备

1. 换血用血制品选择

（1）Rh 血型不合时血型选择原则为 Rh 系统与母同型，ABO 系统与婴儿同型血（表 5 — 16）。

（2）ABO 溶血病用 O 型红细胞与 AB 型血浆等份混悬液（或 O 型血其抗 A 抗 B 效价 <1 ： 32）。

（3）其他疾病：如 Coombs 试验阴性的高胆红素血症、败血症等用 Rh 及 ABO 血型均与婴儿相同的全血。

**表 5 — 16　Rh 血型不合换血的血型选择**

| 血型 | | 换血的血型 | 换血用血液 |
|---|---|---|---|
| 母 | 子 | | |
| A | A | O 型 Rh（－） | 全血 |
| O | O | O 型 Rh（－） | 全血 |
| O | A | O 型 Rh（－） | 红细胞 + AB 型血浆 |
| O | B | O 型 Rh（－） | 红细胞 + AB 型血浆 |
| AB | A | A 型 Rh（－） | 全血 |
| AB | B | B 型 Rh（－） | 全血 |

2. 确定换血所需血量　根据不同疾病确定换入血量。

（1）双倍量换血：用于血型不合所致高胆红素血症，所需血量 =2 ×80mL × 体重（kg），Rh 血型不合有严重贫血时需先以浓缩红细胞作部分换血，待患儿稳定后再以全血换血。

（2）单倍量换血：用于凝血缺陷病、败血症等。

（3）部分换血：用于红细胞增多症及贫血。贫血换血时所需浓缩红细胞量计算公式：

$$=\frac{\text{婴儿总血量}\times[\text{要求 Hb (g/L)}-\text{测得 Hb (g/L)}]}{\text{浓缩红细胞 Hb (g/L)}-\text{测得 Hb (g/L)}}$$

婴儿总血量 = 80mL × 体重（kg），浓缩红细胞 =220g/L（22g/dL）。

3. 抗凝剂

（1）肝素抗凝血：每 100mL 中加肝素 3 ～ 4mg，换血结束时需按换入血中所含肝素量的 1/2 用鱼精蛋白中和，肝素血的贮存不能超过 24 小时。

（2）枸橼酸抗凝血：每 100mL 中含葡萄糖 2.45g，因葡萄糖含量较高，刺激胰岛素分泌后会造成反应性低血糖，换血用血最好为新鲜血，一般不用超过 3 天的库血。

4. 献血员应经血库筛选　同族免疫溶血病时献血员应与母血清及婴儿血作交叉配合。

## 五、注意

（1）开始换血前必须稳定患儿，换血后必须密切监护，换血过程中必须详细记录每次进、出血量及液量，并记录生命体征及尿量。

（2）换血不能仓促进行，速度太快会影响效果及导致严重并发症，患儿不稳定时应停止或减慢换血速度。

（3）换血过程中当抽血不顺利时首先应检查插管位置及有无堵塞，切忌用力推注液体或血液。

（4）操作暂停时应将插管中血液以肝素生理盐水冲洗干净。

（5）用钙剂前应先用肝素生理盐水冲洗插管或自另外静脉通路输入钙剂。

## 六、术前准备

（1）禁食一次，抽出胃内容物，肌内注射苯巴比妥钠10mg/kg，置患儿于辐射保温床上约束四肢。

（2）高胆红素血症，无心力衰竭者换血前1小时用白蛋白1g/kg静脉慢注。Rh溶血病有严重贫血时应先以浓缩红细胞作部分换血，待血色素上升至120g/L以上时再行双倍量全血换血。

（3）以碘酒、乙醇常规消毒腹部皮肤，脐凹褶皱处必须彻底消毒。

## 七、换血步骤

对于新生儿，通常采用脐静脉和（或）外周静脉进行换血。脐静脉是新生儿生后数日内进行插管的血管通路。如换血时（双管同步法）需脐动脉插管，则脐动脉只是用于抽血，对于极低出生体重儿可能需通过桡动脉抽血。同时也可以采用双管外周通路同时换血法。

1. 单管交替换血法

（1）作脐静脉插管：以8Fr脐插管或顶端具小孔之硅橡胶管，可直接自脐带断端插入（脐静脉位于断面的12点钟处），亦可在脐上1cm处作皮肤横切口分离出脐静脉后插入（脐静脉入脐轮后位于正中线）插管进腹壁后呈60°角向上，进入5～6cm处能顺利抽得血液即可（不能将插管管顶置于肝或门静脉）。

（2）脐插管与血液通路连接：以大字形五通活塞与脐插管相连最佳，抽血与注血可同时进行，既方便又省时，如无大字形五通开关时亦可用2个或3个三通开关与脐插管及换血瓶相连。先将3个三通开关串联，第1个三通接脐静脉插管，作为抽出患儿血液用，第2个三通接装有肝素生理盐水注射器作为推注肝素用，第3个三通接换入血源，作为抽取换入血用。

（3）测脐静脉压：正常为4～8$cmH_2O$（0.39～0.78kPa），每换100mL血应测脐静脉压一次，根据压力调整进、出血量，压力>8$cmH_2O$（0.78kPa）示血量过多，宜多抽少进，压力低时宜多进少抽，一般出入量差应<20mL。

（4）换血速度：一般以2～4mL/（kg·min）速度匀速进行，开始以每次10mL等量换血，以后每次20mL等量换血，双倍量换血总时间不少于1.5小时。极低出生体重儿每次进、出血量应更少，速度应更慢。

（5）换血始、末的血标本应测胆红素、Hb、血细胞比容、血糖，必要时测血钙及电解质。

（6）换血过程中如有激惹、心电图改变等低钙症状时，应补入10%葡萄糖酸钙1～2mL/kg，静脉慢注。

（7）换血结束压迫脐静脉缝合皮肤切口以免出血。

2. 双管同步换血法　需要两条血管通路，同时连续地抽血。通常采用脐动脉用于抽血，脐静脉用于输血；或用脐静脉抽血，同时由外周静脉输入血液。抽出血与输入血几乎等量。双管同步法具有血流动力学变化小，以及消除了由单管交替换血时易存在的死腔等优点，理论上较单管换血更有效。

## 八、换血后注意

（1）换血后每隔半小时测生命体征1次，共4次，以后改每2小时测1次，共4次，注意心功能情况。

（2）换血后的4小时内每隔1～2小时测血糖一次，以及时发现低血糖。

（3）胆红素血症换血后应每4小时测血清胆红素，当其复跳至342μmol/L（20mg/dL）以上时，考虑再次换血。

（4）术后3～5天内每隔1～2天验血常规1次，当Hb<100g/L时需输入与换入血型相同的浓缩红细胞。

（5）注意切口感染及出血。

（6）情况稳定，换血后8小时开始喂奶。

## 九、换血并发症

1. 血制品所致并发症　传播感染，如乙型肝炎、巨细胞病毒感染、人免疫缺陷病毒感染（AIDS）、梅毒及细菌等，输血所致的溶血样反应及移植物抗宿主反应等。

2. 心血管并发症　换血过程中偶可发生心律失常或心跳停止，进入血量过多会导致心力衰竭，换血时不慎大量空气进入血循环时因气栓心跳可突然停止。

3. 代谢及电解质失衡　低血糖、低血钙、低血镁、高血钾及酸中毒。

4. 与技术操作及插管有关的并发症　肠道缺血所致的坏死性小肠炎、肠穿孔、门脉气栓、肝坏死等。

# 第四节　新生儿动脉穿刺

### （一）适应证

（1）获动脉血气标本。

（2）无法获得静脉血及毛细血管血标本时。

### （二）禁忌证

（1）凝血缺陷病。

（2）四肢循环不良者。

（3）局部有感染时。

（4）桡动脉或足背动脉侧支循环不良者，股动脉一般不作动脉穿刺采血用。

### （三）注意

（1）选用最细针头，尽量减少血管壁损伤。

（2）避免垂直穿透双侧动脉壁。

（3）操作结束必须按压至完全止血。

（4）穿刺结束后需检查穿刺动脉远端之循环情况（包括皮肤色泽－脉搏、毛细血管充盈时间等），应注意有无供血不良现象。

（5）穿刺动脉选择：一般采用周围动脉，首选桡动脉，其次为颞动脉、足背动脉及胫后动脉，仅在急诊情况下最后考虑肱动脉。

### （四）材料

23～25号静脉穿刺针（或最细头皮针），1mL抽血针筒，消毒皮肤物品及干棉球。

### （五）穿刺要点

（1）穿刺方向应直接对向血流。

（2）浅表动脉采取15°～25°角，针头斜面向上刺入。

（3）深部动脉采取45°角，针头斜面向下刺入。

(4) 穿入皮肤后应以最小损伤刺入动脉。

(5) 首次穿刺失败需重复穿刺时，应更换新针及重新消毒。

### （六）桡动脉穿刺术（图 5－5）

(1) 做 Allen 试验。

(2) 手掌向上，伸展腕部，勿过度伸展以免动脉受压。

(3) 消毒皮肤。

(4) 于手腕横纹线上针头对向桡动脉血流方向，与皮肤呈 45°角，针头斜面向上刺入，极低体重儿以 15°～ 25°角斜面向下刺入，进针至遇骨阻力或血液回出。当穿刺针完全插入仍未见回血时慢慢退出针头至皮下重新进针至血液回出。

(5) 收集血标本后，移除针头压迫止血，检查穿刺远端循环灌流。

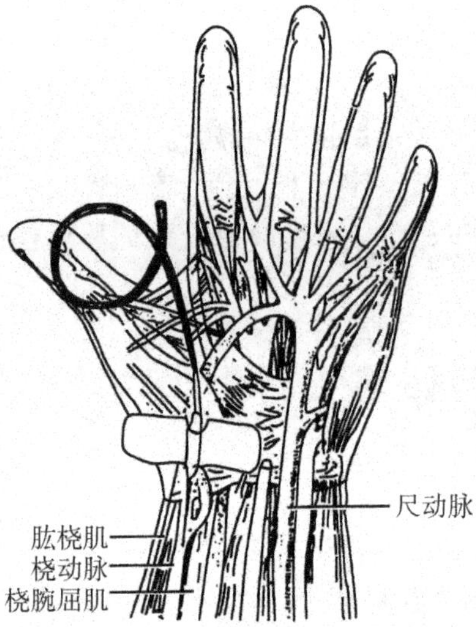


**图 5 — 5　桡动脉穿刺部位**

### （七）颞动脉穿刺（图 5－6）

(1) 耳屏前触及颞动脉搏动（可选择前或顶支）。

(2) 消毒局部皮肤。

(3) 针与皮肤呈 15°～ 25°角，针头朝向动脉血流方向刺入。

(4) 其他步骤与桡动脉穿刺相同。

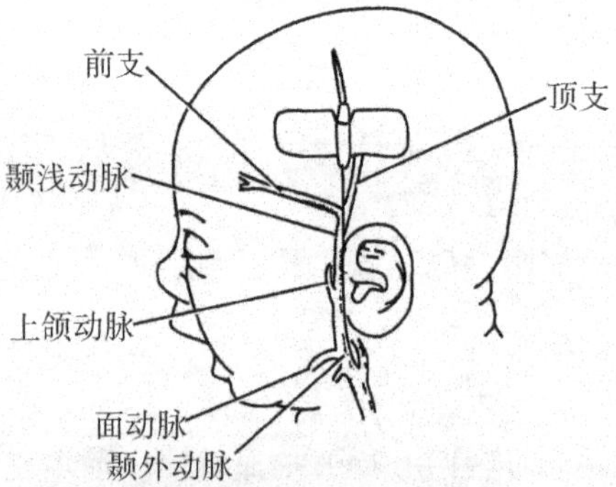


**图 5 — 6　颞动脉穿刺部位**

### （八）足背动脉穿刺（图 5－7）

(1) 于足背部（足背伸踇长肌与伸趾长肌肌腱间）触及足背动脉搏动之最强点。

（2）针与皮肤呈15°～25°角，针头朝向动脉血流，斜面向下刺入皮肤取血。
（3）其他步骤与桡动脉穿刺相同。

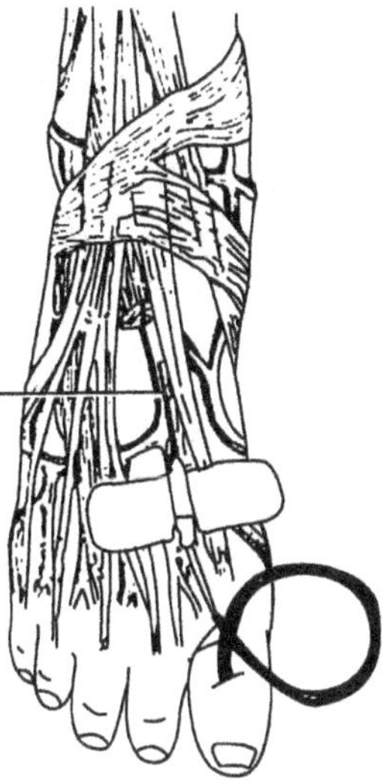


**图5－7　足背动脉穿刺部位**

## （九）胫后动脉穿刺（图5－8）

（1）于跟腱及内踝间触及胫后动脉之搏动。
（2）针与皮肤呈45°角，针头朝向动脉血流，斜面向上刺入皮肤取血。
（3）其余步骤与桡动脉穿刺相同。

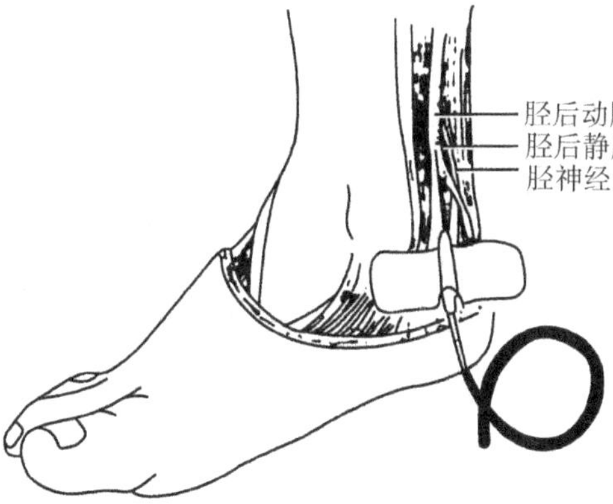


**图5－8　胫后动脉穿刺部位**

## （十）并发症

（1）止血不良或损伤动脉壁引起血肿。
（2）缺血（动脉痉挛引起远端缺血）、血栓。
（3）感染：骨髓炎，尤其股动脉穿刺可导致髋关节感染。
（4）神经损伤（如正中神经、胫后神经、股神经）。

# 第五节 脐动、静脉插管

## （一）脐动脉插管

1. 适应证

（1）需要频繁监测动脉血气者。

（2）需要持续监测中心动脉血压者。

（3）外周静脉输液有困难时作为维持输液用。

（4）快速换血用。

（5）血管造影用。

2. 禁忌证

（1）下肢或臀部有局部供血障碍症状时。

（2）腹膜炎。

（3）坏死性小肠、结肠炎。

（4）脐炎。

（5）脐膨出。

3. 器械 脐动脉导管 1 根（体重小于 1.5kg 用 3.5Fr，大于 1.5kg 用 5Fr），蚊式钳 2 把，直血管钳 2 把，有齿镊 2 把，直眼科镊、弯眼科镊各 1 把，手术刀及刀柄 1 把；外科剪及虹膜剪各 1 把，三通开关（或 T 字形接管）1 个，缝针，持针器，0 ～ 2 号缝线，扎脐绳（用以止血），消毒布巾，消毒皮肤用品，输液泵，肝素生理盐水液。

4. 操作步骤

（1）测量脐至肩距离以估计插管深度（图 5 －9），将测得之长度再加 1.5 ～ 2cm，以免插管太浅。

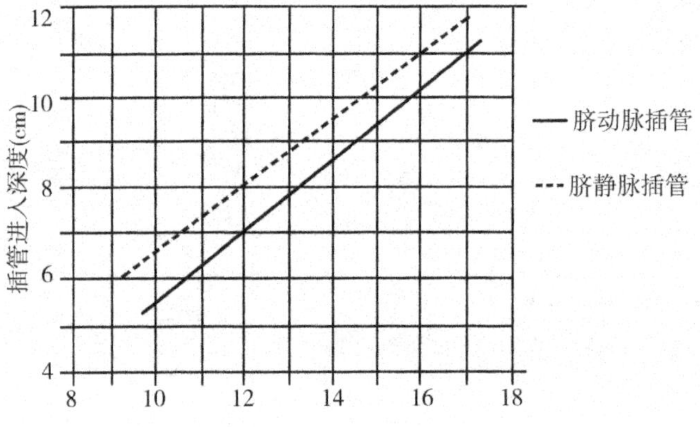


**图 5 —9 肩、脐距离**

（2）按外科手术要求洗手、戴口罩、穿手术衣，常规消毒脐及周围皮肤，尤其脐凹皱褶处，铺巾。

（3）脐插管准备：脐血管导管之尾端开口处接三通开关（或 T 字形接管），再接充满肝素生理盐水（5U/mL）之注射器，将肝素生理盐水液注入并充满导管，确保管内无气泡后关闭三通开关。

（4）将扎脐绳松扎于脐根部，以便出血时拉紧止血，于离脐根部 1 ～ 1.5cm 处切断脐残端，显露 2 根脐动脉（位于“4”及“8”点钟处，管壁厚、管腔小约大头针帽大小）及 1 根脐静脉（位于“12”点钟处，管壁薄、管腔大）。

（5）助手用两把血管钳将脐带边缘夹住，术者选择一根脐动脉，用直眼科镊的 1 支插入脐动脉内，另一支夹住脐带边缘，将弯眼科钳的两支并拢一起插入脐动脉口内，然后分开钳的两支扩大脐动脉管腔，助手即将脐插管插入动脉内，插管送入时应与腹壁垂直，略向下方，在通过 2cm（腹壁处）及 5 ～ 7cm（膀胱水平处）常有阻力，但轻轻用力即能顺利进入。

（6）插入预定深度后，开放三通开关，如立即有血液回流则证实导管已入脐动脉，可将血注回冲净后关上三通开关；如无回血，导管可能插入血管壁假窦道中；如抽吸后回血不畅则表明位置不当，应适当调整，如无回血则不能推注任何液体。

（7）用床边 X 线确定插管位置（图 5 —10）：按上述方法插入导管，管顶应位于 $L_3$ ～ $L_4$ 间，称低位插管，目前较常采用；高位插管为将管顶置于 $T_8$ ～ $T_{10}$间，由于并发症难以发现，目前已较少采用。如插管太深可根据 X 线所示拔出所需长度，插管太浅则不能再行插入，以免感染。

（8）固定脐插管：先用缝线将插管固定于脐带组织（不缝及皮肤），再以胶布搭桥固定（图 5 —11）。

（9）连接输液装置：关闭三通开关侧端，另一端与输液管相连，以每小时 1 ～ 2mL 速度用输液泵持续泵入 1U/mL 的肝素生理盐水维持液以保持导管通畅。

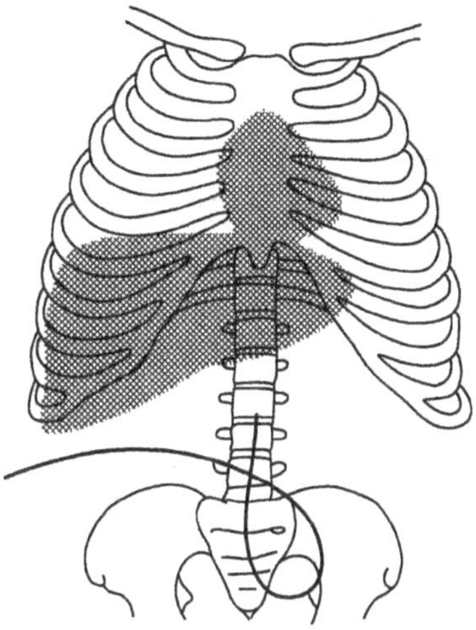

**图 5 —10　脐动脉插管位置**

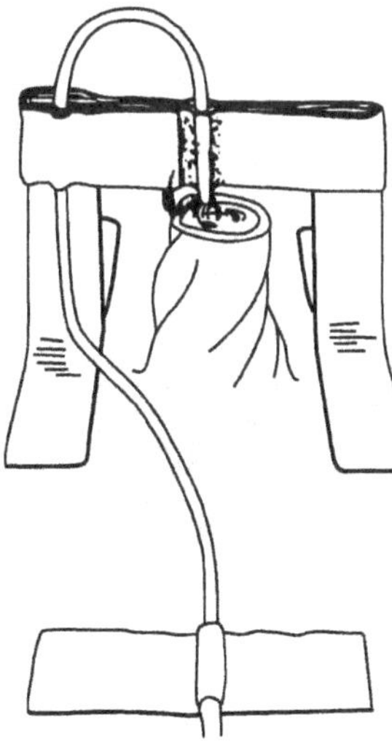

**图 5 —11　脐动脉插管固定法**

5. 插管中的常见问题

（1）切断脐残端时出血：可用扎脐绳拉紧止血，如脐动脉出血可用手将脐及周围组织捏紧止血，如脐静脉出血可用手指按压脐根上方腹壁止血。

（2）血管壁可因用力过度而撕断，故操作应轻柔。

（3）插管进入假窦道（动脉壁与周围组织间）时无回血，应拔出插管重新插入。

（4）插管误入脐静脉：插入脐动脉内时回血压力高，自动流出有搏动。入脐静脉回血慢，常需抽吸流出，X 线拍片观察插管走向可鉴别。

6. 并发症

（1）失血：应注意将各接头拧紧。

（2）插管时或插管后动脉痉挛影响肢体血供，可见一侧下肢发白。应将插管退出并热敷对侧下肢达到反射性的解除痉挛作用。

（3）血栓、气栓及栓塞：可引起肾栓塞、肠系膜血管栓塞导致肠坏死等，但往往不易及时发现，故操作过程必须确保无空气及血凝块进入。

（4）感染：操作及采血均需遵循无菌原则，输液管道及三通等 24 小时更换 1 次。

（5）低血糖：如脐插管位于 $L_3$ 以上且作为持续输注葡萄糖液时，因胰岛对局部输入的糖液反应后，分泌过多胰岛素而引起低血糖。

7. 拔管　当不需要频繁血气监测或血压监测时，或因出现并发症如血栓、栓塞、坏死性小肠炎、腹膜炎或脐周有感染时，应立即拔除脐插管。

方法：先去除缝线及固定胶布，开放三通开关同时逐渐拔出插管，当拔至插管只剩 3cm 时，若无血液流出亦不见血液搏动，则等待 3 ～ 5 分钟后（待动脉痉挛收缩后）拔除插管，全过程需 5 ～ 10 分钟。

## （二）脐静脉插管

1. 适应证

（1）产房内紧急情况下给药、输液及抽血标本用。

（2）作中心静脉压监测。

（3）换血。

2. 禁忌证　同脐动脉插管。

3. 器械　同脐动脉插管，<3.5kg 者用 5Fr 脐血管插管，>3.5kg 者采用 8Fr 脐血管插管。

4. 注意

（1）导管前端不能置于肝脏血管、门静脉及卵圆孔处，而应置于静脉导管或下腔静脉处（X 线约位于膈上 1cm）（图 5 －12）。

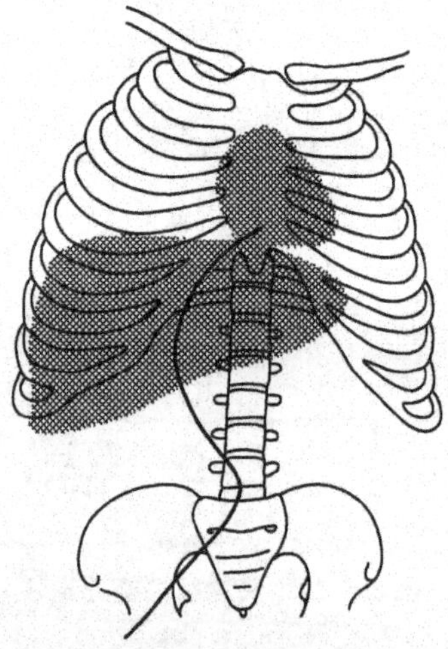

**图 5 — 12　脐静脉插管位置**

（2）换血时，导管仅需插至顺利抽得血液即可（一般为 5 ～6cm 处），换血前最好以 X 线检查导管位置，当导管前端位于门静脉或肝静脉分支处时不能换血。

（3）在换血过程中如遇抽血不畅不能再次推入导管。

（4）导管前端不在下腔静脉时，不能输高渗液。

（5）为避免空气进入导管，导管内应充满液体，导管之尾端应连好三通开关及输液装置。

（6）当经脐静脉输注高营养液时则不能同时测中心静脉压。

5. 操作技术

（1）测肩、脐距离确定导管插入深度后再加上 1.5 ～ 2cm（为腹壁及脐残端长度）。

（2）按常规消毒脐周围皮肤、铺巾（同脐动脉插管）。

（3）脐插管准备：将脐血管导管之尾端连接三通开关，再连 5mL 注射器，将 5U/mL 肝素生理盐水液充满导管及三通开关，检查无空气后关闭三通。

（4）找出脐静脉，轻轻将虹膜钳插入静脉，扩开管腔，插管前应去净管腔内凝血块。

（5）将导管插入脐静脉，当导管进入腹壁与水平面呈 60°角的位置时，向头侧推进。若导管进入门脉系统或嵌在肝静脉时常有阻力，这时可拔出导管 2cm 轻轻转动重新慢慢推入。导管通过静脉导管后即进入下腔静脉。

（6）X 线定位确定导管位置。

（7）固定脐静脉插管（与脐动脉插管相同）。

6. 并发症

（1）感染、败血症。

（2）血栓、栓塞。

（3）导管位置不良：位于心脏时可产生心脏穿孔、心包填塞、心律不齐等；当导管位于门脉系统可发生坏死性小肠炎、肠穿孔、肝实质穿破、肝坏死（因肝静脉栓塞或高渗液进入肝组织）等。

## 第六节　新生儿复苏

### 一、一般原则

每次分娩时应有一名熟悉新生儿复苏技术的人员在场。所有高危婴儿分娩时应有熟练的专职新生儿科医师在场。

对复苏者有如下高标准要求：①掌握围生期生理知识及复苏原则；②掌握所需技术；③明确了解团队其他成员的职责，以便精确预测每人在特定情况下做出的反应。美国儿科学会/美国心脏协会的新生儿复苏项目对每位实施复苏的医护人员进行培训，以确保每个人能够正确熟练地进行复苏操作。新生儿复苏项目提供了达到极高复苏成功率的途径，并且能够帮助临床医师更快地辨别那些需要特殊处理的特殊病例。

#### （一）围生生理学

出生时复苏目的是帮助新生儿出生后立即完成呼吸的循环转换：肺扩张，肺液清除，建立有效的气体交换，终止右向左分流。这些生理变化的关键时期是最初的几次呼吸，能够使肺扩张、提高肺泡及动脉中的氧分压，使氧分压从胎儿时期的约 3.3kPa（25mmHg）提高到 6.7 ～ 9.3kPa（50 ～ 70mmHg）。并伴有：①降低肺血管阻力；②降低通过动脉导管的右向左分流；③增加肺静脉血向左心房回流；④提高左心房压力；⑤阻断通过卵圆孔的右向左分流。最终结果是从胎儿循环模式转换为新生儿循环模式。

分娩时一些情况可能影响胎儿进行这种必要的转换能力。组织灌注和氧合状态不良最终导致心功能不全，但是胎儿对低氧的最初反应是呼吸暂停。即使是相对较短时间的缺氧即可导致原发性呼吸暂停，适当的刺激和吸氧通常可使胎儿快速从这种状态中恢复。如果持续缺氧，胎儿会出现不规则喘息并进入继发性呼吸暂停。这一状态可出现在分娩前较长时期或分娩前后，此时出生的婴儿需要辅助通气及吸氧。

### （二）复苏目标

（1）减少即时热量丢失，通过擦干、保暖降低新生儿氧耗。

（2）建立正常呼吸及肺扩张，清理上呼吸道及必要时进行正压通气。

（3）提高动脉氧分压，通过充分肺泡通气。不提倡常规吸氧，但吸氧在某些情况下是必需的。

（4）维持足够的心输出量。

## 二、复苏准备

预测一个新生儿出生时可能需要复苏而做好充分准备是复苏成功的关键。据估计 10% 的新生儿出生时须要一些辅助才能建立正常的呼吸。

### （一）高危分娩的围生情况

理想的做法是，产科医师应在分娩前通知儿科医师。儿科医师再回顾产科病史及导致高危分娩的因素，并为预测到的可能出现的特殊情况做好准备。如果时间允许，应与其父母讨论这一可能出现的情况。出现以下产前和产时情况分娩时应有复苏团队在场。

1. 胎儿窘迫证据

（1）严重胎心率异常，如持续心动过缓。

（2）头皮血 pH 值≤7.20。

（3）异常胎心率模式。

2. 胎儿疾病或潜在严重情况的证据

（1）羊水胎粪污染及其他可能的胎儿异常证据。

（2）早产（<36 周），过期产（>42 周），预测低体重（<2.0kg），巨大儿（>4.5kg）。

（3）产前诊断严重的先天畸形。

（4）胎儿水肿。

（5）多胎妊娠。

（6）脐带脱垂。

（7）胎盘早剥。

3. 产程和分娩情况

（1）明显阴道出血。

（2）异常胎先露。

（3）产程延长、异常产程或难产。

（4）可疑艰难产子。

### （二）情况评估

以下情况无须专门儿科医师复苏小组在场，但应有具备评估和初步治疗能力的人员在现场进行评估分类。

1. 新生儿情况

（1）未预测到的先天畸形。

（2）呼吸窘迫。

（3）未能预测到的新生儿窒息，如 2 分钟 Apgar 评分 <6 分。

2. 母体情况

（1）母体感染症状：①母体发热。②破膜超过 24 小时。③羊水异味。④性传播疾病病史。

（2）母体疾病或其他情况：①糖尿病。②无胎儿水肿证据的 Rh 血型不合或其他同种免疫问题。③慢性高血压或妊娠高血压疾病。④肾脏、内分泌、肺或心脏疾病。⑤滥用乙醇或其他物质。

### （三）必需设备

必须具备并能正常应用。每一间产房都应具备以下设备。

（1）配有热辐射器的操作床或操作台。必须在分娩前打开热射床并检查其状态是否正常。还应有对极低体重儿额外加热的加热灯。

（2）氧源（100%，纯氧），有可调节的气流表及足够长的氧气管，可加湿、加温最好。早产儿（<32孕周）应有脉搏血氧饱和度测定仪及能够提供可调节的空气－氧气混合气体的系统。

（3）复苏气囊通过可调节阀门的麻醉气囊或连接储气罐的自动充气气囊。气囊大小应适合新生儿（通常是750mL），并可输送纯氧。

（4）面罩大小适合即将出生的新生儿。

（5）吸痰器。

（6）带有新生儿或早产儿听诊器头的听诊器。

（7）急救箱

1）配有0号、1号喉镜片的喉镜。

2）备用电池。

3）直径一致的气管插管（内径2.5mm、3.0mm、3.5mm）各2套。

4）药物包括肾上腺素（1∶10 000）、碳酸氢钠、钠洛酮、生理盐水。

5）脐插管盘，有3.5号、5号插管。

6）注射器（1.0mL、3.0mL、5.0mL、10.0mL、20mL、0mL），针头（18～25号），T形接头，三通接头。

7）如果产房距新生儿监护室距离较远，应有电池电源的转运暖箱及便携氧气。

8）在产房使用持续心肺功能监测设备有困难，因很难有效安置监测导线。脉搏测氧仪能够提供氧饱和度及心率状态，并且容易使用，早产儿可应用。

9）呼气末$CO_2$监测仪/指示仪可证实插管后气管插管的位置是否正确。

### （四）设备准备

到产房后，检查转运暖箱是否插上电源、加热，是否有充足的氧气。专家应向产科医师、麻醉师、母亲（如果她清醒）、父亲（如果在场）做自我介绍。在了解病史或当时情况后，应采取以下措施。

（1）确认辐射热床开启，有干燥温暖的毯子。

（2）打开氧气或空气－氧气混合气体，调节气流在5～8L/min。

（3）检查复苏气囊阀门控制情况及是否有充分气流。确定有合适的面罩。

（4）确定喉镜光源明亮，有合适的喉镜片（足月儿使用1号片，早产儿使用0号片，极低体重儿使用00号片）。

（5）拿出适当的气管插管（足月儿3.5mm，体重>1 250g早产儿3.0mm，更小的婴儿2.5mm）。NRP推荐较大婴儿使用4.0mm，但很少用到。插管应有13cm长。可使用气管插管导丝，应使尖端距气管插管远端至少0.5cm。

（6）如果临床情况提示要更进一步复苏，可能需要以下措施

1）使用脐插管进行静脉穿刺。

2）准备1∶10 000肾上腺素、碳酸氢钠、生理盐水冲管并用于扩容。

3）检查是否备有其他可能用到的药物，并准备使用。

### （五）隔离防护

在产房接触血液或其他胎儿体液是不可避免的。必须戴帽子口罩、护目镜或眼镜、手套、不透水的手术衣，直至剪断脐带，将婴儿擦干并包裹好。

## 三、新生儿复苏

复苏团队应知道麻醉类型及持续时间，母体失血量，新发现的问题如脐绕颈或羊水粪染，见图

5－13。

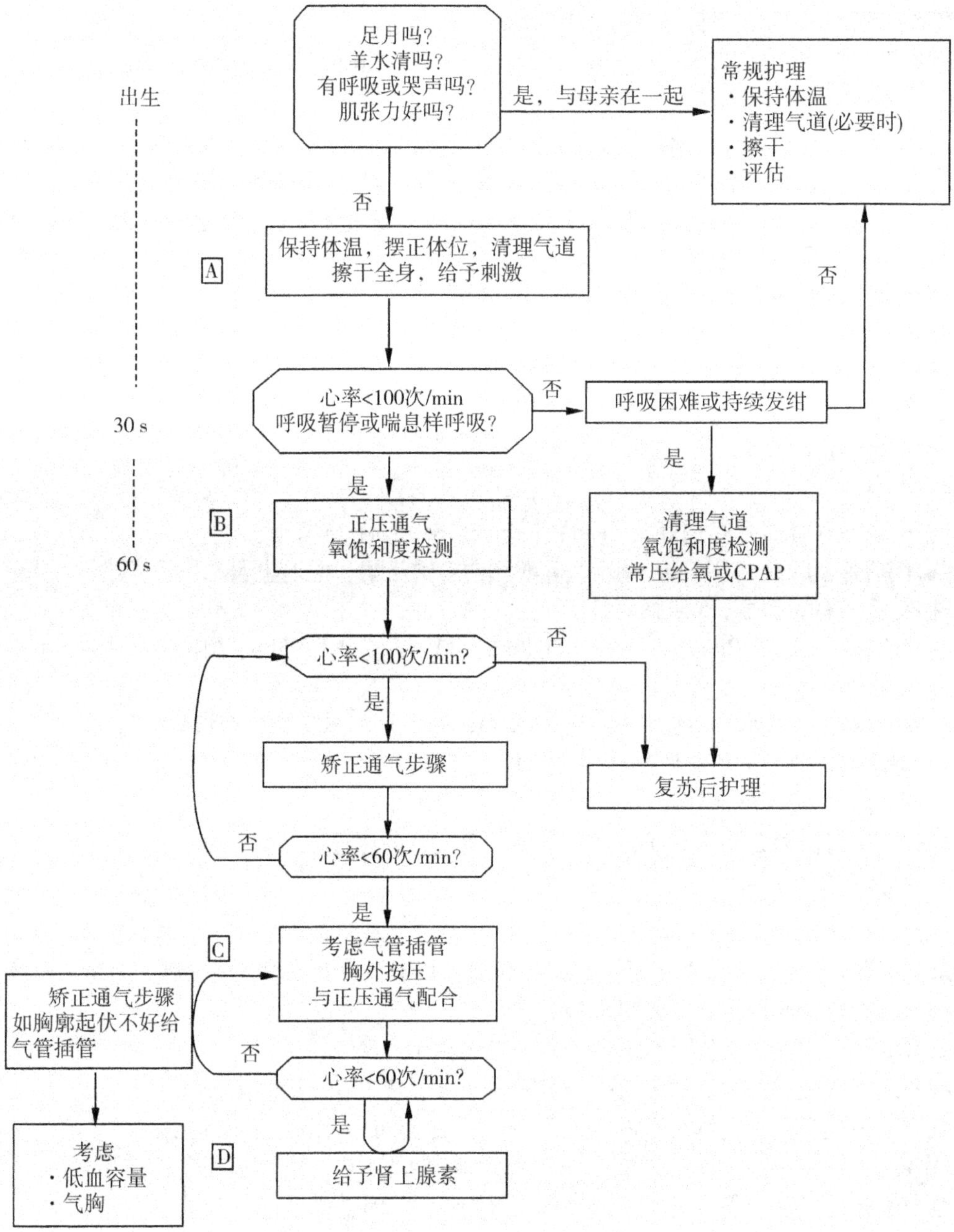


**图5—13 新生儿复苏流程**

分娩后即时处理，开始评估、决定、行动（复苏），复苏方案包括ABCDE 5个步骤。A尽量吸净呼吸道黏液，建立通畅的呼吸道；B建立呼吸，增加通气，保证供氧；C建立正常循环，保证足够心脏搏出量；D药物治疗；E评估，监护，保暖，减少氧耗。该法强调ABCDE这5个步骤严格的顺序性，不能颠倒，前3项最为重要，其中A是根本。大多数窒息新生儿只用A清理呼吸道和触觉刺激，即可啼哭和正常呼吸，如果经过A处理后无呼吸或呼吸不充分，心率<100次/min，再用B正压通气给氧，少数患儿心率仍<60次/min，还须要C胸外心脏按压，可达到满意复苏，仅少数患儿须要D用药，E评估则贯穿于ABCD每个步骤执行的前后，根据评估结果做出下一步所要执行的操作。

1. 快速评估　出生后立即用几秒钟的时间快速评估4项指标：①足月吗？②羊水清吗？③有哭声或呼吸吗？④肌张力好吗？以上4项有1项为“否”，则进行初步复苏。

2. 初步复苏

（1）保暖：这是复苏最重要的措施之一，保持新生儿适应的体温，对新生儿的存活与健康成长至关重要。保暖措施：擦干与包裹，保持室温，治疗、护理时必须保暖。将新生儿放在辐射保暖台上或因地制宜采取保暖措施，如擦干后的湿毛巾应及时去除，用预热的毯子裹住新生儿以减少热量散失等。对于体重 <1 500g 的极低体重儿，有条件的医疗单位可将其头部以下躯体和四肢放在清洁的塑料袋内，或盖上塑料薄膜置于辐射保暖台上，摆好体位后继续初级复苏的其他步骤。因会引发呼吸抑制，也要避免高温。

（2）体位：置新生儿头轻度仰伸位（鼻吸气位），见图 5－14。

（3）清理气道：肩娩出前助产者用手挤出新生儿口、咽、鼻中的分泌物。娩出后，用吸球或吸管（12F 或 14F）清理分泌物，先口咽后鼻腔。应限制吸管的深度和吸引时间（10 秒），吸引器负压不宜超过 13.3kPa（100mmHg）。对有胎粪污染羊水患儿娩出后，应迅速吸净口咽喉内羊水并立即给予气管插管，进行气管内吸引，力争在呼吸建立之前 1 分钟内把气管下部残余的胎粪污染羊水全部吸除。

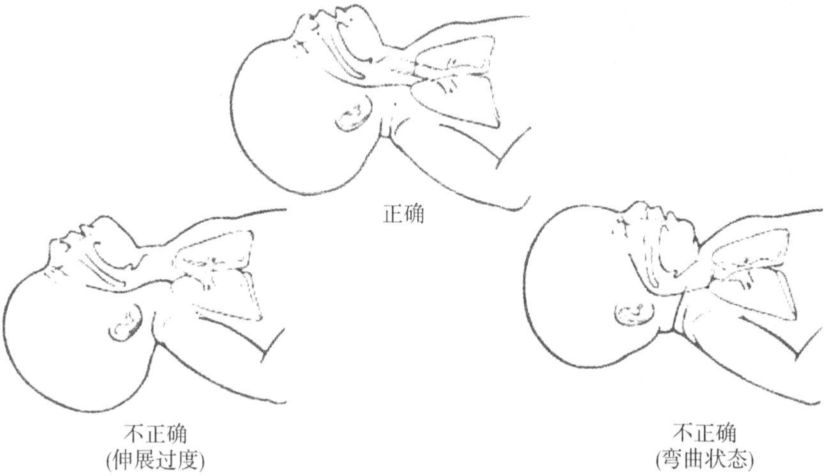


**图 5－14　新生儿复苏体位**

（4）触觉刺激：出生后的各种刺激，均可反射性地引起呼吸。娩出后的擦干和对口、鼻腔的吸引对许多正常婴儿或轻度窒息儿已能恢复或建立呼吸，但窒息较重患儿经过上述处理可能仍不能立即出现呼吸，则应给予附加的触觉刺激，拍打足底或摩擦背部（图 5－15）。注意触觉刺激不能超过 2 次，如果经过 2 次触觉刺激或 30 秒后患儿仍不能出现有效的自主呼吸，可能为继发性呼吸暂停，应立即给予面罩或气囊正压通气（图 5－16）。其他的触觉刺激如摩擦头部、躯干、四肢等不同的刺激作用，可以增加呼吸频率和加深呼吸深度，对呼吸浅弱的患儿可增进呼吸功能，但不能达到激起窒息患儿呼吸的作用。注意在刺激新生儿时，要避免太用力的方法，因为这样不能帮助引起呼吸，还可能伤害新生儿。不能使用的刺激方法包括用力拍背、用力将大腿搬向腹部、应用热敷或冷敷、向新生儿面部或身体吹冷的氧气、挤压肋骨、摇动新生儿、给新生儿洗冷水浴或热水浴等。

3. 建立呼吸，增加通气，保证供氧　新生儿经过清理呼吸道及触觉刺激等初始复苏后仍无自主呼吸，或虽有自主呼吸，但不充分，心率仍低于 100 次/min 者，均应立即应用复苏气囊和面罩或气管插管正压通气给氧，以建立和改善呼吸。正压通气的指征：呼吸暂停或喘息样呼吸；心率 <100 次/min。

经 30 秒充分正压通气后，如有自主呼吸，且心率 >100 次/min，可逐步减少并停止正压通气。如自主呼吸不充分，或心率 <100 次/min，须继续用气囊面罩或气管插管施行正压通气，并检查及矫正通气步骤。如心率 <60 次/min，气管插管正压通气并开始胸外按压。

气囊面罩正压通气：通气压力需要 2.0～2.5kPa（20～25cm$H_2O$），少数病情严重的患儿可用 2～3 次 3.0～4.0kPa（30～40cm$H_2O$）。频率 40～60 次（按压 30 次/min）。有效的正压通气应显示心率迅速增加，由心率、胸廓起伏、呼吸音和血氧饱和度评价。如正压通气达不到有效通气，须检查面罩和面部之间的密闭性，是否有气道阻塞（可调整头位，清除分泌物，使新生儿口张开）或气囊是否漏气。面罩型号正好封住口鼻，但不能盖住眼睛或超过下颌。通气效果的评估及措施，如果面罩封闭良好，气道通畅，送气压力和胸动适当，持续正压通气给氧 15 ～ 30 秒后观察反应。有效指标：①心率稳定在 100 次/min 以上，接近正常或正常；②出现自主呼吸，呼吸频率和深度达到正常；③肤色好转至粉红色。在有效通气下，心率最先恢复，心输出量及含氧量随之增加，肤色好转，随后出现自主呼吸。如果心率在 60 ～ 100 次/min，应检查肺充气和复苏方法是否适当，并进行必要的调整。若心率 $<60$ 次/min，应立即进行心脏按压，按压频率 120 次/min，每进行正压通气 1 次，按压 3 次，若心率 $<60$ 次/min 继续复苏气囊通气和心脏按压，加用药物治疗，并进行监护。

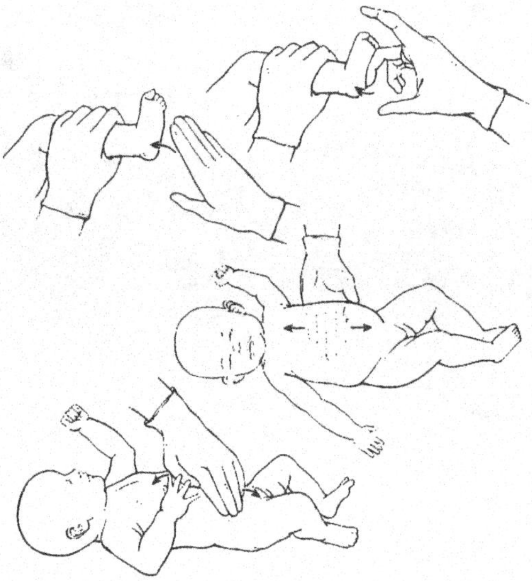

**图 5 — 15　触觉刺激**

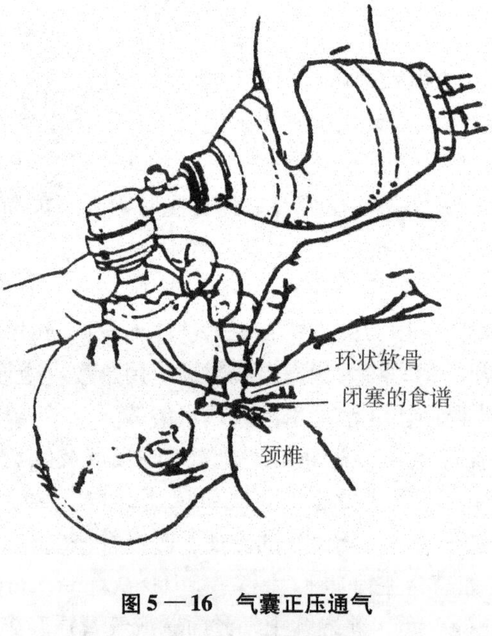


**图 5 — 16　气囊正压通气**

给氧原则：产后新生儿呼吸已稳定，$SaO_2 \geqslant 85\%$ 不应给氧，如心率 $>100$ 次/min，但表现为持续中枢性发绀，且明显加重，持续 $SaO_2 < 85\%$ 应给氧维持 $SaO_2$ 在 88% ～ 93%。给氧的一般方法采用面罩法和头罩法较好。面罩法给氧受面罩边缘与面部之间空隙的影响，空隙小时，吸入浓度可达 60% ～ 80%，

空隙大时仅40%左右。给氧时尽量给予低流量（5L/min及以上）的氧，使$FiO_2$在0.4～0.5以下，为防止体热丧失和呼吸道黏膜干燥，应加湿及适当加温（31～33℃），同时也要避免高流量10L/min，因为空气对流可引起新生儿丢失大量的热量。同时监测血气值，调整吸入氧浓度或决定是否继续给氧，目前提倡对轻度窒息儿只给室内空气。复苏用氧推荐：建议县级以上医疗单位创造条件在产房添置空气-氧气混合仪及脉搏氧饱和仪。无论足月儿或早产儿均在氧饱和仪的监测指导下进行。足月儿可以用空气进行复苏，早产儿用30%～40%的氧，用空气-氧气混合仪根据氧饱和度调整氧浓度，使氧饱和度达到目标值，如暂时无空气-氧气混合仪可用接上氧源的自动充气式气囊去除储氧袋（氧浓度40%）进行正压通气。如果有效通气90秒心率不增加或氧饱和度增加不满意，应当考虑把氧浓度提高到100%。

气管插管指征：①须要延长正压通气时间，气囊和面罩通气效果不佳。②应用气囊和面罩正压通气，胸部不抬起，或正压通气15～30秒，心率仍低于80～100次/min，或1分钟内仍无自主呼吸。③胸外按压时或需要气管内注药时。④须要气管内吸引，羊水胎粪污染，或有胎粪自声门涌出，或吸入血液等，应立即气管插管，清除呼吸道内分泌物，进行正压通气。⑤疑诊膈疝，先天性膈疝由于腹部器官移入胸腔压迫心肺，应用气管插管正压通气，可防止气体进入胃肠，影响肺扩张。

4. 建立正常循环，保证足够的心搏出量　新生儿窒息引起低氧血症早期对心脏的影响是功能性的，可以通过增快心率以增加心输出量以提高对组织供氧，当窒息缺氧继续，心率下降，心肌收缩力低下，心脏泵血功能低下，不能维持生命所需的最低循环血量，应立即进行胸外按压，以增加对重要生命器官的血液供应量。胸外按压维持正常心搏量的30%～40%，与此同时必须应用正压通气给氧，保证循环血量进行氧合及排除$CO_2$，改善通换气功能。

指征：窒息患儿应用纯氧正压通气15～30秒，心率仍低于60次/min或在60～80次/min之间不再增加。

方法：有双指按压法和拇指按压法。按压部位都在胸骨的下1/3。按压频率120次/min（每按压3次，间断给予加压给氧1次，每2秒完成一个循环，按压者应大声喊出1——2——3——吸……），按压深度约为1.5cm，然后放松，使心脏充分充盈，如果按压有效可摸到股动脉搏动。注意在按压之前应建立有效的通气。拇指法（推荐使用）：2个拇指并排放在乳头连线下方的胸骨上。当新生儿过小或复苏者的手过大时，2个拇指可以重叠放置，其余4指托患儿背后。双手环绕患儿胸部。双指法：将一只手的中指和环指放在乳头连线下方的胸骨上，另一只手托住患儿的背部。当心率达到60次/min以上停止胸外按压；如果心率仍低于60次/min，继续胸外按压，可经静脉、骨髓腔、脐或气管途径给予肾上腺素。

5. 药物治疗　如果对有症状的新生儿不断进行评估并做出迅速反应，复苏过程中很少给药。心动过缓通常继发于肺膨胀不全和低氧血症。因此充分的通气对于纠正缓慢的心率是最重要的。在100%纯氧进行充分的通气和胸外按压下30秒以上心率仍低于60次/min或无反应或心脏停搏，应给予药物。给药途径：脐静脉、外周静脉和气管内注射3种。

（1）肾上腺素：具有α-肾上腺能受体和β-肾上腺能受体激动作用。对于心搏骤停和α-受体激动作用引起血管收缩作用更重要。血管收缩可以增加胸外按压时的灌注压，将氧气运送到心脏和脑。肾上腺素还可以增强心肌收缩力，刺激自主收缩，增加心率。应用肾上腺素1/10 000肾上腺素0.1～0.3mL/kg（0.01～0.03mg/kg），快速静脉注射或气管内滴注。如果心率仍小于100次/min，可能存在容量不足或代谢性酸中毒，根据病情可每2分钟重复给药；如果给药后30秒内，心率≥100次/min，提示有效。因为气管内给药途径效果有限，肾上腺素仍为首选静脉给药。

（2）扩容剂：有急性失血病史和伴有血容量低下患儿，窒息复苏后应给予扩容剂治疗；常用制剂有全血、血浆、5%白蛋白溶液或其他血浆代用品、生理盐水溶液等；扩容剂的剂量为每次10mL/kg，5～10分钟内重复给药；如果血容量低下的表现持续存在，如血压持续低下应加用多巴胺等改善循环治疗。

（3）纳洛酮：在过去4小时内母亲有麻醉剂应用史患儿，与之前的麻醉镇痛药竞争阿片类受体。出生时有呼吸抑制表现，应快速给予纳洛酮0.1mg/kg，静脉注射或气管内注射，观察心率和呼吸，如再次出现呼吸抑制表现，可重复用药。

6. 复苏注意事项

（1）快速评估复苏指标。

（2）快速按步骤复苏和熟练掌握复苏技术。

（3）把握好复苏药物的应用：忌用中枢呼吸兴奋剂；不用高渗葡萄糖；建议静脉应用纳洛酮；不适合应用肾上腺皮质激素；慎用 $NaHCO_3$。

（4）防治并发症。

7. 复苏后监护　每一个还未达到稳定或复苏后的新生儿都须要持续的监测、护理和恰当的诊断性评估。复苏后半部的监测包括以下几点：监测心率、呼吸频率、血压、体温、吸氧浓度和动脉血氧饱和度，做血气分析；判定血糖水平和对低血糖进行治疗；动态监测血糖和血钙水平；拍胸片 X 射线片来评估肺的扩张情况、气管插管和脐静脉导管的位置，明确心搏骤停的潜在病因，或检查是否存在并发症，如气胸；通过扩容或应用血管加压剂治疗低血压；治疗可能存在的感染或惊厥；建立静脉通道，给予合理的液体治疗；记录观察的情况和相应的处理；将新生儿转运到更有条件的地方（如新生儿监护病房）进一步护理。转运过程须要接受过新生儿复苏培训的一组人员来完成。

## 四、特殊情况

### （一）胎粪吸入

产科医师应在生产过程中快速对任何羊水胎粪污染的婴儿进行评估。不推荐对所有胎粪污染的婴儿常规吸痰，但当有大量羊水或分泌物时，在胎头娩出后、开始呼吸前应使用球形吸痰器清理口咽。应立即评估新生儿是否有活力，如有力的呼吸、良好的肌张力及心率 >100 次/min。尽管存在羊水粪染，对有活力婴儿的处理应同正常婴儿一样。如果在场的产科医师和儿科医师均认为婴儿有活力，就不必在出生后将婴儿从其母亲身边带走。如果婴儿无活力（无呼吸或哭声，且肌张力低下，且心率 <100 次/min），应立即气管插管吸出胎粪，最好在第一次呼吸前进行。在许多情况下即使婴儿已经有了喘息，直接气管插管吸痰仍能吸出一些胎粪（图 5－17）。吸痰可通过连接气管插管和吸痰器的连接管进行（图 5－18）。复苏人员应避免使用可能被血或阴道分泌物污染的吸痰方法。

对最初呼吸抑制的婴儿，应在产房及新生儿重症监护病房全程监护，并充分吸氧，防止出现低氧血症。

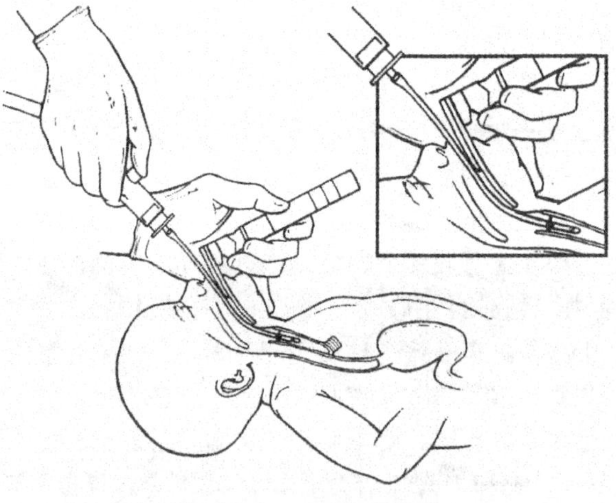

**图 5－17　气管胎粪吸引**

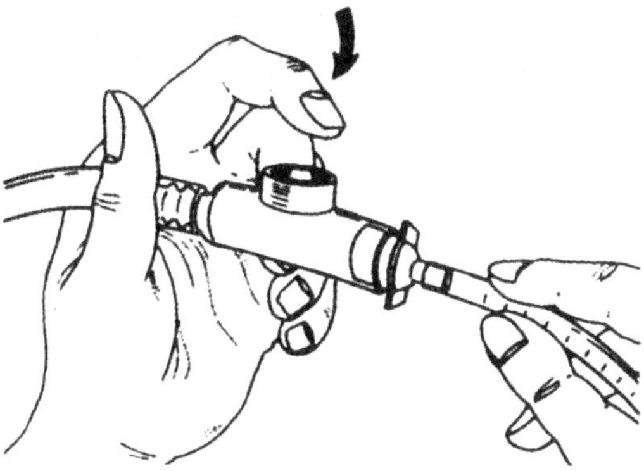

图 5—18　胎粪吸引管

### （二）休克

某些婴儿在产房表现出苍白、休克。休克可源于大量产时失血，由于胎盘分离、胎-母输血、胎盘处脐带撕裂、前置胎盘或血管、剖宫产时切开前壁胎盘、难产时腹腔内脏破裂（如肝、脾）所致。也可由败血症或低氧血症酸中毒所致的血管舒张、血管张力降低引起。这些新生儿表现为：苍白，心动过速（>180 次/min），呼吸急促，低血压伴毛细血管灌注不良，脉搏微弱。

如为不明原因的急性失血，在开始呼吸支持后可能需立即输入 O 型浓缩红细胞、0.5% 白蛋白。可通过脐插管给予 20mL/kg。如临床症状无改善，应进一步查找失血原因，并继续使用更有力的血液或胶体扩容剂。应记住，产时急性失血分娩后即时血细胞比容可能正常。

除急性大量失血外，无须急用血液替代品，使用晶体溶液即可达到稳定状态。盐溶液是首选。如果之后需要血液替代品，晶体液为从血库获得更适合的产品赢得了时间。

除非极其危急情况且无其他治疗方法可用，否则不推荐从胎盘自体输血。

### （三）气漏

如果在经过充分有效通气、胸外按压、使用药物后，婴儿情况仍未改善，应考虑气漏综合征的可能。气胸（单侧或双侧）、心包积气可通过透视或诊断性胸穿来除外。

### （四）早产

早产儿在产房需要更多的特别护理，包括空气-氧气混合气体及氧饱和度监测，防止因较薄的皮肤和较高的体表面积或体重比例所致的热量丢失。呼吸功能不充分所致的呼吸暂停更易发生于低胎龄的婴儿，并应提供支持治疗。对肺表面活性物质缺乏致肺脏顺应性差的新生儿，第一次及之后的呼吸时须提高通气压力。在早产的原因中，围生期感染更能够增加早产儿窒息风险。

## 五、Apgar 评分

对复苏的效果和复苏方法的评价应根据新生儿的呼吸、心率和肤色来做出。产后应常规行 Apgar 评分并记录于新生儿表格上。Apgar 评分包括新生儿 5 项客观体征评分的总和，项分 0、1、2 分。一般记录出生后 1 分钟、2 分钟的评分。如果 Apgar 评分≤6 分，应每隔 2 分钟评估一次直至评分 >6 分（表 5—17）。Apgar 评 10 分提示婴儿情况良好。这种情况很少见，因为大多数婴儿会存在不同程度的手足发绀。评分如果准确，可以获得以下信息。

### （一）1 分钟 Apgar 评分

这一评分通常与脐血 pH 值有关，为产时窒息的指标。与预后无关。0～4 分新生儿与 7 分以上新生儿相比，存在明显的低 pH 值，高 $PaCO_2$，低缓冲碱。极低出生体重儿新生儿评分低不一定代表严重窒息。50% 胎龄 25～26 周并且 Apgar 评分 0～3 分的新生儿脐血 pH 值 >7.25，因此极低出生体重儿新生儿评分低不能认为其有严重窒息。但是，对于这些新生儿要给予积极的复苏，相对于那些评分低又伴有酸中毒的新生儿，他们对复苏的反应快且较少使用有创手段。

表 5—17 新生儿 Apgar 评分标准

| 体征 | 0 分 | 1 分 | 2 分 |
|---|---|---|---|
| 皮肤颜色 | 青紫或苍白 | 躯干红四肢紫 | 全身红 |
| 心率（次/min） | 无 | <100 次/min | >100 次/min |
| 弹足底或插鼻管后反应 | 无反应 | 有皱眉动作 | 哭，喷嚏 |
| 肌张力 | 松弛 | 四肢略屈曲 | 四肢活动 |
| 呼吸 | 无 | 慢，不规则 | 正常，哭声响 |

### （二）1 分钟以上 Apgar 评分

反应新生儿变化情况及复苏效果。持续低 Apgar 评分提示需要进一步抢救及对新生儿产生较严重的损伤。评估复苏是否有效，最常见的问题是肺膨胀及通气不良。复苏过程中持续低 Apgar 评分时，要检查面罩是否扣紧、插管位置是否正确以及是否有足够的吸气压力。

长时间的严重缺氧（如：Apgar 评分为 3 分）可能对神经系统产生影响。许多新生儿长时间缺氧（>12 分钟）通常会出现神经系统并发症。但是许多新生儿长期随访出现神经系统异常如脑瘫患儿在出生时无缺氧及低 Apgar 评分史。

## 六、进展

新生儿复苏不断研究新的设备以期达到最好的复苏效果。

### （一）喉罩

合适的喉罩可对新生儿产生有效通气。在许多医院中，可以在气管口放置一个喉罩，以保证稳定的气流，而不需要插管。此装置可广泛用于足月儿，但也有报道可用于小早产儿。但是，喉罩对小早产儿及胎粪吸入综合征患儿的有效性还没有定论。

### （二）T-组合复苏器

T-组合复苏器是人工操作、压力限定、气体驱动的复苏装置。这个装置可以通过设定气流量（峰压和末压）很好地进行人工通气，并且很简单地控制呼吸频率。这种装置最重要的用途是在需要呼吸支持的早产儿转运而没有呼吸机时。

### （三）空气复苏

NRP 目前仍推荐在新生儿复苏时使用氧气，但是证据显示空气复苏也同样有效而且更安全。动物研究没有显示纯氧及混合氧对新生兔复苏更有效，并且高氧可致死亡率提高及神经系统损伤。对足月儿研究显示，空气复苏和氧气复苏在生后恢复到正常心率的时间相同，且 1 分钟和 2 分钟 Apgar 评分相似。除了在氧气复苏组有高二氧化碳潴留外，两组中血气分析正常的比例相同。在氧气复苏组新生儿第一声啼哭时间延长，但死亡率相同。随着更好地了解生后氧饱和度变化、更多地积累空气复苏资料，很可能产房中由 100% 纯氧复苏会被空气复苏及混合氧复苏代替。

### （四）保守或停止复苏

复苏意味着婴儿可获得更好的生存率，减少严重疾病发生率，包括胎龄 25 周或胎龄更大些的新生儿。对那些不可能存活或并发症概率非常高的新生儿来讲，父母的意愿可指导复苏力度。

如果连续 10 分钟以上的侵入性复苏后仍没有生命体征出现，可考虑停止复苏。

# 第六章

# 儿童营养性疾病

## 第一节　蛋白质－能量营养不良（PEM）

蛋白质－能量营养不良是指因食物中的蛋白质、能量供给不足，以及在某些疾病等作用下，导致出现的营养不良症状。蛋白质－能量营养不良主要表现为各器官功能紊乱、皮下脂肪减少、渐进性消瘦、水肿等。轻型慢性的蛋白质－能量营养不良常常不受到人们的重视，而严重患者可导致死亡。对于儿童而言，蛋白质－能量营养不良对他（她）的健康生长以及疾病康复具有较大的影响，因此，蛋白质－能量营养不良是临床营养学的重要组成内容之一。

### （一）流行病学

PEM 是发展中国家最常见的营养性疾病。轻、中度 PEM 的临床表现不如维生素或矿物质缺乏的症状明显，在婴幼儿中，表现为生长迟缓、体格瘦小；严重者易于识别，多呈现极度消瘦或水肿，智力发育迟钝，死亡率高。

1990 年，有关调查显示，根据年龄别体重低于参考值减 2 个标准差以下者，估计发展中国家 5 岁以下儿童每 3 人就有 1 人，相当于一亿七千七百万儿童患有或曾患有营养不良，其流行范围从美洲的 14% 到南亚的 47%。自 1986 年开始，在我国 7 个省选择 18 个较贫困的地区连续 4 年对一万名左右的学龄前儿童进行营养状况调查。结果表明，他们主要表现为慢性营养不良，以 1 ～ 2 岁最为严重。世界卫生组织（WHO）提出的儿童生长迟缓发生率的参考值为 18. 8% ～ 78. 1%，体重低下的发生率为 11. 6% ～ 49. 1%；我国 7 省市的发生率分别为 12. 4% ～ 76. 4% 和 6. 9% ～ 44. 3%，儿童消瘦的发生率也比 WHO 的参考值高 1 ～ 3 个百分点。在 2002 年第四次全国营养调查中发现：我国 5 岁以下儿童生长迟缓率仍高达 14. 3%；农村儿童生长迟缓现象更高达 20. 9%。上海儿童医学中心在 2000 年对 218 例小儿先天性心脏病患儿的营养调查中发现营养不良的发生率为 61%。

### （二）病因

蛋白质、能量缺乏从发病因素分析，可分为原发性、继发性营养不良。

1. 原发性蛋白质－能量营养不良　在饮食不当和摄入不足时，机体无法获得足够的需求。诸如骤然断奶，婴儿拒绝或不能适应新的食品，没有及时进行辅食添加；婴儿期母乳不足，且混合喂养缺乏；奶粉配制过于稀释。对于年长的患儿，饮食中长期食物成分搭配不当，厌食奶类、肉类、蛋类，偏食或素食，多食糖果，长期食用奶糕、粥等淀粉样食品，热能不够或蛋白质太少。这些均是导致热能－蛋白质不足的原因。

2. 继发性蛋白质－能量营养不良　该营养不良与疾病密切相关，诸如存在合成代谢障碍、吸收不良、食欲减低、消耗增加、分解代谢亢进等。比较常见的疾病有肠吸收不良综合征、慢性消耗性疾病（如恶性肿瘤、肝炎、长期发热、结核等）、消化道先天性畸形（如先天性肥厚性幽门狭窄、腭裂、唇裂等）、消化道感染（如严重寄生虫感染、慢性痢疾、迁延性腹泻等）。

### （三）病理生理

糖原、脂肪和蛋白质是机体重要的能源物质。在机体能量供应不足时，机体利用的能源物质依次为糖原、脂肪、和蛋白质。当机体的蛋白质过度消耗时，可形成负氮平衡。机体的液体在脂肪消耗、血浆蛋白降低时增多，导致机体的细胞外液出现低渗性，此时如果出现腹泻、呕吐，很容诱发酸中毒以及低渗性脱水，并导致低镁、低钾、低钠、低钙血症。此外，营养不良还对中枢神经系统、心肾功能、消化系统产生较大的不良影响。

1. 中枢神经系统　大脑和智力发育和营养不良密切相关。在脑发育的高峰期出现营养不良，很可能影响脑的化学组成和体积，导致磷脂减少、脑重量降低。后续可导致患儿出现智商低下，在动作、语言、知觉、想象力等各项能力均较正常儿降低。

2. 心脏功能　营养不良严重的患儿，可导致心率减慢、心排血量减少、外周血流量减少、循环时间延长等，X 线示心脏缩小，心电图常显示无异常。

3. 肾功能　患儿出现严重营养不良时，脂肪浸润、浑浊肿胀是肾小管细胞的主要特征。肾小球滤过率降低，肾血流量减少，浓缩功能减少，尿比重降低。

4. 消化系统　肠消化吸收功能下降，蠕动减慢，菌群失调，容易发生腹泻。胰腺的分泌酶活性下降，体积缩小。双糖酶减少，胃酸减低。小肠绒毛失去正常形态，上皮细胞变形，胃肠黏膜变薄、萎缩。这些均与营养不良存在紧密相关性。

### （四）临床表现

根据体重，以及临床上全身症状的轻重以及皮下脂肪减少的程度，主要分为几类：轻度、中度和重度营养不良。后者又可分为水肿型、消瘦型、消瘦－水肿型。

周身水肿是水肿型营养不良的主要临床表现。重者见于腰背部，轻者见于足背、下肢，面部、外生殖器也可出现水肿。儿童易激惹和任性，表情淡漠，肌肉松弛，体内的脂肪未见减少，身高可正常，眼睑水肿，似满月脸，指甲脆弱有横沟，并常伴发易剥落的漆皮状皮肤病以及脂肪肝。

消瘦是消瘦型营养不良的主要临床表现。儿童骨瘦如柴，体弱无力，体重明显下降，低体温，低血压，皮下脂肪减少，生长发育迟缓，面若猴腮，头发稀松，失去固有光泽，皮肤多皱纹，干燥松弛，失去光泽和弹性，缓脉，易哭闹。

一般情况下，临床上少见单纯性的能量或蛋白质营养不良，更多是两者同时缺乏。其具体的分类见表 6－1。

**表 6－1　蛋白质，能量营养不良（PEM）的分类**

| 严重程度 | 病程 | 主要缺乏的营养素 |
|---|---|---|
| 轻 | 急性 | 能量 |
| 中 | 慢性 | 蛋白质 |
| 重 | 亚急性 | 兼有两者 |

### （五）诊断

1. 病史　应重视对饮食和喂养的情况的询问，可以对患儿的饮食和发病情况进行回顾性分析，并对一天的热能和蛋白质摄入量进行评估，从而为临床诊疗提供参考。

2. 临床表现　蛋白质－能量营养不良的主要临床表型有：全身各系统功能紊乱的症状、体征、皮下脂肪减少、体重下降等。

3. 体格测量　从 1995 年开始，按照世界卫生组织以及“全国提高儿童生命质量学术会议”对小儿不良营养体格测量的标准如下：①生长迟缓：与同性别、同年龄的正常参照值进行比较，并按照身高、年龄，可分为中度生长迟缓和重度生长迟缓，主要反映长期或过去的慢性营养不良。其中，中度生长迟缓为低于中位数时，减低 2 个标准差；高于或等于中位数时，降低 3 个标准差；重度生长迟缓为低于中位数减 3 个标准差者。②体重低下：与同性别、同年龄的正常参照值进行比较，并按照身高、年龄，可分为中度体重低下和重度体重低下，反映儿童现在和（或过去）有急性和（或）慢性营养不良；但也不可仅依靠单一指标就作为急性、慢性营养不良的鉴别标准。其中，中度体重低下为等于或高于中位数减 3 个标准差者，重度体重低下为低于中位数减 3 个标准差。③消瘦：与同性别、同年龄的正常参照值进行比较，并按照身高、年龄，可分为中度消瘦和重度消瘦，反映儿童近期、急性营养不良。其中中度消瘦为高于或等于中位数减 3 个标准差者，且低于中位数减 2 个标准差，重度消瘦为低于中位数减 3 个标准差。

4. 实验室检查　营养不良患儿的血糖、血胆固醇水平下降。蛋白质缺乏患儿的血清蛋白和总蛋白明显下降，当血浆总蛋白在 45g/L 以下、清蛋白 <28g/L 时会出现水肿。血清前清蛋白、血清转铁蛋白和结合蛋白如甲状腺素结合前清蛋白、血浆铜蓝蛋白、维生素 A 醇结合蛋白等也减低，血尿素氮水平下降。伴贫血时，血红蛋白和红细胞计数减少。

5. 综合诊断　现阶段，PEM 是仍然是临床较为复杂的综合征，临床各类型或亚临床类型仍缺乏可靠统一的诊疗方案。在实际操作中，应根据临床和机体的测量参数进行综合评。

## （六）治疗

对于营养不良的治疗，目前多采用综合措施为主。治疗原则主要体现在，增进食欲、调整饮食、补充营养物质、防治并发症、去除病因以及提高消化能力。

1. 去除病因　积极查清病因，治疗消化道疾病、慢性消耗性疾病、感染性疾病等，以去除病因。

2. 调整饮食、补充营养物质　要针对婴幼儿营养不良程度、消化道能力的强弱以及对食物耐受的情况进行调整，补充营养物质。轻度营养不良患儿的消化功能和食物耐受能力均接近正常小儿，在原有膳食的维持基础上，应尽早增加热能，诸如可以添加含蛋白质、高热能的食物。能量供给可从 100 ～ 120kcal/（kg · d）开始，以后逐渐递增，当供给达到 140kcal/（kg · d），体重常获得满意的增长后，再恢复到正常小儿需要量。

中度和重度营养不良患儿的消化能力和食物耐受能力均较差，食欲低下甚至缺乏。热能供给要逐渐递增，对重度营养不良患儿更要缓慢递增。在增加的过程中，应观察小儿的胃纳情况及消化道症状，勿操之过急。能量供给可自 40 ～ 60kcal/（kg · d）开始，数天后增加至 60 ～ 100kcal/（kg · d），再逐渐增加至 120 ～ 140kcal/（kg · d），待食欲和消化功能恢复后，热量可再提高至 150 ～ 170kcal/（kg · d），以促进体重增长。当体重增长良好，尤其在患儿的体重、身高比例已经恢复至正常水平的条件，应将能量的供给逐步再恢复到正常生理需要量。食物的补充以蛋白质食物为主，脂肪和碳水化合物的补充也应逐渐补充，还应补充各种维生素和微量元素。

3. 并发症治疗

（1）低血糖：常见于消瘦型患者。婴儿和儿童血糖低于 400mg/L，足月新生儿低于 300mg/L，早产新生儿低于 200mg/L，且伴有临床症状时，应立即纠正血糖水平，诸如可以给予葡萄糖静脉注射治疗，剂量为葡萄糖 0.5g/kg，浓度为 25% 或 50%，通常对低血糖的改善具有较好的疗效。部分患儿出现精神神志不清，可酌情二次治疗，并在危险症状消失后的前 24 小时，每间隔 4 小时进行一次血糖检测，并在 24 小时内给予葡萄糖饮食。原则上，可采用少食多餐，逐步改善低血糖症状。

（2）低体温：环境温度过低、能量供应缺乏、体温调节体能紊乱、并发败血症等均可以导致机体的低体温。首先应保持患儿的治疗环境温度适宜，尤其应注意夜间的温度，可设置温度在 30 ～ 33℃，对患儿身体进行御寒可以采用暖水袋或其他方法，以保持体温的恒定。每间隔 2 小时进行 1 次葡萄糖饮食。

（3）贫血：对于轻度贫血，在常规饮食的基础上，可以增加饮食诸如动物血、动物肝脏、红色肉类等富含铁的食物；对于中度贫血，需要服用维生素 C、口服铁制剂，也可以酌情采用静脉注射铁制剂；对于严重水肿型，一般不建议输血，但因贫血出血心力衰竭或虚脱患儿除外。

（4）提高抵抗力、增进食欲：一般情况下，为了提高消化能力以及提高食欲，可补充胃蛋白酶、胰酶、复合酶制剂。合理使用胰岛素，增加饥饿感，促进食欲。锌能够增加食欲以及提高味觉的阈值。苯丙酸诺龙等蛋白同化类固醇也可以增加食欲，其在提高蛋白合成方面具有显著作用，但也存在轻度潴钠作用，故在水肿消退后使用。

### （七）预防

对于营养不良，预防是首要的任务，其重点是对小儿进行营养指导、宣传合理的喂养知识、注意卫生、加强保健以及预防疾病。

1. 营养指导　鼓励采用母乳喂养，尤其在生后的4个月内可采用完全母乳喂养，在出生后的4～6个月内，酌情可以逐步增加辅食。切勿仅仅采用麦乳精、炼乳或淀粉类等进行单独喂养。正确的搭配食物的营养成分，并注意纠正小儿挑食以及偏食的不良习惯，对预防营养不良具有重要意义。

2. 注意卫生、防治疾病　改善个人和环境卫生，防止急、慢性传染病的发生，注意食具的消毒，防止胃肠道疾病的发生，按期进行预防接种，对唇裂、腭裂、先天性肥厚性幽门狭窄进行及时处理。

3. 生长发育监测图的应用　定期测体重并在生长发育监测图上标出，将测量结果连成曲线，如发现体重增长缓慢、不增或下跌，应及时寻找原因，予以处理。

4. 合理安排生活制度　保证睡眠，适当的户外运动和身体锻炼，使小儿生活具有规律性。

# 第二节　维生素A缺乏症与维生素A过多症

## 一、维生素A缺乏症

天然维生素A只存在于动物体内，视黄醇（维生素A1）、3－脱氢视黄醇（维生素A2），其原形化合物为全反式视黄醇。因体内维生素A缺乏引起的疾病称为维生素A缺乏症，常伴随蛋白质－能量营养不良。

### （一）流行病学

维生素A缺乏是引起小儿失明以及视觉损害的重要因素，并增加了小儿感染性疾病，甚至增加了死亡率。世界卫生组织已经将维生素A缺乏确认为四大营养缺乏病之一。维生素A缺乏多发生在1～4岁，一般不超过6岁。根据世界卫生组织报道，全世界学龄前儿童每年大约有50万患儿，因维生素A缺乏而出现活动性角膜溃疡

20世纪90年代初，美国全国性营养调查显示，血清维生素A水平在3～11岁儿童中，占19.6%～28.7%的患儿血清维生素A水平在25～30μg/dL之间，占7.8%～11.9%的患儿血清维生素A水平在20～24μg/dL之间，占2.2%～6.1%的患儿血清维生素A水平低于20μg/dL。Quito在1991年进行的营养调查也显示，血清维生素A水平低于20μg/dL的患儿大约占18%，血清维生素A水平低10μg/dL的患儿大约占6%，血清维生素A水平低于20μg/dL的患儿大约占29%。1996年，巴西通过对学龄前儿童进行调查，其中大约15.3%的患儿血清维生素A水平低于10μg/dL。通过上述流行病调查分析，与发达国家相比较，生维生素A缺乏在发展中国家儿童中的发病率显著增加。在我国，卫生部委托首都儿科研究所对14个省42个市县8 669例0～5岁儿童于1999年12月至2000年3月协作进行维生素A缺乏情况调查，结果显示，小于6个月婴儿为33.4%，2岁以上儿童维生素A缺乏的发生率为0.15%。亚临床型维生素A缺乏发生率较高，已成为儿童广泛的缺乏症之一而备受关注。据WHO统计，1995年，全球近2.51亿儿童有亚临床型维生素A缺乏。据报道，我国为儿童亚临床型维生素A缺乏的国家，城市学龄前儿童亚临床型维生素A缺乏发生率约20%，农村约45%。

世界卫生组织在2002年的报道显示，维生素A缺乏症全年死亡人数高达80万，占儿童总数的1.4%，另外维生素A缺乏还直接或间接导致了大约1.8%的消耗性疾病。报道指出，在东南亚、南亚、非洲等地区是高发地域，干眼症和维生素A缺乏症的发病率占总发病率的50%左右。南非2000年的一项研究显示，维生素A缺乏症中，0～4岁儿童占比例约为1/3。维生素A缺乏症已经成为该区域危害公共卫生安全的重要问题。同年的研究发现，在对3000名死亡儿童进行分析，其中维生素A缺乏症导致的腹泻、麻疹、疟疾的死亡率分别为28%、23%、21%。朝鲜光州2006年的研究显示，维生素A缺

乏症患儿占儿童总数的2.4%，另外轻度维生素A缺乏症的患儿占总儿童数的42.3%。2007年印度的全国性调查表明，每年因维生素A缺乏症而导致失明的患儿多达52 000名。在2006年，我国疾病控制中心（CDC）调查显示，在6岁以下儿童的维生素A缺乏症患病率约为12.2%，而严重维生素A缺乏症大约占0.5%；1岁以上的维生素A缺乏症中，部分西部地区患病率可达17.4%。

### （二）发病机制及病因

1. 摄入不足　维生素A在出生时，其含量水平在肝脏中较低。随后微生物A的获取主要是食物。另外，母乳中也含有丰富的维生素A，所以母乳喂养的小儿通常不会发生维生素A缺乏症。这也是婴儿时期提倡母乳喂养的主要原因之一。在进行人工喂养的过程中，不能仅仅给予豆浆、脱脂牛乳、炼乳、米粉等食品，而应注意给予含脂肪的牛乳，以防止出现维生素A缺乏。对于早产儿，其肝脏内维生素A的含量水平较低，并且脂肪的吸收能力不完善，加上生长发育的速度较快，导致发生维生素A缺乏症的发生率显著增加。如果在疾病情况下，诸如静脉补液如果未有效补充维生素A，也会导致维生素A缺乏症的发生风险；还应饮食受到限制也是致使维生素A缺乏症发生的原因之一。

2. 吸收减少　影响维生素A缺乏的因素很多，诸如慢性腹泻、吸收障碍综合征、钩虫病、胆囊纤维化、胆道梗阻、慢性肝炎、慢性痢疾肠道感染等都可能对维生素A的吸收产生影响。

3. 锌摄入不足　在锌缺乏的情况下，维生素A结合蛋白、维生素A还原酶、前清蛋白的含量降低，导致使维生素A因利用率降低而排出体外，造成维生素A缺乏。Rahman等证实锌的缺乏限制了维生素A的生物利用率，锌和维生素A的缺乏经常同时存在于营养不良的小儿，同时给予维生素A和锌的补充可以改善维生素A的缺乏。近来有报道指出，铁的不足对维生素A的利用也有影响。

4. 消耗增加　在小儿患水痘、麻疹、结核、肺炎、高热的情况下，也会导致维生素A的消耗增加，如果不能够及时对维生素A进行补充，将会导致维生素A的血浆浓度下降。

5. 利用障碍　血浆中视黄醇结合蛋白在一些疾病的情况下出现代谢异常，诸如小儿患有胰腺囊性纤维变性、甲状腺疾病、肾脏、肝脏、蛋白-能量营养不良等，会导致维生素A缺乏。

### （三）临床表现

由于维生素A和维生素A原缺乏所引起的营养缺乏病，临床上首先出现暗适应能力下降，但小婴儿的症状常常典型，一般情况下不易察觉，进而容易遗漏。多由母亲首先发现，患儿在暗环境下视物不清，定向、行走困难、安静。数周及数月后出现结膜干燥症，结膜干燥以及失去光泽，这与结膜以及周围的腺体组织过度增生有关，导致分泌减低，并引发干燥症。结膜干燥斑是在眼球巩膜近角膜缘的外侧形成的三角形白色泡沫状斑块，其来自脱落的角膜上皮形成。如果维生素A持续缺乏，将发生角膜干燥症，伴有畏光，并出现视物变形。睑板腺肿大，一串特征性的水泡随之沿着睑缘出现，上皮连续性受到破坏，同时还存在基质浸润、非炎症性的溃疡形成，引起角膜变性、软化、溃疡，情况严重者出现穿孔，虹膜、晶状体脱出，并对整个眼睛造成一定的损害，且多为双侧性损害。

维生素A缺乏时，患儿的呼吸系统受到损害。患儿上皮细胞（诸如支气管）增殖，并角化、形成鳞状，纤毛脱落也有所增加，失去上皮组织的正常保护功能，容易发生呼吸系统的感染。

维生素A缺乏对骨骼产生损害，诸如影响长骨的伸长，并导致骨变短和变厚。Hu W等人通过色层分析法，对维生素A浓度进行测定并发现，体重、BMI和维生素A浓度存在统计学意义，表明儿童的生长发育和维生素A有密切的关系。

维生素A缺乏也可引起皮肤的改变，开始时皮肤出现干燥，并随着毛囊上皮角化，以及出现毛囊性丘疹，以上臂后侧、大腿前外侧最为常见，而后可蔓延至上下肢伸侧、肩以及下腹部，一般对胸、背、臀影响较小。丘疹多为圆锥形，针头大至米粒大，毛囊性，色暗棕，坚实而干燥。丘疹中央存在棘刺状的角质栓，触之坚硬。去除角质栓后，由坑状凹陷遗留，但患儿不存在主观症状，无炎症；丘疹密集，从形态上观察，与蟾蜍皮类似，所以又称蟾蜍皮病。皮疹如果在面部发生，可见众多的黑头。患者指甲变脆，表面有点状凹陷或纵横沟纹，毛发干燥，呈弥漫稀疏，易脱落，缺少光泽。

维生素A缺乏可使小儿的免疫力低下，容易反复出现感染；容易有精神障碍，甚至出现脑积水。

### （四）实验室检查

1. 视觉暗适应功能的测定　与正常人相比较，维生素 A 缺乏症患儿的暗适应能力较差，但需要注意其他因素诸如色素性视网膜炎、视神经萎缩、睡眠不足等疾病引起的暗适应能力下降。

2. 血清维生素 A 水平的测定　维生素 A 营养状况常用血清维生素 A 水平测定来进行评估，正常值为 300 ～ 500μg/L，若低于 200μg/L 为缺乏。

3. 血浆中视黄醇结合蛋白的测定　机体的维生素 A 水平和血浆中视黄醇结合蛋白存在潜在的相关性，在一定程度上，前者可以通过后者的含量水平进行评估。一般情况下，健康儿童的血浆中视黄醇结合蛋白的含量为 23. 1mg/L。

4. 维生素 A 的相对剂量反应试验　在一定条件下，肝脏维生素 A 可能已经耗尽，而血清中维生素 A 浓度仍然处在正常范围，这样可以采用相对剂量反应法对体内维生素 A 的贮存量进行间接评价。具体步骤为，经口服 1 000mg 维生素 A 棕榈酸，并在口服前、口服后 5 小时测定血清维生素 A 浓度。若服后 5 小时的血清维生素 A 浓度增高幅度，RDR（RDR）率≥20%，显示维生素 A 在肝脏内的贮存处于临界条件。并可借鉴该方法对亚临床状态维生素 A 缺乏进行评估。

### （五）诊断

通过对患儿进行病史询问，如存在过度消耗维生素 A 的疾病，维生素 A 的吸收、利用障碍，维生素 A 摄入不足，夜盲、结膜干燥、角膜软化、四肢伸侧有毛囊性角化丘疹、暗适应障碍，应引起临床医师的高度重视。通过血浆维生素 A 浓度测定或者暗适应检查即可做出评估和诊断。世界卫生组织推荐的诊断指标为，贮存充足为血清维生素 A 在 1. 4 ～ 2. 79μmol/L 范围内，亚临床维生素 A 缺乏为血清维生素 A 在 0. 7 ～ 1. 4μmol/L 范围内，维生素 A 缺乏为血清维生素 A 低于 0. 7μmol/L。如果肝脏维生素 A 可能已经耗尽，而血清中维生素 A 浓度处在正常低值，此时采用相对剂量反应试验可以对亚临床维生素 A 的缺乏进行进一步确认。对于无典型的临床表现，但因维生素 A 摄入量不足，进而导致的轻度维生素 A 缺乏，称为亚临床维生素 A 缺乏。作为重要的儿童营养缺乏症的一种，亚临床维生素 A 缺乏越来越受到关注。

在临床上，对于出现潜在患病风险的患儿，应尽可能做到及时、准确诊断，并尽早开展治疗，对患儿的治疗及康复具有重要意义。

### （六）治疗

如患儿因为疾病引起维生素 A 缺乏，应首先去除病因，同时给予维生素 A 丰富的饮食。用维生素 A 治疗维生素 A 缺乏症，疗效迅速而有效。每天补充维生素 A2. 5 万 U（1U 的维生素 A =0. 3μg 的视黄醇），口服或肌内注射均可，大剂量 1 次 20 万 U，一般需经 1 ～ 2 周治疗，并配合高蛋白饮食以及一定预防量。对于出现角膜软化的情况，可以给予水溶性维生素 A，起始剂量为 10 万 U，1 周后增加至 20 万 U，后续再给予一定预防量。一般情况下，夜盲症可在治疗后的数小时好转，干眼于 2 ～ 3 天后改善。必要时保持两眼清洁，使用抗生素眼膏，角膜溃疡者用 1% 阿托品滴眼预防虹膜粘连。

### （七）预防

建议采用母乳喂养，对于年长的儿童，应注意避免偏食，并增加维生素 A 的摄入量，可以酌情添加维生素 A 含量高的辅食，诸如蛋黄、肾脏、动物肝脏、鱼肝油、番茄汁及胡萝卜汁等。早产儿应适当早期添加维生素 A。如小儿因患有疾病而影响了维生素 A 吸收和利用时，应首先去除病因，然后及时补充维生素 A。

每天维生素 A 推荐摄入量参考，儿童 12 岁以下应保持在 1 500 ～ 2 500U 范围内，而婴儿期可每天摄入大约 1 500U 即可，如饮食中维生素 A 含量丰富，可不必另外补充维生素 A。

## 二、维生素 A 过多症

维生素 A 过多症（A），即维生素 A 中毒，根据发病情况，可分为急性中毒及慢性中毒两种。当血清维生素 A 浓度超过 5. 1μmol/L（1 500U/L）时出现中毒症状。

### （一）急性中毒

比较多见。由于短期内大量摄入维生素 A（剂量≥20 万 U）所致。常表现为颅内压增高症状，如烦躁、恶心、呕吐、嗜睡、食欲减退、复视、视神经盘水肿，囟门未闭者则囟门饱满。

### （二）慢性中毒

由于长期较大剂量摄入维生素 A 所致，发生中毒所需的累积量及时间因人而异，一般平均摄入量大于1.3 万 μg/d（5 万 U/d），常发生在因慢性皮肤疾病服药的患儿。一般摄入数周或数月后出现症状，主要表现为慢性症状，如食欲减退、体重不增、激怒、脂溢性皮炎、皮肤瘙痒、脱发、口唇皲裂、肝脾大和肝功能损害。骨骼症状明显，有骨痛，尤以长骨为主，可有转移性。软组织肿胀、压痛而无红热，常误为脓肿。骨骼 X 线显示骨皮质肥厚、骨膜下积液和骨膜分离，尤以长骨中段更为明显。

### （三）处理

一旦发现维生素 A 过多，应立即停服维生素 A 制剂及对症处理。急性中毒者，待停服维生素 A，1 ～2 天后症状缓解；慢性中毒者，待停服维生素 A，1 ～2 周后症状减轻或消失，但骨骼 X 线表现需要 6 个月左右恢复正常。

# 第三节　维生素 D 缺乏性佝偻病与维生素 D 过多症

## 一、维生素 D 缺乏性佝偻病

维生素 D 在钙代谢中具有重要调节作用，是维持高等动物生命所必需的营养素。一直以来，维生素 D 被认为时时刻刻都在参与体内钙和矿物质平衡的调节。维生素 D 不足将导致维生素 D 缺乏性佝偻病，这是一种慢性营养缺乏病，主要见于3 岁以下婴幼儿。17 世纪，Francis Clisson 教授和 Daniel Whistle 医生首先科学地描述了维生素 D 缺乏症，也称为佝偻病。其主要特征是在维生素 D 缺乏后引起的骨骼的钙化障碍和钙、磷代谢紊乱等症状。佝偻病发病缓慢，不容易引起家长的重视。佝偻病使小儿抵抗力降低，容易并发肺炎及腹泻等疾病，影响小儿生长发育。因此，必须积极防治。

### （一）流行病学

在儿童时期，维生素 D 缺乏性佝偻病的发病率较高，在小儿营养性疾病中排第二位。目前，我国的重症维生素 D 缺乏性佝偻病患儿的发病率已显著下降，这与我国广泛、长期、深入的防治工作密不可分。

1977—1983 年间，我国于 26 省、市、自治区内普查 3 岁以下儿童 84 901 人，南部地区平均为24.64%，中部地区平均为 33.11%，北部地区患病率平均为 49.39%，全国平均患病率为 40.70%。其中。这与 1957 年局部发病率的调查 79.60% 相比，几乎下降了 1/2，且重症佝偻病儿明显减少。1987 年的一项调查显示，我国 3 岁以下小儿的佝偻病平均患病率为 27.2% 左右，下降幅度较为明显。黑龙江省哈尔滨市对 3 岁以下小儿佝偻病发病率进行调查显示，1977 年小儿佝偻病发病率为 60.84%，至 1991 年，小儿佝偻病发病率已经渐降至 11.05%。2005 年，对上海市部分城区 0 ～6 岁小儿 821 名进行调查，小儿佝偻病患病率为 17.3%。

2003 年，对美国阿拉斯加 6 ～23 个月健康婴儿的调查报告显示：11% 的婴儿血清 25 -（OH）D 水平 <37nmol/L，为维生素 D 缺乏；20% 婴儿血清 25 -（OH）D 水平 37 ～62nmol/L 为维生素 D 不足；30% 的婴儿纯母乳喂养，其血清 25 -（OH）D 水平大多 <37nmol/L，为维生素 D 缺乏。2006 年，Ziegler 等对 84 名美国爱荷华州母乳喂养婴儿的维生素 D 状况进行评估，结果显示 34 名未服用维生素 D 补充剂的婴儿中有 8 名（23%）在出生后 280 天的血 25 -（OH）D 水平 <27nmol/L。

### （二）来源及生化代谢

经口摄入和经皮肤内转化形成是机体获取维生素 D 的重要途径，也称为外源性和内源性来源。在日光中的紫外线照射下，皮肤内的 7 - 脱氢胆固醇可转变为没有活性的维生素 $D_3$，即内源性维生素 D。

外源性维生素 D 诸如在蛋、肝、鱼、乳类等食物中含量较高。在胆汁的协助下维生素 $D_3$ 能够在小肠内形成乳糜微粒，进一步进入血浆，并和维生素 $D_3$ 结合蛋白发挥作用，能够和内源性维生素 $D_3$ 一起被转运至肝脏。在肝内，维生素 $D_3$ 可经 25－羟化酶的催化作用，被化成为 25－羟基 $D_3$，可表现一定的抗佝偻病活性，随后被转运至肾脏后，并在 1－羟化酶的催化作用下，被氧化成具有较强的抗佝偻病活性的 1，25（OH）$_2$ 维生素 $D_3$。然后，经血循环被输送至相关靶器官，并发挥重要的生理功能。

1，25（OH）$_2$ 维生素 $D_3$ 被转运至小肠组织，通过进入肠黏膜上皮细胞内，然后和胞质中的特异性受体相结合，并通过改变核内染色质构象以及促进钙结合蛋白的合成，后者能够促进钙离子从肠腔的表面进入黏膜细胞以及入血液循环，并提高血钙浓度，进而钙在骨中的沉积。不仅对骨形成具有保护作用，1，25（OH）$_2$ 维生素 D 也能够对肾脏发挥作用，诸如能够促进肾小管对钙、磷的重吸收，并有效预防钙、磷的丢失。

### （三）病因

1. 维生素 D 摄入不足　维生素 D 的主要良好来源为动物性食品。诸如鱼肝油、动物肝脏、海水鱼（如沙丁鱼、鲱鱼）等。维生素 D 也可以从黄油、牛肉、植物油、鸡蛋等获取一定的量。维生素 D 的含量，在植物性食物中的含量相对较少，在无法提供足够的量来满足婴儿的需求，可以通过多晒太阳以及补充鱼肝油等。

2. 日光照射不足　皮肤经日照产生能够促进 1，25（OH）$_2$ 维生素 $D_3$ 的产生，但在冬季，往往存在日照不足的情况，则需通过定期补充膳食而获得足够的维生素 D。日光浴对于婴儿、儿童来说，能够有效促进机体合成维生素 $D_3$。另外，空气污染也可能对阳光中的紫外线产生阻碍作用；日常所穿孕妇以及室内活动等也均会对紫外线摄取产生影响，进而影响了足够的维生素 D 的合成。

3. 维生素 D、钙、磷需要量增多　早产儿、婴儿的生长速度较快，消耗的钙的量较大，加上机体储钙量相对偏少，所以容易出现佝偻病；在出生 2 岁后，因户外活动增加，且生长速度减慢，佝偻病的患病率也随之降低。

4. 钙、磷比例不当或含量过低　食物中钙、磷的含量不足或比例不当会影响钙、磷的吸收。牛乳中含有丰富的钙、磷较高，但存在钙磷的比例不当（1.2 ∶ 1），导致钙的吸收率减少，而人乳中的钙、磷含量较低低，但其比例适宜（2 ∶ 1），故很容易被吸收。

5. 疾病　维生素 D、钙、磷的吸收、利用于多种疾病密切相关。诸如胃肠道疾病、肝、肾疾病等影响维生素 D、钙、磷的吸收、利用。另外，如果患儿出现胰腺炎、胆总管扩张、脂肪泻、胆汁淤积、难治性腹泻等疾病、先天性胆道狭窄等疾病，也会影响维生素 D、钙、磷的吸收、利用。上述疾病因导致维生素 D、钙、磷的吸收、利用严重受到影响，均可导致患儿佝偻病的发生。

6. 药物　一些药物（诸如苯巴比妥）可以导致维生素 D 的分解、代谢速率加快，进而导致患儿佝偻病的发生。

### （四）发病机制

肠道吸收的钙、磷会在机体出现维生素 D 缺乏时进一步下降。甲状旁腺激素在低血钙的刺激下分泌增多，可以促进骨质的吸收，并加快骨盐的溶解。甲状旁腺激素还能够进一步促进 1，25（OH）$_2$ 维生素 $D_3$ 在肾脏的形成，并对小肠吸收钙的起到促进作用。另外，甲状旁腺激素对肾小管重吸收磷具有抑制作用，同时又可对钙的吸收起到促进作用，可导致尿磷的大量排出，此时的尿钙稍微偏低或趋于正常。通过上述过程，骨样组织的钙化过程受到损害而紊乱，并导致骨质溶解的发生。在这种情况下成骨细胞可发生代偿性增生，诱发局部骨样组织发堆积、碱性磷酸酶的合成、分泌增多，最终导致患儿的骨骼、生化等改变。

### （五）病理改变

骨样组织增生、骨基质钙化是不良佝偻病的主要病理改变。维生素 D 缺乏时，钙、磷沉积于骨受阻，成骨作用发生障碍，长骨干骺端的骨骺软骨中成熟软骨细胞及成骨细胞不能钙化而继续增殖，形成骨骺端骨样组织堆积，临时钙化带增厚，骨骺膨大，形成临床上常见的肋骨串珠、手镯、脚镯征等，使骨的生长发育停滞不前。长骨骨干因骨质脱钙，骨皮质为不坚硬的骨样组织代替，故骨干容易弯曲畸形，情况严重的甚至发生病理性骨折。颅骨骨化障碍的表现主要为颅骨软化，而方颅、骨骼畸形主要是颅骨骨样组织的堆积所致。

## （六）临床表现

婴幼儿中常见的营养缺乏症中，比较常见有维生素 D 缺乏性佝偻病，其中骨骼的改变、肌肉松弛以及呈现为非特异性的精神神经症状是主要临床特征。3 个月～2 岁的小儿最为常见。重症佝偻病患者可对免疫系统、循环系统、消化系统、呼吸系统产生影响，并影响小儿的智力发育。

维生素 D 缺乏性佝偻病在临床上分为 4 个时期，即后遗症期、激期、恢复期、初期。活动期又包含初期、激期。

1. 初期　以精神神经症状为主，且多发生在出生后 3 个月左右。患儿表现为睡眠不安、易出汗、好哭等，并在出汗后容易出现头皮发痒，患儿喜欢在枕头上摇头摩擦，部分患儿可出现枕部秃发。

2. 激期　不仅存在精神神经症状症状，同时出现运动功能发育迟缓和骨骼改变。对于 8 ～ 9 个月以上的患儿，头颅常呈方形，前囟大及闭合延迟。情况严重者，18 个月时前囟仍未闭合。对于在 3 ～ 6 个月的患儿，用手指对起枕骨部位进行按压，存在颅骨有内陷。手放松后可自然弹回，即所谓称“乒乓球征”。肋软骨、肋骨交界处可形成膨大，即肋串珠，形状如珠子，故得名。“肋缘外翻”即胸廓下缘向外翻起，胸骨中部下陷成“漏斗胸”或向前突出形似“鸡胸”。两下肢长骨能够承载全身体重，在维生素 D 缺失时，患儿会站、走，但患儿很容易出现向外或向内的弯曲畸形腿，即会形成“O”型或“X”型腿。

患儿的肌肉韧带松弛无力，平卧时呈“蛙状腹”，主要是由于腹部的肌肉软弱导致腹部膨大所致，另外，因为患儿四肢肌肉无力且两腿无力，很容易跌跤。所以患儿学会坐、站、走的年龄相对较晚。出牙常出现龋齿，牙齿生长缓慢迟且牙齿不整齐，免疫力低下，易并发感染、贫血。大脑皮层的功能出现异常，患儿表情淡、语言发育迟缓，条件反射形成缓慢。

3. 恢复期　在治疗后，临床表现已经消失，患儿的血液生化改变，肌张力得到恢复，且 X 线检查结果显示恢复正常。

4. 后遗症期　多见于 3 岁以后小儿，除了重度佝偻病遗留下不同程度、不同部位的骨骼畸形，其他临床症状经自然恢复或治疗后已经消失。

## （七）诊断

根据骨 X 线检查、症状、体征、病史、血液生化学检查的改变，经过综合分析和评估后作出诊断。对可疑病例应测定血钙、磷、碱性磷酸酶，同时摄骨 X 线片检查骨龄，血清 25－（OH）$D_3$ 和 1，25（OH）$_2D_3$ 在佝偻病活动早期就明显降低，血浆中 cAMP 浓度和尿的排泄量均增高，尿钙的测定也有助于佝偻病的诊断（表 6－2）。

**表 6－2　维生素 D 缺乏性佝偻病各期的血液生化学检查及 X 线检查**

| 分期 | 血清 | | | | X 线改变 |
|---|---|---|---|---|---|
| | 钙 | 磷 | 钙磷乘积 | 碱性磷酸酶 | |
| 初期 | 正常或稍低 | 降低 | 30 ～ 40（mg/dL） | 增高或正常 | 无明显变化 |
| 激期 | 稍低 | 明显降低 | <30（mg/dL） | 增高明显 | 长骨干骺端临时钙化带模糊或消失，边缘不整呈云絮状、毛刷样或杯口状改变，骨骺软骨明显增宽；骨干骨质稀疏，密度下降 |
| 恢复期 | 正常 | 正常 | 正常 | 4 ～ 6 周恢复正常 | 2 ～ 3 周后即有改变并逐渐恢复 |
| 后遗症期 | 正常 | 正常 | 正常 | 正常 | 正常 |

## （八）治疗

1. 一般治疗　尽可能采用母乳喂养，多进行户外活动，并增加日光直接照射的时间和频率，并补充维生素 D 较多的食品，诸如蛋黄、肝等。激期阶段应嘱咐患儿不要久战、久坐，以避免骨骼发生畸形。

2. 补充维生素 D　每天起始口服维生素 D 含量为 125 ～ 250μg（5 000 ～ 10 000U），经过 1 个月治疗后可以更改为预防量。激期可口服的维生素 D 含量为 250 ～ 500μg（10 000 ～ 20 000U），经 1 个月治疗后可以更改为预防量。

维生素 D 大剂量突击疗法：初期肌内注射 D 7 500μg（30 万 U），单次注射即可，并停服维生素 D 制剂，在治疗一个月后，更改为预防量口服。激期肌内注射 D 7 500μg（30 万 U），根据病情，1 个月后可重复注射 1 次，再隔 1 个月改为口服预防量。

3. 补充钙剂　维生素 D 治疗期间应同时服用钙剂。

4. 矫形疗法　轻度的骨骼畸形通常在生长过程或治疗后能够自行矫正。还应做到强化锻炼，诸如做一些被动或主动的方法进行矫正，比较常见的有扩胸动作或俯卧撑使胸部扩张，对轻度的鸡胸、肋外翻进行纠正。对于骨骼畸形较为严重的患儿，可在 4 岁以后酌情采用手术进行矫形。

### （九）预防

晒太阳是最佳的预防维生素 D 缺乏的方法。身体需求中，大约 80% 的维生素 D 来自机体的合成。在阳光直晒条件下，3 小时内每平方厘米的皮肤能够合成的维生素 D 含量为 18U。出生春夏季、秋冬季的患儿，可在满月后和 3 个月后抱出户外，起初的每次外出时间可以稍短些，比如在 10 ～ 15 分钟，逐渐延长时间，如果在室内需要将窗打开。目前，日光浴也是常用的预防婴儿佝偻病的方法，每周大约 30 分钟，如果是穿衣不戴帽的情况，每周可以保持 120 分钟。

预防维生素 D 缺乏需要正确的喂养方式。如果婴儿采用母乳喂养，在其出生后一周，每天可以补充，如果是早产儿，每天可以补充 800U 维生素 D，并酌情添加辅食。在断奶后，应尽培养患儿形成良好的饮食习惯，做到不偏食、不挑食，从而确保小儿的营养元素均衡。维生素 D 预防尤其适用于人工喂养儿、双胎儿以及早产儿。

## 二、维生素 D 过多症

长期大量服用或短期超量误服维生素 D 或对维生素 D 过于敏感，均可引起维生素 D 过多症（D），临床上出现以高钙血症引起的临床中毒综合征。中毒剂量个体差异很大，与维生素 D 的剂量、应用时间和给药途径有关。通常每天摄入维生素 D 3 000 ～ 8 000U 1 ～ 3 个月可出现中毒的症状。

1. 临床表现　身体各组织器官受到钙盐沉积和血钙过高的损害。起初为厌食，随后出现体重减轻、表情淡漠、嗜睡、呕吐、低热、恶心、顽固性便秘、精神不振等。年长后可出现头痛，晚期或重者患儿还出现昏迷、脱水、多尿、抽搐、烦躁、高热等症状，部分严重患儿可出现因高钙血症导致主动脉瓣钙化及狭窄、肾钙化及肾衰竭而致死。

2. 实验室检查　血钙增高（>3.0mmol/L），尿钙增加，尿蛋白阳性，血尿素氮增高。X 线长骨摄片，骨小梁密度增高而模糊，临时钙化带过度钙化、骨皮质增厚，密度增高。另外，异位钙化灶可见于其他组织器官。

3. 处理　维生素 D 应立即停用，限制钙盐摄入，处理高钙血症，给利尿剂以促进钙的排泄，同时应用泼尼松或氢氧化铝抑制肠道对钙的吸收。亦可试用合成降钙素 50 ～ 100U/d，皮下或肌内注射。注意水及电解质平衡。

4. 预防　加强宣传使家长了解维生素 D 并非滋补药，应掌握用量及时间。

# 第四节　维生素 K 缺乏症

维生素 K 分为两大类：水溶性维生素和脂溶性维生素，前者主要由人工合成，诸如 $K_3$、$K_4$，后者主要从植物、微生物或肠内细菌而来，以 $K_1$、$K_2$ 最为常见。维生素 K 能够有效促进血液凝固，也是凝血蛋白的辅助因子，诸如抗血友病因子、转变加速因子、凝血酶原、司徒因子。一旦机体缺乏维生素K，机体的凝血功能将会失常。维生素K缺乏症是由于维生素K缺乏引起的凝血障碍性疾病。

### （一）流行病学

在新生儿、婴儿中，引起出血性疾病的重要原因之一即维生素K缺乏，具有发病急骤，死亡率高等特点，对婴儿的健康构成了严重威胁。1991年城市颅内出血死亡率71.5/105，1993年为106.6/105。本病发病高峰年龄为4～8周，发病的男女比例为2.62 ∶ 1，纯母乳喂养者占89%，92%患儿并发颅内出血；农村多于城市。根据死亡率推算：每年我国颅内出血死亡的婴儿大约多大2.5万人。随着母乳喂养率的大力倡导，以及母乳中含有的维生素K含量较低等，婴儿维生素K存在较大缺乏性风险，因此维生素K的缺乏已是危害我国婴儿健康的严重疾病之一。

各地众多有关婴儿维生素K缺乏性出血症的研究表明，维生素K缺乏是世界性婴儿发病和死亡的重要原因。文献报告1981年日本厚生省组织全国性普查，其发病率为1/4 000，母乳喂养儿为1/1 700，而发展中国家较高，在0.6‰～3‰。1995年，Sutor等报道，该病病死率为19%～33%，21%～67%的患者遗留神经系统后遗症。1997年，首都儿科研究所和全国维生素K协作组在7省自治区调查了31 649名婴儿维生素K缺乏出血症的情况，其发生率为2.4‰。

### （二）病因

在机体缺乏维生素K时，肝内的凝血因子诸如Ⅸ、Ⅶ、Ⅱ、Ⅹ等合成不足，进而诱发机体的出血。

### （三）分类

1. 早发型　多见于新生儿出生后24小时内发病。在婴儿出生后第一小时内即可出现，可导致致命性出血。发病原因如下：

（1）母体缺乏维生素K，经放射免疫方法检测，大部分新生儿的脐血中均存在缺乏维生素K的情况，这与胎盘转运维生素K的能力有关。

（2）母亲怀孕期间服用的孕期药物，诸如一些对维生素K的合成和代谢产生影响的药物，则可能导致新生儿缺乏维生素K；长期服用肠道菌生长的药物，例如光谱抗生素、磺胺类药物等，对肠道内的益生菌也会产生抑制作用，降低了维生素K的合成，并可致维生素K的缺乏。另外，如果过度摄入微生物A，也对微生物$K_2$的合成产生抑制作用，且维生素A和维生素D等脂溶性维生素也会影响同为脂溶性的维生素$K_1$、$K_2$的吸收和利用。一些药物诸如双香豆素，这些抗凝药物的结构类似维生素K，由于两者会发生竞争抑制，导致凝血酶原的合成降低。部分孕妇采用抗惊厥药物治疗，在胎盘的输送作用下，会对维生素K的合成产生抑制，这与其发挥抗凝药物类似的作用，并可导致新生儿出现维生素K的缺乏。

2. 经典型　生后2～3天发病，早产儿可迟2周。其原因为：

（1）单纯母乳喂养：母乳喂养是婴儿最佳的喂养方式已得到公认，应该大力提倡和推广，但由于人乳中含维生素K的量极低，平均为15μg/L（牛奶中含量为60μg/L）。故如单纯母乳喂养的婴儿未给予适当量的维生素K的补充，很容易导致维生素K的缺乏。据相关文献报道，母乳喂养的婴儿时出血的高发群体，大约占总体发生率的90%以上。

（2）吸收利用功能不良：新生儿（特别是早产儿）胆汁分泌有限，且胆汁中胆酸含量低，脂肪及脂溶性维生素的吸收较少，进而很难满足对维生素K的吸收利用；另外，新生儿、早产儿的肝脏功能尚未发育完全，加上肝内的凝血因子诸如Ⅸ、Ⅶ、Ⅱ、Ⅹ等合成不足，导致维生素K依赖因子的合成降低。

尽管肠道细菌也是合成某些维生素的来源之一，然而因新生儿肠道内菌群尚未形成，故维生素K合成不足。

3. 迟发型　多发生于出生后1个月。发病原因如下：

（1）摄入不足：新生儿吃奶量少且母乳中维生素含量低，初乳中几乎不含维生素K，如长期单纯母乳喂养，未及时添加辅食，未添加含维生素K丰富的蔬菜、水果，均可引起维生素K缺乏。

（2）利用障碍：在新生儿出现病毒感染、败血症以及肝炎等肝脏损害性疾病时，均可对维生素 K 依赖因子的合成产生抑制作用。

（3）吸收不良：小儿肠道吸收不良相关的疾病，诸如囊性纤维化、肠切除、溃疡性结肠炎、慢性腹泻等，均可以导致维生素 K 吸收不良。另外，胆瘘等胆道梗阻性疾病、胆道阻塞、胆汁缺乏性疾病等，对维生素 K 的吸收也有影响。

（4）合成减少：肠道细菌可以合成一些维生素 K，一般情况下，在婴儿肠道出现菌落后，维生素 K 缺乏则明显减少，长期应用抗生素抑制肠道内的正常细菌的生长。

### （四）临床表现

临床上以出血为主要表现。早发型者可有头颅血肿和颅内、胸腔内出血。经典型者往往首发症状是脐带出血及胃肠道出血。脐部出血不能用脐带结扎不良来解释，轻者为渗血，重者则出血不止；胃肠道出血则表现为不同程度吐血和便血。其次是皮肤出血，多见于分娩时挤压处，轻者为瘀点和紫癜，重者可形成大片瘀斑和血肿；也可见于采血及注射部位、术后伤口处渗血不止。颅内出血少见，但早产儿由于毛细血管脆性增加，往往预后不良。单纯母乳喂养儿是迟发型者的高发人群，占 90% 以上，与人工喂养儿相比较，单纯母乳喂养儿维生素 K 缺乏性出血率提高 15 ～ 20 倍，这种情况下，如果使用抗生素、并发腹泻、长期禁食、并发肝胆疾病等，则进一步增加出血风险，其中亚急性常见或急性颅内出血，最为常见是蛛网膜下隙、硬膜下、硬膜外出血，而脑实质、脑室出血则相对少见，颅内高压、严重中枢神经系统功能失常，多表现为反复抽搐、频繁呕吐、高声尖叫，情况严重者可出现昏迷。同时可伴有出血性贫血。

### （五）实验室检查

凝血酶原检测是实验室检查维生素 K 缺乏的可靠证据。多数维生素 K 缺乏患者存在凝血酶原时间延长，一般较正常延长 2 倍以上，但部分轻度缺乏维生素 K 患者除了凝血酶原时间延长，并不出血倾。因为凝血酶原时间延长，凝血因子活性也随之下降，尤其第Ⅶ因子最先降至最低，其他一因子也均有不同程度的水平降低。

如疑有颅内出血者应进行 B 超、CT 或 MRI 检查，以了解出血情况。必要时可行维生素 K 的检测。

### （六）诊断

根据临床表现、体征、症状、病史以及辅助检查，综合评估后作出诊断。

1. 询问病史　询问患儿的喂养以及辅食添加状况，一般生素 K 缺乏多见于 3 个月年以内婴儿、纯母乳生产，及未收到维生素 K 的预防。

2. 观察病情　新生儿出血症多见于出生后 1 ～ 7 天，以胃肠道出血为多见，病情较轻，出血时间、血小板均正常，凝血酶原时间延长，经维生素 K 治疗后恢复较好，出血症状可在数小时或 1 天内显著好转。拒奶、脑性尖叫、烦躁不安、颅内出血、嗜睡等是迟发性新生儿出血症的常见临床表型。经体检可发现，觅食反射、Moro 反射消失，颅缝增宽，前囟饱满。迟发性新生儿出血症表现为起病突然，不典型中毒症状，但病情可迅速而加重，贫血发展迅速而严重，所以能够和颅内感染相鉴别。辅助检查有助于疾病的临床诊断，例如进行脑脊液检查，可以看到匀一致的血性、皱缩红细胞，需要注意的是病情危重者不建议进行该项检查，也不能单一凭借脑脊液作为诊断标准，部分患者脑脊液正常仍存在出血的风险。此外，可以借助 MRI、CT、B 超进行检查，以确定出血的部位和范围；还可以进行随访，并对预后进行评估。

### （七）治疗

在出现出血症状时，为了迅速改善出血，可立即静脉注射 2mg 维生素 K。对于胃肠道出血患儿还应保持短时间禁食，同时进行静脉营养，在有效止血后，结合患儿的具体情况进行贫血纠正，情况严重者可采用输全血或血浆治疗，一般剂量为 10 ～ 20mL/kg。对于颅内出血患儿，应加强护理，抬高头肩部，维持通气，保持安静，控制补液，推迟喂奶。如果出现反复抽搐、频繁呕吐、高声尖叫等，应及时进行对症止惊治疗，降低颅内压，以促进脑细胞功能的恢复。另外，还应注意适时止血以及贫血纠正。部分严重患儿，可酌情采用手术治疗，以清除血肿。

### （八）预防

预防新生儿维生素 K 缺乏症应从孕妇就应该着手进行，在孕妇分娩前的数周，可以采用口服 20mg 维生素 K，能够有效避免新生儿维生素 K 缺乏，以及因缺乏导致的低凝血酶原血症。乳母应多吃蔬菜、水果以提高乳汁中维生素 K 的含量。自 1961 年开始，美国儿科学会营养委员会提出，为了预防和根治新生儿出血，有新生儿出生后，需进行肌内注射维生素 $K_1$，剂量为 0.5 ～ 1mg。作为以来，并已经在多个国家得到普遍认同。加拿大儿科协会也建议，出生后 6 小时内，足月产的新生儿在应给予肌内注射或口服维生素 K 1mg；早产儿、低体重儿及难产儿均需在产后 6 小时内肌内注射维生素 K 1mg；因脂肪吸收不良而有迟发性出血性疾病危险性的新生儿需每月肌内注射维生素 K 一次或每天口服维生素 K 1mg，从而能够有效预防维生素 K 缺乏导致的出血症。荷兰 Comelissen EA 等人研究指出，出生后的 3 个月内，通过每周给予新生儿口服维生素 K 1mg，能够有效纠正维生素 K 缺乏症状，同时也不会在机体内引起维生素 K 的过度积聚。2002 年，我国林良明等报道，通过在中国 7 省进行协作研究发现，19 751 例活产婴儿出生后口服维生素 $K_1$2mg，并在 3 个月内，每隔 10 天 1 次，共治疗 10 次，能够有效预防维生素 K 缺乏性出血，具有一定的临床参考价值。

## 第五节　维生素 $B_1$ 缺乏症

维生素 $B_1$ 是最早发现的维生素之一，也称为抗神经炎因子、抗脚气病因子、硫胺素。在酸性溶液中，维生素 $B_1$ 的稳定性较好，但在高温以及高温碱性溶液中，维生素 $B_1$ 很容易被破坏。硫胺素焦磷酸盐（TPP）是维生素 $B_1$ 在体内的主要形式，约占 80%，硫胺素三磷酸盐的形式存在约占 10%，剩余的多为游离的硫胺素或硫胺素单磷酸盐。维生素 $B_1$ 缺乏将引起一种典型的疾病，被称为脚气病。

### （一）流行病学

古人早在公元前 2600 年已对脚气病进行了详细描述。荷兰医生 Jacob Bontius 在 1592 年第一个记录脚气病。荷兰医生 Eijkman1897 年发现，用精白米和糙米饲养鸡的状况不同，前者出现多发性神经炎，与脚气病类似，而后者却可以有效预防这种疾病。随后，一种具有生物活性的结晶化合物在 1911 年被 Suzuki 和 Funk 等从稻米碾磨物种分离出。Williams1936 年揭示了硫胺素的化学结构，并开始人工合成，其结构主要有氨基吡啶环联结硫噻唑环组成。

在 18 至 19 世纪，在日本、中国等尤其在东南亚地域，广泛出现脚气病，死亡人数每年在几十万人以上。其中 2 ～ 5 月龄的婴儿是高发群体。近年来，随着我国经济水平的提高以及人民生活质量的改善，常常可见脍不厌细、食不厌精的情况，导致维生素 $B_1$ 缺乏发病的患病率有所增加，这也是导致维生素 $B_1$ 在乳母、婴幼儿体内的含量降低的重要因素。许秀举等对包头郊区 409 名儿童，年龄在 6 ～ 8 岁进行抽样调查，并对 4 小时负荷尿中的采用荧光法进行测定，发现 14.42% 的儿童存在维生素 $B_1$ 的含量缺乏，18.58% 的儿童存在维生素 $B_1$ 的含量不足。新华医院也对以夜寐不安为主要表现，同时伴发食欲缺乏、烦躁的 25 例年龄不足 2 岁的儿童进行观察，并测定其红细胞转酮醇酶活力，发现边缘型维生素 $B_1$ 缺乏比例约为 16%，严重缺乏维生素 $B_1$ 的比例高达 20%。

### （二）病因

1. 摄入不足　相对于较牛乳（维生素 $B_1$ 含量为 42μg/mL），母乳中的维生素 $B_1$ 含量大约为 16μg/mL，但一般情况下，母乳中的维生素 $B_1$ 含量，已经能够满足婴儿对维生素 $B_1$ 的需求。但假如乳母存在维生素 $B_1$ 的摄入量不足，将可能降低母乳中的维生素 $B_1$ 含量，此时应及时进行补充，从而有效防止婴儿维生素 $B_1$ 缺乏症的发生。对于已添加辅食的小儿，如长期使用精白米、面以及淀粉为主食，或煮饭时为增加其黏稠度而加入少量的碱，将破坏维生素 $B_1$。故淘米时不应淘洗过分，做饭时不应去米汤，切碎的蔬菜不应过久浸泡。

2. 吸收障碍　肝、肾疾病会对 TPP 的合成产生影响，导致维生素 $B_1$ 的缺乏。肠道感染胆囊纤维化、慢性痢疾、慢性腹泻等消化系统疾病，都可能降低机体对维生素 $B_1$ 的吸收。当维生素 $B_1$ 缺乏时，胃液中的酸度下降，导致维生素 $B_1$ 经胃肠道中维生素 $B_1$ 复合物的释放量降低，进而也影响了维生素 $B_1$ 的有效吸收。

3. 维生素 $B_1$ 需要量的增加　考虑到儿童的生长发育速度迅速，需要维生素 $B_1$ 的量也相对较大；另外，在小儿出现甲状腺功能亢进或者高热、水痘、麻疹、结核、肺炎时，由于机体的代谢率明显增加，维生素 $B_1$ 也增加迅速，此时如果不能给予及时补充，很容易导致小儿出现维生素 $B_1$ 的缺乏。

4. 遗传代谢障碍　对于父母存在近亲结婚史或者存在高度的家族性遗传性疾病史的患儿，其维生素 $B_1$ 缺乏症还可能与遗传性维生素 $B_1$ 代谢及功能障碍有关。

### （三）病理生理

在机体内，大约 80% 的维生素 $B_1$ 以 TPP 的形式存在，作为磷酸己糖氧化支路中转羧乙醛酶的辅酶，也是丙酮酸氧化脱羧酶系的辅助因子。所以，糖代谢和维生素 $B_1$ 的关系紧密，如果出现维生素 $B_1$ 缺乏，则对机体的糖代谢产生不良影响，诸如降低能量的产生，并产生一系列的病理变化，导致维生素 $B_1$ 缺乏相关的疾病的产生。

1. 心血管系统　通常情况下，邮寄机体的能量产生降低，导致心肌出现无力症状，情况严重的患儿可出现心力衰竭，同时血管平滑肌的张力有所降低以及小血管呈现扩张。心脏也出现一定的扩张肥厚，特别是在右心更为明显。心肌出现水肿，心肌纤维变的粗硬。血管组织结构较为正常，但出现充血症状。

2. 神经系统　色素沉着、髓鞘退化以及末梢神经受损严重。周围神经系统、中枢神经系统中的神经纤维的髓鞘出现不良发育，很容易出现激惹。如果神经轴破坏严重，其中比较常见的有坐骨神经及其分支。此外，前臂神经等也可受到累积。

3. 肌肉萎缩　多见于神经支配的肌肉，在镜下能够看到明显的脂肪变性、混浊肿胀以及肌纤维横纹消。

4. 组织水肿、浆膜腔积液　下肢出现组织水肿比较常见，在体腔浆液出现渗出，往往可以看到心胸腔、包腔、腹腔积液。

5. 消化系统　消化道平滑肌张力下降，影响胃肠蠕动，消化功能减弱。

### （四）临床表现

脚气病是维生素 $B_1$ 缺乏的主要常见症状。脚气病的发生与维生素 $B_1$ 摄入不足紧密相关，尤其对神经系统、心血管系统的影响较大，并可表现为心脏扩大、组织水肿、肌肉萎缩、多发性神经炎、胃肠症状以及循环失调。

数个月的婴儿可发生婴儿型脚气病，发病急骤，其较成人症状多样，以心血管症状较为明显，伴发多种其他临床表现。

多发生于，发病急、突然，较成人型难以捉摸，可出现多种临床表现，但以心血管症状占优势。

消化系统症状也是脚气病是维生素 $B_1$ 缺乏症状，初期珠岙以消化系统为主，表现为腹痛、呕吐、恶心、厌食、腹泻或便秘以及食欲缺乏。

此外，还会维生素 $B_1$ 缺乏出现神经系统症状，之后常常伴随神经系统症状，对于神经系统症状突出患儿主要表现为两类，即神经炎型、脑型。前者以周围性瘫痪为主要表现，最初的症状为四肢无力，然后慢慢症状加重，出现足趾的背屈运动受限。另外，在初期，膝反射和跟腱反射有所增强，随后慢慢变弱或消失。软腭反射障碍，吞咽困难，吃奶容易出现呛奶症状。后者以发作型哭叫表现主要为，似腹痛状，并表现明显的烦躁不安，头后仰以及前囟饱满。对于病情严重的患者，可导致颅内高压、脑充血，甚至出现昏迷或导致患儿死亡。

心血管症状也比较常见，诸如出现心动过速、心悸，婴儿可出现呼吸困难、奔马律，晚期还可能出现肝淤血、心力衰竭、心脏扩大、发绀以及肺充血。对于出现心血管症状的患儿，应及时给予治疗，否则患儿的死亡率较高。

水肿、浆膜腔积液也属于维生素 $B_1$ 缺乏相关疾病。患儿出现水肿，并可遍及全身，尤其以下肢最为常见，同时还出现浆膜腔积液，诸如发生在腹腔、胸腔以及心包腔等。此外，患儿存在喉的水肿，可导致患儿出现失声，或者出现特别的喉鸣，也成为“脚气病哭声”。

先天性维生素 $B_1$ 代谢缺陷有关的遗传性疾病包括枫糖尿症、婴儿慢性乳酸酸中毒、婴儿及儿童的亚急性坏死性脑病及对维生素 $B_1$ 有反应的巨幼红细胞贫血。

1. 枫糖尿症　枫糖尿病的病因是由于缺乏支链 α－酮酸脱氢酶复合物，患者的相应 α－酮酸不能通过氧化脱羧作用而降解，而引起支链氨基酸（亮氨酸、异亮氨酸、缬氨酸）代谢异常。此病是常染色体隐性遗传性疾病，可出现精神及身体发育延迟、嗜睡、喂养困难、注意力减退、肌张力交替性升高和减弱。给予口服大剂量维生素 $B_1$ 治疗，可减轻临床症状，血清支链氨基酸水平恢复正常，如停止给予维生素 $B_1$ 时，血清支链氨基酸水平再度升高。

2. 婴儿慢性乳酸酸中毒　主要以乳酸和丙酮酸酸中毒、神经性异常以及发育迟缓为特征。对大剂量维生素 $B_1$ 治疗有效者考虑为维生素 $B_1$ 代谢有缺陷，对维生素 $B_1$ 无效者可能为丙酮酸脱羧酶缺少。但有文献报道，丙酮酸脱羧酶缺少的婴儿，接受大剂量维生素 $B_1$ 治疗后好转。

3. 婴儿及儿童的亚急性坏死型脑病　是婴儿期和儿童发育早期的一种致命性疾病，伴有虚弱、厌食、说话和眼球震颤、抽搐、瘫痪及复合感觉障碍，甚至生长停止。其血中的乳酸和丙酮酸升高，机制目前仍不详，考虑与 TPP 降低有关。

4. 对维生素 $B_1$ 有反应的巨幼红细胞贫血　该症状属于儿童期、婴儿期的罕见疾病，多存在巨幼红细胞性贫血，也可伴发糖尿病、感觉神经性耳聋，以及心脏异常。此病与继发于维生素 $B_1$ 在细胞内的转运和吸收障碍所引起的维生素 $B_1$ 缺乏状态有关。

### （五）维生素 $B_1$ 营养水平评价

对维生素 $B_1$ 的营养状况可以采用对维生素 $B_1$ 负荷前后的尿维生素 $B_1$ 排泄量进行测定的方法，其中主要评价指标有：空腹一次测定尿液中维生素 $B_1$/肌酐比率、血清维生素 $B_1$ 水平、红细胞转酮醇酶（ETK）活性。

1. 维生素 $B_1$ 负荷前后的尿维生素 $B_1$ 排泄量　因为肾脏是排泄过多摄入的维生素 $B_1$ 的主要器官，所以体内维生素 $B_1$ 的状态可以参考尿中维生素 $B_1$ 的水平。维生素 $B_1$ 的需要量往往和其尿排泄量存在联系，所以临床上经常开展维生素 $B_1$ 负荷试验，通过检测不同时间点的维生素 $B_1$ 含量变化，进而评估患儿的维生素 $B_1$ 的营养状况。临床上多采用微生物法或荧光法测定，被测者于清晨排尿后禁食，给维生素 $B_1$，剂量为口服 5mg 或肌内注射 1mg，并进行饮水 200mL，收集不同时间点的连续 4 小时尿，并对尿中的维生素 $B_1$ 量进行测定，若维生素 $B_1$ 量在 100μg 以上，可判断为正常，而低于 50μg 则脚气患病患儿。

2. 维生素 $B_1$ 负荷前后的尿维生素 $B_1$ 排泄量　肾脏的尿排泄量和维生素 $B_1$ 的需要量紧密相关，这也是该方法的评估原理。患儿在清晨排尿后禁食，并采用微生物或荧光法对维生素 $B_1$ 进行测定。一般通过口服 5mg 或肌内注射 1mg，然后饮水 200mL，并进行连续间隔 4 个小时的尿收集，最后对患者尿中的维生素 $B_1$ 的含量进行检测。脚气患病常低于 50μg，当维生素 $B_1$ 在 100μg 以上时为正常。

3. 红细胞转酮醇酶（ETK）活性　该方法对维生素 $B_1$ 营养状况评估最为有效，也是较为特异性的指标。研究现实，ETK 出现在临床维生素 $B_1$ 缺乏症状出现之前，也称为边缘状态或亚临床诊断的检查。临床上对 ETK 活性进行检测主要通过红细胞中或己糖出现率或戊糖消失率进行测定。另外，硫胺素缺乏与 ETK－AC 的增加、ETKA 的降低存在一定联系，维生素 $B_1$ 缺乏越严重，ETK－AC 值越高。维生素 $B_1$ 低水平时为 16%～20% 范围，TPP 效应的正常参考值为 0%～15%，而在维生素 $B_1$ 缺乏时可超过 20%。

4. 空腹一次测定尿液中的维生素 $B_1$/肌酐比率　维生素 $B_1$ 缺乏的肌酐指标为：4～12 岁小儿应低于 60μg/g，幼儿应低于 120μg/g 肌酐。正常值为 176μg/g 肌酐。

### （六）诊断

依靠实验性维生素 $B_1$，并根据临床症状和体征、病史、实验室检查和治疗等，综合分析后进行诊断。

1. 实验室检验　维生素 $B_1$ 负荷前后，对患儿进行空腹一次测定尿液中及红细胞转酮醇酶活性的维生素 $B_1$/肌酐比率、血清维生素 $B_1$ 水平、尿维生素 $B_1$ 排泄量等测定。

2. 临床特点　是否存在周围神经炎的表现，如感觉异常、肌肉萎缩、跟腱及膝反射异常。是否存在心率增加、心脏扩张肥厚、进行性水肿、脉压加大。是否存在其他营养缺乏的征象，并能排除其他心脏病的心力衰竭。

3. 病史　对患儿进行维生素 $B_1$ 摄入水平进行评估，如果患儿存在添加辅食，是否存在偏食以及食用精面、白米等。是否存在如胃肠道疾病、慢性消耗疾病、肝胆系统疾病等疾病，这些疾病会影响维生素 $B_1$ 的吸收、利用。患儿是否处存在甲状腺功能亢进、发热、生长发育阶段等对硫胺素需求增加的情况。

### （七）治疗和预防

1. 饮食　在重视合理搭配的基础上，提高进食维生素 $B_1$ 含量丰富的食物。若乳母出现维生素 $B_1$ 缺乏，也应及时给予补充，以防止婴儿发生维生素 $B_1$ 缺乏。一般情况下，粮谷类中维生素 $B_1$ 丰富。此外，内脏、瘦肉、坚果类、豆类等食物种也含有丰富的维生素 $B_1$。绿叶菜（莴笋叶、芹菜叶）蛋类等也是维生素 $B_1$ 的重要来源，应适度进行补充饮食。

2. 去除病因　询问患儿病史，并对维生素 $B_1$ 缺乏因素进行调查，尤其是原发疾病，诸如甲状腺功能亢进、感染、发热等。

3. 应用维生素 $B_1$ 治疗　症状较轻的患儿，可补充剂量 5mg/d 的维生素 $B_1$；如果患儿的症状较为严重，可进行静脉注射，剂量为 10mg/d，每天 2 次，在症状缓解后可转为口服治疗。神经症状在维生素 $B_1$ 治疗后，多可在 24 小时内即可缓解，心脏相关症状多在 24 ～ 48 小时范围内有所好转，水肿症状的缓解需要时间较长，一般需要 48 ～ 72 小时。此外，运动无力的恢复时间则需 1 ～ 3 个月。对于大部分小肠切除后、长期呕吐、腹泻或采用全肠外营养维持患儿或口服有严重不能耐受的患儿，需要进行肠外途径对维生素 $B_1$ 进行补充。

## 第六节　维生素 $B_6$ 缺乏症

维生素 $B_6$ 有三种形式，相互之间可以通过酶进行转换，即吡哆胺（PM）、吡哆醛（PA 或 PL）、吡哆醇（PN）。PM、PL 磷酸化后可转变为辅酶磷酸吡哆胺（PMP）、磷酸吡哆醛（PLP）。吡哆醇是人工合成的产品，在一些植物种也存在。在动物体内，主要以辅酶 PMP、PLP 的形式存在。

### （一）流行病学

Cyorgy 在 1934 年第一次证实维生素 $B_6$ 的存在形式之一为吡哆醇，随后在 1938 年对其化学结构、人工合成方法进行说明。由于多种食物均含有维生素 $B_6$，因此原发性较为罕见，一般多为人工喂养儿，在喂养的配制奶中存在维生素 $B_6$ 缺乏而导致疾病的产生。通常情况下，使用药物或者吸收障碍是引发继发性维生素 $B_6$ 缺乏的主要因素，另外，代谢活动增加以及消耗过度也可导致维生素 $B_6$ 缺乏。目前，经过血液生化分析发现，维生素 $B_6$ 缺乏率在 12% ～ 19%。

### （二）病因

1. 膳食组成的影响　蛋白质的代谢常常需要维生素 $B_6$，这和 5 – 磷酸吡哆醛作为氨基酸代谢的辅酶密切相关。在膳食中摄入较高的蛋白质时，往往也需要较高的维生素 $B_6$。按照蛋白质的摄入量为基础，每天摄入蛋白质 100g，则对应的维生素 $B_6$ 每天需摄入量为 1.5 ～ 2.5mg。对于儿童而言，婴儿多为 0.1 ～ 0.3mg，年长儿为 0.5 ～ 1.5mg。

2. 摄入不足　母亲由于对维生素 $B_6$ 的摄入不足，导致乳汁中的维生素 $B_6$ 含量降低，或者在人工喂养的过程中，牛乳多次煮沸、加热，也会对维生素 $B_6$ 产生破坏作用。上述原因均可导致婴儿维生素

$B_6$ 的缺乏。

3. 需要量增加　儿童有自身的特殊性，诸如生长发育速度快，所以起对对维生素 $B_6$ 的需要量相对较高。如果出现一些疾病，诸如结核、高热等，会导致维生素 $B_6$ 的消耗增加，此时如果维生素 $B_6$ 补充不及时，很容易导致维生素 $B_6$ 缺乏。如果患儿出现甲亢，也会导致维生素 $B_6$ 辅酶活性下降，导致维生素 $B_6$ 需要量增加并进行代偿。

4. 药物影响　一些药物，诸如 D－青霉胺、肼苯达嗪、L－多巴、环丝氨酸、异烟肼、四环素等，均能够导致维生素 $B_6$ 的缺乏。维生素 $B_6$ 能够与异烟肼、肼苯达嗪形成维生素 $B_6$ 衍生物，但不具有微生物 B6 的活性，后者能够导致维生素 $B_6$ 排泄加速；维生素 $B_6$ 的抗代谢剂诸如环丝氨酸、青霉胺，也能够导致维生素 $B_6$ 缺乏进一步加重。

5. 吸收障碍　一些消化系统疾病诸如肠吸收不良综合征、肠道感染、慢性腹泻等，均能够导致维生素 $B_6$ 的吸收减少。

## （三）临床表现

一般而言，维生素 $B_6$ 缺乏的症状比较轻微。维生素 $B_6$ 的缺乏通常伴随着其他营养元素的缺乏，特别时水溶性维生素的缺乏，诸如维生素 $B_2$，可见两种微生物的代谢存在联系。

1. 生长发育不良　维生素 $B_6$ 缺乏的情况下，患儿机体蛋白质、氨基酸代谢出现紊乱，可导致婴儿期发育、生长迟缓。部分患儿可出现贫血。

2. 皮肤脂溢性皮炎　维生素 $B_6$ 缺乏还可以导致皮肤脂溢性皮炎在鼻、口腔、眼周围出现，并可进一步向其他部位扩展，诸如耳后、前额、面部等。维生素 $B_6$ 缺乏还可导致口炎、口唇干裂、舌炎等。

3. 神经精神系统症状　个别伴有神经系统症状，如尖声哭叫全身抽搐、兴奋性增高。如果 6 个月内患儿发生频繁抽搐，可导致其智力发育不良。

4. 消化系统症状　伴发胃肠道症状，如腹泻、呕吐、恶心等症状。

5. 感染　在维生素 $B_6$ 缺乏的情况下，细胞介导的免疫系统受到损害。Talbot 和 Meydani 等人研究发现，如补充吡哆醇，能够促进淋巴细胞的增殖。研究发现，维生素 $B_6$ 缺乏时，还会影响 DNA 的合成。因此，如维生素 $B_6$ 缺乏，抗体生成减少，容易发生感染。

## （四）营养状况评价

维生素 $B_6$ 水平的体内评价方法主要有直接法和间接法两种。前者诸如进行尿维生素 $B_6$ 浓度测定、血浆总维生素 $B_6$ 浓度测定、血浆磷酸吡哆醛（PLP）浓度测定等；后者诸如血浆高半胱氨酸含量测定、红细胞内依赖性维生素 $B_6$ 酶活性测定、尿色氨酸降解产物的水平测定等。

1. 直接法

（1）血浆磷酸吡哆醛浓度测定：在肝脏中，维生素 $B_6$ 主要以血浆 5－磷酸吡哆醛的形式存在，并反映肝组织的储存情况，血浆 5－磷酸吡哆醛往往达到新的稳定状态需要的时间较长，一般需要 10 天，这也是采用该方法进行测定的不足。在评价的过程中，应充分考虑各个因素可能存在对 PLP 浓度的影响，诸如 AKP 的活性升高、蛋白质的摄入增加等都可以导致血浆 PLP 浓度降低。现阶段，临床上多以血浆 PLP 浓度 20nmol/L 作为维生素 $B_6$ 的营养状况评价指标。需要注意的是，5－PLP 浓度在胎儿体内的较高，并在出生一年后快速降低，之后开始缓慢降低至成人正常范围。所以对婴儿新生儿的评价应格外注意上述变化，从而准确评估患儿维生素 $B_6$ 的营养状况。

（2）尿中维生素 $B_6$ 浓度测定：目前，维生素 $B_6$ 的需要量常常通过对尿中排泄的维生素 $B_6$ 进行测定，尤其是 4－吡哆酸。通常，维生素 $B_6$ 摄入量誉为为吡哆酸的排泄量的 2 倍。近期的膳食中对维生素 $B_6$ 的摄入量可以根据 4－吡哆酸的排出量进行评估。通常，4－吡哆酸经尿的排泄量不小于 0. 8mg/d，因此如果发现 4－吡哆酸经尿的排泄量小于 0. 2mg/d，应格外注意是否存在维生素 $B_6$ 缺乏。

（3）血浆总维生素 $B_6$ 浓度测定：操作简单，能够对维生素 $B_6$ 的营养状况很好反映，但测定值的会相对有较大波动，这也是临床难推广的原因。

2. 间接法

（1）尿色氨酸负荷试验：即通过对尿中的色氨酸降解产物进行检测。早期维生素 $B_6$ 缺乏以尿中黄尿酸为检测指标，该物质是色氨酸的一种微量降解产物，在犬尿氨酸酶的作用下完成，并依赖于5－磷酸吡哆醛的活性。5－磷酸吡哆醛依存的酶和微量黄尿酸有一定关系。色氨酸的代谢产物或衍生物均会在维生素 $B_6$ 缺乏的情况下合成增加，并会随着尿一起排出体外。维生素 $B_6$ 的营养状况能够通过黄尿酸进行评估，当给予负荷剂量色氨酸，一般总量小于2g，色氨酸50～100mg/kg，并依据色氨酸的降级产物，通过分析并最终确定维生素 $B_6$ 的营养状况。维生素 $B_6$ 缺乏患儿的尿中，黄尿酸维排出量在50mg以上。

（2）红细胞内依赖性维生素 $B_6$ 的酶活性测定：在红细胞中，往往需要天门冬氨酸转氨酶（α－EAST）、谷草酰乙酸转氨酶（EGOT）、谷丙酮酸转氨酶（EGPT）等PLP酶，这些可作为评估体内维生素 $B_6$ 的营养状况。一般情况下，可以将有无PLP的比值作为维生素 $B_6$ 营养状况的评估指标。通过对PLP谷草、谷丙转氨酶活性测定，维生素 $B_6$ 缺乏，活性增加20%以上。

EGPT指数＝EGPT＋PLP/EGPT－PLP

EGOT指数＝EGOT＋PLP/EGOT－PLP

EGPT活性指数正常≤1.25，EGOT活性指数正常≤1.80。维生素 $B_6$ 营养状况的方法仍然在拓展，也有人通过对门冬氨酸酶的活性进行测定来评估，缺点是数值变化比较大，因而临床应用不广泛。

（3）血浆高半胱氨酸的含量：血浆高半胱氨酸经转硫化到半胱氨酸，该过程涉及5－PLP依存酶，因此可作为评价维生素 $B_6$ 营养状况的指标。

## （五）诊断

依据病史、症状、体征以及辅助检查等进行综合诊断。

1. 病史　仔细询问患儿病史。诸如是否有摄入不足、偏食厌食；是否合理膳食，各营养素的比例是否合理；是否存在妨碍吸收、利用的疾病，如胃肠道疾病、慢性消耗疾病等影响吸收的疾病；患者是否存在需要量增加的情况，例如出现发热、生长发育速度较快等；近阶段有无服用对维生素 $B_6$ 活性产生影响的药物。

2. 临床表现　小儿是否存在异常神经系统表现，诸如惊厥、抽搐、生长发育不良等，临床是否存在口腔、皮炎、末梢神经炎、贫血、鼻周围皮肤脂溢性皮炎等。

3. 实验室检验　可通过测定血浆高半胱氨酸的含量、红细胞内依赖性维生素 $B_6$ 酶活性、尿中色氨酸降解产物的水平、血浆总维生素 $B_6$ 浓度、血浆中磷酸吡哆醛（PLP）浓度、尿中的维生素 $B_6$ 浓度等方法帮助诊断。

## （六）预防及治疗

1. 去除病因　询问患儿病史，了解患儿辅食添加、喂养情况，对维生素 $B_6$ 缺乏的原因进行调差，同时还应对影响维生素 $B_6$ 缺乏的疾病进行治疗，诸如消化道疾病、慢性消耗性疾病、感染等。

2. 饮食调整　维生素 $B_6$ 推荐的每天适宜摄入量：乳母为1.9mg；14岁以后为1.1～1.2mg，7～13岁为0.7～0.9mg，4～6岁为0.6mg，1～3岁为0.5mg；较大婴儿增加为0.3mg，6个月以下的婴儿为0.1mg。应及时搭配并补充含维生素 $B_6$ 的食物。高蛋白质、低碳水化合物饮食时，应适当增加维生素 $B_6$ 的摄入，如果乳母存在维生素 $B_6$ 缺乏也应进行及时补充，防止婴儿因母乳喂养导致维生素 $B_6$ 缺乏症。人工喂养的婴儿，牛乳在多次加热及煮沸会导致维生素 $B_6$ 破坏而丢失，容易使婴儿出现维生素 $B_6$ 缺乏。一旦患儿出现维生素 $B_6$ 缺乏，应多摄入蔬菜、水果、肉类、谷类食物等含维生素 $B_6$ 丰富的食物，从而改善患儿的症状。

3. 维生素 $B_6$ 治疗　通常用维生素 $B_6$ 足量治疗，即连续3周，10～20mg/d，症状改善后，可酌情将剂量减为2～5mg/d，并根据患儿的症状对使用剂量、时间等进行调整，一般数周即可治愈。对于婴儿，可选择维生素 $B_6$ 静脉注射，一般剂量为10mg，能够迅速缓解患儿因维生素 $B_6$ 缺乏所导致的抽搐；也可以选择口服，1～2周方可缓解，剂量为10mg/d，如果用异烟肼辅助治疗，剂量为100mg/d异烟肼剂量进行补充。如服用维生素 $B_6$ 拮抗剂如环丝氨酸、青霉胺等，可服用维生素 $B_6$2mg/kg 的。对于长期呕吐、腹泻患儿或口服不耐受患儿，需要进行全肠外营养维持的患儿，可通过肠外途径进行维生素 $B_6$ 的补充治疗。

### （七）维生素 $B_6$ 依赖症

1. 维生素 $B_6$ 依赖性惊厥　在神经系统中，PLP、谷氨酸脱氨酶的辅基酶蛋白有限，γ-氨基丁酸的合成降低，后者能够对中枢神经系统产生抑制作用，由于其在脑内的浓度减少，进而患儿的惊厥阈下降。婴儿最为常见，尤其在出生数小时～3 个月的婴儿，可反复发作，抗癫痫药物是目前药物治疗的最佳选择，此时可选择静脉注射，一般能够有较好的疗效，一般采用 5 ～ 10mg，10 ～ 25mg/d 剂量进行维持，多需要终身治疗。如患儿出生后不积极予以治疗，可能出现智力低下。

2. 维生素 $B_6$ 依赖性小细胞低色素性贫血　血红蛋白合成的第一步反应需要 5-磷酸吡哆醛是的参与，即琥珀酸与甘氨酸结合，并产生 δ-氨基乙酰丙酸。血红蛋白的合成会受到 δ-氨基乙酰丙酸合成受阻的影响。其低色素性贫血为患儿的主要血液学表现，骨髓中红细胞增生现象活跃，肝内、骨髓中铁血红素的吸附沉积较为明显。患儿出现贫血，但常常周围神经无异常。用维生素 $B_6$ 进行治疗，剂量为 0.1 ～ 1.0g/d，患儿的网织红细胞通常在治疗 3 ～ 4 天后即可快速增加。

3. 高胱氨酸尿症　患儿表现为肌肉生长发育不良、骨骼畸形、智力低下，部分出现视力障碍的患儿大约占总数的 80%，其中出现类似马方氏综合征心脏病的患儿占大约 30%。大剂量的维生素 $B_6$ 的治疗能够改善部分患儿的高胱氨酸尿症状，尽管如此，仍部分患儿的治疗效果不佳。

4. 胱硫醚尿症　胱硫醚酶是维生素 $B_6$ 依赖酶，如维生素 $B_6$ 缺乏，胱硫醚酶的活性降低，胱硫醚不能分解，积聚在体内，患儿表现为血小板减少、耳聋、耳畸形、肢端肥大、智力迟滞、肾性尿崩症，并很容易发生肾结石。应用大剂量维生素 $B_6$ 治疗，具有一定的疗效。

## 第七节　铁缺乏

作为人体所需的微量元素铁，不仅是血色素分子的组成，在氧和电子输送中起着核心作用，而且也是肌红蛋白、骨骼肌和脑等细胞中的一系列氧化脱氢酶所不可缺少的组成部分。另外，还参与一些具有清除、中和有毒基因及化学物质的铁依赖性酶的合成，在免疫防御中起重要作用。

### （一）流行病学

缺铁性贫血是我国卫生部重点防治的儿童疾病，也是为全球四大营养性疾病之一。近 20 年来，我国在预防儿童缺铁性贫血的发生方面取得了较大的进展，仍然在部分地区发生贫血的患病率较高。铁缺乏是普及全世界的最常见的营养缺乏症，以生后 6 个月～3 岁的小儿发生率最高。我国在 20 世纪 80 年代初，通过对 16 个省市开展流行病学调查发现，营养性贫血在 6 个月～7 岁的儿童中的总患病率达 43%，其中多数为缺铁性贫血。根据 1994 年调查结果显示，美国仍有 9% 的小于 3 岁的小儿存在着铁的缺乏，其中 1/3 患有缺铁性贫血。1995 年，我国报道发生率仍很高，上海地区小于 2 岁小儿患缺铁性贫血为 32%；全国 3 岁以下小儿贫血发生率达 50%，主要原因是膳食营养不平衡、膳食中铁摄入量不足引起。2000—2001 年，我国开展“铁缺乏症（儿童）流行病学的调查研究”发现，7 个月～7 岁的儿童的缺铁性贫血的患病率为 7.8%，铁缺乏总患病率达到了 40.3%。虽然我国缺铁性贫血的患病率明显下降，但单纯性缺铁的发生率仍处于较高水平，其中，与学龄前儿童和幼儿相比较，婴儿缺铁性贫血患病率为 20.5%，缺铁的患病率为 44.7%，均显著增高，而与城市儿童缺铁性贫血总患病率（5.6%）相比较，农村儿童的患病率高达 12.3%，后者显著高于前者。2002 年，北京报道该市顺义区 12 个月以前的婴儿缺铁性贫血的发生率仍达 30%。2006—2008 年期间，按早产儿贫血诊断标准，上海交通大学医学院附属新华医院未输血的早产儿在住院期间 1 周、2 周、3 周、4 周的发生率分别为 14.2%、47.8%、62.2%、86.5%。儿童免疫、生长发育和运动等功能均和缺铁有关，即使补铁后，部分症状仍不能被逆转。所以，进一步防治铁缺乏性营养不良具有重要的意义。

### （二）小儿体内铁的分布及生理功能

体内含铁总量随性别、体重、血红蛋白浓度等而异。成年男子约含 50mg/kg，成年女子则为 35mg/kg，正常新生儿为 60 ～ 70mg/kg，胎儿为 75mg/kg。体内铁按其功能分为两大类：一类是参与代谢，含铁酶类、辅助因子的合成和运输铁，约占总铁的 70%；另一类则是储存铁，约占总铁 30%，主要是以铁蛋白和含铁血黄素形式储存于单核－吞噬细胞系统，肝、骨髓、脾和其他组织，各约占 1/3。感染时，在白细胞内源性介质即细胞因子，如白介素－1 和肿瘤坏死因子等作用下，血循环中的铁被重新分布进入肝脏。小儿体内铁的分布见表 6－3。

**表 6－3　小儿体内铁的分布**

| 铁分布部位 | 铁（mg/kg） | 占体内总铁含量（%） |
|---|---|---|
| 血红蛋白 | 40.0 | 64 |
| 肌红蛋白 | 2.0 | 3.2 |
| 酶 | 0.3 | 0.4 |
| 运转铁（血浆铁） | 0.3 | 0.4 |
| 储存铁 | 20.0 | 32 |

铁在体内的生理功能主要是作为血红蛋白、肌红蛋白、细胞色素、细胞色素氧化酶、过氧化酶、过氧化氢酶、单胺氧化酶等的组成部分而参与机体氧的运送和组织呼吸等很多代谢过程。血红蛋白和氧之间的结合是可逆的，当氧分压较低的组织的血液流经时，氧合血红蛋白离解成血红蛋白、氧，并在流经含氧分压较高的肺泡的血液中，血红蛋白可以结合氧，并成氧合血红蛋白，通过这样的方式，氧实现了从肺泡送至其他组织。肌红蛋白能在组织内储存氧；细胞色素能在细胞呼吸过程中起转运电子的作用；一系列含铁酶或铁依赖酶参与机体的代谢，在缺铁的早期即在贫血发生以前，此类酶的功能就受影响；储存铁与血浆铁保持平衡状态，其中铁蛋白内的铁比含铁血黄素中的铁易于被动用；运转铁在血浆中和运铁蛋白结合，被运转到组织之间。

### （三）缺铁的分期

缺铁是指机体含铁量低于正常。根据铁耗竭的不同阶段，理论上可分为三期：①铁减少期（ID）：即最早缺铁期，又称为隐匿前期，仅储存铁有所减少，且血清铁蛋白也较常水平减少，其他如骨髓铁粒幼细胞、血清铁、转铁蛋白饱和度、血红蛋白等均正常；②红细胞生成缺铁期：也称为无贫血缺铁期，此期特点为储存铁减少或消失，血清铁蛋白低于正常，骨髓铁粒幼细胞减少（一般 <10%），与正常相比较，红细胞原卟啉增高，而血清铁、转铁蛋白的总铁结合力可呈现一定增高，饱和度可呈现一定减少，但血红蛋白及红细胞比积正常，红细胞为正色素；③缺铁性期贫血（IDA）：此外，红细胞或血红蛋白的比积也有所降低，并呈现一定程度的低色素性贫血。

### （四）缺铁对机体的影响

体内含铁化合物具有重要的生理功能，其中以肌红蛋白、血红蛋白具有琥珀酸脱氢酶、细胞色素 NADH 脱氢酶等能运送电子，带氧功能；过氧化氢酶能够有效分解机体的过氧化氢。另外，铁还与机体的需要酶的活性密切相关，诸如调控机体的氧化、水解、转运过程的酶，诸如核糖核苷酸还原酶、酪氨酸羟化酶、单胺氧化酶等。因此，铁与神经介质的合成与分解、淋巴细胞与粒细胞功能、胶原合成、卟啉代谢、氧化磷酸化、组织呼吸以及躯体与神经组织的发育等均有紧密联系。

1. 对造血系统的影响　铁是机体内血红蛋白的重要合成原料。在骨髓造血组织处，血浆中转运的铁进入幼红细胞，并与卟啉结合在线粒体内结合，随后进一步与珠蛋白结合，并合成血红蛋白。当机体缺铁时，正铁血红素的合成降低，导致血红蛋白合成缺乏，并导致在新生的红细胞中的血红蛋白合成不足。情况严重的，还将对 DNA 的合成产生影响，对幼红细胞中的增殖、分裂产生影响。但这种影响相对较弱，缺铁主要影响的是血红蛋白合成，可导致新的红细胞体积减小，其胞质内血红蛋白减少，而最终导致发生小细胞性低色素性贫血。

2. 对精神运动系统和生长发育的影响　大量研究证明，缺铁最主要的影响是不利于儿童的行为和生长的发育。缺铁可能是行为异常，如易怒、注意力不集中等的原因。患有缺铁性贫血的婴儿和儿童存在着明显的精神运动测试的障碍，在某种程度上能通过铁剂治疗被纠正，而相当一部分患儿已不能用铁剂来逆转，婴幼儿期如果患了较严重的缺铁性贫血，虽经积极补铁纠正，到儿童期的智商测定结果仍低于正常儿童，所以强调预防铁营养缺乏而致的不可逆性的精神运动是至关重要的。小儿在缺铁时还可出现屏气发作，待纠正后屏气发作即会消失。

另外，铁缺乏将促使铅中毒，动物和人的研究证明严重铁缺乏常伴有胃肠道铅的吸收上升，而且吸收入体内的铅又抑制铁络合酶，阻止铁与原卟啉的络合过程，使原卟啉在体内堆积，使血红蛋白的合成更加减少。临床和流行性病学调查结果也显示了血铅水平和缺铁的相关性。由于儿童铅中毒是神经系统和发育障碍的主要原因，故铁缺乏又直接或间接地通过增加铅的吸收而促成这一病变。

3. 对消化系统的影响　胃酸在缺铁后呈现降低，同时口腔黏膜变薄，口腔黏膜有异常角化，色素减退，可发生萎缩性舌炎和胃炎，吞咽困难，小肠黏膜绒毛可变宽、变钝、融合，上皮下可有炎症，在小儿可产生渗出性病变和吸收不良综合征，导致脂肪泻。

4. 对免疫系统功能的影响　研究显示，很多与杀菌有关的依赖铁的酶和含铁酶活在缺铁条件下明显下降；同时，铁还对淋巴组织产生影响，诸如影响其对感染的抵抗力以及直接影响其组织发育；此外，在抗原刺激后，巨噬细胞移动抑制因子的产生以及淋巴细胞转化率均有所降低；皮肤过敏试验应答下降，中性粒细胞吞噬功能减低，对细胞免疫功能具有损害作用。

但另有作者从临床和实验证明缺铁性贫血患者的抵抗力和细胞免疫反应等均正常，在试管和动物实验中，加入铁元素能促进细菌和白假丝酵母等繁殖和毒力增强，用转铁蛋白螯合后又可抑制细菌繁殖。出现这些矛盾的原因是否与选择病例等其他影响因素和操作方法上的差异有关还不能肯定。

## （五）实验室检查

1. 生化方法

（1）血清铁蛋白：体内缺铁时血清铁蛋白下降，当血清铁蛋白不足 12μg/L 时，显示机体呈现缺铁状态。血清铁蛋白可作为是机体铁储存的评估指标。

（2）红细胞内游离原卟啉（FEP）：正常值为 50μg/dL，IDE 或 IDA 时 FEP 上升，FEP/Hb 较敏感，其比值 >3μg/g 则考虑为异常，若在 5.5 ～ 17.5μg/g 之间，如能排除铅中毒，即可诊断为缺铁性贫血，有条件时可作为筛查铁缺乏的手段。

（3）血清铁（SI）：常降低（正常值为 8.95 ～ 21.48μmol/L）。

（4）运铁蛋白（TF）：正常成人为 2 ～ 4g/L，初生时低，2 个月后逐渐上升，至 2 岁达成人水平。

（5）总铁结合力：总铁结合力呈现升高，一般情况下正常值为 54 ～ 64μmol/L。

（6）运铁蛋白饱和度：常下降至 15% 以下（正常值为 35 ～ 40%），炎症时也可下降，但与铁缺乏不同，总铁结合力也下降。

2. 血象　血红蛋白（Hb）较红细胞计数（RBC）减低更显著，所以，与正常相比较，红细胞平均血红蛋白量（MCH）更低，红细胞平均容积（MCV）更小。红细胞平均血红蛋白的浓度（MCHC）呈现正常或者降低。

3. 其他　的铁吸收及铁动力学、肝组织含铁量、肝细胞储铁的测定，但这些都不实用或不敏感，不能常规应用。

## （六）诊断标准

1. 缺铁的诊断标准

（1）外周血成熟红细胞的形态正常且 Hb 正常。

（2）并发或不并发血清转铁蛋白的饱和度降低，血清铁蛋白低于 15μg/L。

（3）存在胃肠疾病、生长发育过快、喂养不当、慢性失血等导致缺铁的危险因素。

2. 缺铁性贫血的诊断标准

（1）Hb 降低：符合世界卫生组织对儿童贫血的诊断标准，即 6 ～ 14 岁不足 120g/L，6 个月～ 6 岁不足 110g/L。海拔每升高 1 000m，应该上调 Hb 约 4%。

（2）具有明确的缺铁原因：如需求增多、吸收障碍、铁供给不足或慢性失血等。

（3）外周血红细胞呈小细胞低色素性改变：平均红细胞血红蛋白浓度、蛋白含量以及红细胞容积分别低于 310g/L、低于 27pg 和低于 80f。

（4）铁剂有效治疗：4 周治疗后，Hb 应上升超过 20g/L。

（5）铁染色和骨髓穿刺涂片：这也是诊断的“金标准”，骨髓细胞外铁显著降低（0 ～ ±），骨髓可染色铁明显减少甚至消失（正常值：+～+++）、铁粒幼细胞比例不足 15%；但临床上不直接采用该方法，因该方法存在一定侵入性。多在治疗后效果不佳以及诊断困难的情况下，酌情采用，以排出或明确诊断。

（6）铁代谢检查指标、缺铁性贫血的诊断标准吻合：需满足以下至少 2 项，①血清铁蛋白减少（低于 15pg/L），并尽量进行血清 CRP 检测，以排出炎症、感染等导致的血清铁蛋白含量变化。；②转铁蛋白饱和度不足 15%；③总铁结合力超过 62.7μmol/L（350μg/dL）；④血清铁低于 10.7μmol/L（60μg/dL）。需要注意的是，转铁蛋白饱和度和血清铁在机体感染、进食的时候会发生变化。同时还应考虑到昼夜节律的问题。

（7）与轻型地中海贫血鉴别，并注意排除其他小细胞低色素性贫血，同时还应注意肺含铁血黄素沉着症、慢性病贫血等鉴别。

存在小细胞低色素性贫血者，即符合上述诊断标准中的前两项。同时根据患儿的病史以及对其他小细胞低色素性贫血的排除，即可初步诊断为缺血性贫血。如果符合缺铁性贫血诊断标准以及符合铁代谢检查指标，可确诊为缺铁性贫血。一般情况下，可以直接进行诊断检测，在必要时可以辅助铁剂治疗进行诊断，即当给予患儿铁剂治疗后，疗效显著，即可辅助诊断为缺铁性贫血。此外，诸如铁染色、骨髓穿刺涂片也可作为缺铁性贫血的诊断手段，但两者均存在侵入性，多在治疗无效或诊断困难时使用，不作为常规检查手段。

### （七）治疗和预防

1. 去除病因　查明缺铁原因，除膳食中铁不足外，还需注意钩虫和消化道隐性出血性疾病的存在。

2. 饮食疗法　增加膳食含铁量并注意合理配合。母乳中含铁量虽不高（0.3 ～ 0.5mg/L），但吸收率高达 50%；血红素含铁高（含 3.4mg 铁/g），其吸收率也较高（10%～ 26%）；黄豆比其他植物类食物的含铁量高（11mg 铁/100g），吸收率也有 7%，上述食品和铁强化食品（1 升奶中含铁 12mg，1kg 面粉中含铁 13 ～ 15mg）是较理想的防治缺铁的食品。

3. 铁剂治疗

（1）口服常用制剂有琥珀酸亚铁、葡萄糖酸亚铁、硫酸亚铁、富马酸亚铁、枸橼酸铁胺等。剂量为元素铁 2 ～ 6mg/（kg · d），一般治疗后 3 ～ 4 周有效，可维持巩固 4 ～ 8 周。同时服用维生素 C 可使铁吸收率增加 3 倍。不良反应有食欲下降、恶心、呕吐、腹痛、腹泻等。

（2）肠外途径应用需严格掌握应用指征：①需要全肠外营养维持者，诸如大部分小肠切除后、长期腹泻、呕吐等；②口服时，存在严重不耐受的不良反应。右旋糖酐铁含铁量 50mg/mL，总补铁量的计算公式：

总补铁量（mg）=［标准血红蛋白值（g/dL）－目前血红蛋白值（g/dL）］×3.5×体重（kg）

肌内注射时每 1 ～ 3 天注射一次，首次可用 12.5 ～ 25mg，若无不良反应，再增加至 50mg，直至总量用完。现实验研究已得到肯定，右旋糖酐铁可以加入 TPN 混合液中进行输注。足月新生儿一般出生后 4 个月内，不需额外补充外源性铁。然而，早产或低出生体重儿由于在胎儿期铁储存有限，需要提前给予补充，James 等建议小儿剂量为 0.7mg/（kg · d）。Friel 等也对一种小儿多种微量元素制剂（Ped EL, Pharmacia 产品）进行了评价，在一组平均体重为 910g 的超低出生体重儿中，给予铁 120μg/（kg · d），平均可使体内储存铁 93μg/（kg · d）。对于低出生体重儿和极低出生体重儿，虽然精确的应用剂量没有确定，但补充的最终目的应该允许储存铁达到足月新生儿在胎儿期通过胎盘所得到的铁的储存量。目前有全量补充法和小剂量每天或周期性（隔天或每周一次）补充法两种，前者往往用于铁严重耗竭或严重缺铁性贫血者，后者用于轻度铁缺乏或作为一般生理量的维持。

静脉应用的不良反应有局部疼痛、局部皮肤变色、面部潮红、头痛、肌肉关节痛、腹痛、呕吐、腹泻、发热、淋巴结肿大，偶有心律失常、惊厥和过敏休克。但低剂量应用尚无过敏反应报道，而对于快速输注（25mg/100mL 葡萄糖液）会引起严重变态反应的患者，改用 1 ～ 2mg/d 右旋糖酐铁常规维持还是成功的。

静脉补充时的注意事项：①在全量补充法前，先予小剂量 5mg（0. 1mL 静脉输注）试验来筛查过敏者。在全量补充时，需备有复苏设备和包括麻醉师在内的一组技术熟练的急救成员以防意外。②肠外途径补充铁剂，不能忽视小肠对机体铁需要量的调节作用，小肠不仅吸收铁，而且也是排泄铁的重要器官，故长期应用添加铁剂的广泛小肠切除的 TPN 支持患者，应注意血清铁的生化监测，避免和防止铁负荷过多或铁中毒。③有潜在的促使铁依赖性病原体感染的播散作用，有报道新生儿肌内注射右旋糖酐铁可增加败血症的发生率。

## 第八节　锌缺乏

早在 19 世纪锌由于在植物的生长中的作用开始被人们认知。随后在 20 世纪 30 年代，锌与动物生长、健康的关系也逐渐被人们所熟知。Praead 在 1963 年首次说明人类缺锌的问题。直到现在，人们越来越重视锌在机体的生理功能，与机体的健康成长、发育等密切相关，一旦缺乏锌将导致机体的多种生理功能紊乱。在新生儿中，锌原子占 5. 1 × 1020 个（机体总共 3. 4 × 1026 个原子）。可见锌在儿童健康、成长中的重要作用。

### （一）流行病学

研究显示，锌缺乏对小儿的发育产生不良影响。除影响发育之外，还会对味觉产生影响，进而导致小儿食欲不佳，同时还可以导致免疫力的降低，并可导致妊娠并发症、腹泻等。缺锌是导致儿童发育不良以及身高不足的重要因素之一。

Prasad 在 50 年前通过对儿童生长发育进行研究，发现了锌在儿童生长、发育中的作用。随后的 10 年，发展中国家也逐渐剔除了人体缺锌的假说。目前，缺锌已经称为全球普遍关注的重要公共卫生问题。国内外大量流行病学调查和临床经验证明，锌缺乏主要发生在婴儿和学龄前儿童。世界卫生报告显示，在 2002 年全球儿童锌缺乏症相当广泛，所以在食物中增加锌含量以及补锌已经称为了一种普遍的共识，并预测通过补锌能够降低全球 63% 的儿童死亡率。非洲撒哈拉地区、东南亚锌缺乏症现象最为严重，大约有 1/3 的人群出现锌缺乏症，其中学龄前儿童中 40% 的均出现不同程度的发育障碍。在危地马拉、墨西哥、巴西、美国、波多黎等国家的调查研究显示，大约锌摄入量的中位数在 50% ～ 80% RDA。土耳其对 7 ～ 12 岁儿童进行锌缺乏症的调查，在血样 686 份、发样 412 份中，低于正常值的低值线的分别占总数的 66% 、88% ，其中血锌、发锌的低值分别为 15 和 150。儿童锌缺乏率在我国占 30% ～ 60% ，即使发达的北京、上海地区，儿童缺锌率已经在 20% ～ 30% 。一项 1992 年全国营养调查结果显示，6 岁以下儿童（城市）的锌摄入量还不足 RDA 的 50% ，男、女分别为 31. 3% 和 32. 6% 。2004 年，中国 10 城市 0 ～ 6 岁儿童健康状况调查表明，锌缺乏婴幼儿比例达到 39% 。

### （二）锌的生理功能

1. 促进生长发育　在膳食中锌缺乏将对儿童的生长产生不良影响，导致儿童的生长发育缓慢，这主要和锌参与多种蛋白质、核酸的生物合成、分解有关，进而锌在细胞的生长、分裂等过程中发挥重要作用。研究显示，在连续 48 小时的缺锌条件下，蛋白质和合成出现障碍，细胞的分裂、增殖等受到影响。因此，尤其对于围生儿而言，必须保证锌的含量充足。在儿童期如果出现严重缺锌，可导致身材矮小，情况严重者可出现侏儒症。

2. 促进食欲　在缺锌条件下，儿童会出现厌食、食欲减退，其具体机制较为复杂，可能涉及促进小肠的神经肽 Y、胆囊收缩素以及鸦片样物质的合成、分泌有关。

3. 促进免疫功能　缺锌对免疫功能产生不良影响，能够导致动物 T 细胞功能降低，以及胸腺萎缩等。研究显示，营养不良患儿经过补锌干预后，其免疫指标得到显著改善，而给予不含锌的完全肠外营养，则不能改变自然杀伤细胞活性较低的状况。另外，锌能够增加干扰素 γ 的合成、分泌，并对单核细胞的活化具有促进作用。胸腺素可刺激 T 细胞的发育，其为血浆中的一种多肽，含有 9 个氨基酸，其合成和分泌过程中，锌发挥重要作用，并对胸腺素的结构和活性是必须的。

4. 内分泌腺功能　锌能够和胰岛素相互作用，并形成复合物，在延长、延迟作用上优于降血糖效果。研究显示，锌在细胞水平上可以起到促进胰岛素分泌的作用。在动物水平上，缺锌可导致性腺发育的缓慢，其中可能与睾酮生成障碍或垂体促性腺激素的合成、分泌有关。此外，其他激素的合成、分泌也对血锌的含量水平产生一定的影响，这部分激素主要由甲状旁腺素、甲状腺素、雌激素等。

### （三）缺锌的原因

1. 摄入不足　锌缺乏与食物中锌的含量不足有关，一般情况下，与大豆蛋白或牛乳相比较，母乳中锌的生物利用率相对较高，可能母乳中含有相关的调节成分，该物质能够和锌结合，这也是母乳比牛乳（酪蛋白为主）更容易被小儿消化、吸收的原因之一。人工喂养的小儿容易发生锌缺乏。较大的小儿，应及时添加辅食，添加含锌丰富的动物性蛋白质。如小儿生长速度较快，易发生锌的相对摄入不足。如给予患儿不含锌的完全肠外营养支持（TPN），也可导致锌缺乏。

2. 肠道吸收不良　肠道感染、胆囊纤维化、慢性痢疾、慢性腹泻等患有消化系统疾病，影响锌的正常吸收。纤维素或植酸盐也可因谷物类植物饮食进入机体，并导致锌的吸收不佳。此外，含有其他二价离子较多食物中时，也会对锌的正常吸收产生不良影响。

3. 丢失过多　钩虫病、疟疾可导致机体溶血、反复失血，这也可导致锌的丢失。手术、烧伤、外伤等情况下，血锌动员至受伤的组织处获得利用，这也可能导致血锌浓度的降低。另外，大量出汗，也会对锌浓度有一定影响。

4. 疾病　发热、长期感染的情况下，机体往往对锌的需要量增加，而此时的食欲往往出现减退情况，这是应格外重视对锌的补充，以防止出现锌缺乏。另外，一些遗传性的吸收障碍性疾病也可引起锌的吸收不良，诸如肠病性肢端皮炎。

5. 药物影响　部分药物存在金属螯合作用，诸如 EDTA、四环素、青霉胺等，锌可与其结合，并随肠道一起排出体外，进而导致锌的缺乏。

### （四）临床表现

当出现锌缺乏时，其的临床表现是与锌相关的生物学活性减弱的体现。

1. 生长缓慢　小儿存在锌缺乏的情况下，早期表现中最突出的生长、发育减慢。这与锌缺乏时，蛋白质、核酸等合成、分解酶活性紊乱有关。一般情况下，锌缺乏症患儿的体重、身高均较正常儿较低，情况严重者可出现侏儒症。缺锌小儿补锌后身高、体重恢复明显。

2. 伤口愈合缓慢　研究显示，锌能够促进伤口的快速愈合，并对烧伤后的上皮功能恢复具有促进作用。缺锌的情况下，胶原在创伤处的颗粒组织中的含量降低，DNA、RNA 的合成量有所降低，同时肉芽组织很容易被破坏，导致溃疡、瘘管、创伤、烧伤等的愈合速度减慢。

3. 免疫功能下降　小儿存在锌缺乏的情况下，易患诸如腹泻等感染性疾病，并对小儿的免疫功能产生不良影响。通过有效补充锌后，患儿的免疫指标能够得到良好改善。

4 异食癖　小儿存在锌缺乏的情况下，常发现有嗜异物的现象，诸如食纸张、土等。在补锌后，往往可以有效改善患儿的症状。

5. 厌食、食欲降低　小儿存在锌缺乏的情况下，口腔黏膜出现增生以及角化不全，且容易脱落，在上皮细胞脱落并对舌乳头中味蕾小孔产生掩盖或导致其阻塞时，阻断了食物和味蕾的联系，从而导致患儿味觉减弱，食欲降低。缺锌还对核酸、蛋白质合成、酶的代谢产生不良影响，导致含锌酶的活性降低，还对味蕾结构、功能产生不良影响，导致食欲降低进一步恶化。

6. 皮肤损害　肠病性肢端皮炎时锌缺乏导致的主要皮肤损害的表现。还可导致严重复发性口腔溃疡、大疱性皮炎、各种皮疹等，多为成对性、糜烂性以及急性皮炎，并可表现为角化过度等。部分患儿头发呈现不规则散乱的脱发，颜色可红色或浅色。经锌补充治疗后，头发症状可恢复至健康水平。

### （五）锌缺乏的评价

目前，在临床诊断中，尚无完善的对体内锌的营养状况进行评价的标准。锌的营养状况的评价指标主要有血清（浆）锌、尿锌、发锌、红细胞锌、白细胞锌、唾液锌等，但每个一个指标均有不足指出，并没有确定的理想指标评价锌缺乏。

1. 血清（浆）锌　临床上目前比较常用的指标是测定血清（浆）锌。一般情况下，正常值为13. 8μmol/L，上线和下线分别为22. 95μmol/L和11. 5μmol/L。清蛋白和血清锌通常结合，所以对于存在急慢性感染、肝肾疾病、营养不良以及应激状态等疾病的患儿，也可以导致血锌浓度的降低。另外，近期饮食中的锌含量以及环境等都可以对血锌浓度产生影响。对于急性缺锌的条件，组织分解作用相对较强，血锌水平可在短时间内处于正常的范围。所以在具体的检测和评价过程中，应尽可能排出其他因素的干扰和影响。

2. 尿锌　尿锌能够对锌的代谢水平进行反映，一般情况下，在2. 3 ～ 18. 4μmol/24小时范围内，但也可能受到近期膳食摄入锌以及尿量的影响，个体间存在较大的差异。

3. 发锌　发锌可以对慢性锌缺乏进行反映，操作简单，无痛苦采集、样品容易运输和保存。缺点是受到环境污染以及头发洗涤方法、生长速度的影响，容易出现漏诊和误诊。由于发锌检测的错误率为20% ～ 30%，所以临床无法准确评估锌缺乏状况；发锌也无法对近期锌动态进行表示。尽管如此，该方法容易被患儿接受，且方法简便，所以不建议作为个体锌营养状况的检测指标，但可以作为群体锌营养状况、环境污染的参考依据。

4. 血浆/红细胞金属硫蛋白　最近几年，通过放射免疫法对血浆和红细胞中的金属硫蛋白的合成进行检测，进而对锌的营养状况进行反映。在锌缺乏的条件下，血浆和红细胞中的金属硫蛋白含量水平明显降低。目前，临床上，血浆MT浓度能适合够灵敏地对机体的锌营养状况进行反映，而红细胞MT则更适合作为补锌计划有效的监测指标。但应注意的是，在一些金属元素（如铜、铁等）等诱导作用下，也能够促进血浆/红细胞金属硫蛋白的合成，因此，对血浆/红细胞金属硫蛋白的测定的实际临床价值仍需进一步深入研究。所以，可以对尿锌、发锌、血锌进行联合测定，能够有助于锌营养状况的评估。

5. 白细胞锌　白细胞锌能够对机体锌的营养水平进行表示，且灵敏度较高，但缺点是需要的血量较多，一般在5mL以上，所以临床很少采用。

6. 碱性磷酸酶活性　碱性磷酸酶需要锌的参与才维持活性，所以通过对血浆中的碱性磷酸酶活性进行检测，能够较好的体现机体的锌营养的状况，在缺锌的条件下，机体的碱性磷酸酶的活性显著降低。

7. 锌耐量试验　临床上也有将锌耐量试验来作为锌营养的评价指标，通过测定锌耐量试验，即空腹口服锌，剂量为1mg/kg，一般情况下，健康儿童在2小时后血锌浓度可以达到峰值，约比空腹基础条件下高8 ～ 10μmol/L，在6小时后，可以逐步恢复到空腹水平。一旦出现缺锌营养状况，则可以缩短恢复至原来水平的时间。但需要说明的是，检测结果受到锌的吸收储存、利用等干扰，且往往还需要进行反复抽血。因此，临床上很少使用此方法。

### （六）诊断

锌缺乏的诊断可根据病人的临床表现、体征、病史以及实验室检查等，必要时可给予患儿补锌治疗，可对锌缺乏症状进行辅助诊断。

询问患儿病史，诸如是否存在食物中锌含量过低，或婴儿是否有改用牛乳喂养或断奶史，或存在长期吸收不良的病史。另外，临床表现是否存在感染性疾病、食欲减退或厌食、异食癖、味觉灵敏度降低、生长发育迟缓等。同时，可结合实验室检查，诸如通过血清（血浆）中的锌测定，来评估是否存在锌缺乏。此外，患儿存在锌营养不良相关疾病，在给予补锌治疗后，患儿的体征、症状出现好转，可为锌缺乏的诊断的辅助参考。

### （七）预防

母乳的锌量含量往往较高，其浓度在 3 ～ 23μg/L 范围内，所以应尽可能采用母乳喂养，通过母乳喂养能够有效预防锌缺乏性疾病。食物中海产品和肉类是锌元素的良好来源，随着年龄的增长，应及时添加含锌丰富的辅食，如牡蛎、鲱鱼等海产品以及蛋类、肉、肝脏、豆类、大白菜等，避免偏食，并增加锌的摄入量，以预防锌的缺乏而导致相关疾病的发生。

目前，每天推荐摄入量参照我国（2000 年 DRls）营养学会的标准：11 ～ 17 岁为 15 ～ 15. 5mg（女）和 18 ～ 19mg（男）；7 ～ 10 岁为 13. 5mg；4 ～ 6 岁为 12mg；1 ～ 3 岁为 9mg；7 个月～ 1 岁为 8mg；6 个月以内的婴儿为 1. 5mg。

### （八）治疗

针对病因，积极对原发疾病进行治疗。锌缺乏疾病主要通过补锌来治疗。第一，应摄入锌含量丰富的食物，如果还不能满足机体的需要，可酌情补充锌制剂。为了模拟机体的正常代谢，以口服制剂为宜，其中葡萄糖酸锌较常用，一般按元素锌计算，0. 5 ～ 1. 0mg/（kg · d），口服，并根据患儿的病情改善以及症状变化进行疗程调整。对于反复感染、厌食、食欲不佳以及免疫能力减弱的情况，1 个疗程多为 4 周，如果并发发育迟缓，则需延长至 8 周 1 个疗程。部分患儿也可以采用静脉注射进行治疗，诸如患儿腹泻、呕吐以及胃肠道功能紊乱而不能口服，且出现急性或严重缺锌的患儿。5 岁以上患儿补给 2. 5 ～ 4mg/d；足月儿～ 5 岁之间患儿，可按照 0. 1mg/（kg · d）进行治疗；体重不足 3kg 的早产儿，可按照 0. 3mg/（kg · d）。如果给予静脉营养支持，可参照 0. 05mg/（kg · d）的剂量补锌，一般情况下，可以满足患儿的生理需求。

## 第九节　碘缺乏病

碘是人体不可缺少的一种营养素，也是甲状腺素的必备元素。甲状腺激素时甲状腺利用酪氨酸和碘为原料合成、分泌，机体的碘摄入不足时，导致机体的与之相关的功能障碍而患病。通常情况下，机体缺碘的时期和程度有所差异，导致机体出现障碍的严重程度也有差别。这些障碍，统称为碘缺乏病。碘缺乏病除了较为典型的地方性甲状腺肿、地方性克汀病以外，尚存在大量亚临床患者。

### （一）流行病学

碘缺乏病对婴幼儿、新生儿、胎儿和儿童的脑发育的损害最大，特别是在婴幼儿和胎儿时期，一定出现碘缺乏，哪怕是轻微缺乏，将对其智力发育产生较大的不良影响，诸如造成智力低下等。

碘缺乏病是当今世界上严重的公共卫生问题之一，全世界约有 10 亿人生活在缺碘地区。病区涉及人类居住的各大洲，亚洲、欧洲、大洋洲、非洲和拉丁美洲都存在病情严重流行区。由于社会经济问题，目前比较严重病区主要在发展中国家。1990 年的世界儿童首脑峰会指出，要在 2000 年时完成消除碘缺乏病的任务。尽管目前这个任务还没有完全实现，但通过诸如食盐加碘等策略，以及取得了较大的成绩。居民户的合格碘盐食用率自 1990 年（20%）以来，已经在发展中国家已经提高了大约 50%。目前，每年由 9 100 万儿童免受缺碘而导致的学习能力障碍。当然还由 30% 左右的居民没有食用加碘食盐，其中包括 4 100 万新生儿，其中亚撒哈拉非洲、南亚地区大约占了 2/3，这部分新生儿仍然存在潜在的碘缺乏病风险。

### （二）生理功能

碘的生理功能多凭借甲状腺激素呈现出来，这是由于碘时甲状腺激素的重要合成原料。

1. 参与垂体的调节　甲状腺激素能够对垂体的正常生理功能进行调节。在甲状腺激素的合成、释放功能降低时，其对垂体产生的负反馈抑制作用也随之降低，导致垂体进一步分泌较多的促甲状腺激素，最终致使甲状腺的组织增生以及腺体的肿大。

2. 神经系统的发育　甲状腺激素对神经细胞的生长、迁移、树突发育具有促进作用，也对外周组织的成熟、生长也产生一定促进作用。神经系统的发育（妊娠～出生后 2 岁）需要甲状腺激素。另外，甲状腺素的也参与神经元的髓鞘化、分化、增殖，尤其是树突、突触、树突棘、神经的联系建立。一旦机体缺乏甲状腺激素，将对患儿的脑发育产生不良影响，而且将不可逆、永久性的损害，造成脑功能发育不全。

3. 参与能量代谢　甲状腺激素可以维持基本生命活动，增加氧耗量，增强机体基础代谢率，产生能量，促进物质的分解代谢，保持体温。甲状腺激素在参与机体细胞的能量代谢，诸如参与基础代谢率等，具有重要的生理功能。

4. 促进体格生长　出生后的骨骼成熟和体格生长都和甲状腺激素的正常分泌直接相关。在儿童发育期，甲状腺激素能够促进其体重、身高、肌肉和骨骼的增长；甲状腺激素也对性发育具有一定生理调节功能；在碘缺乏时，患儿的发育出现延迟，这些都可出现延迟。

### （三）发病机制

当孕妇在妊娠期间出现碘摄入不足，此时无机碘离子在血浆中的浓度下降，且孕妇甲状腺产生的 $T_3$、$T_4$ 偏低，尽管代偿性吸碘率有所增加。这种情况下，只有少量的游离 $T_3$、$T_4$，因为大部分的 $T_3$、$T_4$ 和甲状腺结合球蛋白以结合状态存在，且后者无法通过胎盘。在孕妇的雌激素分泌增加时，其甲状腺结合球蛋白减少，进一步降低了游离的 $T_3$、$T_4$ 的含量，这样通过胎盘的 $T_3$、$T_4$ 的含量较低，常常无法满足胎儿的生长需要，导致胎儿的生长、发育出现一些障碍，其中以中枢神经系统的症状最先表现出来。在胎儿出生后，尤其断乳后，儿童可以从食物中获取碘，此时的碘缺乏往往有所改善，但如果饮食中缺乏碘较为严重，且无法满足小儿合成甲状腺素的最低要求，则导致小儿的生长、发育落后。一旦长期缺碘，导致甲状腺代偿性转变为病理性变化。在碘缺乏的情况下，因为甲状腺素的浓度不足，垂体分泌的促甲状腺素增加，并对甲状腺滤泡上皮细胞产生刺激并促进其增生。甲状腺体积增大，功能增强，甲状腺组织胶质储存减少，滤泡上皮增多，滤泡腔小，但长时间、持续反复这样，可导致弥漫性甲状腺肿大。

### （四）碘缺乏病的病因

1. 膳食因素　碘的缺乏和膳食因素存在相关性。人体的碘供给种，植物性食品大约占到总数的 60%，一旦出现土壤缺碘的情况，直接或间接导致植物性食品中的碘含量降低。研究显示，在低能量、低蛋白的情况，血清中 $T_3$、$T_4$、血浆蛋白结合碘下降低，导致血清中促甲状腺素增多，降低了酪氨酸的分泌，降低碘的有机化。高碳水化合物、低蛋白对甲状腺对碘的吸收和利用产生干扰。目前，葡糖硫苷棉豆苷在碘缺乏的膳食因素中得到了广泛研究，该物质属于木薯中的一种成分，对碘的有机化过程起到抑制作用。另外，一些食物，诸如甜薯、小米等，在肠道中可释放氰化物，随后又进一步代谢为硫氰酸盐。该物质能够抑制甲状腺对碘化物的摄取作用。对甲状腺素的合成产生抑制的食物还包括钙、磷含量高，可导致碘的排出增加。

2. 环境因素　目前很多地区的土壤种都存在缺碘的情况，加上人类活动诸如水土流失、滥砍滥伐，土壤的破坏等均导致了环境缺碘，其中以山区缺碘最为明显。我国山区的地方性甲状腺肿的发生率较高。另外，在雨水冲刷以及山区坡度大等特点，导致碘从土壤中丢失。处我国的东北地区诸如黑龙江地区，存在明显的缺碘情况，与其地下水活跃等有关。

3. 饮水因素　一些地区碘缺乏病的发病率与该地区的水中含碘量不足有关。例如，我国部分地区甲状腺肿的发病率较高，诸如西安、蓝田、宝鸡、石泉等地区，与这些地区的饮水中的碘含量较低存在紧密相关性。

4. 药物因素　抗甲状腺药物、咪唑类等药物，对酪氨酸的碘化过程产生抑制作用，也会增加甲状腺肿的发生风险。

### （五）临床表现

碘缺乏病的临床表现与多种因素有关，诸如缺碘的程度、对缺碘的代偿适应能力、机体对缺碘的反应性、缺碘时机体所处发育时期等均会对个体的临床表现产生影响。如果在碘的缺乏时，恰好处在患儿胚胎脑组织的关键发育时期，以妊娠开始至出生后2岁最为典型，此时将对患儿的智力发育产生较大影响，并对患儿的身体发育以性发育产生不良影响，可诱发克汀病。如果在儿童期发生碘缺乏，则可发生甲状腺肿。

1. 地方性甲状腺功能减退症的临床表现　可以分为三种主要类型型：黏液性水肿型、神经型、混合型。一般情况下，患儿多属于混合型。

（1）黏液性水肿型：临床表现为明显的侏儒状态，存在性发育和生长发育落后，能说话，但智力低下；同时还存在甲状腺肿大、甲状腺功能低下表现，出现典型的黏液性水肿、便秘，且有典型的面容；部分患儿呈现家族性发病特点。

（2）神经型：甲状腺轻度肿大，身高可正常，膝关节屈曲，四肢痉挛或瘫痪，膝反射亢进，聋哑，眼多斜视，多有精神缺陷，智力呈中度及重度减退，表情淡漠，多出现病理性反射，甲状腺功能可表现为正常或轻度低下。

（3）混合型：同时存在上述两种临床表现。具体临床表现，见表6－4。

**表6－4　两种类型地方性甲状腺功能减退症临床表现的比较**

| | 神经型 | 黏液性水肿型 |
|---|---|---|
| 黏液性水肿 | － | ＋＋＋＋ |
| 身材矮小，骨骼与其他软组织的分化发育落后 | ＋ | ＋＋＋＋ |
| 性发育落后 | ＋ | ＋＋＋ |
| 智力低下 | ＋＋＋＋ | ＋＋ |
| 聋哑 | ＋＋＋＋ | ＋ |
| 运动神经障碍 | ＋＋ | － |
| 甲状腺肿 | ± | － |

2. 地方性甲状腺肿的临床表现　甲状腺肿大为主要表现，甲状腺的质地较软，无压痛，多呈中度或轻度弥漫性肿大：甲状腺在病情进展后逐渐增大，严重者出现压迫症状。一般情况下，甲状腺呈现“H”型，有左右两叶，在气管及喉的起始部的两侧附着，通常在皮肤外很难看到或触摸到。

根据临床诊断，对甲状腺肿大时进行分度：

（1）正常：此时的甲状腺既看不到，也摸不到。

生理增大：“摸得着”是主要特点。保持患儿头部处于正常位置，此时可以摸到甲状腺容易，与人拇指末节类似。

（2）Ⅰ度：“看得见”是主要特点。保持患儿头部处于正常位置，能够看到甲状腺，范围可自本人拇指末节至大约1/3个拳头。一般情况下，甲状腺在本人拇指末节的范围内，如果能够但到结节，也归为1度。

（3）Ⅱ度：“脖根粗”是主要特点。此时的甲状腺肿大较为明显，可见患儿的脖根变粗，多在本人1/3个拳头至2/3个拳头的范围内。

（4）Ⅲ度：“颈变形”是主要特点。此时的患儿颈部已经发生变形，多在本人2/3个拳头至相当于一个拳头的范围内。

（5）Ⅳ度：此时的患儿甲状腺已经超过了其本人一个拳头，病多出现结节特征。

在临床上，又可以根据是否存在结节，甲状腺肿大又可分为3个类型：①结节型：存在一个或多个可以触摸的甲状腺结节；②弥漫型：摸不到甲状腺结节，此时的甲状腺均匀增大；③混合型：甲状腺呈现弥漫肿大，并可摸到一个或多个甲状腺结节。

如果甲状腺肿大显著，对气管构成压迫，可引发呼吸困难和咳嗽；如果对喉返神产生压迫，可导致声音嘶哑；如果对食管产生压迫，可引起咽下困难；如果出现胸骨后甲状腺肿，可导致颈部、头部、上肢静脉的回流受阻，临床表现为水肿和面部青紫等。

地方性甲状腺肿大、甲状腺功能减退症是主要的临床症状，此外还存在一些亚临床患儿。Wegelin和De Quarrain曾将临床患者首次用类甲状腺功能减退症进行描述，当怀疑出现甲状腺功能降低或者怀疑智力低下或两者均有，如果符合上述任何一项则可归为类甲状腺功能减退症。主要体现在体重、身高较正常儿童偏低，一些生理指标诸如血压、肺活量、握力等偏低，部分患儿还存在骨龄发育迟缓，但一般不存在明显的性发育落后。

### （六）营养状况评价

1. 尿碘　机体碘的营养状况常常按照尿碘的排出量进行评价，在儿童中，如果尿碘不足100μg/24小时，可初步诊断为碘营养不良。

2. 激素水平　包括$FT_4$、$T_4$、$FT_3$、$T_3$、TSH的水平。其中，碘缺乏的表现有TSH升高，$T_4$即$FT_4$下降。是。

3. 地区儿童甲状腺肿大率　地区存在碘营养不良多指该地区的儿童甲状腺肿大率超过5%的情况。部分甲状腺肿时既往碘缺乏所致，在纠正碘后即可恢复。但一般情况下，尿碘虽已恢复正常水平，往往需要数月或数年时间，甲状腺肿才可以消退。

### （七）诊断

1. 地方性甲状腺功能减退症的诊断标准

（1）居住、出生在典型的低碘甲状腺肿病地区。

（2）存在神经、精神发育不全，以不同程度的运动神经障碍、语言障碍以及智力障碍较为常见。

（3）性发育和体格发育出现不同程度的障碍，以及出现典型的特殊面容。

（4）辅助检查包括$T_3$、$T_4$、TSH的水平异常。X线呈现为颅底短小，颅骨脑回压迹增多，蝶鞍偶见增大，骨龄落后，以成骨中心、骨骺在未按时出现突出。

当存在上述任何一项体征或症状，并加上任一辅助检查指标符合的患儿，同时需排出分娩损伤、药物中毒、脑膜炎、脑炎等患儿，这是通常可以确诊为地方性甲状腺功能减退症。

2. 地方性甲状腺肿的诊断标准　排除不符合甲状腺肿大诊断标准的其他甲状腺疾病，表现为甲状腺肿大、压迫症状。对地方性低碘甲状腺肿病的区域患儿进行检测，大多数情况下，实验室检查呈现为尿碘偏低，但血浆中TSH的含量有所的高，血浆中$T_4$、$T_3$可正常，甲状腺扫描可见结节性或弥漫型甲状腺肿大。另外，部分严重患者可出现$T_3$稍高，$T_4$低于正常。

### （八）预防和治疗

1. 去除病因　病因的去除是首要任务，如果是膳食因素导致，应对饮食进行调整，如果是药物导致，则需换另外一种药物或停药。

2. 药物治疗　碘化油是一种方便、经济、长效、不良反应小的防治碘缺乏的药物，以Li－podol UF最为常用，该产品时巴黎Guerter实验室发明的产品，肌内注射食用，而Oridol生产的产品用于口服。研究显示，通过注射或口服碘化油的，能够满足机体对碘的需要。但在剂量的食用方面，存在一定的分歧。但应根据患儿的缺碘程度以及具体田间进行补充，1mL是广泛使用的剂量，每间隔6个月需要重新使用一次口服剂量。如果进行碘补充后，仍然无法控制甲状腺肿大，这是可以采用甲状腺素制剂进行治疗，对内源性的甲状腺激素进行补充，能够显著缩小甲状腺。

3. 饮食疗法　食盐中加碘是防治碘缺乏的重要措施，食盐中碘对地方性甲状腺肿的预防效果较佳，比例为1 ： 50 000（含量在20mg/kg以上）；当进一步提高碘的含量时，诸如1 ： 20 000（含量为50mg/kg），能够较好的预防地方性甲状腺功能减退症。我国现阶段的大部分地区，通过在食盐中加碘，已经显著降低了碘缺乏病的发生率。每天碘的推荐摄入量：孕妇和乳母为200μg，成人150μg，11～17岁为120～150μg，7～10岁的儿童为90μg，3岁以内为50μg；如碘摄入不足，应补充含碘高的食物，一般情况下，紫菜、海带、干贝等海产品中碘的含量较高。

4. 手术治疗　该方法不常用，多用于甲状腺肿大严重病并引起压迫症状，且内科治疗效果不佳的患。

# 第七章

# 遗传性疾病

## 第一节 遗传概述

遗传性疾病是由于遗传物质结构或功能改变所导致的疾病，简称遗传病，在儿科学中占重要的地位。据统计，活产新生儿中，患不同遗传病者占4%～6%，其中单基因病占1%以上，多基因病占2%～3%，染色体病占0.5%，其他占0.5%～1%。临床上尽管单一遗传病的发病率很低，但在总体上，遗传病在儿科疾病中所占的比例非常高。特别是随着科学和社会的进步，急性感染性疾病和营养不良性疾病得到了较有效的控制，儿童的疾病谱发生了很大的改变，遗传病所占的地位越来越重要。根据统计，在儿科专科医院住院患者中，25%～39%是因遗传原因导致发病，11%的儿童期死亡患者与遗传因素有关。遗传病种类繁多，涉及全身各个系统，分散在临床各专业，导致畸形、代谢异常、神经和肌肉功能障碍，病死率和残疾率均较高。本章重点介绍染色体病和遗传代谢病。

### 一、染色体与基因

1. 染色体　正常人体细胞内含46条或23对染色体，配子即精子或卵子所含的染色体数目为体细胞染色体的一半。体细胞染色体数目为双倍体，即2n＝46，配子的染色体数目为23（n），称单倍体，染色体数目倍增（3n，4n…）称多倍体，染色体数目比2n多或少一个至多个时称非整倍体，46条染色体中44条男女都一样，称常染色体。另外两条染色体男女不同，男性为XY，女性为XX。X与Y称性染色体。染色体的结构畸变包括染色体部分缺失、倒位、重复、易位及插入等。

2. 基因与基因组　基因是遗传的基本功能单位，是DNA双螺旋链上的一段负载一定的遗传信息，并在特定条件下表达，产生特定的生理功能的DNA片段。基因是编码蛋白质肽链和RNA所必需的核苷酸顺序，人类基因组学发现大约有38 000个基因。细胞的遗传信息几乎都储存在染色体的DNA分子长链上。人类细胞中的全部基因称为基因组。人类基因组由31.6亿个碱基对组成，共有3万～3.5万个基因。

一条染色体是一个DNA分子，一个人单倍体细胞含有23个DNA分子，储存着人的全部信息。DNA是由两条多核苷酸链组成的双螺旋结构，脱氧核苷酸上的碱基有4种，即腺嘌呤（A）、胸腺嘧啶（T）、鸟嘌呤（G）和胞嘧啶（C）。

染色体中的所有基因均具有一定的基本单元结构。典型的结构基因由外显子、内含子及调节顺序组成。人类绝大多数的结构基因都存在内含子。内含子是非编码基因序列，外显子才是基因的编码部分。在RNA转录中，内含子与外显子一起被转录，称为前体RNA，然后除去内含子剪接为成熟RNA。基因结构（图7－1）。

在结构基因的两端是非翻译区，又称侧翼区，分别为5′端（上游）侧翼区和3′端（下游）侧翼区。其中5′端侧翼区包含基因的启动子区和一些保守序列，涉及基因的转录启动和表达调控。在上游侧翼区的－25～－33以及－50～－100区域内存在TATA盒及CCAAT盒。这些DNA元件能与RNA聚合酶及一些转录调控因子相互结合，在转录起始中发挥作用。在3′端侧翼区存在多聚腺苷酸加尾信号。

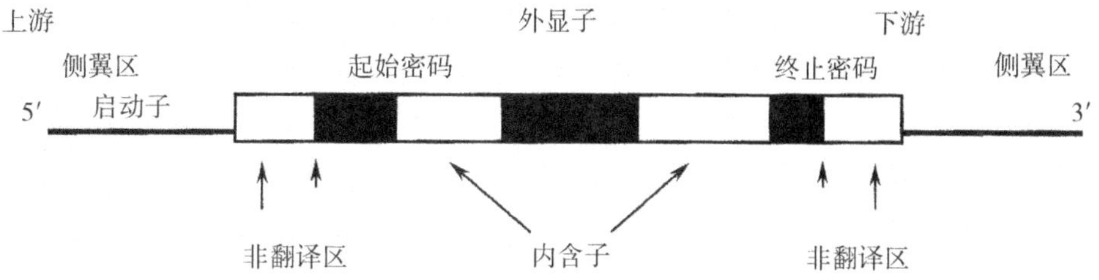


**图7—1 基因结构示意图**

每个基因在染色体上都有自己精确的位置，称为基因位点，二倍体同一对染色体上同一位点的基因及其变异叫等位基因，等位基因中一个异常，一个正常，称为病态杂合子，两个异常者称为病态纯合子。

大部分的遗传物质都在细胞核内，但是胞浆中的线粒体含有自己特殊的遗传物质，包含了16 000个碱基片段。所有的线粒体都由母系遗传（因为精子通常不携带线粒体到受精卵内），细胞内的线粒体主要反映了母系的遗传。线粒体为细胞的运动、收缩、生物合成、主动运输以及信号传导等耗能的过程提供能源。线粒体作为细胞的供能装置，将细胞氧化还原产生的能量以高能磷酸键形式暂时储存起来，是糖、脂肪和蛋白质代谢的最终通路。线粒体基因组（mtDNA）是独立于细胞核染色体外的基因组，具有自我复制、转录和编码功能。线粒体中所含的DNA为环状双链结构的DNA分子（mtDNA），编码多种与细胞氧化磷酸化有关的酶，是独立于细胞核染色体外的遗传物质，这些基因突变所导致的疾病称线粒体基因病。

人体基因除以上结构基因之外还存在有一定结构特征的其他序列。最为突出的是含有很多重复序列，例如微卫星DNA，可作为基因组的一种多态性标记。另外，目前发现基因组的单核苷酸多态性（SNP）发布广泛，数量达数百万，在分子遗传学连锁分析、种群多样性研究、亲子鉴定以及功能研究等领域中具有重要意义。

3. 遗传信息的表达

（1）DNA的复制：DNA分子把遗传信息传给下一代是通过DNA的复制机制来实现的，复制是指双链DNA分子由一个分子变成与之相同的两个分子的过程，是在DNA聚合酶的催化下完成的。

（2）遗传信息的转录：系DNA分子上的遗传信息传递到信使RNA（mRNA）的过程。转录时，细胞核中DNA分子的双链脱开，以其中一条正义链作为RNA合成的“模板”，在酶的作用下，将不编码的内含子切去，然后将编码的外显子拼接起来，合成信使mRNA，mRNA与模板DNA之间按碱基互补的原则进行碱基配对。但A不是与T相配对，而是与U（尿嘧啶）相配，因为RNA分子中不含胸腺嘧啶（T），而是含有尿嘧啶（U）。在RNA聚合酶的催化下，合成一条mRNA的单链，其中含有DNA的遗传信息。以后mRNA再与DNA“模板”分开，通过核膜进入胞浆。

（3）遗传信息的翻译：mRNA以遗传密码的方式控制着特定蛋白质的合成，称作翻译，这个过程是在细胞质的核糖体上进行的。

各种蛋白质基本上是由20种氨基酸以不同方式和数目组合而成。这些氨基酸连接成多肽链，最后形成具有空间结构的蛋白质。现在已知道，mRNA分子中每三个相邻的碱基决定多肽链中的一个氨基酸，这三个相邻的碱基（即三联体）称为密码子。由于RNA分子中的碱基是U、A、G、C4种，由于三个相邻的碱基（三联体）代表一个氨基酸的信息，那么就有43 = 64种密码子。在64种密码子中，有61种属氨基酸的密码，其中AUC是代表起始密码，也是甲硫氨基酸的密码。还有3种密码UAA、UAG及UGA不决定任何氨基酸，是“终止密码”，代表蛋白质合成终止的信号。

## 二、遗传病分类

基因组的内部结构及复杂的功能使其对损伤极为敏感，而导致疾病。遗传性疾病的程度根据基因突变的不同类型有很大的区别，可从丢失或多一条染色体到改变一个基因的碱基对，其后果亦表现多种多样，有些根本不能存活而流产，有些产生特异的临床综合征，有些不出现临床症状。

根据Mckusick的统计，到1966年总共描述了148种遗传病，1986年为3 907种，随着分子克隆和人类基因组计划的进展，2001年已经报道的遗传病达到13 000多种，2010年达到20 000余种。儿科领域的遗传病种类繁多，机制复杂，研究又细分为细胞遗传学、生化遗传学、免疫遗传学及药物遗传学等。遗传因素造成的心血管、呼吸、消化、肾脏、神经、血液、骨骼、结缔组织、皮肤及五官等多系统器官遗传病及先天畸形均可在新生儿时期发现。能否对这些病早期诊断，进行遗传咨询，提出对策方法，避免下一个患儿出生，是对临床医学的挑战。

根据遗传物质的结构和功能改变的不同，可将遗传病分为五类：

1. 染色体病　指染色体数目异常，或者染色体结构异常，包括缺失、易位、倒位、环形染色体和等臂染色体等，造成许多基因物质的得失而引起疾病，已经明确的染色体畸变综合征有数百种。

2. 单基因遗传病　单基因病是指由单个基因突变所致的遗传病，每种单基因病均源自相关基因的突变，此类疾病目前报道已达数千余种，但每种疾病的发病率非常低。在一对基因中只要有一个致病基因存在就能表现性状的称显性基因，一对基因需2个基因同时存在病变时才能表现性状的称隐性基因。单基因遗传病按不同遗传模式分为以下5类遗传方式（表7－1）。

**表7－1　常见单基因遗传病与基因缺陷关系表**

| 疾病名称 | 酶或基因缺陷 |
|---|---|
| 苯丙酮尿症 | 苯丙氨酸羟化酶 |
| 白化病 | 酪氨酸酶 |
| 酪氨酸血症 | 对羟苯丙酮酸氧化酶 |
| 黑酸尿症 | 尿黑酸氧化酶 |
| 枫糖尿症 | 分支氨基酸脱羧酶 |
| 组氨酸血症 | 组氨酸酶 |
| 先天性高氨血症Ⅰ型 | 氨甲酰磷酸合成酶 |
| 先天性高氨血症Ⅱ型 | 鸟氨酸氨甲酰转移酶 |
| 瓜氨酸血症 | 精氨酸酰琥珀酸合成酶 |
| 精氨酸酰琥珀酸尿症 | 精氨酸代琥珀酸裂解酶 |
| 高赖氨酸血症 | NAD氧化还原酶 |
| 同型胱氨酸血症（尿症） | 胱硫醚β－合成酶 |
| 胱硫醚尿症 | 胱硫醚酶 |
| 糖原累积病Ⅰ型 | 肝葡萄糖－6－磷酸酶 |
| 糖原累积病Ⅱ型 | 酸性α－1，4－葡萄糖苷酶 |
| 糖原累积病Ⅲ型 | 淀粉－1，6－葡萄糖苷酶（脱支酶） |
| 糖原累积病Ⅳ型 | 淀粉－（1，4－1，6）转葡萄糖苷酸（分支酶） |
| 半乳糖血症 | 半乳糖激酶或1－磷酸半乳糖尿苷转移酶 |
| 果糖尿症 | 果糖激酶 |
| 果糖不能耐受症 | 1－磷酸果糖醛缩酶 |
| 戊糖尿症 | 核酮糖还原酶 |
| 黏多糖病Ⅰ型 Hurler综合征 | α－L艾杜糖醛酸酶 |
| 黏多糖病Ⅱ型 Hunter综合征 | 艾杜糖醛酸硫酸酯酶 |
| 黏多糖病Ⅲ型A Sanfilippo综合征A型 | 乙酰肝素硫酸酯酶 |
| 黏多糖病Ⅲ型B Sanfilippo综合征B型 | N－乙酰氨基葡糖苷酶 |

| 疾病名称 | 酶或基因缺陷 |
| --- | --- |
| 黏多糖病Ⅳ型 Morquio 综合征 | 半乳糖胺－6－硫酸酯酶 |
| 黏多糖病Ⅵ型 Maroteaux－Lamy 综合征 | 芳基硫酸酯酶 B |
| 黏多糖病Ⅶ型综合征 | β－葡萄糖醛酸酶 |
| 杜氏/贝氏进行性肌营养不良 | 抗肌萎缩蛋白 |
| 甲型血友病 | 凝血因子Ⅷ |
| 乙型血友病 | 凝血因子Ⅸ |
| 先天性非球形细胞性溶血性贫血，Ⅱ型 | 丙酮酸激酶 |
| 乳清酸尿症 | 乳清酸核苷焦磷酸化酶等 |
| 黄嘌呤尿症 | 黄嘌呤氧化酶 |
| 肾上腺性征综合征普通型或失盐型 | 21－羟化酶 |
| 肾上腺性征综合征伴高血压型 | 11－羟化酶 |
| 肾上腺性征综合征伴尿道下裂、隐睾、失盐型 | 3β－羟类固醇脱氢酶 |
| Crigler－Najjar 综合征 | 葡萄糖醛酸转移酶 |
| 6－磷酸葡萄糖脱氢酶缺乏症 | G－6－PD |
| 戈谢病 | β－葡萄糖苷酶 |
| 尼曼皮克病 A/B 型 | 酸性鞘磷脂酶 |
| 糖原累积病Ⅱ型（Pornpe 病） | α－葡萄糖苷酶 |
| 先天性高铁血红蛋白血症 | 高铁血红蛋白还原酶 |
| 肝豆状核变性 | P 型 ATP7B |
| Marfan 综合征 | 原纤蛋白基因 |
| 脆性 X 综合征 | FMR 基因 5′（CGG）n 增多 |
| Huntington 舞蹈病 | IT15 基因 5′（CAG）n 增多 |

（1）常染色体显性遗传：致病基因在常染色体上，亲代只要有一个显性致病基因传递给子代，子代就会表现性状。例如软骨发育不全及成骨不全。家系特点是患者为杂合子型，亲代中有 1 人患病；父母一方有病，子女有 50% 风险率；父母双方有病，子女有 75% 风险率；男女发病机会均等；父母的同胞或上代有病，父母无病，子女一般无病。但是，有时由于疾病外显率的不同，可表现为完全显性、不完全显性及延迟显性（杂合子 Aa 在生命早期显性基因并不表达，待一定年龄后才显达，如遗传性舞蹈病等）等。

（2）常染色体隐性遗传：致病基因在常染色体上，为一对隐性基因。只带 1 个致病隐性基因的个体不发病，为致病基因携带者，只有致病纯合子才致病。多数遗传代谢病为常染色体隐性遗传，如苯丙酮尿症及白化病等。家系特点：父母均为健康者，患者为纯合子，同胞中 25% 发病，25% 正常，50% 为携带者。近亲婚配发病率增高。

（3）X 连锁隐性遗传：定位于 X 染色体上的致病基因随 X 染色体而传递疾病。女性带有一个隐性致病基因，为表型正常的致病基因携带者。男性只有一条 X 染色体，即使是隐性基因，也会发病，如血友病及进行性肌营养不良等。家系特点是男性患者与正常女性婚配，男性都正常，女性都是携带者；女性携带者与正常男性婚配，男性 50% 是患者，女性 50% 为携带者。

（4）X 连锁显性遗传：X 连锁显性遗传致病基因在 X 染色体上。家系特点是患者双亲之一是患者，男性患者后代中女性都是患者，男性都正常；女性患者所生子女，50% 为患者。女性患者病情较轻，如抗维生素 D 佝偻病。

（5）Y 连锁遗传：Y 连锁遗传致病基因位于 Y 染色体上，只有男性出现症状，由父传子，例如性别决定基因（SRY 基因）突变所致的性反转等。

3. 多基因遗传病　疾病由多对异常基因及环境因素共同作用。每对基因作用微小，但有积累效应，致使超出阈值而发病。这些微效基因的总和加上环境因素的影响，就决定了个体的疾病性状。例如2型糖尿病、高血压、神经管缺陷及兔唇等都属多基因遗传病。

4. 线粒体病　人类细胞中有一部分DNA存在于胞浆内，称为线粒体DNA，按母系遗传。基因突变为一组较为独特的遗传病，目前已发现60余种疾病与线粒体基因突变或线粒体结构异常有关，例如脂肪酸氧化障碍、呼吸链酶缺陷及特殊类型的糖尿病等。

5. 基因组印记　基因根据来源亲代的不同而有不同的表达，控制某一表型的一对等位基因因亲源不同而呈差异性表达，即两条等位基因如皆来自父源或母源则有不同的表现形式。例如，Prader - Willi综合征和Angelman综合征都是15q11 - 13缺失，Prader - Willi综合征是父源性15q11 - 13缺失（母源单亲二体），Angelman综合征为母源性15q11 - 13缺失（父源单亲二体）。基因组印记还影响某些遗传病的表现度及外显率等。

## 三、遗传病的诊断

遗传病的诊断是开展遗传咨询和防治的基础。由于遗传病的病种多，发病率低，病情复杂，除病史、症状及体征外，常需多科会诊，如神经科、眼科、骨科、内分泌科及皮肤科等。实验室检查和辅助检查很重要，如X线、超声波以及各种生化检查等。除一般疾病的诊断方法外，还需要遗传学的特殊诊断手段。

不同遗传性疾病有时具有相近似的临床表现，称为异质性，是遗传学中一个很重要的概念。如有几十种遗传病都表现为短肢畸形。又如马方综合征患儿身材细长，蜘蛛趾指，晶体脱位，而同型胱氨酸尿症患儿也有相同表现。此外，如先天性听力障碍及视网膜色素变性的遗传方式可有常染色体隐性、常染色体显性及X连锁隐性型。环境因素也可导致与遗传性疾病酷似的临床表现，如妊娠早期巨细胞病毒感染可导致小头畸形、先天性心脏病及白内障等，即症状相似或相同的疾病由不同的病因，通过不同的遗传机制而形成，治疗和预后也不同。

遗传性疾病的诊断基于特殊的临床综合征和/或疾病特有的体征，或实验证据证实有与疾病有关的基因或基因产物的改变。遗传病的诊断要注意收集以下资料。

1. 病史

（1）对有先天畸形、生长发育障碍、智力发育落后、性发育异常或有遗传病家族史者应做全身检查，并且做详细的家系调查和家谱分析，了解其他成员健康情况，了解死产、流产和血缘关系。新生儿期出现黄疸不退、腹泻、持续呕吐、肝大、惊厥、低血糖、酸中毒、高氨血症、电解质异常以及尿中有持续臭味，应疑为遗传代谢病，并做进一步检查。

（2）记录母亲妊娠史，如胎儿发育情况、母亲有无糖尿病、羊水过多或过少等。糖尿病母亲婴儿畸形发生率高。羊水过多时胎儿常伴有畸形。

（3）应详细询问母亲孕期用药史及病史，风疹及巨细胞病毒能造成胎儿器官畸形，但有病史不一定与畸形有因果关系。虽然回顾性流行病学调查认为一些药物与畸形有关，但真正能证实的致畸因素为数很少。

2. 体格检查　头面部注意头围，有无小头畸形，小下颌畸形，耳的大小，耳位高低，眼距，眼裂，鼻翼发育，有无唇裂、腭裂和高腭弓，毛发稀疏和颜色异常。注意上部量与下部量比例，指距，手指长度，乳头距离，注意脊柱、胸廓异常，注意关节活动是否正常，注意皮肤和毛发色素，手纹，外生殖器等。注意黄疸、肝脾肿大和神经系统症状。嗅到一些不正常的汗味或尿味等，提示某些遗传代谢病的可能，主要见于氨基酸代谢病。

3. 实验室检查　根据临床表现，对遗传病疑似患者可选择以下检查。

（1）生化和酶学测定：适用于遗传代谢病检查，测定血、尿、红细胞、白细胞、皮肤成纤维细胞中酶和蛋白质或中间代谢产物，近年在国内开展的遗传代谢病串联质谱检测技术（MS/MS）以及气相色谱 - 质谱技术（GC/MS）已逐步成为遗传代谢病诊断的常规检测工具，特别是串联质谱技术可诊断多种氨基酸代谢病、有机酸代谢病、脂肪酸和肉碱代谢异常等疾病，在临床检验中发挥着重要作用。对溶酶体病需做特异性酶的活性测定进行诊断。

（2）DNA 分析：基因诊断是在 DNA 水平上对受检者的某一特定致病基因进行分析和检测，从而达到对疾病进行特异性分子诊断。DNA 一般来源于白细胞和其他的组织，包括羊水细胞和绒毛膜绒毛细胞（产前诊断），口腔黏膜细胞（咽拭子）和成纤维细胞（皮肤活检），从这些组织中能够得到足够的 DNA。DNA 扩增技术，如聚合酶链反应（PCR），能够从一个或很少量的细胞中扩增 DNA，然后进行 DNA 直接测序分析。基因诊断在临床诊断和产前诊断中占有重要地位，是一种快速、灵敏、特异、准确的检测手段。

（3）染色体核型分析：适用于怀疑有染色体畸变患者。将一个处于有丝分裂中期的细胞中全部染色体按大小及形态特征，有秩序地配对排列，观察有无染色体数目或结构异常。染色体异常是导致智能低下及先天异常的重要因素。在自发性流产和死胎中，染色体异常非常常见。由于遗传物质的不平衡使染色体畸变，从而导致表型异常。染色体异常包括染色体数目异常和染色体结构异常。

（4）FISH（荧光原位杂交）技术：FISH 是用特定的 DNA 作探针，来检测患者样本中的目的 DNA 序列。通过荧光显微镜，可以检测到标记的位点特异性或序列特异性的 DNA 探针，可得到目的 DNA 的序列。通过荧光显微镜对样品进行检测，可以明确荧光素标记的探针是否存在。得到的结果往往十分明确。但是 FISH 检查必须预先知道异常发生部位及有针对性地选择特异性探针，且只能对个别问题进行分析。

FISH 技术已被应用于染色体上的微小缺失，这些微缺失综合征用传统的染色体分析方法不能识别，包括 Prader－Willi 综合征、Angelman 综合征以及 Williams 综合征等。目前发展的多色荧光原位杂交（M－FISH）能够检测染色体平衡易位。一次杂交即能检测多个基因靶位，呈现多种色彩，能够分辨复杂的染色体重排、染色体微小易位和标记的染色体。

4. 遗传咨询　遗传咨询是由咨询医师和咨询者即遗传病患者本人或其家属，就某种遗传病在一个家庭中的发生、再发风险和防治上所面临的问题进行一系列的交谈和讨论，是家庭预防遗传病患儿出生的最有效方法，咨询医师需协助先证者明确遗传病的诊断和分类。主要咨询对象应包括：

（1）已确诊或怀疑为遗传病的患者及其亲属；

（2）连续发生不明原因疾病的家庭成员；

（3）疑与遗传有关的先天畸形及原发性智力低下者；

（4）易位染色体或致病基因携带者；

（5）不明原因的反复流产、死胎、死产及不孕（育）夫妇；

（6）性发育异常者；

（7）孕早期接触放射线、化学毒物、致畸药物或病原生物感染者；

（8）有遗传病家族史并拟结婚或生育者。

值得注意的是先天性疾病和家族性疾病不完全等同于遗传性疾病。所谓先天性疾病常指个体生来即有异常表型，可为遗传病，但并非都是遗传病，如先天性梅毒及先天性肝炎等，均是由孕母在妊娠期间受到病原生物体感染所致。同样，遗传病亦并非多表现为先天性，某些遗传病出生时无异常表型，要至特定的年龄才发病，如亨廷顿舞蹈病以及脊髓性小脑共济失调等。在临床上，严格区分由遗传因素与非遗传因素所造成的先天畸形或出生缺陷是有一定的困难，但却是十分重要和必须的，这将有助于控制和减少遗传病和出生缺陷患儿的出生，有助于提高人口素质，尤其是出生人口素质。

## 四、遗传性疾病的预防

遗传病是一类严重危害人类身心健康的难治疾患，不仅为家庭及社会带来沉重负担，而且危及子孙后代，直接影响人口素质的提高。重视医学遗传学，防止和减少有遗传病的患儿出生是一项重要的工作。大部分遗传病目前无有效治疗方法，贯彻预防为主的方针，避免有遗传缺陷的患儿出生最为重要。目前防治的重点主要贯彻预防为主的方针，做好三级预防，防止和减少有遗传病的患儿出生，避免有遗传病患儿出生后发病。

一级预防：防止遗传病的发生。近亲结婚所生子女患智力低下的比例比非近亲婚配的要高150倍，畸形率也要高3倍多，国家法律禁止直系血缘和三代以内的旁系血缘结婚。凡本人或家族成员有遗传病或先天畸形史、多次在家族中出现或生育过智力低下儿或反复自然流产者，应进行遗传咨询，找出病因，明确诊断。在人群或者高危家庭及时检出致病基因携带者，并在检出后积极进行婚育指导。

致病基因携带者一般是指具有隐性致病基因（杂合子）或平衡易位染色体，且能传递给后代的外表正常个体。携带者检出的现实意义在于：①在群体中每种隐性遗传病的发病率虽然很低，但致病基因携带者却相当多，例如苯丙酮尿症的发病率为1 ：11 000，但人群中的致病基因携带者达1 ：50～1 ：60；②双亲之一为染色体平衡易位，其后代异常胚胎的概率较高；③对显性遗传病携带者的检出则有助于预先控制该病发作的诱因。故检出携带者，并在检出后积极进行婚育指导或产前诊断，对预防和减轻遗传病患儿的出生具有现实意义。

二级预防：在遗传咨询的基础上，有目的地进行产前诊断，即通过直接或间接地对孕期胚胎或胎儿进行生长和生物标记物的检测，确定诊断，减少遗传病患儿出生。根据特定的遗传性疾病或者先天缺陷，可用不同的产前诊断方法进行诊断。例如通过观察胎儿表型的形态特征（超声及胎儿镜检查）、染色体检查（细胞遗传学技术）及基因分析或其表达产物测定（酶和生化测定）来诊断的。所用标本的采集可由羊膜腔穿刺术、绒毛膜绒毛吸取术、脐带穿刺术和从母血中分离胎儿细胞等方法来完成。

三级预防：遗传病出生后的治疗。新生儿疑有遗传病，出生后即尽可能利用血生化检查或染色体分析，作出早期诊断。新生儿疾病筛查是提高人口素质的重要措施之一，通过快速、敏感的检验方法，对一些先天性和遗传性疾病进行群体筛检，从而使患儿在临床上尚未出现疾病表现，而其体内生化、代谢或者功能已有变化时就做出早期诊断，并且结合有效治疗，避免患儿重要脏器出现不可逆性的损害，保障儿童正常的体格发育和智能发育。目前新生儿疾病筛查正在全国逐步推广，各地主要筛查先天性甲状腺功能减低症和苯丙酮尿症两种导致智能发育障碍的疾病，苯丙酮尿症发病率约为1 ：11 000，先天性甲状腺功能减低症发病率约为1 ：3 000，有的地区开展了葡萄糖－6－磷酸脱氢酶缺乏症以及先天性肾上腺皮质增生症筛查，个别城市已经开展了串联质谱新技术的遗传代谢病筛查，大大扩大了筛查的疾病谱。新生儿疾病筛查可在患儿出生2～4周内确诊疾病，通过积极治疗，降低遗传代谢病的危害性。

## 五、遗传性疾病的治疗

目前遗传病的治疗主要针对部分遗传代谢病，可以根据疾病作以下选择：

1. 饮食治疗　减少或除去有害物质，主要适用于一些遗传代谢病，如对苯丙酮尿症限制苯丙氨酸的摄入，半乳糖血症停奶及乳制品，但可以进食鱼和肉。

2. 药物治疗　主要补充体内代谢必须的维生素、激素、电解质以及对症治疗，如$BH_4$缺乏引起的非经典型苯丙酮尿症给予L－多巴、5－羟色胺和$BH_4$治疗，先天性肾上腺皮质增生症采用肾上腺皮质激素治疗，同型胱氨酸尿给予大剂量维生素$B_6$，枫糖尿病用维生素$B_1$，对原因不明的代谢病，可给予大剂量多种维生素，有时可收到疗效。

3. 酶蛋白的替代治疗　通过分离出特定的基因，在体外进行DNA重组，然后转移至细胞或者细菌内表达，提纯酶蛋白，用来治疗遗传代谢缺陷病。通过此类方法制造出的胰岛素及生长激素等重组蛋白，为治疗遗传代谢病提示了新的方向。

4. 外科手术　如女性先天性肾上腺皮质增生症可做外科整形，有些疾病可做脏器移植。

5. 干细胞移植及骨髓移植　是将有功能的细胞或者组织转移到患者的体内，发挥功能，纠正遗传缺陷。干细胞移植技术飞速进展，更为安全有效，已成为治疗遗传性疾病的重要手段，治愈的病种还在不断的扩大。

6. 基因治疗与传统治疗的明显不同之处　是以特定的DNA构件导入患者体内。经改造的基因仿佛是一个微型制药厂，不断在体内表达，产生某种蛋白质以达到治疗目的。尽管近期只能取得有限结果，基因治疗临床试验面临许多困难，处在探索的初始阶段，但作为人类治疗疾病的一种探索，它从设想到实际试验，在短短的时间内取得了很大进展，为医学带来了划时代的进步。

### 六、医学伦理与遗传病

从遗传学的观点看，人类既有大量优质基因，也存在相当数量的有害基因，两者构成我们的基因库。遗传学不仅仅是对遗传规律的认识，由于分子生物学及细胞生物学的进展，在实验室中已能改造或改变动物的遗传性状，这对社会与医学伦理学产生了很大的冲击与震动。目前已可以对许多疾病做到产前诊断及症状前诊断，并可进行临床干预。但是，对于晚发的遗传病，是否要早期告诉患者，让他（她）在发病前的几十年中生活在阴影之中？“预测医学”固然为疾病的早期预防提供了便利，但同时也带来一系列伦理、法律和社会学问题。诸如：保险公司或人事部门是否有权力知道每个人所携带的致病基因（个人隐私权）？他们的就业和保险是否会受到影响？带有“癌症基因”或“糖尿病基因”者是否会在社会上受到“基因歧视”，人们常说“癌症基因”或“糖尿病基因”，但事实是基因只是决定病症的一部分原因。进一步明了基因功能将帮助人们准确判断环境因素的影响，并指导我们避免或者减轻致病基因的作用。

## 第二节　遗传性疾病的诊断基础

### 一、染色体检查

由于各种原因引起染色体的数目和结构发生改变，称染色体异常，又称之为染色体畸变综合征，分为常染色体病和性染色体病两大类。正常染色体数目和染色体上的基因之间的一定排列顺序，决定着人体正常发育。染色体异常为人类遗传性疾病的重要组成部分，包括大部分的死胎、流产、先天性畸形、生长发育障碍和性发育障碍、行为异常和智力低下。染色体异常在恶性肿瘤的发病中起到重要作用。

由于染色体病的遗传物质改变较多，通常累及数个甚至上百个基因。因此，染色体疾病大多是影响多器官、多系统、表现复杂的临床综合征。将一个细胞的全部染色体按标准配对排列进行分析诊断，即是核型分析。

染色体病的发病率在新生儿约占1/200。然而，它们仅占所有胎儿染色体异常中的一小部分，大部分的胎儿染色体异常是致死性的，在妊娠期就流产或未着床，或在围生期死亡。妊娠头3个月的流产胎儿中50%～60%有染色体异常。围生期死亡者有6%是染色体异常。孕妇年龄>35岁，且在妊娠中期进行羊膜穿刺检查的孕母中，大约2%的胎儿有染色体异常。在人群中有智力低下者，也有一定数量是由染色体异常引起，如果存在其他畸形，则比例更大。在表型正常的不育症夫妇中经常发现潜在染色体的异常。

#### （一）染色体和细胞分裂

人类染色体由脱氧核糖核酸和特异蛋白质组成，它们紧密包裹在未分裂细胞的细胞核中。除了配子以外，所有正常人类细胞核包含有23对（46条）染色体，其中22对称常染色体，另一对称性染色体。这两条性染色体，女性为两条X染色体，男性为一条X和一条Y染色体。同一对染色体中的这两条染色体称同源染色体。同源染色体中，一条来源于母方，另一条来源于父方。

人体细胞的染色体数目是恒定的，称为二倍体（2n）。卵子和精子各含有二倍体数目的一半（即23条染色体），称为单倍体（n）。为保持这种规律，细胞的分裂有两种形式：一为有丝分裂，当机体组织生长和修复时发生的细胞分裂；二为减数分裂，系形成生殖细胞时细胞分裂的特殊形式。

有丝分裂的功能是维持每个机体细胞遗传物质的连续性，分裂后两个子细胞与母细胞具有相同遗传物质。在核分裂间期细胞分裂停止，染色体难以看到。当进入分裂前期时，染色体浓缩增厚，每条染色体纵向分裂成两个子染色体。在分裂中期，核膜消失，染色体在赤道板上朝向核中央排列，同时，形成纺锤体并移动染色体，在这个时期，染色体最好观察，每条染色体类似于字母“X”的形状。分裂末期，两组子染色体分开由核膜包裹，两个新细胞分开，它们的核又进入核分裂间期。

减数分裂仅发生在生殖细胞中，并且在一次生殖中只有一次。它是由两次细胞分裂组成，像有丝分裂一样，每个细胞有分裂前期、中期、后期及末期。减数分裂Ⅰ是减少染色体数目分裂，即有46条染色体的母细胞分裂成两个带23条染色体的子细胞。减数分裂Ⅱ与有丝分裂类似，产生另外的子细胞，每个核只含有单倍体数目的染色体，在减数分裂结束时，形成四个为单倍体数目染色体的子细胞。在男性，每个初级精母细胞产生四个精细胞，精细胞发展成为精子；而在女性，每个卵母细胞仅形成一个卵子，剩余的产物变成无功能的极体。

在减数分裂过程中，每一对染色体的分配是随机的，因此，每个生殖细胞接受到母系或父系染色体的不同组合，23对染色体能够在每个配子中发生$2^{23}$种不同的染色体组合，加上人类基因的易变性，子代可能产生数目庞大的多样性。

### （二）染色体数目异常

任何染色体的数目不同于正常者称为异倍体。如果为单倍体的染色体数目（n = 23）的整倍数称为整倍体；如果在减数分裂或有丝分裂中发生错误，而不是23的整倍数，称为非整倍体。在同一个体中具有两种或两种以上的核型称嵌合体。

（1）除了正常体细胞的染色体数目为2倍体外（2n = 46），还有比两种染色体多的整倍体，多倍体根据染色体的数目是n（n = 23）的多少倍而定，如69为3倍体（3n），92为4倍体（4n）等。三倍体综合征核型为69XXX、69XXY及69XYY。胚胎或胎儿多自发流产。3倍体的产生可能是由于两个精子（双精子）受精引起，通常也可能由于卵子或精子的成熟分裂障碍引起，形成双倍体配子。在3倍体中，如果多余的染色体为典型的父系染色体，则有胎盘异常和部分水泡状胎盘；如多余的染色体为母系染色体，则妊娠早期发生自发性流产。4倍体通常是n = 92，92XXXX或92XXYY，可能是由于合子在分裂早期完全未分裂所引起。

（2）如果某个体的染色体数目比单倍体的整倍数少或多几条染色体，称为非整倍体。非整倍体染色体数目不等于2n，而是大于或小于2n。由于在减数分裂中，个别染色体发生不分离。大多数非整倍体的患者为三体，或为单体（仅1条染色体取代了正常的一对染色体）。引起非整倍体常见的原因是染色体不分离或分裂后期迟滞。

常染色体三体极少存活至足月。仅有一小部分常染色体三体是活产。实际上，临床仅见21－三体、18－三体和13－三体综合征。除21－三体之外，所有其他类型均严重影响患儿，患儿几乎在很小年龄就死亡。

性染色体三体（XXY，XYY，XXX）存活者有不同程度的表型异常，这是因为在有多余染色体的体细胞中，女性通过莱昂（Lyon）效应，其中一条X染色体失活，大多数在X染色体上的位点起半合子的作用；在男性，仅有1条X染色体，对X连锁基因是半合子。1条多余的性染色体对于正常的男性或女性可引起表型效应。核型是47，XXY（Klinefelter综合征）和47，XYY的人均为男性；核型是47，XXX为女性。性染色体三体可导致患者出现性发育异常、生育异常和行为改变，一般来说，性染色体的数目愈多，智力落后的可能性愈大。

（3）嵌合体：由两种或两种以上染色体核型或细胞株构成的个体被称为嵌合体，例如先天性卵巢发育不全综合征，该病患者的嵌合体核型为45，X/46，XX。嵌合体是受精卵在卵裂期间染色体不分离或丢失所引起。嵌合体临床表现的轻重主要取决于正常核型和畸变核型之间的比例，临床上所见的嵌合体的表现一般较轻。有时在同一个体不同的组织器官，其嵌合体比例也有差别。

### （三）染色体结构异常

染色体结构异常是由于各种原因造成染色体断裂所引起，断裂后断端富有黏着性，能与其他断端再结合，发生结构重排而导致缺失、倒位及易位等改变。

1. 缺失　是一部分染色体的丢失，可以发生在染色体末端或中间。末端的缺失由染色体臂断裂引起，产生的碎片没有着丝点，这染色体碎片在下次细胞分裂时丢失。末端缺失是染色体1次断裂，如猫叫综合征（5P综合征）是第5号染色体短臂末端缺失。中间缺失是发生2次或2次以上断裂，中间断片丢失，如视网膜母细胞瘤（$13q^-$）为 13 号染色体长臂中间缺失。如果染色体两端断裂，带着丝点的部分，两断端黏合则形成环状染色体。

2. 重复　可由于不等交换或来自于易位或倒位携带者减数分裂的异常分离。通常重复比缺失的危害要小些。然而，由于在一个配子中的重复引起染色体的不平衡和染色体的断裂也可破坏基因，故重复常可导致某些表型异常。例如平衡易位携带者，在配子发生中，形成不平衡配子，其结果是一个节段重复，另一个节段缺失。以部分三体征发生率高。

3. 倒位　指断裂发生后断片倒转 180°后再接合，改变了基因的原有顺序，从而导致异常。

4. 易位　一条染色体断裂后，其断片错接到另一条非同源染色体上。根据易位的方式不同，可分为 3 种，即单方易位、相互易位及罗伯逊易位（是指近着丝点部位断裂，两条长臂重接，两条短臂丢失，如 13 号与 14 号染色体易位）。

5. 等臂染色体　正常染色体一分为二时，着丝点进行纵裂。等臂染色体是由于染色体分裂时着丝粒不是纵向分裂而是横向分裂所致，结果导致两条姊妹短臂或姊妹长臂各自形成等臂染色体，如 46，X，i（Xq）。

6. 环形染色体　当一条染色体的长、短臂同时各发生一次断裂后，含有着丝粒节段的长、短臂相接，形成环形染色体，不含有着丝粒的长、短臂片段将丢失。

在人类染色体之间也存在着较小的结构变化（多态性），这种变化不会影响表型，例如，在近端着丝点染色体上凸出的随体、大小不同的着丝点的异染色体和长短不一的 Y 染色体长臂。这些变化以显性方式传递。染色体结构的改变通常是由于染色体断裂后基因物质丢失或基因物质异常结合的方式重组而引起。造成染色体断裂可能的原因包括放射线、化学物品或病毒。应用高效的显带技术，能够看到相当大量的 DNA（大约 4 百万碱基对），包含数千个基因。

与染色体数目异常一样，结构重组可发生在人类所有细胞中或在嵌合体形成中。如果染色体在结构重组时，所补充的基因信息为正常基因，这种结构重组为平衡重组或有效重组，通常没有表型效应，因为所有的基因信息都呈现出来。平衡重组的类型包括平衡相互易位、倒位及插入等。

如果重组时有另外的基因信息加入或失去基因信息，则为非平衡重组。在非平衡重组中，有缺失、重复或两者兼有之，表型很可能是异常的。染色体的部分重复类似于部分的三体综合征，缺失导致部分的染色体单体。妨碍功能性基因的正常平衡的任何改变，可能导致异常的发育。某些重组很稳定，可以通过细胞分裂而不改变，而另外的是有些则不稳定。

### （四）染色体畸变的原因

现已知道，多种因素可造成染色体畸变，即大多数致突变的因素都可以引起染色体畸变。目前对于这些原因还只是一般的了解，有待于进一步研究。

1. 物理因素　在物理致畸因素中，电离辐射因导致染色体不分离而引人注目。有实验证明，将受照射小鼠处于分裂近中期的卵细胞和未受照射的同期卵细胞比较，发现染色体不分离在受照射组中明显增高，这一现象在年龄较大的小鼠中尤为明显。人的淋巴细胞受照射或在受照射的血清内生长，发现实验组的三体型频率较对照组高，引起易位、缺失等染色体畸变。也有报道，受电离辐射的母亲，生育 21 - 三体病孩的风险明显增高。

2. 化学因素　许多种化学药物、毒物和抗代谢药均可引起染色体畸变，例如抗代谢药物、抗癫痫药物、农药以及毒物（如苯、甲苯和砷）等。

3. 生物因素　一些病毒感染，如风疹病毒、巨细胞包涵体病毒、麻疹病毒以及腮腺炎病毒的感染可引起染色体断裂。在实验中，以病毒处理培养细胞，也会引起各种类型的染色体畸变。

4. 孕妇年龄　孕妇年龄大是引起 21 - 三体综合征和其他三体型的主要原因之一。母亲娩出 21 - 三体综合征的风险因孕妇年龄增加而增加，这可能与生殖细胞的老化有关。

女婴在出生时，所有卵细胞已经形成，卵细胞的进一步发育是在青春期，在月经间期卵细胞将发育成熟，直到妇女进入绝经期。在妇女的生命中，一个卵细胞受精越迟，这细胞已经存在的时间越长。因此，一个 40 岁妇女的受精卵比一个 20 岁妇女的受精卵要大 20 年，暴露在可引起细胞损害的有害环境的风险率也越高。此外，越是接近绝经期，女性控制卵细胞成熟的激素效应也更差，容易影响卵细胞的发育和成熟。而在男性，其精子的产生从青春期开始贯穿生命过程，因此，一个 40 岁男性的精子，并不比一个 20 岁男性的精子老，这可解释父方年龄和染色体异常之间缺乏相关依据。

5. 遗传因素　染色体异常可表现有家族性倾向，这提示染色体畸变与遗传有关。人类可能有倾向不分离的基因存在，其他生物也有类似的基因。据报道，同一家系中，同时有相同的或不同种类的非整倍体患者存在。此外，染色体异常的父母可以不同方式传给下一代，最明显的例子是一些平衡易位的携带者，可引起染色体异常或正常的后代出现，其中又以涉及 D 组和 G 组染色体比较常见，因为它们是近端着丝粒染色体，在有丝分裂过程中形成随体联合，这可能是造成染色体不分离的原因之一。

### （五）染色体的检查及应用

细胞遗传学检查是在细胞水平对细胞核中的遗传物质进行观察，间期细胞核中的染色质和有丝分裂期的染色体均可作为观察对象。随着人类外周血体外培养和染色体制片等技术的建立，染色体分析技术被迅速运用于临床。近年来分子生物学技术的发展使得产生了新的染色体分析技术，如荧光原位杂交技术以及比较基因组杂交技术等。

1. 染色体形态观察　染色体在正常情况下呈杆状，经秋水仙素处理后使原来已纵裂的染色体在着丝粒处不能分开，故此时的染色体呈“X”形，又称秋水仙素中期染色体，固定后经 Ciemsa 染色可直接在显微镜下观察。根据染色体的相对长度、臂比率、着丝粒指数和随体的有无，人类 22 对常染色体和 1 对性染色体分为 7 组，分别以字母 A ～ G 代表组别。

2. 显带染色体技术　中期染色体经固定后染色观察，只能发现染色体的数目畸变，无法检测染色体结构的畸变。用某些荧光染料可使染色体的不同区域呈强弱不等的荧光着色，显示明暗相闭的独特带型。不同的染料能够使染色体的不同部位着色，如 Q 带技术使 Y 染色体长臂末端呈特异的荧光区可用于鉴别性别，R 带技术有利于观察染色体末端区域的结构改变和测定每条染色体的长度，C 带技术尤其能反映 1、9、16 号染色体着丝粒区的多态性和 Y 染色体长臂末端的变化等。另外还有高分辨 G 带技术可使染色体显示出 550 ～ 850 条的高分辨条带，这一技术的应用使在染色体上能进行更精确的基因定位，并且还发现了染色体的一些微小结构畸变综合征。

3. 荧光原位杂交　荧光原位杂交技术（FISH）是利用特异性的 DNA 探针经生物素或地高辛标记，在靶细胞染色体上作杂交后通过带有荧光素的亲和素显示信号进行定位。FISH 的主要优点具有敏感度高，能使用多种荧光同时显示多种探针的杂交信号，在染色体上进行多点定位。通过着丝粒探针、位点特异性探针、端粒探针、描绘探针及全基因组探针等与靶细胞染色体进行杂交，能检测染色体疾病或定位疾病基因。临床常用位点特异性探针进行特定的遗传病的诊断以及染色体微缺失综合征的诊断，如 Prader – Willi 综合征、Angelman 综合征和 DiGeorge 综合征等。24 种荧光标记的全基因组探针已能广泛用于遗传病和肿瘤的检测，但因费用高，图像分析系统复杂，敏感性和特异性等方面尚有不足而影响了它的广泛应用。

## 二、基因诊断

遗传性疾病是由于患者基因的缺陷或者变异，造成体内相应蛋白质合成的数量或者质量的异常，以致不能执行正常的生理功能而出现的疾病。基因诊断是在基因水平对疾病作出病因诊断。通过 DNA 或者 RNA 抽提、基因体外扩增（PCR）、分子杂交以及 DNA 测序等技术，检测特定基因是否有改变，从基因水平阐明病因，从而诊断患者是否有某种遗传病。对胎儿进行 DNA 检测，明确是否患有遗传病，从而指导孕妇作出是否继续妊娠的选择。

### （一）基因突变

基因突变是指由于基因序列上 DNA 碱基对的置换、插入、缺失及重复等引起的基因结构的变化。基因突变可发生在生殖细胞，也可发生在体细胞。基因突变在生物界中是普遍存在的，它是生物变异的主要原因，是生物进化的主要因素。但多数突变对生物体是有害的，影响氨基酸的组成，影响蛋白质功能，从而导致疾病，严重者影响胚胎发育而发生早期流产。绝大多数的人类遗传病，例如人的苯丙酮尿症、白化病及地中海贫血等遗传病，都是突变性状，是由基因突变造成的，这些病对人类健康构成了严重威胁。有的突变可能是中性的，丰富了人群的正常多态性。突变是生物变异与进化的源泉，它也能为生物体提供新的基因。

通常将基因序列上单个碱基或少数碱基改变称为点突变。突变有以下几种类型：

1. 碱基置换突变　由一个错误的碱基对替代一个正确的碱基对的突变称为碱基置换突变。例如在 DNA 分子中的 GC 碱基对由 CG 或 AT 或 TA 所代替，AT 碱基对由 TA 或 GC 或 CG 所代替。碱基替换过程只改变被替换碱基的那个密码子，也就是说每一次碱基替换只改变一个密码子，不会涉及其他的密码子。碱基置换所致的基因突变既可发生在基因编码区，又可见于基因调控区，是最常见的基因点突变。

2. 基因丢失　指基因核苷酸序列中核苷酸的丢失，这种丢失少则一个碱基，多至全基因或至几十个 kb 片段大小。大片段 DNA 丢失可造成基因编码产物合成障碍，导致蛋白质完全或部分缺失，严重影响其功能。

3. 基因插入　与缺失相反，为插入一段顺序，可插入一个碱基，甚至好几百个或者更多碱基对插入。

4. 基因融合　指两个不同的核苷酸序列相接，形成一个新的基因。如同源染色体之间的不等交换，或者染色体异位，例如染色体 9q 上癌基因 ABL 异位到 22qBCR，形成 BCR - ABL 融合蛋白，导致慢性粒细胞性白血病。

5. 动态突变　是指 DNA 中的碱基重复序列拷贝数发生扩增而导致的突变。在人类基因中，当动态突变发生在转录序列内或附近时，就有可能对基因转录或其表达产物产生影响。通常重复序列的拷贝数有一个范围，超过这个范围，重复序列将变得不稳定，从而表现出疾病症状或在染色体上表现出脆性位点。至今已发现 10 余种遗传性疾病与动态突变有关，其中属于 CGG/CCG 重复的有脆性 X 综合征，以及 Fraxe 综合征；属于 CAG/CTG 重复的有重症肌无力（DM）、X 连锁的脊柱和延髓肌萎缩、脊髓与小脑运动失调 - 1 型（SCA1）、舞蹈症、亨廷顿病、齿状核与苍白球萎缩症，以及 Machado - Joseph disease（MJD）等。

根据基因结构的改变方式，基因突变可分为碱基置换突变和移码突变两种类型。

碱基置换除了可改变编码区的密码子外，若发生在外显子与内含子连接部位（基因内含子剪接供体和受体位点）附近的内含子部位，突变可导致 mRNA 剪切异常，使 mRNA 短缺，产生翻译异常的蛋白质。

此外，启动子区域的基因点突变可干扰基因的表达调控，干扰编码产物蛋白质的合成启动及合成速率，严重影响蛋白质的合成量。

移码突变指基因中插入或者缺失一个或几个碱基对，使 DNA 的阅读框架（读码框）发生改变，导致插入或缺失部位之后的所有密码子都跟着发生变化，结果产生一种异常的多肽链。

根据遗传信息的改变方式，基因突变又可以分为同义突变、错义突变和无义突变三种类型。

1. 同义突变　DNA 的一个碱基对的改变并不影响它所编码的蛋白质的氨基酸序列，这是因为改变后的密码子和改变前的密码子，它们编码同一种氨基酸。但目前发现个别原先认为是同义突变，可能会导致转录功能异常。

2. 错义突变　由于一对或几对碱基对的改变而使决定某一氨基酸的密码子变为决定另一种氨基酸的密码子，引起氨基酸序列和空间构象改变，导致它所编码的蛋白质部分或完全失活，例如人血红蛋白 β 链的基因如果将决定第 6 位氨基酸（谷氨酸）的密码子由 CTT 变为 CAT，就会使它合成出的 β 链多肽的第 6 位氨基酸由谷氨酸变为缬氨酸，从而引起镰刀形红细胞贫血病。

3. 无义突变　如果某一碱基被另一碱基替代后，决定某一氨基酸的密码子变成一个终止密码子，使翻译过程提前终止，合成的肽链变短，此终止密码子称为无义突变。

## （二）基因诊断常用方法

构成人体的细胞，无论来自何种器官或组织，它们的基因组是完全一致的，采用基因分析方法，在个体发育的任何阶段，以任何有核细胞为材料，都可能检测出这些基因的缺陷，正是这些优点，近20年来基因诊断技术得以飞速发展。

1. DNA 聚合酶链式反应（PCR）技术及其衍生技术 PCR 是一种模拟天然 DNA 复制过程的核酸体外扩增技术，是最常用的基因体外克隆方法，简便快速。其基本原理是利用 DNA 聚合酶在体外条件下催化一对特异性引物间的 DNA 片段合成的基因体外扩增技术，它包括三个基本过程：①DNA 变性，在高温条件下（92～95℃），模板 DNA 变性解链，形成单链 DNA，以提供 DNA 模板；②退火，在一定的温度条件下（42～65℃），试管中的引物与待扩增的 DNA 区域特异结合；③延伸，在72℃条件下，耐高温的 DNA 聚合酶以单链 DNA 为模板，从引物的5′端向3′端延伸，合成新的 DNA 双链。以上三个过程为一个循环周期，此周期合成的产物又可作为下一周期的模板，如此循环往复，扩增产物以指数方式倍增，经过25～30个扩增周期，目的基因可增加一百万倍，大大方便了基因分析。扩增的 DNA 通过凝胶电泳，可观测到片段长度。

PCR 技术自1985年问世以来，在医学各学科都有重要的实际应用价值，推动了基因克隆及 DNA 序列分析，并且很快延伸出一系列与 PCR 有关的技术（表7－2）。

**表7－2 与 PCR 有关的常用技术**

| 名称 | 说明 |
| --- | --- |
| 反向转录－PCR（RT－PCR） | 总 RNA 或 mRNA 经引物与反向转录酶作用合成 cDNA，然后再进行 PCR 反应，常用于转录水平的基因表达、基因检测与基因克隆。其特点是除了可直接检测基因的缺失/插入外，还可检测前体 mRNA 加工过程的异常 |
| 定量 PCR | 在进行 RT－PCR 时测定目的基因转录水平的表达量，以加入一定拷贝模板数量的内参照方法最为准确 |
| 多重 PCR（multiple PCR） | 在同一反应体系中加入多对引物扩增同一模板的几个区域。多重 PCR 的前提是：①所有引物退火温度必须相近；②引物之间不能相互作用形成引物寡聚体；③所有扩增片段所覆盖的区域不能重叠。常用于检测同一基因的多个外显子的缺失 |
| 高分辨率溶解曲线（HRM） | 在一定的温度范围内将 PCR 扩增的产物进行变性，期间实时检测体系内荧光信号。荧光值随着温度变化，可绘制溶解曲线。每一段 DNA 都有其独特的序列，因而也就有了独特的溶解曲线形状，如同 DNA 指纹图谱一样，具有很高的特异性、稳定性和重复性。根据曲线准确区分野生型和突变型基因 |
| PCR－限制性片段长度多态性分析（PCR－RFLP） | PCR 产物经限制性内切酶消化，凝胶电泳分离，检测限制性片段长度多态性，月于等位基因分型和突变点分析 |
| 等位基因特异性寡核苷酸探针杂交分析（PCR－ASO） | ASO 探针杂交是最早用于检测点突变的方法。将 PCR 产物点样于薄膜上，用等位基因特异性寡核苷酸探针进行杂交，分别针对正常和突变的等位基因，在严格的杂交洗脱温度下获得特异性杂交结果，可识别至少一个核苷酸的突变，以检测目的基因表达量、等位基因分型和突变基因 |
| 等位基因特异性扩增法（ASA） | 按照 PCR 引物扩增必须和靶序列严格配对原理，采用 DNA 序列特异性引物（正常或者突变序列）进行 PCRoASA 简便快速，只需一步 PCR 反应，不需标记技术，是进行等位基因分型和突变分析的常用方法 |
| 单链构象多态性分析（SSCP） | SSCP 是目前进行基因突变检测最常用的方法，其基本原理是双链 DNA 加热变性后形成单链，由于碱基序列的不同形成不同构象，在中性聚丙酰胺凝胶电泳时，造成泳动速度的差异。这种 DNA 构象的差异即使仅有一个碱基序列差异也可显现，已被临床广泛采用，是常用的检测基因突变的手段 |

| 名称 | 说明 |
| --- | --- |
| 变性梯度凝胶电泳分析（DGGE） | DGGE技术是利用DNA固有的生物物理特性来检测突变基因，通过采用尿素及甲酰胺浓度梯度，在恒温水浴（60℃）中进行电泳分离不同的DNA片段。正常等位基因与突变基因的核苷酸组成不同，可出现不同的解链温度（即解离强度），在梯度电泳过程中DNA逐渐由低强度进入高强度，解离温度较低的DNA片段先达到其解离强度（变性梯度）而解离成局部单链，泳动减慢，由此达到分离不同核苷酸组成等位基因的目的。该技术检测基因突变阳性率相对较高。DGGE理论上可检测任何碱基突变，具有快速、灵敏以及无需应用放射性同位素的优点 |

2. Southern 杂交　最经典的核酸杂交分析方法，其基本原理是将样品 DNA 先由限制性内切酶酶解，并在凝胶电泳中分离 DNA 片段，再经变性后转移至尼龙膜上固定，最后用标记探针与之杂交，并进行显影观察和计算被探针杂交的 DNA 片段的大小。该技术特异性高，重复性强，但操作繁琐，实验条件要求较高。应用该技术可进行基因缺失、插入、反转及限制性片段长度多态性（RFLP）连锁分析。许多遗传性疾病的基因突变或缺失如镰刀状红细胞性贫血及地中海贫血等可以直接用此方法诊断，当有缺陷的基因内部无限制性内切酶可利用时，则可用与基因紧密联系的标记片段 RFLP 情况来诊断和检查家系中病变基因携带者。随着基因库资料的增加以及 PCR 技术及其衍生物技术的发展，这一技术已渐少用，但是它对大片段缺失及插入的分析仍非常有用。

3. DNA 测序　最常用的是 Sanger 双脱氧链末端终止法，利用一种 DNA 聚合酶来延伸结合在待定序列模板上的引物。直到掺入一种终止核苷酸为止。每一次序列测定由一套四个单独的反应构成，每个反应含有所有四种脱氧核苷酸三磷酸（dNTP），并混入限量的一种不同的双脱氧核苷三磷酸（ddNTP）。由于 ddNlP 缺乏延伸所需要的 3 - OH 基团，使延长的寡聚核苷酸选择性地在 G、A、T 或 C 处终止。终止点由反应中相应的双脱氧而定。每一种 dNTPs 和 ddNTPs 的相对浓度可以调整，使反应得到一组长几百至几千碱基的链终止产物。它们具有共同的起始点，但终止在不同的核苷酸上，可通过高分辨率变性凝胶电泳分离大小不同的片段，凝胶处理后可用非同位素标记进行检测。

4. 串联重复序列拷贝数多态性与微卫星分析　人类基因组含有一些 DNA 重复序列家族，分散在基因组，但也有一些是一系列短的串联重复序列（STR），其中有些被称为微卫星，目前已发现了 5 000 多个 ca/ct 微卫星。还有一类串联重复的序列并不完全一样，被称为串联重复顺序变异数（VNTR）。串联重复序列拷贝数多态性与微卫星分析在基因作图、基因定位以及疾病的家系连锁分析方面起重要作用。

5. 单核苷酸多态性（SNP）　是指在基因组上单个核苷酸的变异，形成的遗传标记，其数量很多，包括置换、颠换、缺失和插入。每一个 SNP 位点都可以有 4 种不同的变异形式，但实际上发生的只有两种，即转换和颠换，二者之比为 2 ∶ 1。SNP 在 CG 序列上出现最为频繁，而且多是 C 转换为 T，原因是 CG 中的 C 常为甲基化的，自发地脱氨后即成为胸腺嘧啶。一般而言，SNP 是指变异频率大于 1% 的单核苷酸变异。在人类基因组中大概每 1 000 个碱基就有一个 SNP，人类基因组上的 SNP 总量大概是 $3\times10^6$ 个。SNP 称为第三代遗传标志，人体许多表型差异、对药物或疾病的易感性等都可能与 SNP 有关。

6. 荧光原位杂交（FISH）　荧光原位杂交方法使用荧光素标记探针，检测探针和分裂中期的染色体或分裂间期的染

色质的杂交，使分子生物学方法与细胞遗传学结合，在染色体上进行定位分析，显示基因缺失或者插入等。FISH 具有安全、快速、灵敏度高、探针能长期保存以及能同时显示多种颜色等优点，不但能显示中期分裂象，还能显示于间期核。提高了诊断的可靠性。

7. 基因芯片技术　基因芯片是基于 Southern 杂交、生物样品在固相上排列与结合等技术基础上发展起来的技术，它将微电子芯片的制造、杂交和荧光检测技术融合在一起，将几十万个与人类疾病相关的基因或 DNA 探针高密度地排在只有指甲盖大小的玻片上，然后与患者标记的 DNA 标本杂交，用激光共聚焦显微镜及计算机扫描系统对芯片的荧光信号扫描，通过计算机进行综合处理，鉴别出待测标本有

核苷酸差异的探针位置，从而确定 DNA 序列的差异。基因芯片的诊断准确而灵敏，快速、高效、同时获取空前规模的生命信息。这一特性很有可能使基因芯片技术成为今后医学诊断中革命性的新方法。

### （三）基因诊断的策略

基因诊断与细胞、病理、生化及免疫等诊断方法比较，其优点是：①在 DNA 水平了解疾病发生的原因，诊断特异性高；②在个体发育的任何阶段，任何有核细胞都可以进行诊断；③根据突变部位和类型可帮助预测表现型，预后判断；④可诊断致病基因携带者；⑤用于产前诊断；⑥进行准确的遗传咨询；⑦鉴别和分离新基因。

遗传病的基因诊断方法分为直接方法与间接方法两种。

1. 直接诊断　策略指直接检测基因的致病突变的方法。当致病基因已分离，DNA 序列已知时，应用 PCR - RFLP 及 DNA 测序等方法，直接显示基因缺失、插入以及突变，直接作出分子病理诊断。目前包括遗传、血液、消化、内分泌、泌尿及神经等系统数百种遗传病已通过这些方法得到确诊，并应用于产前诊断。基因诊断不仅能明确个体是否患病，而且还能揭示个体的基因状态，如是否是携带致病基因的杂合子，是否对某些疾病有易感性或抵抗性等，为遗传咨询和预防疾病提供可靠的依据。

2. 基因间接诊断策略　指主要用连锁分析方法，即利用与疾病相关基因连锁的遗传多态性标志来检测疾病。间接诊断仅仅提示致病的可能性，而非直接提示致病的原因，主要适用于对于致病基因还不清楚的遗传病诊断，或用直接策略也难以检测时所进行的基因分析。所谓连锁是指同一染色体上相互靠近的基因常在一起遗传，它们在遗传中结合在一起的频率大于按照独立分配率期望的频率。在基因诊断中，主要是通过分析与疾病有关的基因连锁的多态性遗传标志来检测疾病。在人类基因组中，人类存在三类多态性标志用于帮助疾病诊断。一类是 RFLP，第二类是串联重复顺序拷贝数不同形式的多态性，或称为微卫星，第三类是单核苷酸多态性（SNP）。

### （四）生物信息学

随着人类基因组研究进展，大规模测序的自动化控制，测序结果的计算机分析处理，基因数据库的研究，基因图谱的绘制，数据的网络交换和研究产生了生物信息学这门新学科。特别是近年，生物医学经历了一场重要的变革。一些技术革新，如高通量测序技术已经容许人们在整个基因组水平上研究细胞、组织和完整生物个体的各种分子，也使得生物医学的资料倍增。

国际互联网络的发展，为研究人员提供了研究数据的分析、处理、采集和交换的服务。目前，大型数据库已走过了书本发行方式及光盘发行方式，过渡到单纯网络传播的方式。例如在http://www. ncbi. nlm. nih. gov/sites/entrez 网站上可检索最新医学文献及基因库资料，2010 年在http://www. ncbi. nlm. nih. gov/sites/entrez? db = omim 网站上可检索到 20 000 种以上遗传病的详细资料。GenBank 是美国国家卫生研究院位于 NCBI 中的遗传序列数据库（http：//www. ncbi. nlm. nih. gov/Genbank/index. htmL），这一综合性的数据库包含超过 26 万种已鉴定的生物和已经公布的最终 DNA 序列数据。欧洲分子生物学实验室的核苷酸序列的数据库，也被称为 EMBL - 银行（http：//www. ebi. ac. uk/embl），它包含欧洲的主要核苷酸序列资源。

在研究人员的大力合作下，生物信息学已经取得了相当大的进步，但是，开发特殊的计算机程序和分析这些生物学知识，使计算机与以实验为基础的方式、方法整合，对整个生物医学领域的发展仍是一项重大挑战。

## 三、遗传病的产前诊断

绝大多数遗传病和遗传代谢病无有效治疗方法，因此在今后很长一段时间内，预防显得更为重要。产前诊断又称宫内诊断，通过直接或间接对胎儿性别及健康状况进行检测，以防止具有严重遗传病、智力障碍及先天畸形患儿的出生。产前诊断是近 20 年来由细胞遗传学、生化遗传学、分子遗传学等学科和临床医学实践紧密结合起来形成的一门边缘学科，有很强的实际应用价值，是近代医学的一项重大成就。

### （一）产前诊断现状

目前已有2万多种不同的遗传病，包括单基因病、多基因病和染色体病。这些遗传病可在胎内造成流产，出生后也是造成新生儿死亡的原因之一。存活者成年后则通过人类繁衍，在人群中不断传播，造成恶性循环，给家庭带来了严重的灾难，给社会造成很大的负担。因此，人们希望找到一种早期诊断和治疗这些疾病的方法，产前诊断就是顺应这一要求而发展起来的。

自20世纪60年代开始经腹壁羊膜腔穿刺术用于产前诊断以来，产前诊断技术发展很快，1966年羊水细胞培养成功后不久，第一例21-三体综合征及半乳糖血症产前诊断成功，标志着宫内诊断的可行性。70年代以后，这些技术已广泛应用于临床，随着绒毛、羊水细胞培养、高分辨显带染色体以及重组DNA等技术的广泛应用和不断完善，继之可经胎儿镜取胎儿血标本及经宫颈、经腹壁取绒毛做产前诊断。近年来正在发展一种非损伤性产前诊断技术，从孕妇外周血中富集、分离胎儿有核红细胞以及胎儿DNA片段，将来源于胎儿的DNA扩增后进行连锁分析或直接检测突变进行产前基因诊断。优生知识和遗传知识的普及使遗传病的产前诊断受到了社会的广泛重视，西欧、北美各国相继建立了产前诊断中心。我国有较多省市开展了染色体核型分析，开展了产前诊断。近年，随着分子生物学技术的发展，北京、上海及广州等地都开展了一些遗传代谢病的产前诊断。

### （二）产前诊断的重要性

随着传染病和营养不良的患病率不断下降，先天畸形和遗传病的发病率和死亡率相对增高；加上环境污染，胎儿畸形的发生率也在上升。遗传病的危害不容忽视。

我国在1986—1987年对住院分娩的124万出生一周的围生儿调查，发现肉眼可见的出生缺陷发病率为1.3%，其中70%～80%为遗传因素所致。

在全部妊娠中约7%发生自然流产，其中50%是染色体异常造成。

在我国人群中，智能障碍（IQ < 70）约占2.2%，其中明确有遗传缺陷者占37%，环境因素引起者占20%，原因不明占43%。每个人都可能带有一些隐性有害基因，可能向后代传递。

目前，我国人民生活水平已有显著提高，医疗卫生保健事业也已大大发展，上述问题也就变得更为突出。此外，随着人类文明程度提高，医学日趋发达，部分遗传病有了治疗的方法，如苯丙酮尿症患儿在新生儿期即可被检出，经治疗者可活到生育年龄。随着负选择作用放松，隐性致病基因获得了扩增的机会，使有害基因有可能传于后代。其结果是在自然状态下会被从人群中清除的有害基因积累起来了。这是我们对文明付出的代价。要准备好面临这样的后果，即我们不得不逐代处理更多的患者。因此遗传医学除了找出遗传病有效的治疗措施之外，在胎儿出生前特别是妊娠早期对胎儿进行诊断，即广泛开展产前诊断，并且采取相应措施，减少遗传病患儿的出生，已成为医学遗传学的重要课题。

### （三）产前诊断对象

产前诊断适应对象主要有如下几种情况：

（1）夫妇之一有染色体异常（数目或结构），或生育过染色体病患儿的孕妇，特别是表型正常，而具有染色体异常的携带者。

（2）夫妇之一明确为某种单基因病患者，或曾生育过某一单基因病患儿的孕妇。

（3）夫妇之一有神经管畸形或生育过开放性神经管畸形儿的孕妇。

（4）不明原因的自然流产、畸胎史、死产或新生儿死亡史的孕妇。

（5）羊水过多的孕妇。

（6）夫妇之一有致畸因素接触史。

（7）大于35岁的高龄孕妇。

（8）具有染色体断裂综合征家系的孕妇。

（9）具有遗传病家族史又属于近亲婚配的孕妇。

### （四）常用产前诊断技术

在目前的条件下，产前诊断方法基本上都是通过观察胎儿表型的形态特征、染色体检查、分析基因及其产物（蛋白和酶）或者代谢物来进行诊断的。大致可分为如下四类方法：

1. 影像学诊断　最常用的是几乎无创伤的超声波检查，B超因图像清晰，分辨力强而应用广泛，可以发现胎儿体表畸形如无脑儿、脊柱裂、畸胎瘤以及多囊肾等内脏畸形。通过测定胎儿指标可判断有无生长迟缓，测量股骨长度判断与肢体畸形有关的遗传病。磁共振显像因图像清晰，应用在增加。

2. 细胞遗传学诊断　对多发畸形甚至微小畸形者，父母一方为平衡易位携带者或有多次流产史者，或家族中有染色体病者，应做染色体检查。怀疑胎儿染色体病可采用绒毛组织或细胞进行常规的染色体核型分析。染色体显带技术如G显带、C显带及Q显带等处理后出现不同的横纹，称为染色体带，根据带纹可识别每一条染色体，使诊断更可靠。高分辨率显带技术研究染色体结构异常，可发现更多的染色体病。原位杂交技术是细胞遗传学和分子遗传学方法的结合产物，可提高诊断的分辨率和准确性。

3. 生化诊断　对于第一胎有异常的家庭，再次怀孕前明确第一胎的病因十分重要。在众多的遗传疾病中，有明显染色体异常的只是其中一小部分。测定血、尿、红细胞、白细胞、皮肤成纤维细胞中酶和蛋白质或中间代谢产物是确诊单基因病的主要方法，如血氨基酸分析可揭示多种遗传病，血红蛋白的测定可发现镰状红细胞贫血及地中海贫血，血生化检查还可测定血浆蛋白的异常，各种凝血因子、补体、纤维蛋白原、转铁蛋白及铜蓝蛋白的缺乏，无丙种球蛋白血症，G-6-PD缺乏等。

遗传代谢病多数为酶缺陷所致。因此可用经培养的羊水细胞或绒毛，采用酶活性测定的方法做产前诊断。首先要将羊水细胞经培养后达 $1\times10^6$ 时收获再测酶活性，或直接测绒毛中酶活性。但有些酶不在羊水细胞或绒毛中表达，例如苯丙酮尿症的产前诊断无法测定胎儿肝脏的苯丙氨酸羟化酶，只能做DNA分析。溶酶体贮积症是用酶活性测定方法进行产前诊断最多的一组疾病。产前诊断时要有一份正常标本（羊水或绒毛）做对照；若能有过去保留的阳性标本做阳性对照则更好。有可能进行产前诊断的疾病（表7—3）。如果生化诊断结合DNA诊断，其诊断结果将更为可靠。

**表7—3　部分可产前诊断的遗传代谢性疾病**

| 疾病 | 酶缺陷 | 评注 |
|---|---|---|
| 黏多糖贮积症（MPS） | | |
| IH型（Hurler综合征） | α-L-艾杜糖苷酶 | MPSⅠ、Ⅱ、Ⅲ型均可测 |
| IS型（Scheie综合征） | α-L-艾杜糖苷酶 | 羊水中黏多糖或羊水细胞进行酶学分析 |
| Ⅱ型（Hunter综合征） | 艾杜糖硫酸酯酶 | X连锁 |
| GM1神经节苷脂贮积症 | β-半乳糖苷酶 | |
| Tay-Sachs病 | β-N-乙酰氨基己糖苷酶A | 可以检出携带者，并可对高危群体筛查 |
| Sandhoff病 | β-N-乙酰氨基己糖苷酶（A+B） | |
| Gaucher病 | 葡萄脑苷脂酶 | |
| Niemann-Pick病 | 鞘磷脂酶 | |
| 异染性脑白质营养不良 | 芳基硫酸酯酶A | |
| Krabbe病 | 半乳糖脑苷脂酶 | |
| Falbry病 | α-半乳糖苷酶 | X连锁，女性有不同表现度 |
| 甘露糖苷贮积症 | α-甘露糖苷酶 | |
| 苯丙酮尿症 | 苯丙氨酸羟化酶 | 可治疗，仅能DNA分析 |
| 四氢生物蝶呤缺乏症 | 四氢生物蝶呤还原酶 | 严重，治疗困难 |
| 同型胱氨酸尿症 | 胱硫醚合成酶 | |
| 高氨血症 | 鸟氨酸氨甲酰基转移酶 | X连锁，女性有不同的表现，DNA分析 |
| 枫糖尿症 | α-酮酸脱羧酶 | |
| 甲基丙二酸血症 | 甲基丙二酸单酰CoA变位酶 | 可在羊水中检出甲基丙二酸，可在宫内治疗 |
| 丙酸血症 | 丙酰CoA羧化酶 | 羊水可直接检测 |
| 戊二酸尿症 | 戊二酰辅酶A脱氢酶 | |

续 表

| 疾病 | 酶缺陷 | 评注 |
| --- | --- | --- |
| 糖原贮积症Ⅰ型病 | 葡萄糖6-磷酸酶 | |
| 糖原贮积症Ⅱ型 Pompe 病 | α-1，4-葡糖苷酶 | |
| 半乳糖血症（经典型） | 半乳糖1-磷酸转尿苷酰酶 | 可治疗 |
| 半乳糖血症 | 半乳糖激酶 | 相对良性，可治疗 |
| 腺苷脱氨酶缺乏（联合免疫缺陷） | 腺苷脱氨酶 | |
| Lesch-Nyhan 综合征 | 次黄嘌呤鸟嘌呤转磷酸核糖基酶（HGPRT） | X连锁隐性，存在轻度表型的部分缺失 |
| 肾上腺脑白质营养不良 | 长链脂肪酸缺陷 | X连锁，仅DNA分析 |
| 囊性纤维变性 | CFTR 蛋白 | 突变检测或连锁的DNA标记 |
| 先天性肾上腺皮质增生症 | 21-羟化酶 | 羊水分析，HLA连锁间接分析，可治疗 |
| 葡萄糖-6-磷酸脱氢酶缺乏症 | G-6-PD | X连锁，常较轻，多种酶变异 |
| β地中海贫血 | β链合成缺陷 | DNA或胎儿血分析 |
| 血红蛋白S | β链取代 | 严重性不同，DNA或胎儿血分析 |
| 血友病A | 第Ⅷ因子 | X连锁，DNA或胎儿血分析 |
| 血友病B | 第Ⅸ因子 | X连锁，DNA或胎儿血分析 |
| 家族性高胆固醇血症 | 低密度脂蛋白受体 | |
| 磷酸酶过少症 | 碱性磷酸酶 | 只有严重婴儿型可检出 |
| 肝豆状核变性 | ATP7B | |
| Menkes 病 | ATP7A | X连锁，铜摄取异常 |
| 急性间歇性卟啉症 | 胆色素原脱氨酶 | 常染色体显性，可治疗 |
| 先天性红细胞生成性卟啉病 | 尿卟啉原共合成酶 | |
| 着色性干皮病 | DNA修复酶 | |

注：除指明外，均为常染色体隐性遗传。

在生化指标中，值得一提的是甲胎蛋白，这是一种分子量为6.4万～7.0万道尔顿的糖蛋白，由胎儿肝脏及卵黄合成，其产生在胎儿具有时间规律性，在母体外周血中也有相似的规律。一般怀孕16周就可从母血中检测到，32周达到高峰，以后逐渐降低。在胚胎发育到23～25天时，神经管的前、后神经孔相继封闭，形成一个不与外周相通的神经管。如果此时未能正常闭合，则形成开放性神经管畸形，如无脑儿及脊柱裂等。当胎儿存在这类畸形时，脑脊液中的甲胎蛋白可直接进入羊水，造成羊水甲胎蛋白水平显著升高，同时母血中也可升高到正常的2.5倍左右，因此，可通过检测羊水中的甲胎蛋白水平作为诊断神经管发育畸形的指标，是胎儿疾病筛查的指标之一。

4. 基因诊断　构成人体基本单位的细胞，无论来自何种器官或组织，它们的基因组是完全一致的，采用基因分析方法，在个体发育的任何阶段，以任何有核细胞为材料，都可能检测出这些基因的缺陷，正是这些优点，近十年来DNA诊断技术得以飞速发展，大大推动了遗传病的诊断。基因诊断就是在DNA水平分析检测某一基因，并对特定的疾病进行诊断。理论上，所有单基因疾病都可进行基因诊断。基因诊断不仅能明确个体是否患病，而且还能揭示个体的基因状态，如是否携带致病基因的杂合子，是否对某些疾病有易感性或抵抗性等，为遗传咨询和产前诊断提供可靠的依据。

在开展基因诊断时应该特别注意以下几点：

（1）遗传病的基因分析是以临床诊断为基础的，没有准确的临床诊断，基因分析便无法进行。因为遗传病有遗传异质性，即不同的基因病变、不同的遗传方式可产生相同的临床表现。

（2）产前诊断的先决条件是对先证者作出准确的基因诊断，母亲再次妊娠时才可能有针对性地做某种基因检测。在进行产前诊断前，要进行家系成员预分析。基因突变有多样性，核苷酸的改变有缺失、插入、取代和动态突变等。要明确基因突变的类型和区域，确定产前诊断的方案，使少量的胎儿

DNA 样品分析有的放矢。

（3）取材的准确性至关重要，产前诊断的误差往往是由于材料的污染。血性羊水要通过羊水细胞培养，去除母亲血细胞方能分析。

## （五）羊膜腔穿刺术和绒毛吸取术

1. 羊膜腔穿刺术　羊膜腔穿刺术是产前诊断的一个重要手段，可于妊娠中期第 17 ～ 20 周通过腹壁进行，此时羊水比较多，一次成功率高（98% 以上），且羊水中活细胞的比例较大（20%），相对安全，同时有利于细胞培养和染色体分析。羊膜腔穿刺术最早用于 Rh 血型不合的病例，以检测羊水内的胆红素，以后又用于测定血型及胎儿性别。羊水是一种比较直接地反映胎儿各项功能的介质。羊水细胞为胎儿脱落的上皮细胞，经培养后可做酶活性测定或基因分析，能为临床提供相当多的信息。

羊膜腔穿刺术应在 B 超监测下进行，穿刺过程中可能出现子宫收缩、腹部胀痛、阴道出血、感染或胎儿损伤等症状，一般不会引起早产、流产或畸形。羊水细胞培养时应考虑母体细胞污染、染色体变异及真假嵌合型问题。应该注意对于有出血倾向、盆腔或官腔感染、先兆流产、孕周小于 14 周或大于 24 周者均为羊膜腔穿刺的禁忌证。此方法造成的胎儿丢失率为 0.5% 。

2. 绒毛吸取术　绒毛来自胚胎滋养层，采取绒毛组织可于妊娠 8 ～ 12 周通过阴道吸取绒毛，这时绒毛细胞比较容易培养。操作时，一般在 B 超的指示下进行，吸取胚囊周围的绒毛。抽取绒毛以 10 ～ 30mg 为宜，抽取以后可直接或经培养后进行类似羊水细胞的各项测定，可用于酶活性测定或基因分析，为产前诊断提供依据。对有先兆流产、出血倾向、盆腔或官腔感染以及怀孕 8 周以前的孕妇不宜做绒毛吸取术。绒毛吸取术优点是比羊膜腔穿刺提前了 2 个月，不必培养。若判断胎儿患病可较早干预。

## （六）无创性产前诊断技术

20 世纪 70 年代初在孕妇外周血中发现核型为 46，XY 的细胞后，经过科研人员多年的努力，已确定孕妇外周血中存在胎儿细胞，这为利用胎儿细胞进行产前诊断开辟了一种无创伤性的诊断方法。该方法可在不干扰胎儿宫内生长的前提下获取胎儿细胞，从而可避免羊膜腔穿刺、绒毛活检以及胎儿宫内取血等方法对母儿的危害，具有取材方便，风险小，不受孕妇年龄限制等影响的优点。

众多研究表明，孕妇外周血中含有的胎儿细胞，包括滋养叶细胞、淋巴细胞和有核红细胞（NRBC）。其中 NRBC 是产前诊断最理想的胎儿细胞。国内外的研究发现，从孕妇外周血分离胎儿 NRBC 的最佳时间为妊娠 14 周前后。胎儿 NRBC 与母体细胞之比在 $1:10^5 \sim 1:10^8$ 之间。20mL 母血一般可获得 10 ～ 15 个胎儿细胞。

要想使用如此稀少的胎儿 NRBC 进行产前诊断，就必须首先将其从母血中分离、纯化出来。目前富集、分离及纯化胎儿 NRBC 的方法主要有荧光激活细胞分离（FACS）和磁激活细胞分离（MACS）。磁激活细胞分离富集孕妇外周血胎儿有核红细胞较 FACS 方法具有简单、快速、价廉的特点。在确定单个胎儿细胞的基础上，用 PCR 方法进行基因诊断，或者进行染色体核型分析及荧光原位杂交（FISH）等。目前已可对胎儿性别、β 地中海贫血、HLA 多态连锁分析、21 - 三体、13 - 三体和 X、Y 染色体改变的染色体病进行诊断。目前，针对母血中存在的胎儿来源 DNA 的研究也在不断发展，虽然本方法仍处于实验阶段，还存在实验步骤繁多，实验设备较贵，实验操作专业技术性强等问题，但是无创性产前诊断技术代表了当前产前诊断的发展方向。

## （七）产前诊断与降低出生缺陷

从遗传学的观点看，我们民族既有大量优质基因，也存在相当数量的有害基因，两者构成我们的基因库。重视遗传医学，防止和减少有遗传病和先天性疾病的患儿出生是一项重要的工作。产前诊断是其中的一个重要环节。

医学遗传方面的优生措施是优生内容的一部分，非遗传医学方面的优生措施如怀孕后孕妇营养不良、病毒感染、滥用药物、环境污染及接触有害物质，孕妇的并发症如分娩时引起新生儿窒息、颅内出血及产伤，新生儿期的护理、营养及疾病预防等也非常重要。

## 四、新生儿疾病筛查

新生儿疾病筛查是指医疗保健机构在新生儿群体中，用快速、简便、敏感的检验方法，对一些危及儿童生命、危害儿童生长发育、导致儿童智能障碍的一些先天性疾病和遗传性疾病进行群体筛检，从而使患儿在临床上未出现疾病表现，而其体内生化、激素水平已有明显变化时就做出早期诊断，结合有效治疗，避免患儿重要脏器出现不可逆的损害，保障儿童正常的体格发育和智能发育的系统服务。新生儿疾病筛查是预防医学的一项重要措施，目前已在世界范围内推广，成为人类卫生保健的重要内容之一。

经过40年的发展，新生儿疾病筛查的疾病病种逐步增多，由最初苯丙酮尿症一种增加到数十种，新生儿疾病筛查的概念被普遍认可，新生儿疾病筛查逐步由发达国家向发展中国家普及。我国自1981年开始进行新生儿疾病筛查，目前正在由大城市向中小城市推广，由经济较发达的沿海地区向内地发展。1994年10月颁布的《中华人民共和国母婴保健法》第二十四条提出要“逐步开展新生儿疾病筛查”，第一次以法律形式，确立了新生儿疾病筛查是一项提高人口素质的重要措施。

### （一）国际新生儿疾病筛查的历史

自1934年挪威生化学家Folling首次报道了苯丙酮尿症（PKU）这种疾病以来，世界各国科学家对PKU进行了大量的研究。1953年德国Bickel医生首创使用饮食疗法治疗苯丙酮尿症获得成功，并提出早期诊断及早期治疗的重要性，由此设想把患儿尽早从正常人群中筛选出来，新生儿疾病筛查的概念因而形成。但是在当时条件下，实验诊断PKU的手段只有三氯化铁试验，其准确性和实用性都不适合新生儿群体普查。1961年美国Guthrie医生建立了细菌抑制法对血中苯丙氨酸进行半定量测定，尤其是创立了干血滤纸片血样采集法，血片采集简便，标本运送方便，为开展大规模人群筛查提供了基本条件，苯丙酮尿症的新生儿筛查开始得以实施。1962—1963年，他应用此方法在美国进行了40万新生儿筛查，发现患者20多名，并且进行了早期治疗，证明新生儿疾病筛查具有良好的经济效益和社会效益。从此，新生儿疾病筛查逐步得到推广，成为预防医学的一项重要措施。在此基础上，其他疾病的新生儿筛查项目不断增加。

先天性甲状腺机能减低症（CH）的新生儿筛查首先从美国Pittsburgh用脐血测定促甲状腺激素（TSH）开始，1973年Dussault等用干血滤纸片放射免疫方法测定出生4～7天的新生儿末梢血$T_4$进行CH筛查。1975年Irie和Naruse在日本采用干血滤纸片法测定TSH的方法进行CH筛查。由于这一方法更为灵敏，简便，迅速在欧美等国普遍开展。1977年日本在全国用行政手段实施，至1983年，全日本已经筛查出CH400多例。

随着新生儿疾病筛查技术的发展，可进行筛查的疾病也越来越多。1982年在日本东京召开了第二届国际新生儿筛查大会，会上提出了适合大规模筛查的四种疾病：PKU、CH、半乳糖血症和先天性肾上腺皮质增生症。随着对遗传代谢病的深入了解和技术的发展，其他一些疾病也被列入了筛查范围，例如葡萄糖-6-磷酸脱氢酶（G-6-PD）缺乏症、生物素酶缺乏、酪氨酸血症、镰刀状红细胞贫血、组氨酸血症、枫糖尿病、同型胱氨酸尿症、囊性纤维变性、高胱氨酸尿症以及地中海贫血等数十种疾病。

目前的共识是在众多的出生缺陷疾病中开展新生儿疾病筛查，应该结合本国国情，筛查的疾病选择一般应符合以下几个标准：

（1）疾病危害严重，可导致残疾或致死，已构成公共卫生问题。

（2）有一定发病率，筛查的疾病在人群是相对常见或流行的疾病。

（3）疾病早期无特殊症状，但有实验室指标能显示阳性。

（4）有可靠的、适合于大规模进行的筛查方法，假阳性和假阴性率均较低，并易为家长所接受。

（5）筛查疾病可以治疗，特别是通过早期治疗，能逆转或减慢疾病发展，或者改善其预后。

（6）筛查费用相对低廉，筛查、诊断和治疗所需的费用应低于发病后的诊断、治疗的支出费用，即投入、产出比的经济效益良好。

新生儿疾病筛查需在众多人口中进行普查，规模大，费用高，往往在几千名新生儿中才能发现一名患儿，即通过几千名新生儿的普查才能挽救一名伤残儿，因此筛查在经济上的支出与诊治方面获益的权衡是判断筛查可行性的一个重要因素。根据40年来各国的经验，只要能够建立一个完整有效的筛查系统，对个人、家庭和社会都可收到极好的效果，有显著的经济效益。筛查预防了一些智力伤残的发生，减少了残疾儿童对家庭和社会的各种负担，最终取得的经济效益超过筛查的花费。以苯丙酮尿症为例，在国际上，日本人的PKU发病率最低，为1/80 500，其成本/效益比达1 ：2.5，根据计算，即使发病率为1/140 000，其成本/效益比仍达到1 ：1.7。我国的PKU发病率约为1 ：11 000，经济效益应该更为可观。1994年日本总结了开展筛查17年的费用，发现若不进行筛查，治疗和护理患儿的费用将是用于全民筛查费用的4.2倍。若从社会效益来看，新生儿疾病筛查的意义更为明显。

由于各国的经济、文化、科技水平、疾病的流行与发病情况不同，开展的项目也不同，其中PKU和CH发病率较高，治疗效果好，多数国家都首先从这两种疾病开始筛查，逐步增加项目。

日本的新生儿疾病筛查于1976年通过政府干预实施，其宗旨是在新生儿中对一些可以治疗的疾病进行筛查，在患儿的临床症状和体征还不明显的早期阶段查出疾病，并给予适当的治疗。新生儿疾病筛查覆盖率由1977年的29.2%上升至1986年的99.8%，至今筛查已超过3千万新生儿，筛查疾病包括苯丙酮尿症、枫糖尿病、同型胱氨酸尿症、半乳糖血症、先天性甲状腺功能减低症和先天性肾上腺皮质增生症等6种疾病。活产新生儿的筛查覆盖率近乎100%。筛查疾病的发病率（表7—4）。此外，日本还对婴儿进行了神经母细胞瘤筛查，调查发现发病率为1 ：8 000。目前全球每年有上千万新生儿进行疾病筛查，一些发达国家已将新生儿疾病筛查列入国家卫生法，或者采用行政手段实施，筛查覆盖率接近100%。美国每年有400万婴儿接受新生儿疾病筛查。发展中国家由于经济原因，新生儿疾病筛查开展较为滞后。

**表7—4　日本开展筛查的新生儿疾病及其发病率**

| 筛查疾病 | 发病率 |
|---|---|
| 苯丙氨酸羟化酶缺陷 | 1 ：80 000 |
| 四氢生物蝶呤缺乏 | 1 ：1 600 000 |
| 枫糖尿症 | 1 ：500 000 |
| 同型胱氨酸尿症 | 1 ：1 250 000 |
| 半乳糖血症（Ⅰ型） | 1 ：800 000 |
| 先天性甲状腺功能减低症 | 1 ：5 000 |
| 先天性肾上腺皮质增生症 | 1 ：15 000 |

## （二）我国新生儿疾病筛查历史

我国新生儿疾病筛查起步于20世纪80年代初。1981年上海市儿科医学研究所开始对新生儿筛查三种疾病（CH、PKU及半乳糖血症），1983年首次报告31 862例新生儿疾病筛查结果，PKU发病率为1 ：15 930；CH为1 ：6 309，未检出半乳糖血症。

1982—1985年，北京医科大学第一医院组织了全国11省市PKU筛查协作组，共筛查新生儿约20万，发现PKU发病率为1 ：16 500。

1986年上海市儿科医学研究所研制成功国产低苯丙氨酸奶粉，为PKU的治疗和大规模开展PKU筛查奠定了基础。20世纪90年代初北京医科大学研制了PKU治疗奶粉及其他治疗辅食，丰富了PKU患者的饮食。

1986年上海市儿科医学研究所改良Guthrie细菌抑制法，在PKU筛查试剂中添加青霉素酶，用于消除青霉素族引起的细菌抑制环干扰，提高了实验准确性和可靠性，在国内外得到普遍推广。1988年上海市儿科医学研究所在PKU患者中鉴别出首例四氢生物蝶呤（$BH_4$）缺乏引起的非经典型PKU，建立了HPLC方法进行尿蝶呤谱分析，开展了$BH_4$缺乏的筛查、诊断和治疗。

1992—1993年，卫生部与联合国世界卫生组织（WHO）合作，在七个城市（沈阳、天津、北京、济南、上海、成都和广州）推广新生儿疾病筛查项目，筛查新生儿23万。

1994 年 10 月颁布的《中华人民共和国母婴保健法》第 24 条规定："医疗保健机构对婴儿进行体格检查和预防接种，逐步开展新生儿疾病筛查，婴儿多发病和常见病防治等医疗保健服务"，第一次以法律形式确定了新生儿筛查在疾病预防方面的地位。

根据 1992—1997 年八大城市 110 万新生儿疾病筛查结果，CH 发病率为 1 ∶ 5 469，PKU 为 1 ∶ 14 767。PKU 发病率有一定地区差别，南方低于北方，广州发病率最低，为 1 ∶ 37 036。

1997—1999 年中国、芬兰新生儿疾病筛查合作项目在五大省市（天津、上海、河南、湖南及江西）新生儿疾病筛查中心启动。1998 年卫生部组织专家从卫生经济学的角度对新生儿疾病筛查进行了成本/效益分析。研究结果表明，国家用于患儿诊治、护理及教育的费用是新生儿筛查投入费用的 3. 7 倍，充分体现了开展新生儿疾病筛查具有良好的经济效益。

自 1998 年开始，卫生部临床检验中心对全国 16 省市 18 个筛查中心进行新生儿疾病筛查实验室能力对比检验（质量控制），提高了各筛查实验室的质量意识。随着新生儿疾病筛查的普及和规范，参加新生儿疾病筛查实验室能力对比检验的实验室在不断增加。

1999 年 9 月第一届全国新生儿疾病筛查学术交流会在贵州省贵阳市召开，会上成立了中华预防医学会儿童保健分会领导下的新生儿疾病筛查学组。从此，全国新生儿疾病筛查有了专业性的组织。

新生儿疾病筛查得到了政府的重视，2001 年国务院颁布了《中华人民共和国母婴保健法实施管理办法》，新生儿疾病筛查的推广和提高是其中的重要内容之一。2009 年卫生部颁布了《新生儿疾病筛查管理办法》，进一步推动和规范了新生儿疾病筛查工作。

### （三）我国新生儿疾病筛查现状

据不完全统计，目前全国有近百家新生儿疾病筛查实验室，许多城市筛查工作组织较好，地方政府制定了新生儿疾病筛查管理办法，筛查网络较健全，制度较完善，实验室的年筛查量在 3 万～6 万例新生儿。上海于 1999 年 7 月在全国率先建立了新生儿疾病筛查标本专收、专投系统（绿色通道），使筛查标本能每天送至筛查实验室，为病儿的早期诊断和治疗提供了时间的保证，使筛查诊断的患儿在生后 20 天左右即得到治疗，大大改善了预后。

目前全国各地主要筛查 CH 和 PKU 两种导致智能发育障碍的疾病，广东及广西省根据当地疾病谱的特点增加了 G－6－PD 缺乏症筛查，上海地区除了筛查 CH 和 PKU 两种导致智能发育障碍的疾病外，2007 年起增加了先天性肾上腺皮质增生症和 C－6－PD 缺乏症，使新生儿疾病筛查病种增加到 4 种。

1999 年中华预防医学会儿童保健分会新生儿疾病筛查学组收集了各地新生儿筛查数据，根据不完全统计，15 年各地筛查 PKU 222 万例新生儿，发现患儿 199 例，发病率 1 ∶ 11 188；筛查 CH194 万，发现 CH 患者 537 例，发病率 1 ∶ 3 624。

根据近年国内大样本新生儿筛查资料的统计结果，全国高苯丙氨酸血症/苯丙酮尿症的患病率为 1 ∶ 11 144，先天性甲状腺功能减低症的患病率为 1 ∶ 3 009。先天性肾上腺皮质增生症的患病率约为 1 ∶ 15 000。G－6－PD 缺乏症是一种红细胞酶的缺陷病，我国华南及西南各省（广东、广西、云南及四川）等地为高发区。广州市根据 143 256 例新生儿 G－6－PD 缺乏筛查统计，G－6－PD 缺乏发生率为 3. 6%。广东湛江地区发病率为 4. 66%。

### （四）新生儿疾病筛查的组织与管理

经过 20 年的摸索，我国的新生儿疾病筛查经历了由自发开展到有序和系统规划的组织过程。新生儿疾病筛查的组织由卫生部统一规划，各省市卫生局（厅）妇幼处具体实施。对开展新生儿疾病筛查工作的机构和人员要根据《医师法》、《母婴保健法实施办法》和《医疗机构管理办法》的规定进行严格审批。我国的新生儿疾病筛查的组织形式和管理体系。

### （五）提高认识，依法进行新生儿疾病筛查

新生儿疾病筛查在我国尚未全面普及，群众对这些疾病预防措施了解还不多。新生儿疾病筛查检出的患儿外表正常，常无临床表现，故不被人们所认识，有时患儿家属因为不了解新生儿疾病筛查而拒绝进行复查、诊断，甚至拒绝治疗。为保证不遗漏一个患者，必须加强全社会的保健预防知识宣传，提高

广大群众特别是孕产妇对新生儿疾病筛查重要性的认识，动员全社会关心和支持这项工作，积极配合筛查及追访，提高实验阳性标本的召回率及患者的治疗率。因此，新生儿疾病筛查是一项社会群体性工作，是多环节协作的系统工程。

根据多年新生儿疾病筛查经验，我们得出开展新生儿疾病筛查需具备下列几个条件：

(1) 提高认识，依法进行新生儿疾病筛查。新生儿疾病筛查是提高人口素质的重大措施，必须在卫生部领导下，得到各级医疗单位重视。

(2) 各妇幼保健院及各医院产科医务人员应按照筛查常规，准确采血，及时将标本送往筛查实验室。

(3) 筛查实验室技术人员必须严格遵守筛查操作常规，准确报告结果，及时召回阳性患者。

(4) 筛查实验室必须做好实验室质量控制。新生儿疾病筛查是在患儿未显现临床症状，必须通过实验检查明确诊断。因此，实验结果是发现患儿的唯一指征。一旦实验漏诊，患儿将失去治疗时机，造成残疾或者严重后果。

(5) 筛查阳性患者一经确诊，应立即由专业医师治疗，进行遗传咨询。如果对患者只进行筛查而不治疗，便失去了新生儿疾病筛查的意义。

(6) 为了使广大群众理解和支持新生儿疾病筛查，需经常通过传播媒介加以宣传，使每个孕妇及每个家庭认识筛查的必要性，配合医院完成筛查工作，同时，医疗保健机构在为新生儿作疾病筛查前，要尊重群众的知情选择权。

新生儿疾病筛查是对新生儿群体进行筛查，此时患者无任何临床症状，但体内生化已有改变。新生儿疾病筛查是在患儿临床未显示症状之前，通过实验检查把患者筛选出来，并且经过合理的治疗，避免或者大大减轻疾病对机体的伤害。因此，对疾病诊断的唯一依据就是实验结果，这与通常进行的临床检验项目意义显然不同。筛查结果显示阳性，就能把患者检查出。如果是假阴性，就是出现患者漏诊，经过几个月后或者一段时间后，患者必定出现症状。

新生儿疾病筛查的疾病是终生性疾病，不早期治疗将导致严重后果，疾病对智能发育和体格发育的影响往往不可逆转，后果无法挽回。因此，新生儿疾病筛查的实验室工作不同于临床检验，是无法弥补的一次性检验，来不得任何疏忽。实验的每一步骤，如试剂的配制、操作的精确性和熟练程度、严谨的科学态度和高度责任感等均与结果判断的准确性和可靠性密切相关。

为了对上述各方面进行监督，提高新生儿疾病筛查质量，筛查实验室质量控制和质量保证必不可缺。卫生部指定下属临床检验中心对各筛查单位进行实验室能力比对检验（质量控制）。实验室能力比对检验是新生儿疾病筛查实验室质量保证的一部分，只有通过保证筛查工作每一步骤的质量来保证新生儿疾病筛查工作质量，才能最大限度地降低差错发生，提高服务质量。

在提高质量意识，进行实验室质量控制的同时，我们也必须清醒地认识到，由于实验技术的局限性、生理指标的变化和个体的差异，新生儿疾病筛查会出现一定百分比的漏诊，有些轻型疾病不能被筛查出来。例如先天性甲状腺机能减低症的筛查采用放射免疫分析方法测定 TSH，发病率约为 1 ：6 000 ～1 ：8 000，而采用酶联免疫吸附分析法（ELISA）、荧光酶免疫分析法（FEIA）或者时间分辨荧光分析法（Delfia），由于方法的灵敏度提高了，先天性甲状腺机能减低症的发病率因此提高到 1 ：3 000左右。又比如采用 TSH 进行先天性甲状腺机能减低症筛查，仅能够对原发性先天性甲状腺机能减低症进行筛查，下丘脑，垂体原因引起的先天性甲状腺机能减低症必定会漏诊。极个别先天性甲状腺机能减低症可能表现为 TSH 升高延迟，表现为出生 3 天的血 TSH 标本在正常或者轻度增高水平，造成检测的假阴性。采用测定 17－羟孕酮进行先天性肾上腺皮质增生症新生儿筛查，约 20% 的轻型患者不能被筛查出来。所以在严格筛查各环节质量的同时，对新生儿疾病筛查漏诊的原因需具体分析。

### （六）新生儿疾病筛查的发展趋势

自 1961 年开展苯丙酮尿症筛查以来，随着医学技术的发展，符合进行新生儿疾病筛查标准的疾病也在不断增加，无论在新生儿疾病筛查的病种，还是在新生儿疾病筛查的技术方法上，都有了非常显著的进步。近年来，国际新生儿疾病筛查的发展趋势主要注重在以下几个方面：

（1）串联质谱技术用于新生儿遗传代谢病筛查：长期以来，新生儿疾病筛查主要采用细菌抑制法、放射免疫分析法、时间分辨荧光免疫法以及酶免疫分析法等，这些均是“一项实验检测一种疾病”的方法。随着临床对遗传代谢病的诊断和鉴别诊断要求在增加，可筛查疾病种类也随之增加，要同时开展众多项目的检验，不仅工作量大，成本亦高，还有假阴性及假阳性率较高等问题。

质谱主要是将被测物质分子电离成各种质荷比 m/s 不同的带电粒子，然后应用电磁学原理，使这些带电粒子按照质荷比大小在空间或时间上产生分离排列成的图谱，通过测定离子峰的强度，以此获得确定化合物的相对分子质量及分子式。串联质谱基本原理就是将两个质谱仪经一个碰撞室串联而成，既用质谱仪作混合物样品的分离器，又用质谱仪作为组分的鉴定器。当在直接进样系统中导入一个混合物样品并经离子源电离时，首先调节第 1 个质谱仪的磁场，经过质量分析器的质量分离，离子按质量数的不同而分开，然后选择需要分析鉴定的离子进入碰撞室，经碰撞活化后，使其进一步裂解，产生的子离子在进入第 2 个质量分析器分离，然后经过不同的扫描记录即可得到串联质谱图谱。利用超敏性、高特异性、高选择性和快速检验的串联质谱技术，能在 2 ～ 3 分钟内对一个标本进行几十种代谢产物分析，即同时检测几十种遗传代谢病，实现了“一项实验检测多种疾病”的要求。这是一项十分有潜力的技术。最近几年来，一些发达国家已常规应用该技术进行代谢病的临床诊断，串联质谱技术也已在新生儿疾病筛查领域得到推广和应用，使新生儿疾病筛查在内容和质量上都提高到一个新水平。发达国家用该技术进行新生儿代谢病的筛查，初步得出遗传代谢病筛查阳性率为 1 ：3 000 ～ 1 ：5 000。专家普遍认为该技术用于新生儿疾病筛查效率高，费用相对低廉。

上海新华医院自 2002 年引进串联质谱技术，开展了新生儿遗传代谢病筛查和临床遗传代谢病高危标本选择性筛查诊断。串联质谱技术是一种快速、准确、高效的氨基酸和酰基肉碱谱分析方法，能够检测 30 余种遗传代谢病，包括氨基酸代谢紊乱、有机酸代谢紊乱和脂肪酸代谢紊乱性疾病。初步结果显示我国的发病率与国外报道相似，但是疾病种类有差别。该技术的应用使国内遗传代谢病的诊治水平得到显著提高。可用串联质谱技术进行新生儿疾病筛查和诊断的遗传代谢性疾病疾病谱（表 7 －5）。

**表 7 — 5　串联质谱技术可检测的遗传代谢性疾病**

| | |
|---|---|
| 一、氨基酸代谢病 | 3 － 羟 －3 － 甲基戊二酰辅酶 A 裂解酶缺乏症 |
| 高苯丙氨酸血症 | 生物素酶缺乏症 |
| 枫糖尿病 | 全羧化酶合成酶缺乏症 |
| 氨甲酰磷酸合成酶缺乏症 | β － 酮硫解酶缺乏症 |
| 鸟氨酸氨甲酰转移酶缺乏症 | 丙二酸血症 |
| 瓜氨酸血症Ⅰ型、Ⅱ型 | 2 － 甲基丁酰辅酶 A 脱氢酶缺乏症 |
| 精氨琥珀酸尿症 | 异丁酰辅酶 A 脱氢酶缺乏症 |
| 精氨酸血症 | 三、脂肪酸氧化障碍疾病 |
| 高鸟氨血症、高氨血症、同型瓜氨酸尿症综合征 | 肉碱转运体缺陷 |
| 高鸟氨酸血症 | 肉碱/酰基肉碱移位酶缺乏症 |
| 同型半胱氨酸尿症 | 肉碱棕榈酰转移酶Ⅰ缺乏症 |
| 高甲硫氨酸血症 | 肉碱棕榈酰转移酶Ⅱ缺乏症 |
| 酪氨酸血症Ⅰ、Ⅱ型 | 短链酰基辅酶 A 脱氢酶缺乏症 |
| 非酮性高甘氨酸血症 | 中链酰基辅酶 A 脱氢酶缺乏症 |
| 二、有机酸血症 | 极长链酰基辅酶 A 脱氢酶缺乏症 |
| 甲基丙二酸血症 | 短链羟酰基辅酶 A 脱氢酶缺乏症 |
| 丙酸血症 | 长链羟酰基辅酶 A 脱氢酶缺乏症 |
| 异戊酸血症 | 多种酰基辅酶 A 脱氢酶缺乏症 |
| 戊二酸血症Ⅰ | 2，4 － 二烯酰辅酶 A 脱氢酶缺乏症 |
| 3 － 甲基巴豆酰辅酶 A 羧化酶缺乏症 | 三功能蛋白缺乏症 |
| 3 － 甲基戊烯二酰辅酶 A 水解酶缺乏症 | |

新生儿疾病筛查病种的确定应该根据各国的社会发展、经济条件和疾病的危害程度进行选择。以往在美国，各州之间强制性新生儿筛查的疾病种类也存在很大差异，有些州只筛查 3 种疾病，有些州筛查

43 种疾病。针对这种情况，美国健康资源与服务管理部和妇幼保健处，从 2002 年开始委托美国医学遗传学会对新生儿疾病筛查的效果进行分析，并对新生儿疾病筛查系统的各个重要环节进行分析。2006 年，美国医学遗传学会新生儿筛查专家组公布了一份名为《新生儿疾病筛查：朝着统一病种和统一系统努力》（Neonatal Screening：Toward a Uruform Screening Panel and System）的研究报告。该报告利用专家意见和文献评阅的方法，对 84 种新生儿先天性疾病的重要程度进行了评分，然后根据筛查技术、治疗及鉴别诊断等相关条件，将疾病分为三类，第一类为首要筛查疾病，包括 29 种，第二类为次要筛查目标，即疾病属于首要筛查疾病鉴别诊断的一部分，有 25 种，第三类为现阶段不宜筛查的疾病。在 29 种首要筛查疾病中，9 种属于有机酸代谢疾病，5 种属于脂肪酸代谢疾病，6 种属于氨基酸代谢疾病，3 种属于血红蛋白病，6 种为其他不同类型的疾病。这一报告为美国各州和世界各国的新生儿疾病筛查政策提供重要参考。目前美国各州都采用串联质谱技术和其他技术，筛查病种在 29 种以上。

（2）新生儿听力障碍的筛查：新生儿听力筛查是 20 世纪 90 年代首先在欧美国家开展的一项技术。正常的听力是进行语言学习的前提。听力障碍的婴儿由于缺乏语言刺激和语言环境，在语言发育关键的 2～3 岁内不能建立正常的语言学习，最终将导致聋哑，发生语言障碍、社会适应能力低下和某些心理行为问题。国外的研究表明，在正常新生儿中，双侧听力障碍的发生率在 0.1%～0.3%。听力障碍的发生率与遗传因素、药物毒性、缺氧、高胆红素血症或某些病毒感染有关。应用电生理测听方法检测新生儿外耳道、中耳道和外耳至脑干的传导通路的听觉能力，一旦发现异常，在出生后 3 个月内给予干预性治疗，能避免因听力缺陷导致的语言、社会活动和情感等方面的异常。我国卫生部已经把听力筛查作为新生儿疾病筛查的主要筛查病种之一，在全国大力推广。

（3）用 DNA 技术进行新生儿疾病筛查：DNA 技术是诊断遗传代谢病的特异方法，能明确疾病在基因上的病变，国际上一些实验室在开始用 DNA 技术进行 1 型糖尿病的遗传易感性和先天性囊性纤维变性筛查。但是，用 DNA 技术进行筛查有一定难度，不仅 DNA 提取成本高，诊断也有很大困难。例如，同一种遗传代谢病在基因水平有多种突变，以 PKU 为例，近年发现 PKU 的致病基因点突变已达 500 多种，检测成本很高，难以实现一一检测。未来基因芯片技术有可能在此领域得到大发展。

（4）感染性疾病的筛查：感染性疾病引起出生缺陷逐渐引起重视，特别是人类免疫缺陷病病毒感染（HIV）以及先天性弓形虫感染的新生儿疾病筛查已经在部分国家和地区开展。

（5）重视筛查阳性患儿及家庭成员的心理研究，对于新生儿筛查阳性病例进行长期的神经、心理方面的随访。

（6）完善和不断改进新生儿疾病筛查的指导方针、管理体制、伦理、法规及质量控制等。

## 第三节　染色体疾病

### 一、21－三体综合征

#### （一）概述

21－三体综合征又称 Down 综合征（DS），亦称先天愚型，是人类最早被确定的染色体病，是人类最早发现、最为常见的染色体畸变，占小儿染色体病的 70%～80%。60% 患儿在胎内早期即夭折流产，存活者有明显的智能落后、特殊面容、生长发育障碍和多发畸形。

#### （二）流行病学

本病为小儿染色体病中最常见的一种，活产婴儿中发生率 1 ∶ 600～1 ∶ 1 000，发病率随孕妇年龄增高而增加，母亲怀孕年龄愈大，发病率愈高。

#### （三）病理生理和发病机制

21－三体综合征发生率与母亲怀孕年龄有相关，其发生机制系因亲代（多数为母方）的生殖细胞在减数分裂时染色体不分离所致。孕妇年龄越大，21－三体综合征发生的可能性越大（表 7－6）。除有染色体易位外，双亲外周血淋巴细胞核型大都正常。

**表7—6 孕妇年龄与21-三体综合征发病率关系**

| 孕妇年龄（岁） | 出生21-三体综合征胎儿风险 |
|---|---|
| 20 | 1 ∶ 1 530 |
| 25 | 1 ∶ 1 350 |
| 30 | 1 ∶ 910 |
| 35 | 1 ∶ 380 |
| 40 | 1 ∶ 110 |
| 45 | 1 ∶ 30 |

## （四）临床表现

本病主要特征为智能落后、特殊面容和生长发育迟缓，并可伴有多种畸形。临床表现的严重程度随正常细胞核型所占百分比而定。21-三体综合征的主要特征（表7—7）。

**表7—7 21-三体综合征的主要临床特征**

| 发生部位 | 症状 | 出现频率 |
|---|---|---|
| 精神、神经 | 严重智力低下，IQ最低<25 | 100% |
| 肌张力 | 肌张力低下，关节过度松弛 | 100% |
| 头部 | 小头畸形，枕骨扁平 | 50%～80% |
| 眼部 | 眼距宽、外眼角上斜，内眦赘皮 | 50%～80% |
| 耳部 | 耳朵小（小于3.5cm），低位或畸形 | 50% |
| 鼻部 | 鼻梁发育差，鼻根低平 | 90% |
| 口部 | 伸舌，有时流涎 | 100% |
|  | 上、下腭发育差，腭弓高、尖而窄 | 95% |
| 心脏 | 各种先天性心脏病（室间隔缺损常见） | 50% |
| 手 | 手短而宽，小指向内弯曲、通贯手 | 70% |

1. 特殊面容　出生时即有明显的特殊面容，表情呆滞。眼裂小，眼距宽，双眼外眦上斜，可有内眦赘皮，鼻梁低平，外耳小，硬腭窄小，常张口伸舌，流涎多，头小而圆，前囟大且关闭延迟，颈短而宽，常呈现嗜睡和喂养困难。

2. 智能落后　这是本病最突出、最严重的临床表现。绝大部分患儿都有不同程度的智能发育障碍，随年龄的增长日益明显。嵌合体型患儿若正常细胞比例较大则智能障碍较轻。其行为动作倾向于定型化，抽象思维能力受损最大。

3. 生长发育迟缓　患儿出生的身长和体重均较正常儿低，生后体格发育、动作发育均迟缓，身材矮小，骨龄落后于实际年龄，出牙迟且顺序异常；四肢短，韧带松弛，关节可过度弯曲；肌张力低下，腹膨隆，可伴有脐疝；手指粗短，小指尤短，中间指骨短宽，且向内弯曲。

4. 伴发畸形　部分男孩可有隐睾，成年后大多无生育能力。女孩无月经，仅少数可有生育能力。约50%患儿伴有先天性心脏病，其次是消化道畸形。先天性甲状腺功能减低症和急性淋巴细胞性白血病的发生率明显高于正常人群，免疫功能低下，易患感染性疾病。如存活至成人期，则常在30岁以后即出现老年性痴呆症状。

5. 皮纹特点　手掌出现猿线（俗称通关手）、轴三角的atd角度一般大于45°，第4、5指桡箕增多。

## （五）实验室检查

1. 外周血细胞染色体核型分析　按染色体核型分析可将21-三体综合征患儿分为三型：

（1）标准型：患儿体细胞染色体为47条，有一个额外的21号染色体，核型为47，XX（或XY），

+21，此型占全部病例的95%。

（2）易位型：占2.5%～5%，患儿的染色体总数为46条，多为罗伯逊β易位，是指发生在近端着丝粒染色体的一种相互易位，多为D/G易位，D组中以14号染色体为主，即核型为46，XX（或XY），-14，+t（14q21q）；少数为15号染色体易位，这种易位型患儿约半数为遗传性，即亲代中有平衡易位染色体携带者。另一种为G/G易位，较少见，是由于G组中两个21号染色体发生着丝粒融合，形成等臂染色体t（21q21q），或一个21号易位到一个22号染色体上。

（3）嵌合体型：此型占2%～4%，患者体内具有两种以上细胞系，由于受精卵在早期分裂过程中发生了21号染色体不分离，患儿体内存在两种细胞系，一种为正常细胞，一种为21-三体细胞，形成嵌合体，90%其核型为46，XY（或XX）/47，XY（或XX），+21。此型患儿临床表现的严重程度与正常细胞所占百分比有关。

细胞遗传学研究发现，在21号染色体长臂21q22区带为三体时，该个体具有完全类似21-三体综合征的临床表现，相反，该区带为非三体的个体则无此典型症状。由此推论，21q22区可能是21-三体综合征的基因关键区带，又称为Down综合征区。

2. 羊水细胞染色体检查　羊水细胞染色体检查是21-三体综合征产前诊断的一种有效方法，常见核型与外周血细胞染色体核型相同。

3. 荧光原位杂交　以21号染色体的相应部位序列作探针，与外周血中的淋巴细胞或羊水细胞进行杂交，可快速、准确进行诊断。在本病患者的细胞中呈现3个21号染色体的荧光信号。若选择DS关键决定区域的特异序列作探针进行FISH杂交分析，可以对第21号常染色体的异常部位进行精确定位，从而提高检测第21号染色体数目和结构异常的精确性。

4. 产前筛查血清标志物　目前可在所有孕妇中进行孕早期或者孕中期21-三体综合征产前筛查，采用测定孕妇血清绒毛膜促性腺激素（βHCG）、甲胎蛋白（AFP）及游离雌三醇（FE3），根据孕妇检测此三项值的结果，并结合孕妇年龄，计算出本病的危险度，以决定是否进行产前诊断。采用这一方法可以检出50%～75%的21-三体综合征胎儿。近年发现的妊娠相关血浆蛋白A（PAPP-A）的诊断价值日益受到重视。PAPP-A为胎盘滋养层细胞产生，早期怀21-三体综合征胎儿的孕妇血清水平明显降低，推测可能与滋养层细胞功能降低有关。这是一种怀孕早期筛查指标，适用于怀孕8～14周孕妇筛查。采用PAPP-A、hCC及AFP等指标筛查不仅可筛查出21-三体综合征，还可检出18-三体综合征、先天性神经管缺陷以及先天性腹壁缺损等其他先天异常。此外，通过B超测量胎儿颈项皮肤厚度也是诊断21-三体综合征的重要指标。因此，对怀孕早、中期的孕妇开展21-三体综合征筛查，及早采取积极预防措施，对保证妇幼健康水平有一定意义。

### （六）诊断

该病的先天愚型面容、手的特点和智能低下虽然能为临床诊断提供重要线索，但是诊断的建立必须有赖于染色体核型分析，因此染色体核型分析和FISH技术是21-三体综合征的主要实验室检查技术。这两项检查还对21-三体综合征嵌合型的预后估计有积极意义，由于嵌合畸形患儿的表型差异悬殊，可从正常或接近正常到典型的临床表现，他们的预后主要取决于患儿体细胞中正常细胞株所占的百分比率。因此了解嵌合型患儿体细胞中正常核型细胞与21-三体核型细胞的比例，可以根据其具体情况指导患儿的家庭及社会对其进行教育。

本病应与先天性甲状腺功能减低症鉴别，后者在出生后即可有嗜睡、哭声嘶哑、喂养困难、腹胀及便秘等症状，舌大而厚，但无本症的特殊面容。可检测血清TSH、$T_4$和染色体核型分析进行鉴别。

### （七）治疗

目前尚无有效治疗方法。对患儿宜注意预防感染，如伴有先天性心脏病、胃肠道或其他畸形，可考虑手术矫治。要采用综合措施，包括医疗和社会服务，对患者以进行长期耐心的教育和训练，对弱智儿进行预备教育以使其能过渡到普通学校上学，训练弱智儿掌握一定的工作技能。家长和学校应帮助孩子克服行为问题，社会应对残疾儿的父母给予道义上的支持。

### （八）预防

1. 遗传咨询　母亲年龄愈大，风险率愈高。标准型21－三体综合征的再发风险率为1%。易位型患儿的双亲应进行核型分析，以便发现平衡易位携带者：如母方为D/G易位，则每一胎都有10%的风险率；如为父方D/C易位，则风险率为4%。绝大多数G/G易位病例均为散发，父母亲核型大多正常，但亦有发现母亲21q/21q平衡易位携带者，其下一代100%罹患本病。

2. 产前诊断　是防止21－三体综合征患儿出生的有效措施。已有该病生育史的夫妇再次生育时应作产前诊断，即染色体核型分析，所采用的材料包括孕中期羊膜腔穿刺作羊水细胞、孕中期胚胎绒毛细胞和孕中期脐带血淋巴细胞等分析。产前筛查血清标志物HCG及AFP测定有一定临床意义，因为它能够减少羊膜穿刺进行产前诊断的盲目性，提示高危孕妇群的存在，使这些孕妇得以作进一步的产前检查和咨询，最大限度地防止21－三体综合征患儿的出生。

## 二、18－三体综合征

### （一）概述

18－三体综合征是1960年由Edwards等人发现的，又称Edwards综合征，患者成活率极低，存活2年的病例罕见。患儿有突出的枕骨、低位畸形耳、小眼、先天性心脏病等外表和内脏畸形。

### （二）流行病学

18－三体综合征是次于21－三体综合征的第二种常见染色体三体综合征。在新生婴儿中的发生率为1∶3 500～1∶8 000，父母亲年龄增高对发生率增加有一定影响，52%超过35岁。女孩比男孩发生率高，为3∶1～4∶1。

### （三）病理生理和发病机制

18－三体综合征是由于染色体畸变所致的多发畸形综合征，三体型细胞内含有3条18号染色体，破坏了体内遗传物质的平衡，导致骨骼、泌尿生殖系统、心脏、皮肤皱褶、毛发、肺脏和肾脏等多脏器的畸形和异常。

### （四）临床表现

1. 生长发育障碍　新生儿常为过期生产，母亲平均妊娠42周。患儿一般出生体重较低，胎盘常常很小，多为单侧脐动脉。患者精神和运动发育迟缓，体格小，哺乳困难，对声响反应微弱，骨骼和肌肉发育不良。

2. 多发畸形

（1）颅面部：头前后径长，头围小，枕骨突出。两眼及眉距增宽，两侧内眦赘皮，角膜混浊，眼睑外翻，小眼畸形常见。鼻梁细长及隆起，鼻孔常向上翻。嘴小，腭弓高且窄，下颌小。耳位低，耳廓平，上部较尖。此外，偶见脑膜膨出、唇裂、腭裂、后鼻孔闭锁及外耳道闭锁等畸形。

（2）胸部：颈短，蹼颈。胸骨短，乳头小，发育不良，两乳头距离远。95%以上病例有心脏畸形，常见为室间隔缺损及动脉导管未闭，房间隔缺损则少见，亦可见主动脉或肺动脉二瓣化、主动脉缩窄、法洛四联症、主动脉骑跨、右位心、右位主动脉弓等。这些心血管畸形常是死亡原因。还可出现食管气管瘘。右肺异常分叶或缺如。

（3）腹部：腹肌缺陷多见脐疝及腹股沟疝。幽门狭窄和膈疝亦较多见。尚可见胰或脾异位、肠回转不良及胆囊发育不良等。肾脏畸形包括多囊肾、异位肾与马蹄肾、肾盂积水、巨输尿管及双输尿管等。骨盆狭窄比较常见。

（4）四肢：手的姿势是18－三体综合征的特征性表现：手指屈曲，拇指、中指及示指紧收，示指压在中指上，小指压在无名指上，手指不易伸直。指甲发育不良。示指、中指常有并指、多指。第五掌骨短。拇趾短且背屈。因肌张力增高，大腿外展受限。有先天性髋关节脱位。偶见短肢畸形。

（5）生殖器：男孩1/3有隐睾，女孩1/10有阴蒂和大阴唇发育不良，常可见到会阴异常和肛门闭锁。少见有卵巢发育不全、双角子宫及阴囊分裂。

(6) 内分泌系统：可有甲状腺发育不良，胸腺及肾上腺发育不良。

(7) 皮肤：皮肤多毳毛，皱褶多。指纹特征包括六个以上弓形纹，第五指只有一横纹，30%有通贯手（或称猿线）等。

(8) X线检查：拇指及第一掌骨短，第三、四、五指向尺侧偏斜，上、下颌骨发育不良，肋骨纤细削尖，胸骨发育不良，骨化中心减少，胸骨可有异常分节。

### （五）实验室检查

1. 外周血淋巴细胞染色体核型分析　18号染色体染色很深。短臂一般为浅带，只有一个区。长臂近侧和远侧各有一条明显的深带。此臂分为两个区，两深带之间的浅带为2区1号带。正常人体细胞18号染色体为1对，该病第18号染色体比正常人多1条，即第18号染色体三体。该病80%为纯三体型，核型为47，XX（XY），+18；10%为嵌合型，核型为46，XX（XY）/47，XX（XY），+18；其余10%病例情况复杂，包括各种易位，主要是18号染色体与D组染色体易位。

2. 羊水细胞培养染色体检查　18-三体综合征病变广泛、严重，常常早期死亡。降低这类患儿的出生是优生优育的关键，取羊水细胞进行染色体检查是常用的产前诊断方法，核型分析类同外周血淋巴细胞染色体检查。

### （六）诊断

18-三体综合征临床表现有很大的变异，而且没有一种畸形是18-三体综合征特有的，因此，不能仅根据临床畸形做出诊断，必须做细胞染色体检查，确诊根据核型分析结果。

### （七）预后

该病临床主要表现为严重的生长迟缓，严重的智力落后，90%～95%患儿心脏畸形，常成为死亡原因。男孩平均生存期2～3个月，女孩10个月，少有存活至儿童期。

嵌合型的18-三体综合征患儿因有正常细胞系，生存期相对较长，临床表现差别很大，从接近正常到严重的18-三体综合征症状不一。

本征无特效治疗。

### （八）预防

在患者父母再次生育的遗传咨询方面，标准型18-三体综合征的再发率虽无足够的资料，根据研究自然流产胎儿的染色体分析估计，再发率大概比21-三体综合征要小。对于染色体易位型患儿，则需检查其父母的染色体，以确定他们之一是否是平衡易位的携带者。这种携带者再生此综合征患儿的机会较大，需进行产前诊断。

## 三、13-三体综合征

### （一）概述

13-三体综合征又称Patau综合征，1966年才被确认为13号染色体三体综合征，也是一种较常见的染色体畸变疾病。其临床特征主要表现为生长发育障碍和多发性畸形。13-三体综合征的病死率较高。

### （二）流行病学

13-三体综合征发生频率在1∶4 000～1∶10 000之间。

### （三）病理生理和发病机制

13-三体综合征的病因仍不清楚。通常发现孕母妊娠年龄分布存在25岁和38岁两个高峰，似乎后一个高峰与孕母的高龄密切相关。已知染色体数目异常可能是由于破坏了正常基因的平衡，出现不同程度的先天异常表现。三体可能与基因的剂量效应和（或）位置效应相关联。由于双亲之一的生殖细胞在减数分裂时染色体不分离，使其不能平均地分配到两个子细胞中去，出现了具有2条染色体的配子，这种配子与正常配子相结合时就产生了染色体数目异常子代，显带技术证明额外的染色体是D组13号染色体，即13号染色体三体综合征。

### （四）临床表现

多发畸形比18－三体综合征及21－三体综合征均严重，出现生长发育障碍、喂养困难、常常窒息，生活力差、智能迟钝、肌张力低下，常有呼吸暂停及运动性惊厥发作，伴有脑电图高峰性节律不齐改变。

患儿头小，前额后缩，前囟大及骨缝宽，颅顶头皮有溃疡。睑裂呈水平线，可见不同程度的小眼至无眼，眼距宽，有白内障、虹膜缺损及视网膜发育异常。可见独眼畸形及小下颌。2/3病例见唇裂，常伴有腭裂。耳位低，耳轮较平而界限不清，且有耳聋。面、前额或颈背可有一个或多个血管瘤。颈部皮肤松弛。第12肋骨发育不良或缺如。80%病例有先天性心脏病，主要为室间隔缺损、动脉导管未闭及房间隔缺损等。消化道畸形可见结肠旋转不良、胰腺或脾组织异位等。常见六指（趾）畸形，指甲过度凸出。30%～60%患儿有泌尿系畸形，可见多囊肾、肾盂积水、双肾及双输尿管。男性80%有隐睾，见阴囊畸形。女性可有双角子宫、阴蒂肥大及双阴道。

### （五）实验室检查

1. 外周血淋巴细胞染色体核型分析　主要可见三种类型核型：

（1）13－三体型（标准型）：为13号染色体不分离而产生，约占80%。

（2）易位型：约占15%，主要由D组染色体易位，13号染色体与13～15号染色体之间的易位，例如t（13q；14q）。

（3）嵌合型：占5%左右，13－三体与正常染色体嵌合，染色体组核型为47XX（或XY）+13/46XX（或XY）。

2. 羊水细胞染色体检查　羊水细胞染色体检查是13－三体综合征产前诊断的一种有效方法，但终止妊娠必须在孕中期或者更早。核型分析类同外周血淋巴细胞染色体检查。

3. 荧光原位杂交　通过13－三体综合征核心区特异性探针，可以检测13号染色体数目和结构异常。应用已定位的探针进行FISH杂交，结合Q显带方法检测13号染色体数目和结构异常，大大提高了准确性。

4. 胎儿血红蛋白检测　患儿常有胎儿型血红蛋白持续过久现象。血细胞形态检查可见中性多核粒细胞有无蒂或有蒂的突起，呈镰刀状。

### （六）诊断

13－三体综合征的诊断主要依据细胞遗传学检查及临床特征的表现。

### （七）预后

45%患者死于1个月内，70%患者死于6个月内，95%患者3岁内死亡，易位型和嵌合型的存活率高于三体型患儿。本病无特殊治疗，由于预后不良，病死率很高，应力求产前诊断，及早终止妊娠。

## 四、猫叫综合征

### （一）概述

猫叫综合征是由于第5号染色体短臂缺失（5p缺失）所引起的染色体缺失综合征，又称5号染色体短臂缺失综合征，为最典型的染色体缺失综合征之一。临床主要表现为出生时的猫叫样哭声，头面部典型的畸形特征，小头圆脸、宽眼距、小下颌、斜视、宽平鼻梁及低位小耳等，生长落后及严重智力低下。

### （二）流行病学

据估计，该综合征的发病频率在活产婴儿中为1∶5 000～1∶100 000。自1963年首次报道以来，至今国内外已陆续报道了数百例患者。

### （三）病理生理和发病机制

细胞遗传学研究证实，多数第 5 号染色体短臂缺失是由于细胞有丝分裂时染色体的两次断裂所致，如果断裂发生在短臂，就是一种中间缺失，如果断裂分别发生在短臂和长臂上，则形成环状的染色体。还有些患儿的第 5 号染色体易位到 C、D 或 G 组染色体上，形成嵌合体或臂间倒位等。

临床表现程度与 5p 缺失所处的部位有关，而与缺失长度无明显相关性，因而有人提出根据患儿的临床表现（猫叫样哭声及典型面部特征）来确定关键区域。据此，人们将猫叫综合征的关键区域定位于 5P15. 2，位于 DNA 标记 D5S713 和 D5S18 两个遗传标记之间，该区域约占 5p 总长度的 10%，含 400 ～600kb DNA，为研究该病提供了遗传学资料。

### （四）临床表现

病儿出生时体重低，平均体重小于 2 500g，身长低于正常儿，平均头围 31cm。生长障碍，最显著的特征为婴儿期有微弱的、悲哀的、咪咪似猫叫的哭声，此种哭声在呼气时发生，吸气时不出现，其产生机制不明，有人认为可能是会厌软骨软弱或喉软化导致呼气时喉部漏气所致，也有人认为与脑损害有关。典型哭声常在幼儿早期逐渐消失，但有些年龄较大儿童及成人患者仍有独特的哭声。

患儿颅面部发育不良，头小而圆，满月脸。两眼距离过宽及小下颌均很明显，睑裂轻度斜向外下，有内附赘皮，斜视，白内障。鼻梁宽而平。小耳，稍低位，有时耳道窄。随年龄变化，小头持续存在，但脸变长，下颌骨发育不良更为明显。龋齿，腭弓高。1/3 病例可有先天性心血管畸形。肾及各种骨骼畸形（如脊柱侧弯，并指、趾和肋骨畸形等）亦可见。四肢肌张力低，随年龄增长肌张力增高，反射增强。发育明显落后，2 岁时才会坐，4 岁时才会走，出现一种痉挛性步态。有些病儿似婴儿样卧床不起，不会说话或只能简单说几个字，智能低下，智商多低于 20。

### （五）实验室检查

1. 外周血细胞染色体核型分析　该病患儿第 5 对染色体中的一条发生短臂缺失，但缺失区域大小不等。起始部位为 $5_p14$ ～ $5_p15$，造成第 5 号染色体短臂为单体核型：46，XX（XY），$5_{p-}$。该综合征患儿的缺失类型包括简单的末端缺失、中间缺失、易位型缺失以及其他类型的缺失。偶有嵌合体或环状染色体核型发生。

2. 羊水细胞染色体检查　在孕妇妊娠中期抽取羊水，经细胞培养后作胎儿染色体核型分析，一旦发现异常核型便可及时终止妊娠。

3. 荧光原位杂交　根据猫叫综合征的关键区域特异序列选择探针，并经生物素或地高辛标记后与被检查淋巴细胞或羊水细胞进行杂交，通过带有荧光素的亲和素显示信号进行定位，能有效地发现有无 5p 缺失及缺失断裂部位。正常人细胞中可见探针杂交部位显示特异的荧光信号。若无荧光信号，说明该部位缺失，是诊断该综合征的可靠依据。

### （六）诊断

5P 短臂缺失综合征的诊断除了依据临床表型以外，细胞遗传学的检验亦是主要依据。普通染色体核型分析可作出初步诊断，但由于难以精确定位，往往对染色体易位型缺失或其他特殊类型缺失不易作出明确诊断，此时应采用 FISH 技术作进一步的精确定位，以明确缺失的起始部位。

### （七）预防

由于猫叫综合征的 12% 源自双亲之一的染色体平衡易位，因此对患儿的双亲进行染色体检查也很重要，以预测再发风险的可能，减少或者杜绝患儿出生。

### （八）预后

死亡率低，多数病儿可活到成人，但体重及身高均低常。

## 五、先天性卵巢发育不全综合征

### （一）概述

本病由 Tumer 于 1938 年首先报道，故称为 Tumer 综合征（TS）。1959 年证实该病因为性染色体 X 呈单体性所致。Turner 综合征的表型是女性，其发生率低是因为 X 单体的胚胎不易存活，99% 的病例发生流产。该病也是人类唯一能生存的单体综合征。TS 的主要临床特征是身材明显矮小、青春期不发育、原发性闭经、颈蹼及肘外翻等，其性腺呈纤维条索状。

### （二）流行病学

在活产女婴中的发生率为 1 ∶ 5 000 ～ 1 ∶ 10 000。

### （三）病理生理和发病机制

Turner 综合征是由于细胞内 X 染色体缺失或结构发生改变所致。有关 X 单体染色体的遗传基础还不清楚，目前已排除遗传印迹的可能性，认为可能的机制为：①亲代生殖细胞的减数分裂发生不分离；②合子卵裂中姐妹染色单体不分离；③在有丝分裂过程中 X 染色体的部分丢失。

由于在胚胎发育早期，女性两条 X 染色体之一就已失活而不转录，因此仅有一条 X 染色体在人体的发育中起积极作用。由此看来，Tumer 综合征表型并非由 X 单体所致，可能涉及某些至今尚未明确的 Turner 综合征相关基因的缺陷。这种推测的理论依据有：①早期表达学说。在胚胎发育早期及 X 染色体失活之前，涉及人体细胞发育的 X 连锁基因可能即已表达，并呈双倍剂量的基因表达。②不完全失活学说。失活 X 染色体上的 X 连锁基因似乎并未完全失活，可能存在不完全失活区域，由于该区域的基因表达是造成 Turner 综合征临床表型的关键因素，因此提示 Turner 综合征相关基因很可能位于该区域内。有关 Y 染色体的研究结果表明，由于部分 Turner 综合征患者伴有 Y 染色体着丝粒衍生物，因此人们认为性别决定基因和 Turner 综合征相关基因在遗传学上是两个完全独立的基因控制位点。研究还发现，部分患者中存在涉及 Tumer 综合征相关的 Y 染色体基因（RPS4Y）与 X 染色体基因（RPS4X）连锁，并能编码一种 40S 的蛋白异构体，提示该连锁基因可能是 Turner 综合征的候选基因。

目前有关 TS 表型特征的相关分子遗传学研究显示，身材矮小相关基因（SHOX）和 FOXC2 基因分别与 Turner 骨骼异常及淋巴管膨胀及淋巴水肿有关。SHOX 基因定位于 Xp22 的伪长染色体区 1（PAR1），包含 7 个外显子，分别编码 292 和 225 个氨基酸残基组成的两种转录蛋白（SHOXa 和 SHOXb），目前推测 SHOX 基因缺陷所致相关蛋白单倍剂量表达不足是与 TS 患者矮身材及骨骼畸形有关，但对 TS 的其他表型无重要作用。FOXC2 基因定位于 16 号染色体长臂（16q），仅 1 个外显子，mRNA 1.5kb，相关转录蛋白涉足胎儿相关发育旁路途径。该基因缺陷可致患者淋巴管发育不全、淋巴阻塞和继发性淋巴水肿。总之，目前 Tumer 综合征致病机制正在向分子遗传学方向深入。

### （四）临床表现

典型的 Turner 综合征患者在出生时就有身高和体重发育落后，在新生儿时期可见颈后皮肤过度折叠以及手、足背发生水肿等特殊症状。

患者为女性表型，生长缓慢，成年期身高 135 ～ 140cm。除生殖器、乳腺不发育、原发性闭经及缺乏第二性征之外，尚有呆板面容、智力正常或稍低，约有 18% 的患者有智能落后。颈短，50% 有颈蹼，后发际低，两乳头距离增宽，随年龄增长而乳头色素变深。还有肘外翻及皮肤多痣等症状。约 35% 。患儿伴有心脏畸形，以主动脉缩窄为多见。最近有报道，用超声心动图检查 Turner 综合征患者，查出有 34% 病例并发主动脉瓣二叶型，但无狭窄。患者还可并发肾脏畸形。手的第四、五掌骨较短。

患者多因生长迟缓、青春期无性征发育以及原发性闭经等而就诊，其血清 FSH 及 LH 在婴儿期即已升高，而雌二醇水平很低。

### （五）实验室检查

1. 染色体核型分析　临床确诊 TS 的关键检测手段，用外周血淋巴细胞培养技术进行核型分析，先天性卵巢发育不全综合征的异常核型有以下类型：

（1）单体型：45，X是最多见的一种，约占60%。这种核型的个体绝大部分在妊娠早期自然流产，其余存活的个体具有典型的临床症状。

（2）嵌合型：核型为45，X/46，XX，约占该病的25%。细胞类型以46，XX为主的个体临床症状较轻，约20%的患者可有月经来潮，部分有生育能力。若患者以45，X细胞为主，其表型与单体型相似。

（3）X染色体结构异常：46，Xdel（Xq）或者46，Xdel（Xp），即1条X染色体长臂或短臂缺失，同时伴有X染色体易位；46，Xi（Xq），即一条X染色体的短臂缺失而形成了等长臂X染色体。

2. 内分泌激素检查　垂体促性腺激素黄体生成激素（LH）及促卵泡生长激素（FSH）明显升高，E2降低，提示卵巢功能衰竭。部分患者血清生长激素（GH）激发峰值常可小于10ng/mL，血清胰岛素样生长因子1（IGF-1）分泌低下。

3. B超检查　显示子宫及卵巢发育不良，严重者呈纤维条索状。

### （六）诊断及鉴别诊断

如发现女孩身材矮小，肘外翻，颈蹼，青春期无第二性征，又伴有某些先天畸形时应怀疑此病。确诊需进行细胞遗传学检查。

在鉴别诊断时应考虑下列疾病：

1. 垂体性侏儒症　患者多无畸形，其生长激素分泌不足，部分患者还出现促甲状腺激素及促肾上腺皮质激素不足。

2. 青春期发育延迟　虽青春期较正常儿延迟数年，但最后可达到发育正常水平，其内分泌功能亦正常，无血TSH及LH升高。

3. 出生低体重儿　以足月出生，但体重明显低于正常儿以及体格发育始终低于正常为其特征。其生长激素及骨龄接近正常。有时伴有一些先天畸形，构成各种综合征，但无颈短、后发际低及肘外翻等Turner综合征的表现。

4. Noonan综合征　临床表现与Turner综合征相似，智能发育迟缓者较多，部分患者并发心血管畸形，其中以肺动脉狭窄及房间隔缺损最常见，其核型为正常男性或者女性。

### （七）治疗

本病的治疗以改善其成人期最终身高、促进性征发育、辅助生殖技术、社会心理治疗及相关疾病防治为目标。

1. 矮身材治疗　治疗目的在于提高患者生长速率，改善成年身高。重组人生长激素对TS患儿身高改善有一定作用，明确诊断后每晚临睡前皮下注射0.15U/kg。影响GH疗效因素包括开始治疗年龄及骨龄、GH用药剂量及疗程、遗传靶身高以及雌激素替代治疗的时间等。

2. 雌性激素替代治疗　在青春期可用雌激素进行替代疗法，一般从12～14岁开始，先用小剂量结合雌激素治疗6～12个月，逐步增加到成年人替代治疗剂量，以促使乳房及外阴发育。2年后可进行周期性的雌激素-孕激素疗法（人工周期治疗），有助于患者的第二性征发育及提高生活质量。由于性激素具有促进骨骺愈合，限制骨骼生长的作用，故在青春期前忌用，12岁后方可考虑使用。诱导患者性发育须遵循个体化原则。极少数嵌合型患者可能有生育能力，但其流产或者死胎率极高，30%后代患有染色体畸变。

## 六、先天性睾丸发育不全综合征

### （一）概述

先天性睾丸发育不全综合征又称Klinefelter综合征，是一种发病率较高的性染色体疾病，在染色体鉴定之前，1942年Klinefelter首先报道了此症，1956年Bradbury等表明患者体细胞内呈女性X染色质，1959年Jacobs和Strong首先发现该病患者的染色体核型为47，XXY。由于性染色体异常导致睾丸发育不全、不育及智能低下等。

### （二）流行病学

发生率在新生儿男性活产儿中占 1 ∶ 1 000 ～ 1 ∶ 2 000。47，XXY 核型在自然流产儿中很少发现。在智能障碍的患儿中，其发生率估计为 1 ∶ 100。在男性无生育力或性腺发育不良患者中高达 30%。

### （三）病理生理和发病机制

先天性睾丸发育不全综合征是一种先天性睾丸生精发育不全或不发育的疾病，患者常因不育或体检外生殖器不发育而就诊，然后经染色体检查确诊。

该病不同类型的共同特征是性染色体比正常的 XY 多一个或一个以上的 X 染色体。多余的 X 染色体对睾丸及体征均有不良影响，尤其对体征影响更甚。X 染色体越多，睾丸发育不良程度越明显，症状越严重，智能发育越差，其他畸形也往往愈多。由于 Y 染色体有睾丸决定基因（TDF），该病患者均有 Y 染色体，因此患者表型为男性，但超过正常的 X 染色体导致不同程度的女性化。

先天性睾丸发育不全综合征的染色体核型较多，1987 年在国内王德芬等报道的 62 例中，47，XXY 占 71.0%，47，XXY/46，XY 嵌合体占 24.2%，48，XXXY 及 48，XXYY 各为 3.2% 和 1.6%。这些核型的形成是由于细胞成熟分裂，或受精卵在卵裂中发生的性染色体或性染色单体不分离的结果。染色体基因标记研究提示，卵子细胞的不分离多于精子的 2 倍。性染色体畸变，以高龄孕妇妊娠中机会为多，可因卵细胞的衰老、着丝点纵裂动力减弱或纺锤丝迷向的缘故，导致亲代在生殖细胞形成过程中发生了性染色体不分离。有分析表明，60% 的患者是由于母体染色体不分离，40% 是由于父体染色体不分离所致。成熟分裂过程中染色体不分离约有 83% 的可能发生在第一次减数分裂，17% 的可能发生在第二次减数分裂。

由于 X 染色体的增多，致使睾丸未发育，阴茎短小，血浆睾酮降低，FSH 及 LH 升高；雄性激素分泌不足，FSH 升高可能是因为支持细胞损伤，分泌抑制素减少之故。睾酮水平偏低，说明该病患者睾丸间质细胞分泌睾酮功能降低，这就必然使 LH 代偿性升高。通过电镜观察，患者睾丸的间质细胞内有异常线粒体和内质网，这可能是干扰睾酮生物合成障碍、的物质基础。

### （四）临床表现

患者表型男性，体格较瘦长，身材较高，指间距大于身高。乳房往往增大，乳房女性化约占 40%。在 47，XYY 及 48，XXYY 核型，具有两个 Y 染色体患者高体型表现更为明显。青春期发育常延缓，由于无精子，一般不能生育（偶有例外）。

体格检查发现男性第二性征不明显，无胡须，无喉结，皮肤白皙，睾丸小，阴茎亦小，可有隐睾或尿道下裂，阴毛发育差。

患者可有性格孤僻、腼腆、不活跃、胆小，缺乏男孩性格。在标准 47，XXY 核型中，约有 25% 显示中等度智能发育落后，表现为语言和学习障碍。此征在青春期前缺乏明显症状，不易认识。若对智能落后或行为异常的儿童作常规的染色体核型分析，可进行早期诊断。

### （五）实验室检查

1. 染色体核型分析

（1）外周血淋巴细胞染色体核型分析：正常男性体细胞中的性染色体为 XY，该病性染色体标准型为 XXY，为性染色体三体型。该病 80% 核型为标准型 47，XXY 或者标准型核型变型，例如 48，XXXY；48，XXYY；49，XXXXY；49，XXXYY。15% 为嵌合体型，嵌合体有 47，XXY/46，XY；47，XXY/46，XX；47 ，XXY/46，XY/45，X；47 ，XXY/46，XY/46，XX 等。

（2）羊水细胞染色体核型分析：为了防止先天性性染色体疾病患儿的出生，在妊娠中期第 16 ～ 20 周行羊膜腔穿刺，抽取羊水细胞，经培养后进行胎儿染色体核型分析，发现异常核型及时终止妊娠，可降低出生缺陷。

2. 荧光原位杂交　妊娠中期对胎儿染色体核型分析，无论是外周血淋巴细胞还是羊水细胞均需作细胞培养后才能进行核型分析，因此很费时间，而荧光原位杂交检测不需细胞培养，可直接对间期细胞进行杂交检测，缩短了诊断时间。用于产前诊断则该方法更显出其优势，可直接和绒毛细胞、羊水细胞杂交，1 天即可得出结论。

3. 生化检验及其他检验　患者血清中睾酮降低，对下丘脑垂体反馈抑制减弱，垂体促性腺激素黄体生成激素（LH）及促卵泡生长激素（FSH）水平升高，血清睾酮水平较正常为低；促性腺激素释放激素（LHRH）兴奋试验显示 FSH 反应增高，LH 反应正常；人绒毛膜促性腺激素（HCG）刺激试验睾酮呈低反应。

患者精液中无精子生成，睾丸活体组织病理检查见曲细精管变性，间质细胞增生。

### （六）诊断

Klinefelter 综合征在儿童期可因隐睾或者小睾丸来诊，但多数因症状不严重，缺乏特征性或体格检查疏忽不易被重视。一般在青春发育期，由于睾丸不发育，男性化不全，部分患者有女性乳腺发育或不育而来诊。

根据临床特征怀疑为先天性睾丸发育不全综合征的患者可先予生化检查。若血清 FSH 及 LH 增高，睾酮水平较正常为低，可对患者作外周血淋巴细胞染色体核型分析。确定 X 染色体数目，是诊断先天性睾丸发育不全的主要依据。FISH 技术是快速诊断方法。

本症要与青春期发育延迟作鉴别诊断。Klinefelter 综合征青春期血促性腺激素明显升高，睾酮水平较低，而青春期发育延迟者处于未发育水平，无促性腺激素升高。如对本症患者在青春期后作睾丸活体组织检查，可见曲细精管玻璃样变，其睾丸间质细胞虽有增加，但内分泌活力不足。

### （七）治疗

患者自 11 ～ 12 岁开始应进行雄激素疗法。一般应用环戊丙酸酯，开始每次肌内注射 50mg，每 3 周 1 次，每隔 6 ～ 9 个月增加剂量 50mg，直至达到成人剂量（每 3 周 250mg）。对较年长的患者，开始剂量和递增用量均可加大，以便收效较快。国内目前较常用的是十一酸睾酮又称安雄，为睾酮的衍生物，有较强的雄激素作用和蛋白同化作用。油剂针剂每支 250mg，每月注射 1 次，连续 4 个月。注射后通过淋巴系统缓慢吸收，血药浓度峰值时间为 2 天，药效可维持 1 个月。口服剂型每粒 40mg，易被胃肠道吸收，2. 5 ～ 5 小时达高峰，10 小时后恢复原先水平。口服起始量为每日 120 ～ 160mg，分 3 次服用，连续 2 ～ 3 周，然后改为维持量每日 40 ～ 120mg。由于十一酸睾酮通过淋巴系统吸收，不经过肝脏，故对肝功能无影响。

自青少年期起辅以雄激素治疗，常可见其学习技能水平提高，与正常儿差距缩小，变得开朗，自信力增强，但停止治疗后有的又复后退。

### （八）预后

Klinefelter 综合征患者根据其染色体核型可初步判断其预后，核型中 X 染色体越多，预后越差，其次早期诊断，尽早治疗对患儿症状的改善也很有关系。

## 七、脆性 X 综合征

### （一）概述

脆性 X 综合征（FX）是一种不完全外显的 X 染色体连锁显性遗传性疾病，因患者 X 染色体的短臂 Xq27. 3 带有一脆性断裂点而得名。FX 是一种家族性智力障碍疾病，临床以智力低下、特殊面容、巨睾症、大耳、语言和行为异常为其典型表现。本病是第一个被鉴定的人类动态突变性遗传病，已成为动态突变遗传病研究的范例。

### （二）流行病学

FX 发病率仅次于 21 - 三体综合征。据报道该病在普通男性群体中的患病率为 1 ： 4 000，在普通女性群体中的发病率为 1 ： 6 000。也有报道认为 FX 在男孩中的发病率为 1 ： 1 500，在女孩中为 1 ： 2 500。FX 在弱智者中占 6. 0% ～ 10. 4% ，在学习困难儿童中占 2. 6% 。河南医科大学对 130 例先天性智力低下儿童进行了细胞遗传学研究，检出 5 例脆性 X 综合征，检出率为 3.77%。

## （三）病理生理和发病机制

FX 患者 Xq27.3 区带存在脆性位点（FRAXA）是其典型的细胞遗传学特征。1993 年 FX 病编码基因 cDNA 被克隆，发现（CGG）n 结构中 n 拷贝数由正常 6 ～ 52 扩增至大于或等于 230 时是脆性 X 综合征患者发病的分子基础，异常扩增的（CGG）n 结构位于 FMR－1 基因翻译区外显子 1。至今已知 FMR－1 基因的错义突变和缺失突变携带者也表现出 FMR－1 基因动态突变相同的临床症状，从而显示出脆性 X 综合征临床症候的患者具有高度的遗传异质性，进而使这些患者及其家庭成员的基因诊断进一步复杂化。

1. 细胞遗传学　X 染色体长臂 27.3 带上一个叶酸敏感的部位与 FX 有关，该部位经特殊处理后可显示脆性断裂，因而被称为脆性部位。具有脆性部位的染色体被称为脆性染色体。迄今已有 26 个染色体的脆性部位被发现，其中仅 X 染色体 X27－X28 区域的脆性部位（FRAXA）与遗传性疾病有关，而其他与疾病无关的脆性部位称为普通脆性部位。

X 脆性部位产生的机制尚不完全清楚，目前认为与 DNA 的合成代谢过程有关。已发现在缺乏叶酸或用较大剂量的 5－氟尿嘧啶（5－FU）等条件下处理，可致使胸腺核苷合成部分受到抑制，染色体结构就可能在某些特定的部位上产生裂隙或断裂。

2. FMR－1 基因的结构、转录和翻译　FX 的基因称为脆性 X 智能落后 1 基因（FMR－1），定位于 Xq27.3 区带，在基因组中跨越 38kb，由 17 个外显子和 16 个内含子组成。FMR－1 基因的 mRNA 为 4.4kb，编码一个分子量为 69 ～ 70kD，由 596 个氨基酸组成的脆性智能落后蛋白（FMRP），这是一种 RNA 结合蛋白，在体内多种组织中都表达。

FMR－1 基因的各外显子较小（51 ～ 196bp），但内含子较大，平均大小为 2.2kb，其中内含子 1 约为 9.9kb。基因中存在多种累及 FMR－1 基因 3′端外显子 10、12、14、15 和 17 的多种转录拼接形式，其中涉及外显子 12 和 14 通常导致整个外显子的丢失。但累及外显子 10、15 和 17 的则只丢失这 3 个外显子 5′端的部分序列，这是因为这 3 个外显子的 5′—端序列上分别存在一个拼接保守信号，转录后拼接如发生在这个位置上，则导致这 3 个外显子 5′端的部分序列丢失。

3. FMR－1 基因的动态突变　FMR－1 基因的 5′端有一个 CGG 三核苷酸重复区域，在正常个体中 CGG 结构的重复次数具有多态性，介于 6 ～ 52 次之间，平均为 30 次，中国人群中以（CGG）28 最多见。在 FX 患者中，CGG 拷贝数一般 >200 次，多则可达 1 000 次以上。脆性 X 综合征发生的根本原因是 FMR－1 基因的突变所致。动态突变是指 FMR－1 基因在传递过程中 CGG 拷贝数不稳定，会发生扩增，这是 95% 以上的 FX 患者发病的分子遗传学基础。动态突变包括 3 种类型：

（1）FMR－1 基因的前突变：FMR－1 基因（CGG）n 结构中 n 拷贝数扩增至 53 ～ 230 时，携带者虽然表型正常，但在传代过程中易发生进一步的扩增，使后代的 CGG 重复数大为增加，并有异常表型出现。FMR－1 基因的这种突变称为前突变，男性或者女性 FMR－1 前突变基因携带者智力水平与正常人并没有区别。

根据统计，男性或者女性携带前突变 FMR－1 基因（CGG）n 结构中，n 拷贝数没有区别，但随着女性携有的前突变 FMR－1 基因（CGG）n 结构中 n 拷贝数的逐渐增大，在传代过程中扩增至前突变概率也逐渐增加。而 38% 前突变型 FMR－1 基因经父源性传递至女儿时其（CGG）结构中 n 拷贝数发生了缩减，但这现象仅见于 2% 母源性前突变型 FMR－1 基因传递至女儿时，从而提示前突变型 FMR－1 基因在母女传递的过程中其（CGG）n 结构中 n 拷贝数具有扩增的倾向，但父女传递时则存在缩减的趋势。

（2）FMR－1 基因的全突变：FMR－1 基因由前突变状态（CGG）53 ～ 230 扩增至 >230 次时，100% 男性携带者表现为典型的脆性 X 综合征，53% 的女性携带者表现出轻重程度不等的智力低下，此时称为全突变。全突变与智力低下临床表现的出现直接相关。经研究发现，当 CGG 结构的重复数达 230 次以上时，FMR－1 基因 5′端的 CpG 岛开始非正常地甲基化，这种甲基化延伸至启动子区，致使转录不能启动，mRNA 不能转录，基因编码的蛋白产物也因之缺乏，导致临床症状产生。

值得指出的是极少数男性全突变型 FMR－Ⅰ基因携带者缺乏应有的 FRAXA 位点脆性现象，其分子遗传学的基础有待于进一步加以研究。就智力低下临床表现而言，几乎 100% 男性 FMR－Ⅰ全突变基因携带者存在智力低下，其中约 89%（245/274）为中度智力低下，但仅 21%（36/170）女性 FMR－Ⅰ全突变携带者表现出中度智力低下，而且高达 59%（100/170），女性 FMR－1 全突变型携带者并不出现智力低下。

（3）FMR－1 基因的回复突变：处于前突变或全突变状态的 FMR－1 基因的 CGG 结构在传代过程中其拷贝数目会发生一定范围的缩减，称为 FMR－1 基因的回复突变。根据突变前后 FMR－1 基因所处的状态，回复突变可分为 3 种类型：全突变型→前突变型；全突变型→全突变或前突变嵌合型；嵌合型或前突变型→正常 FMR－1 基因。这些现象可发生于父源性传递过程，也可发生于母源性传递过程中，虽然较少见，却增加了预测 FMR－1 基因动态突变规律的困难，导致家族内遗传咨询及产前基因诊断进一步复杂化。

4. 性别因素对 FMR－1 基因动态突变的影响　目前认为 FMR－1 基因（CGG）n 结构的扩增是一个多途径多步骤递次扩增的过程，FX 的遗传模式常有特殊的规律，即具表型正常的男性携带者可将脆性部位传递给其女儿，后者一般无智力低下或其他临床症状，但她可将受累染色体传递给后代，使家系中的第三代出现 FX 患者。此时第三代男孩具有较明显的智力低下，而女孩往往无明显智力异常，也即由母亲传递给子女所造成的危害较由父亲传递为大，且男孩受累程度较女孩为重，此现象称 Sheman 现象。此外，还发现男性全突变型 FMR－1 基因携带者精子标本中只存在前突变型 FMR－1 基因。因此，现认为 FMR－1 基因的全突变并未累及男性全突变携带者的生殖细胞，但目前尚缺乏足够的证据表明女性卵细胞也未发生 FMR－1 基因的全突变。

此外，女性 FMR－1 基因动态突变携带者在传代过程中，其（CGG）n 结构的扩增和大小尚依后代的性别而发生变化，即传至男性后代时则具有进一步扩增的趋势，但传至女性后代时则扩增程度较小，且尚可见到（CGG）n 结构发生缩减的现象，可能女性所携有的另外 1 条 FMR－1 基因正常的 X 染色体抑制了女性胚胎早期阶段全突变型 FMR－1 基因（CGG）n 结构的进一步扩增。总之，全突变型 FMR－1 基因（CGG）n 结构的变化趋势（是扩增，还是缩减）以及变化适度的大小尚受亲代和子代性别的双重影响。因此，在 FMR－1 基因动态突变家族的遗传咨询时必须考虑 FMR－1 基因的这种突变特征。

5. FMR－1 基因的非动态突变　FMR－1 基因除了动态突变外，少数患者还会发生碱基置换和缺失等非动态突变，目前已发现一种错义突变和 8 种缺失型突变。这些突变所导致的临床症状和动态突变相同，但缺乏 FRAXA 脆性位点这一特征。目前的报道未显示这种突变有热点区。

### （四）临床表现男性患者典型临床症状包括

1. 智力低下　IQ 常低于 50，并呈进行性加重。

2. 特殊面容　面部瘦长，前额突出。头围增大、眶上饱满、虹膜颜色变淡、耳大外翻、高腭弓、大嘴、厚唇以及下颌大而突出等。

3. 大睾丸　多在青春期后期出现，少见于年幼患者，常伴大阴茎。

4. 语言发育障碍　较为常见，表现为会话和言语表达能力的发育严重迟缓，存在构音障碍、病理性模仿和重复言语以及语法和词汇缺乏等。

5. 人格行为异常　包括好动、精力不集中、性情孤僻、焦虑及自残等。

6. 神经系统症状　多较轻微，常见为四肢运动障碍。不随意运动迟缓、关节过度强直及全身反射亢进等。

7. 生殖系统　性功能低下，成年患者阴毛呈女性分布和乳房女性化，但可生育后代。

### （五）实验室检查

1. 细胞学检测

（1）脆性 X 染色体检查：脆性 X 染色体的检查对于了解脆性部位的表达频率以及脆性部位处染色体的结构非常重要，是确认最初先证者的基本手段。但本方法的检出率较低，一般只有 50% 左右。由于在 X 染色体上还存在别的与智力低下无关的脆性部位（如 FRQXD 等），所以即使检出脆性 X 位点的存在也不能确诊为 FX 患者或携带者。因此，该检查只能作为初筛试验，不能用作确诊的工具。

（2）荧光原位杂交技术检查：对于疑为 FMR－1 基因大片段缺失的患者可作 FISH 检测。以荧光标记的探针，对经过秋水仙素等处理，处于中期分裂象的细胞染色体进行原位杂交，正常染色体有荧光显示，而相应部位有缺失的染色体则无荧光显示。

2. 基因检测

（1）DNA 印迹技术：动态突变和大片段的缺失突变会造成 FMR－1 基因片段长度的显著改变，因此可用 Southern 印迹技术进行检测。针对 FMR－1 基因不同的突变类型可以选用不同的限制性内切酶和探针。EcoR Ⅰ或 HindⅢ限制性内切酶加 pE5. 1（或 afaxal）探针，可检测出全突变或大片段的前突变，因此适用于检测具有智力异常的先证者。Bcl Ⅰ内切酶加 StB12. 3 等探针可检测出含 CGG 在内的弥散区带，能较好地检出并初步确定前突变的大小。Pst Ⅰ内切酶加 OXO 0. 55 探针可检测 CGG 重复数较小的前突变。如果使用一些对甲基化敏感的限制性内切酶，如 Eag Ⅰ、BssH Ⅰ及 Sac Ⅰ等，则能检测出 CpG 岛的甲基化，可较好地检测出全突变、前突变及嵌合型。Southern 印迹技术敏感、准确，是经典的检测方法，但技术繁杂，不适用于普通群体或高危群体的筛选，也无法精确测定 CGG 的重复数。

（2）聚合酶链反应（PCR）技术：选用合适的引物，对患者的 FMR－1 基因片段进行 PCR 扩增，扩增产物经变性聚丙烯酰胺凝胶电泳分离后直接观察结果，可准确判断 CGG 的重复数。此法用于发现重复数小的前突变以及观察普通群体中的（CGG）n 分布，由此确定正常和前突变之间 CGG 重复数的分界。该方法简便，适于普查，缺点是 CGG 重复次数多的全突变顺序中含有大量 GC 碱基，PCR 反应有一定难度。PCR 技术无法检出甲基化，故也不能检出嵌合型。

3. 蛋白质检测　由于 FMRP 在正常人几乎每种组织和细胞中均有表达，而在 FX 的患者中却不表达或异常表达，因此用抗 FMRP 单克隆抗体作免疫组化或免疫荧光技术可以检测该蛋白质的存在。早期人们仅对可疑者的血涂片采用此法作检测，近来采用羊水中的胎儿脱落细胞观察是否存在 FMRP 作为 FX 产前诊断的指标。

### （六）诊断

脆性 X 综合征的临床表现多种多样，性格、心理及精神方面的改变也不完全相同，况且有的患者其临床症状并不十分典型，单靠临床表现很难作出诊断。实验室检查不仅为及早明确诊断提供了可靠的依据，还可以进行携带者的诊断和产前诊断，以及家系调查和群体普查。

以细胞学技术检测 X 脆性位点是一种形态学的检测方法，但准确性和敏感性不是很高。基因检测虽然是诊断 FX 的主要手段，但是基因检测不能完全替代染色体检测，因为随着研究的深入，发现脆性 X 综合征不仅只是与脆性部位 FRAXA 有关，而且与原来认为是普通脆性部位的 FRAXE 也相关，近来又发现 FRAXF 部位似乎也与 FX 有关，而目前只能检测与 FRAXA 相关的 FMR－1 基因的突变，所以只进行基因检测容易漏诊。

DNA 印迹技术可以检测出前突变、嵌合体、全突变以及大片段的缺失，但对较小片段的前突变和缺失则效果较差，PCR 则适合于检测重复数小的前突变，但不能检测甲基化。

治疗本病为 X 连锁显性遗传病，无有效治疗方法。

# 第八章

# 免疫系统疾病

## 第一节　小儿免疫系统发育特征

### 一、概述

免疫的最基本含义是识别自己、排斥异己。免疫系统在机体防御感染、清除衰老、死亡、损伤以及突变细胞等方面发挥重要作用。一般而言，免疫反应是一种生理性保护反应，一旦这种适度、有益的保护性反应失衡，即可导致异常免疫反应，产生变态反应性疾病、自身免疫性疾病、免疫缺陷病及肿瘤。

免疫系统的各类细胞均来自多能造血干细胞（SC），SC 在胚胎期储于卵黄囊或胚肝，最终均存于骨髓。SC 在特殊的微环境中受到特定诱导信号刺激后将向各种细胞方向分化、发育。SC 向免疫有关的细胞发育主要有两方面：一方面向免疫效应细胞分化，构成天然免疫系统，如生发中心的树状突细胞、皮肤朗格汉斯细胞、分泌炎症介质的细胞（肥大细胞、嗜碱性细胞以及嗜酸性细胞等）以及内皮细胞、成纤维细胞、成骨细胞、破骨细胞和肝上皮细胞等天然免疫反应细胞；另一方面分化成两大类淋巴细胞，即 T 细胞和 B 细胞，由它们构成了抗原特异性免疫系统。成熟淋巴细胞都有自己明确的免疫效能，如通过分泌各类抗体，直接杀伤细胞，分泌效应细胞因子等来发挥特异性免疫功能。同时淋巴细胞通过表达各种细胞膜表面分子，由它决定淋巴细胞在免疫网络反应中各自传递信号的形式；通过分泌多种细胞因子来调节免疫系统中细胞间各自的功能状态，从而有机地、协调地发挥免疫系统的完整功能。

免疫功能的实现主要由五种成分完成：①单核/巨噬细胞（MC/MΦ 中）；②中性粒细胞（PMN）；③补体系统；④T 淋巴细胞及其分泌的淋巴因子；⑤B 淋巴细胞及其分泌的免疫球蛋白（Ig）。狭义上讲，由淋巴细胞介导的免疫反应称为特异性免疫，由非淋巴细胞介导的免疫反应为非特异性免疫，事实上淋巴细胞也参与一些非特异性免疫效应，MC/MΦ 等也参与一些特异性免疫效应过程。

整个免疫应答过程最终完成极其复杂，是多种免疫成分共同参与的结果。MC/MΦ 作为抗原提呈细胞（APC）吞噬、消化及处理抗原，并将抗原信息递呈给淋巴细胞，另一方面 MC/M 中也分泌细胞因子参与免疫反应。Ⅰ类 APC 分泌 IL－12 及 IL－18，诱导 $CD4^+$T 淋巴细胞向 TH1（辅助性 T 细胞 1）方向分化，TH1 细胞分泌白细胞介素－2（IL－2）和干扰素－γ（IFN－γ），促进 $CD8^+$T 淋巴细胞、毒性杀伤性 T 细胞（CTL）和自然杀伤细胞（NK）活性，发挥细胞免疫功能；Ⅱ类 APC 细胞分泌 IL－4，诱导 $CD4^+$T 淋巴向 TH2 细胞方向分化，TH2 细胞分泌 IL－4、IL－5、IL－6、IL－8、IL－10、IL－13 以及 IL－15 等细胞因子，辅助 B 淋巴细胞分化成浆细胞，合成并分泌抗体。抗体结合抗原形成免疫复合物，并激活补体，补体复合物或效应片段可激活中性粒细胞的趋化、吞噬、氧化和杀菌功能，发生炎症，有利于清除抗原物质，发挥体液免疫功能。此外，静息 T 细胞还可以在转化生长因子－β（TGF－β）诱导下分化成 $CD4^+$ $CD25^+$调节性 T 细胞（$CD4^+$ $CD25^+$Treg），$CD4^+$ $CD25^+$Treg 主要发挥免疫抑制作用，调节免疫反应的强度。

上述免疫反应网络中，APC 与 T 细胞或 B 细胞之间的信息传递，除抗原信号之外还需要一些共刺激信号，如 T 细胞与 B 细胞或 APC 之间的 CD40 配体（CD40L）－CD40；T 细胞与 B 细胞或 APC 之间的 CD28 及配体分子（CD80，也称 B7）等信号间交联，才能最终完成免疫应答程序。在免疫调节网络中 T 细胞发挥“中心”作用，免疫网络调节失衡将产生各种临床疾病。

## 二、免疫系统发育特点

人类完整的免疫功能体系是逐步发育成熟的，从胚胎期到生后的数年内随年龄增长免疫系统逐渐发育至成人水平，婴幼儿免疫系统的不成熟在很大程度上是“无经验”，即未能建立免疫记忆反应之故。

### （一）单核/巨噬细胞（MC/MΦ）

SC 在单粒细胞克隆刺激因子（MG－CSF）作用下形成集落形成单位（CFU），在单核－CSF（M－CSF）作用下发育成 M 中，在粒－CSF 作用下发育成中性粒细胞（PMN）。

新生儿 MΦ 数量与成人无差别，但同 PMN 一样缺乏黏附分子和趋化分子刺激，其趋化功能相对较弱。新生儿期淋巴细胞 IFN－γ 产生不足，MΦ 自身分泌的 IFN－γ 也仅为成人一半左右，两者都可能影响 MΦ 吞噬和杀菌功能。新生儿期 MΦ 内含较多前列腺素 $E_2$ 以及因血浆高甲胎蛋白水平等因素，抑制了单核－巨噬细胞表达人类白细胞抗原（HLA）DR，从而抑制了其抗原递呈能力。婴幼儿期低补体血症等也是造成 MΦ 功能不足的原因，MΦ 大约在 6 岁前后才能达到成人水平。

### （二）中性粒细胞（PMN）

约在胚胎 34 周中性粒细胞的趋化、吞噬和杀菌功能即基本成熟，但在出生后头 2 周，上述功能却表现出暂时低下。这可能与分娩时缺氧、脑损伤以及母体高血压等因素有关，在严重感染时可以表现出边缘池中性粒细胞空虚和存活时间缩短以及一些酶的活性不足。补体水平低下、缺乏趋化因子及调理素也是婴幼儿中性粒细胞功能不足的重要原因。

### （三）T 细胞及淋巴因子

1. T 细胞　胸腺是 T 细胞发育成熟的重要场所，它由第 3、4 对鳃囊上皮细胞发育而来。在胚胎7～8 周，胸腺细胞开始分化，此后逐渐接受来自循环的造血干细胞，在胸腺上皮趋化因子诱导下前 T 细胞逐渐分化成熟。出生时胸腺大小与功能已达高峰。T 细胞经胸腺诱导已能识别自身的主要组织相容性复合物（MHC）抗原，且形成了对自身组织的耐受性，并获得了细胞表面抗原 CD3 和 CD11 及 T 细胞受体（TCR）。成熟的 T 细胞主要由具辅助、诱导功能的 $CD4^+$T 细胞和细胞毒性功能的 $CD8^+$T 细胞组成，出生时 T 细胞自身发育已完善，但此时 $CD4^+$T 细胞相对较多，CD4/CD8 比例高达 3～4，故出生后表现出 CTL 活性不足，易感染；TH2 细胞功能相对亢进，易患过敏性疾病等特征。约 2 岁后 $CD8^+$T 细胞水平才接近成人，抗感染能力逐渐增强。新生儿未经抗原刺激的 T 细胞（CD45RA）比例较大，这些细胞寿命短，功能弱，而已经抗原刺激的 T 细胞（CD45RO）较少，虽然它们寿命长，功能强，但就整体而言 T 细胞尚不能充分发挥其功能。小于胎龄儿及早产儿 T 细胞数量少，对有丝分裂原反应较低，但早产儿 1 个月后即可赶上足月儿，而小于胎龄儿要在 1 岁后才能赶上同龄正常儿童。

2. 淋巴因子　婴儿期 T 细胞在 PHA 诱导下分泌 IL－2 正常，但抗 CD3 单抗刺激产生 IL－2 却不足，新生儿期产生不足的因子有 IL－3、IL－4、IL－5 及 IFN－γ，其水平仅为正常成人 10%～25%，中度产生不足的细胞因子有 GM－CSF 和 IL－6；轻度产生不足有 TNF－α 及 G－CSF，未成熟儿细胞因子分泌功能更差，IL－6 仅为成人 25%。新生儿循环中分泌 IL－2 和 γ－IFN 的 TH1 类细胞相对不足，γ－IFN 相当于成人水平的 1/10～1/8，CTL 活性明显低于年长儿和成人，因此由 TH2 类细胞分泌的细胞因子 IL－4、5、6、10、13 和 IL－15 占有相对优势（虽然 IL－4 也仅为成人 1/3 水平），TH1/TH2 比例较正常水平低，T 细胞应答向 TH2 偏移。大约要在 3 岁时 TH1/TH2 类细胞因子分泌才趋近成人水平。

### （四）B 细胞发育及抗体合成

骨髓是 B 细胞成熟的场所，相当于类囊的功能。淋巴结是 B 细胞富集的器官，全身各处淋巴结发育先后不一，在胚胎 10 周时，颈部及肠系膜淋巴结最早发育，足月新生儿即可扪及腹股沟淋巴结，12

岁时淋巴结发育达顶点；2 岁后扁桃体才明显增大，6 ～ 7 岁时扁桃体增大最为明显。B 细胞功能在胚胎期已经成熟，但它要成为分泌抗体的浆细胞需要抗原与 T 细胞的多种信号辅助刺激（T 细胞 CD40 配体，IL－4、5、6 等），因而新生儿 B 细胞产生抗体能力差。虽然胎儿 B 细胞对抗原刺激能够产生 IgM 抗体，但有效的 IgG 抗体应答要在生后 3 个月后才出现。小于胎龄儿抗体产生能力更差，其 B 细胞数量也低于足月儿，这不利于特异性抗体产生，易发生暂时性低丙种球蛋白血症。婴儿期各类 Ig 产生能力均不足，以后随年龄增长而逐渐达到成人水平。

1. IgG　孕期 32 周进入胎儿循环的母亲 IgG 明显增加，出生时脐血 IgG 水平甚至可高出母亲 IgG 水平 10%，但此时自身合成抗体能力很差。早产儿及小于胎龄儿 IgG 水平低于母亲。生后 3 个月虽然自身合成能力增加，但来自母亲的 IgG 大量衰减，至 6 个月时全部消失，婴儿血清 IgG 水平降至最低点。1 岁后也仅为成人水平的 60%，6 ～ 7 岁渐近成人水平。IgG 含 4 种亚类成分，婴儿自身合成的 IgG1 及 IgG3 早于 IgG2 及 IgG4；IgG1 约在 5 岁达成人水平，IgG3 在 10 岁左右，IgG4 和 IgG2 要在 14 岁前后才达成人水平。IgG1 是主要针对细菌及病毒的蛋白质抗原，IgG2 主要是抗多糖成分抗体。IgG1 约占总 IgG 总量 70%，IgG2 约为 20%，IgG3 占 7% 左右，IgG4 约占 3%；若仅为某一种 IgG 亚类生成障碍，将会产生比较特殊的病原反复感染。

2. IgM　虽然胚胎 12 周时已能合成 IgM，但因缺乏抗原刺激，胎儿自身合成的 IgM 量极少，母亲 IgM 不能通过胎盘，因而出生时脐血 IgM 水平很低，若发现脐血 IgM 水平升高（>0.2 ～ 0.3g/L），即提示胎儿有宫内感染。大约在生后 3 ～ 4 个月血 IgM 水平达成人 50%，1 ～ 3 岁时达成人水平 75%。婴儿期低 IgM 血症，是易患革兰阴性菌感染的重要原因。

3. IgA　脐血 IgA 水平很低（多 <0.05g/L），若脐血 IgA 水平升高也提示宫内感染。1 岁时血 IgA 浓度仅为成人水平的 20%，要到 12 岁 IgA 浓度才达成人水平。分泌型 IgA 可从母乳中获取，且不易被水解蛋白酶分解，是黏膜局部抗感染分子。婴幼儿期分泌型 IgA 低下是易患呼吸道、消化道以及尿路感染的原因。不同年龄 IgG、A、M 及 IgG 亚类水平。

4. IgD 和 IgE　两者均难以通过胎盘，在新生儿血清中，IgD 和 IgE 含量极少，IgD 生物学功能不清楚，5 岁时才达成人水平。IgE 参与 I 型变态反应，与过敏性疾病有关。生后可从母乳中获取部分 IgE，自身合成 IgE 的能力并不弱，患过敏性疾病时血 IgE 水平可显著升高。

### （五）补体系统

新生儿各补体成分均低于成人，其 C1、C2、C4、C3 及 C7 成分仅为成人水平的 35% ～ 80%，C8 及 C9 约为成人 10%，B 及 P 因子为 35% ～ 70%，补体旁路系统能力为成人水平的 49% ～ 65%。补体分子的趋化作用是活化 M 中的重要因素之一。未成熟儿补体各成分水平更低。在生后 6 ～ 12 个月补体浓度或活性才接近成人水平。

### （六）其他免疫分子

血浆甘露聚糖结合蛋白（MBP）又称甘露聚糖结合凝集素（MBL），属于凝集素家族。2 岁以前的婴儿，获得性抗体反应尚不完善时，MBL 在保护宿主免受感染中发挥天然抗感染的重要作用。未成熟儿 MBL 水平较成人为低，尤以中国未成熟儿更低，随胎龄增长而上升，约在生后 10 ～ 20 周达到足月新生儿水平。

在非特异性免疫系统中很多成分在幼儿期也弱于成人。以纤维连接蛋白为例，纤维连接蛋白具有细胞黏附分子、趋化因子和调理素的功能，新生儿，尤其是未成熟儿水平低下，严重感染、缺氧以及窒息时纤维连接蛋白的水平将进一步下降，其感染的恢复明显不及成人。

# 第二节　原发性免疫缺陷病

免疫缺陷病（ID）是指免疫系统的器官（如胸腺），免疫活性细胞（如淋巴细胞和吞噬细胞）及免疫活性分子（免疫球蛋白、淋巴因子、补体分子和细胞膜表面分子）发生缺陷引起某种免疫反应能力缺失或降低，导致机体防御能力普遍或部分下降的一组临床综合征。因先天遗传因素，如先天性基因突变、缺失等所致免疫功能缺陷病称为原发性免疫缺陷病（PID），若因后天因素（理化因素、感染因素、营养因素、疾病因素、生理发育不成熟以及老年退化等）所致免疫缺陷称为继发性免疫缺陷病（SID）。SID 可能也受基因影响，但其影响程度较 PID 小，且为多基因共同作用结果。因而 SID 往往表现轻度免疫功能缺陷，且常为可逆性变异，及时去除不利因素之后，有望恢复正常免疫功能。

## 一、联合免疫缺陷病

联合免疫缺陷病该组疾病中 T 和 B 细胞均可能有明显缺陷，临床表现为婴儿期严重致死性感染，细胞免疫和抗体反应均缺陷，外周血淋巴细胞减少，以 T 淋巴细胞为主。

1. 严重联合免疫缺陷

（1）T 细胞缺陷，B 细胞正常 SCID（$T^-B^+$ SCID）：①X 连锁 $T^-B^+$ SCID 病因为定位于 Xq13.1 上的白细胞介素 -2 受体 γ 链（IL -2Rγ）基因突变导致 SCID，且是 SCID 中较常见的病种。近期发现 IL -2Rr 也是 IL -4、IL -7、IL -9 和 IL -15 受体的共同 γ 链（γc），因此又称 IL -2Rγc。临床表现为早期反复、严重真菌、细菌和病毒感染及发生移植物抗宿主反应（GVHR）。外周血 T 细胞缺乏或明显减少，B 细胞可正常或增高，但血清 IgM、IgA 及 IgG 水平低，淋巴细胞增殖活性低，多在 1 岁内死于严重感染。病情轻重取决于基因突变位点和性质。骨髓移植在本病的成功率可达 90%，转 rc 基因治疗尚处于试验阶段。②常染色体 $T^-B^+$ SCID 是由于细胞内激酶 Jak3 基因突变。免疫学改变与临床表现同 $T^-B^+$ SCID。

（2）T 和 B 细胞均缺如 SCID（$T^-B^-$ SCID）：①RAG -1/RAG -2 缺陷致 $T^-B^-$ SCID 为重组活化基因 -1（RAG -1）或 RAG -2 突变所致，婴儿期即发病，外周血 T 和 B 细胞计数均明显减少，但 NK 活性正常或升高。该病因为位于 11p13 编码 VDJ 基因重组酶的 RAG1/RAG2 突变，使 T 细胞受体（TCR）和 B 细胞表面免疫球蛋白（SIg）的 VDJ 结构重组发生障碍，患者外周血 T、B 细胞均减少，患儿在生后 2 ～ 3 个月即发生严重的复发性感染。②腺苷脱氨酶（ADA）缺陷为 ADA 基因突变，ADA 缺乏引起嘌呤旁路和甲基化旁路的中间代谢产物脱氧三磷酸腺苷（dATP）和 S -腺苷同型半亮氨酸堆积，它们具有细胞毒效应，抑制 T、B 细胞增殖和分化。多数病例早年发病，若基因突变位点影响 ADA 功能较少，即可在年长儿和成人发病，症状也轻。

各种 $T^-B^-$ SCID 均为常染色体隐性遗传。

2. 伴高 IgM 的免疫球蛋白缺乏症　高 IgM 综合征（HM）70% 为 X 连锁遗传，其余为常染色体隐性遗传；特点为 B 细胞内 Ig 转换障碍，其结果是 IgM 正常或增高，而 IgG、IgA 和 IgE 均减少或缺如。X 连锁高 IgM 血症因 T 细胞表面 CD40 配体基因突变，不能与 B 细胞表面 CD40 结合，使 B 细胞得不到活化刺激，是 Ig 转换障碍的原因。实验室发现 T、B 细胞计数正常，T 细胞增殖反应正常，但依赖 T 细胞的 B 细胞增殖反应低下。体外淋巴细胞培养中 T 细胞表达 CD40L 减少是诊断的要点之一，但要注意常见变异性免疫缺陷病（CVID）等其他一些病也有 CD40L 表达减少。CD40L 基因突变分析可确诊。

3. 嘌呤核苷磷酸化酶（PNP）缺陷　PNP 缺乏致毒性中间代谢产物脱氧三磷酸鸟苷累积，对淋巴细胞，尤其是 T 细胞损伤尤为严重。

## 二、以抗体缺陷为主的免疫缺陷病

抗体缺陷可能是 B 细胞本身发育障碍，也可能是正常 B 细胞未能接受到缺陷 T 辅助细胞的协同信号刺激所致，因而将过去分类中的抗体缺陷病改为以抗体缺陷为主的免疫缺陷病。其主要临床表现是反复化脓性感染。

1. X 连锁无丙种球蛋白血症（XLA） 本病又称 Bruton 病，因定位于 Xq12.3－22 上的 Bruton 酪氨酸激酶基因缺失或突变，使 B 细胞发育受阻于原 B 细胞，极少成熟 B 细胞（$CD20^+$，$CD19^+$，$SIg^+$ B 细胞少于 2%）。表现为外周血 B 细胞极少或缺如（每计数 1 000 个淋巴细胞，B 细胞数少于 5 个），浆细胞亦缺乏，淋巴器官生发中心缺如，血 IgM、IgG 和 IgA 均明显下降或缺如（IgG < 2g/L，IgA < 0.1g/L）；T 细胞数量和功能正常。因突变位点不同，Btk 蛋白表达功能也各异，临床表现轻重不一，因此凡男孩低 Ig 血症者，均应进行 Btk 基因筛查。多数患儿在生后 6 ～ 12 个月时发生反复化脓性感染，以呼吸道为主，也有全身性感染。Btk 基因分析可确诊本病，有 1/3 患儿找不到阳性家族史。终身 IVIG 治疗本病有效，骨髓干细胞移植可能有效，基因治疗在探索之中。

2. 选择性 IgG 亚类缺陷 血清 1 ～ 2 种 IgG 亚类浓度低于同龄儿童 2 个标准差时可考虑 IgG 亚类缺陷。由于 IgG1 占总 IgG 的 70%，因此 IgG1 缺陷总是伴有总 IgG 下降。在白种人群中 IgG3 水平低下常见于成人病例，而儿童则常伴 IgG2 低下。我国儿童 IgG 亚类缺陷以 IgG3 为主。IgG4 占总 IgG 的 5% 以下，正常儿童有时也难以测出，故不宜诊断单纯 IgG4 缺陷，当 IgG2 和 IgG4 联合缺陷时，不能产生对多糖抗原的抗体，如流感杆菌、脑膜炎球菌和肺炎球菌的抗体。

3. 常见变异型免疫缺陷病（CVID） 为一组病因不明，表现为 Ig 低下的综合征。多基因遗传理论有待证实，部分 IgA 缺乏患者可转变为 CVID，提示两病可能源于同一基因位点缺陷。与 XLA 的外周淋巴器官萎缩相反，CVID 患儿外周淋巴结肿大和脾肿大，自身免疫性疾病、淋巴系统肿瘤和胃肠道恶性瘤的发生率很高。CVID 常发病于年长儿或成人，男女均可发病，这些不同于 XLA。反复呼吸道感染为其特征，包括鼻窦炎、肺炎和支气管扩张，可发展为慢性阻塞性肺部疾病。也易患幽门螺杆菌、梨形鞭毛虫等胃肠道感染和肠病毒性脑膜炎。多数 CVID 患儿的外周血 B 细胞数量大致正常，但 B 细胞不能分化为产生 Ig 的浆细胞，少数 CVID 患儿外周血 B 细胞数量减少甚至难以测出，此种情况应与 XLA 鉴别。近年的研究逐渐认识到部分 CVID 的发病机制与 T 细胞调节网络失常有关，部分患儿 $CD8^+$T 细胞增多或 $CD4^+$T 细胞减少，CD4/CD8T 细胞比值下降，TH1 和 $CD8^+$T 细胞分泌的干扰素 γ 可抑制 B 细胞合成和分泌 Ig，CVID 的遗传方式不定，可为常染色体隐性或显性，也可为 X 连锁，但更常见为无遗传家系的散发病例。病变严重度一般低于 XLA。诊断依赖于排除其他原发性免疫缺陷病。IVIG 替代治疗可减轻感染的严重度。

4. IgA 缺陷 IgA 缺陷病是较为常见的 PID，但人群发病率有差异，白种人发病率 1/500 ～ 1/1 500，日本人为 1/18 500，中国人为 1/（5 000 ～1 110 000）。本病发病机制不明，可能与 TH2 细胞对 B 细胞合成 IgA 调控失调有关，目前没有发现有 IgA 基因缺失或突变，部分病例为常染色体隐性或显性遗传。轻症患儿可无症状或在婴儿期发生反复呼吸道感染及肠道、泌尿道感染。男女均可发病，家族中可有数人发病，多数人能活到壮年和老年，部分病例血清 IgA 可逐渐升至正常水平。可伴发自身免疫性疾病、哮喘和肠吸收不良。血清 IgA 低于 0.05g/L，IgM 及 IgG 正常或升高，分泌型 IgA 也明显减少。应避免使用丙种球蛋白，因其含有微量 IgA，可诱导患儿产生抗 IgA 抗体（属 IgG2 类），但所幸的是相当一部分 IgA 缺陷病患儿同时伴发 IgG2 亚类缺陷，这些人一般不会发生过敏反应。

5. 婴儿暂时性低丙种球蛋白血症 正常婴儿 3 ～ 4 个月时因母体传输来的 IgG 已消失，血清 IgG 呈最低水平，随之自身产生的 IgG 逐渐增多。婴儿暂时性低丙种球蛋白血症患儿不能及时产生 IgG，故血清 IgG 水平持续低下。约 3 岁后才逐渐回升，其机制尚不清楚。

## 三、以 T 细胞缺陷为主的免疫缺陷病

本组疾病多为新近发现，其分子遗传学和病因学尚不清楚的疾病。

1. $CD4^+$T 细胞缺陷 外周血 $CD4^+$T 细胞计数减少，细胞免疫功能低下，而血清 Ig 水平正常或偏高，易患隐球菌脑膜炎及念珠菌等机会感染。

2. $CD3^+$T 细胞缺陷 外周血 $CD3^+$T 细胞缺乏。

3. IL－2 缺陷 IL－2mRNA 转录表达障碍。

4. 多细胞因子缺陷　IL－2、IL－4 和 IL－5 缺陷，缺乏活化 T 细胞的核因子（NFAT）。

5. 信息传递障碍　当给予抗原刺激后，T 细胞钙内流和二酰甘油（DAG）表达障碍，临床表现与 SCID 或 CVID 相似。

6. 钙内流障碍　T 细胞钙内流机制失调，表现为 SCID。

## 四、免疫缺陷并发其他的特殊临床表现

这类疾病除免疫缺陷外，尚有非常突出的其他临床表现。

1. 湿疹－血小板减少伴免疫缺陷（WAS）　WAS 蛋白（WASP）编码基因位于 Xqll. 22，WASP 存在于造血干细胞及由其分化而来的细胞的胞浆中，其功能尚不清楚，可能与细胞内信息传递和细胞骨架再组建等功能有关。WASP 基因突变或缺失，使淋巴细胞及血小板功能异常。早期表现为出生后即有出血倾向，皮肤瘀点，血便，颅内出血；湿疹可轻可重，可局限于面部；肝脾肿大及反复或慢性感染是另一特征，淋巴瘤和自身免疫性血管炎发生率高。实验室发现 IgM 下降，IgA、IgE 上升而 IgG 正常；抗体反应差，抗同族凝集素效价低下，淋巴细胞增殖反应和吞噬细胞趋化功能降低，血小板数量减少，体积变小。本病在采用骨髓移植前，多数患儿在 3 岁左右因严重出血或感染死亡。

2. 共济失调毛细血管扩张综合征（AT）　进行性小脑共济失调和毛细血管扩张为其特点，后者常发生于耳垂和球结合膜。血清甲胎蛋白增高见于 95% 的病例。早期免疫缺陷不明显，后期约 70% 病例有免疫功能异常。不同程度血清 IgG2、IgG4、IgA 和 IgE 下降甚或缺如，抗体反应下降；T 细胞数量和功能多有减弱，逐渐出现反复呼吸道感染。淋巴细胞对放射线非常敏感，其 DNA 损伤不易修复。患者易患肿瘤，且常为其死因。该病为常染色体隐性遗传。

3. 胸腺发育不全综合征　为一系列基因异常综合征中的一部分，80%～90% 病例伴有染色体 22q11－ter 缺失。这段连续基因缺失引起心脏畸形，面部异常、胸腺发育不良、腭裂和低钙血症，故称为“CATCH22”。胸腺缺如使 T 细胞，尤其是 $CD8^+$T 细胞数量减少。患儿易于病毒感染；因甲状旁腺功能低下，患儿生后将发生低钙惊厥；Ⅰ～Ⅱ咽弓受累时，出现特殊面容：眼距宽、鼻梁开坦、小嘴及耳位低等；Ⅲ～Ⅳ咽弓发育不良导致先天性心脏病，如大血管转位及法洛四联症。尽管胸腺体积变小或萎缩而代以外胚叶组织，但本病免疫缺陷表现轻，仅约 20% 的病例出现 T 细胞功能异常，多数患儿随年龄增长，T 细胞缺陷可自行恢复至正常。先心畸形可行手术治疗，早年反复感染可给予抗感染和对症治疗。骨髓和胸腺细胞移植已有成功报告。

## 五、吞噬细胞数量和功能缺陷

1. 严重先天性中性粒细胞减少症　外周血中性粒细胞集落刺激因子（G－CSF）受体基因发生转位，而不能表达 G－CSF 受体蛋白。一些病例发生粒细胞再生障碍或粒细胞性急性白血病。

2. 慢性肉芽肿病（CGD）　为一种少见的原发性吞噬细胞功能缺陷病，编码吞噬细胞还原型辅酶Ⅱ（NAPDH）氧化酶基因缺陷，导致吞噬细胞不能杀灭过氧化物酶阳性细菌和真菌，临床表现以反复发生严重感染以及在反复感染部位形成肉芽肿为特征。常见病原菌为金黄色葡萄球菌、大肠杆菌、沙门菌属、假单胞菌属和真菌（特别是曲霉菌），近年亦常发现分枝杆菌及结核杆菌感染。卡介苗接种后引起播散性卡介苗病者近年亦不少见，严重者危及生命。2/3 的病例于 1 岁内发病，肺部、皮肤及消化道感染最为常见，脓肿可发生在机体任何部位。吞噬细胞杀菌功能低下形成本病的特有表现；大量淋巴细胞，组织细胞聚集的肉芽肿，位于各个部位，出现相应的临床表现。CGD 可分为 X－连锁和常染色体隐性遗传两类。X－连锁的 CGD 临床表现最重，而常染色体隐性遗传 CGD 则症状轻微。X－连锁 CGD 系 CYBB 基因突变所致，CYBB 基因编码 NADPH 氧化酶的细胞色素 b558 的 gp91phox 基因，突变导致吞噬细胞不能产生超氧根、单态氧和 $H_2O_2$，部分病例为 Xp21 缺失所致。常染色体隐性 CGD 见于 CYBA、NCF2 及 NCF1 基因突变，分别导致细胞色素 b558 的 p22phox 亚基失活，或 NADPH 氧化酶 p67phox 或 p47phox 亚基缺陷。四唑氮蓝染料试验（NBT）可作为诊断本病初筛，进一步确诊有赖于 NADPH 氧化酶活性测定及基因突变分析。约 50% CGD 患者于 30 岁前死于感染，治疗原则是预防和治

疗感染（如磺胺增效剂和其他敏感的抗生素，保持室内干燥，以免发生真菌性感染）。重组干扰素 $\gamma$ 可提高吞噬细胞氧化酶活性（$50\mu g/m^2$，每周 3 次，皮下注射），骨髓移植治疗已有成功病例报道。

## 六、补体缺陷

广义的补体系统涉及一组血浆蛋白质，由两部分组成：①补体各活性成分 C1 ～ C9，B 因子和甘露糖结合素（MBL）；②补体调节蛋白，C1 抑制物，C4 结合蛋白，D 因子，I 因子，备解素，H 因子，腐败加速因子（DAF，CD55）和保护因子（CD59）。

不同补体成分缺陷有不同临床表现，共同特征是反复感染和易患风湿性疾病。

补体上游成分如 C1、C4、C2 及 C3 缺陷，易发生反复化脓性感染，尤其是具荚膜多糖抗原的细菌感染；下游成分 C5 ～ 9（也含 C3）缺陷易发生革兰阴性菌感染，尤其是奈瑟菌感染，1% ～ 15% 患者发生散发性脑膜炎双球菌感染。

补体缺陷伴风湿性疾病机制不详，尤其是上游成分 C2、C4 及 C3 缺陷，伴风湿性疾病概率高达 80%，远高于下游成分缺陷（C5 ～ 9）的发病概率（10%），这些主要是系统性红斑狼疮、皮肌炎、硬皮病、过敏性紫癜、血管炎和膜增殖性肾炎。

雄激素类药物，如 stanozolol 或 danazol 可促进 C1 脂酶抑制物合成，可试用于 C1 脂酶抑制物缺陷，其他补体成分缺陷治疗主要为对症治疗。

# 第三节　继发性免疫缺陷病

临床实践中逐步发现很多免疫功能缺陷病为继发性免疫缺陷病（SID），SID 与原发性免疫缺陷病（PID）的重要区别在于：①PID 几乎都是特定的单基因缺失，导致相应的免疫活性细胞或免疫分子受损，表现出这种功能的完全缺失，且为不可逆的改变；而 SID 常为免疫系统多环节受损，但受损程度较 PID 轻，仅为部分功能受损，表现为免疫功能低下；②PID 系关键位基因突变，除非免疫重建，否则其免疫功能缺陷将为终身性，SID 为后天环境因素致免疫功能缺陷，虽也能影响基因表达，但仅系基因不完全性表达障碍，去除不利因素之后，免疫功能将可能恢复正常。人的一生中，都可能在某个特定时期，特定条件下出现这样那样的 SID，因而早期诊断和治疗对 SID 具有重大意义。

本病病因如下：

感染：感染即是免疫缺陷病的临床表现之一，同时也是致 SID 的原因。人类免疫缺陷病毒（HIV）感染致获得性免疫缺陷病（AIDS）是感染引起 SID 的典型例子。事实上任何一次感染都可能在不同程度上引起暂时性免疫损伤。

营养紊乱：营养紊乱是 SID 的另一重要原因，发展中国家尤为突出。我国从 1980 年开始对缺镁引起免疫损伤的机制和治疗进行了广泛研究，1990 年又报告了亚临床维生素 A 等营养素缺乏致免疫缺陷，并发现了维生素 A 缺乏（自然杀伤细胞活性下降、淋巴组织萎缩、$CD4^+$ T 细胞减少、B 细胞产生抗体能力下降、黏膜局部免疫反应减弱、总 IgA 和分泌型 IgA 抗体减少）、缺锌（细胞毒性 T 细胞活性下降、巨噬细胞杀菌能力受损、缺乏 T 细胞辅助、B 细胞产生抗体能力下降以及皮肤黏膜屏障功能受损）以及缺铁（淋巴细胞增殖反应减弱、IL－6 和 IL－4 活性下降、中性粒细胞杀菌能力下降、B 细胞抗体合成转换得不到 T 细胞辅助而分泌抗体能力下降以及 IgG 亚类缺陷）等营养障碍带来的有关 SID 的种种问题。中度或重度蛋白质－热能营养不良常伴有多种微量元素和维生素缺乏，从而更进一步影响免疫功能。

临床疾病：一些临床疾病除具本身的病理改变之外，常伴有某些免疫功能低下；如肾病综合征的低 IgG 血症，肿瘤患者的细胞免疫功能低下等。

生理性因素：因新生儿未成熟和老年人的退化，使他们都存在生理性免疫功能低下，这也是 SID 的常见原因。

医源性因素：药物是临床实践中较常见的免疫低下的重要原因，如糖皮质激素、细胞毒性药物及放射性照射等均可引起SID。在自身免疫性疾病及肿瘤等多种疾病的治疗中采用这些手段均要警惕SID的发生。

SID的临床表现与PID大致相同，但其程度往往轻于后者，治疗效果也较好，反复感染是突出表现，并发肿瘤与自身免疫性疾病的机会相对较少。SID治疗原则上是根治原发病及免疫替代治疗和对症治疗，替代治疗和对症治疗均要视免疫缺陷的类型及后果而定，因在何种因素影响下，产生何种特殊免疫异常并不十分明了，故只有根治原发病，才有可能彻底纠正SID。

## 第四节　免疫缺陷病的诊断与治疗

免疫缺陷病（ID）的临床表现因病因不同而极为复杂，但其共同表现却较为集中，尤其是反复感染。若存活期长，还易发生肿瘤和自身免疫性疾病。多数原发性免疫缺陷病（PID）有明显遗传趋向，在筛查可疑病例和寻找带病者时更要详细询问家族史，而不利环境因素和其他基础疾病则可能是继发性免疫缺陷病（SID）的重要线索。

### 一、临床表现

免疫缺陷病的一般性临床表现简略归纳如下（表8－1）。

表8－1　免疫缺陷的临床表现

| |
|---|
| 最常见的临床表现 |
| 反复呼吸道感染 |
| 严重细菌感染 |
| 持续性感染对抗感染治疗效果不显 |
| 常见的临床表现 |
| 生长发育滞缓 |
| 多次机会感染 |
| 皮肤病变（皮疹，脂溢性皮炎，脓皮病，脓肿，秃发，湿疹，毛细血管扩张，病毒疣） |
| 顽固性鹅口疮 |
| 腹泻和吸收不良 |
| 慢性鼻窦炎和乳突炎 |
| 复发性支气管炎和肺炎 |
| 自身免疫反应的证据 |
| 淋巴结和扁桃体缺如 |
| 血液学异常（再生障碍性贫血、溶血性贫血、血小板减少性紫癜以及中性粒细胞减少） |
| 较少见的临床表现 |
| 体重下降、发热、慢性结合膜炎、牙周炎、淋巴结肿大、肝脾肿大、严重病毒感染、慢性肝病、关节痛或关节炎、慢性脑炎、复发性脑膜炎、皮肤化脓性坏疽、胆道炎或肝炎、疫苗接种扩散、支气管扩张、尿路感染、脐带脱落延迟以及慢性口腔炎 |

免疫缺陷病表现千变万化，临床医师应根据一些普遍规律进行有目的的筛查，以下常出现的共同表现是筛查的重要线索。

#### （一）反复或慢性感染

反复和慢性感染是免疫缺陷病最常见表现，患儿常需持久用抗生素。感染以呼吸道最多见，如复发性或慢性中耳炎、鼻窦炎、支气管炎或肺炎；其次是胃肠道感染；皮肤感染可为脓疖、脓肿或肉芽肿。也可见全身感染，如脓毒血症、败血症、脑膜炎和骨、关节炎。大约40% PID患儿反复感染发生在1岁以内，尤其是严重联合免疫缺陷病（SCID）及先天性X连锁无丙种球蛋白血症（XLA）。另有约40%在1～5岁内发生复杂感染，15%于16岁内发病，仅5%发病于成年期。抗体为主的免疫缺陷要在母体抗体消失后（生后6个月）才易发生感染。SID发病完全依赖原发疾病或不利的环境因素的状况，因而可发生于任何年龄。

一般规律是，抗体缺陷易发生化脓性感染，T细胞缺陷时则易发生病毒、真菌或原虫感染。补体成分缺陷好发生奈瑟菌素感染。中性粒细胞缺陷时病原体常为金黄色葡萄球菌。在免疫缺陷患者中感染的病原菌毒力往往不强，常为机会感染。多数患者感染后治疗效果不好，用抑菌剂效果更差，必需使用杀菌剂，且剂量大，疗程长。

### （二）肿瘤和自身免疫性疾病

免疫缺陷病，尤其是PID患者易患自身免疫性疾病和肿瘤，淋巴系肿瘤的发生率较正常人群高几十倍乃至上百倍。B细胞淋巴瘤最多见，T细胞和霍奇金病也可发生。临床发现伴发淋巴瘤的PID常为SCID、嘌呤核苷磷酸化酶（PNP）缺乏、XLA、X连锁淋巴组织增生症、高IgM血症（HM）、IgA缺乏症、IgG亚类缺陷、常见变异型免疫缺陷病（CVID）、湿疹血小板减少伴免疫缺陷（WAS）、毛细血管扩张共济失调综合征（AT）以及胸腺发育不全等。也有伴发白血病、胶质瘤、肝胆管瘤以及横纹肌肉瘤的报道。PID伴发的恶性肿瘤占淋巴瘤总数的50%，淋巴细胞性白血病的12.6%，腺瘤的9.2%，霍奇金病的8.6%，其他肿瘤的19.2%。

PID还可伴发溶血性贫血、血小板减少性紫癜、系统性血管炎、系统性红斑狼疮、皮肌炎、免疫复合物性肾炎、Ⅰ型糖尿病、免疫性甲状腺功能低下和关节炎等自身免疫性疾病。SID并发自身免疫病及肿瘤的机会较少。

### （三）其他特殊临床表现

除反复感染、自身免疫病及肿瘤之外，还有一些常见的临床特征（表8－2），了解这些特征有助于对某些PID的诊断。

## 二、诊断

诊断PID主要依靠病史、体检和相应辅助检查，尤其是分子遗传学检测方法。

### （一）病史与体检

反复感染是本病重要特征，病原菌可能是一些条件致病菌，或同一病菌的反复感染。不同的免疫缺陷病常有特殊的感染类型，如抗体缺陷者，易患细菌性感染；联合免疫缺陷者对病毒、真菌、细菌或原虫的易感性都会增加；补体缺陷者易患奈瑟菌感染；IgG2亚类缺陷易患肺炎球菌感染，且感染部位并不限于肺部。有反复感染或免疫低下家族史对诊断PID也极有意义。发病时间也有鉴别诊断价值，如联合免疫缺陷病多在出生后即有反复感染，而抗体为主的免疫缺陷一般要在出生后6个月后才发生反复感染。扁桃体发育不良或缺陷，全身浅表淋巴结难触及或肝、脾大等也是PID的常见体征。

**表8－2　某些原发性免疫缺陷病的特殊表现**

| 特殊临床表现 | PID诊断 |
|---|---|
| 0～6个月 | |
| 低钙血症、先天性心脏病、面部畸形 | 胸腺发育不全 |
| 脐带延迟脱落，白细胞↑，反复感染 | 白细胞黏附功能缺陷 |
| 腹泻、肺炎、鹅口疮及体重不增 | SCID |
| 皮肤斑丘疹、秃发及淋巴结肿大 | SCID伴移植物抗宿主反应 |
| 血便，中耳炎及湿疹 | WAS |
| 口腔溃疡，中性粒细胞↓，反复感染 | 高IgM综合征 |
| 7个月～5岁 | |
| 严重进行性传染性单核细胞增多症 | X连锁淋巴组织增生症 |
| 口服灰髓炎活疫苗发生软瘫 | XLA |

| 特殊临床表现 | PID 诊断 |
| --- | --- |
| 反复葡萄球菌皮肤或全身感染 | 高 IgE 综合征 |
| 慢性鹅口疮，指（趾）甲萎缩，内分泌病 | 慢性皮肤黏膜念珠菌病 |
| 短臂，毛发细柔，严重水痘 | 软骨毛发发育不良伴短臂侏儒 |
| 眼部及皮肤白化症，反复感染 | Chediak - Higashi 综合征 |
| 淋巴结肿大，皮炎，肺炎，骨髓炎 | 慢性肉芽肿病 |
| >5 岁～成人 | |
| 进行性皮肌炎伴慢性肠病毒脑炎 | XLA |
| 反复呼吸道感染，神经系统进行性变，共济失调 | AT |
| 复发性奈瑟菌脑膜炎 | 补体 C6、C7 或 C8 缺乏 |
| 复发性呼吸道感染，吸收不良，脾肿大，自身免疫病 | CVID |

注：SCID：严重联合免疫缺陷病；WAS：湿疹血小板减少伴免疫缺陷；XLA：X 连锁无丙种球蛋白血症；AT：毛细血管扩张共济失调综合征；CVID：常见变异型免疫缺陷病。

### （二）实验室检查

免疫缺陷病的病因复杂，其实验室检查手段更为多样，应结合家族史、病史及体检，选择相关项目。总之，凡反复不明原因感染发作，均应考虑免疫缺陷的可能性，当找不到明确诱因，且有阳性家族史，更应想到 PID 的可能性。但无论诊断 PID 或 SID 均应有相应实验室检测依据，以明确免疫缺陷的性质。免疫网络极为复杂，测定全部免疫细胞和免疫分子几乎不可能。有些实验技术在一般医疗机构也无法开展，需在研究中心进行，为避免不必要的检测，在作免疫缺陷病实验室项目选择时，可分为三个层次进行：①过筛试验；②进一步检查；③特殊或研究性实验。

## 三、治疗原则

### （一）一般治疗

要加强宣传与护理，采取有效措施预防感染，并发感染时应用合适的抗生素治疗，针对各种情况进行对症治疗，如 WAS 患者发生血小板减少性严重出血，可输新鲜血小板及维生素 D 或甲状旁腺素。有 T 细胞缺陷患者应禁种活疫苗，以防发生严重感染。有一定抗体反应者可考虑给予死疫苗接种，细胞免疫缺陷患者不宜接种存活的疫苗如口服灰髓炎疫苗，以免感染患儿。有些病例需长期给予抗生素以预防感染。

已确诊为 T 细胞缺陷患儿不宜输新鲜血制品，以防发生移植物抗宿主反应（GVHR），必需输血或新鲜血制品时，应先用射线（2 000 ～ 3 000rad）处理，血制品还要严格筛查 CMV，以防血源性 CMV 感染。PID 患儿一般不作扁桃体和淋巴结切除术，脾切除术视为禁忌，糖皮质激素类药物应慎用。

肺囊虫性肺炎（PCP）是细胞免疫缺陷患者和 HIV 感染重要的并发症，当 $CD4^+$ 细胞计数 1 岁内 < 1 500/μL 或任何年龄组 $CD4^+$ 细胞占总淋巴细胞 <25% 时，均应预防 PCP 感染。

### （二）替代治疗

替代治疗的原则是“缺什么，补什么”。大约 80% PID 患儿伴有不同程度 IgG 或其他抗体缺乏，因此补充 IgG（IVIG）是最常见的替代治疗措施。IVIG 治疗指征仅限于低 IgG 血症，对 T 细胞和吞噬细胞缺陷无效。一般剂量为每月静注 200 ～ 400mg/kg，一般不主张大剂量应用，治疗剂量应个体化，以能控制感染为宜。其他替代治疗包括特异性免疫血清，输白细胞，细胞因子（转移因子，胸腺素）。某些市售免疫调节药物对 PID 的疗效并不满意，需要认真分析、利用。红细胞内有大量嘌呤核苷磷酸酶（PNP）和腺苷脱氨酶（ADA），因而用洗涤红细胞可以治疗 PNP 及 ADA 缺陷症患者，输注白细胞可用于治疗中性粒细胞功能缺陷伴严重感染者。IL - 2 可用于治疗 SCID，但仅可能对 IL - 2 表达异常的 SCID 有效。

### （三）免疫重建

免疫重建是采用正常细胞或基因片段植入患者体内，使之发挥其功能。以期能持久地纠正免疫缺陷状态。免疫重建的方法有胸腺组织移植、干细胞移植、骨髓移植和基因治疗。

1. 胸腺组织移植　胎儿胸腺组织移植：将16周以内的胚胎胸腺植于腹膜下或皮下用于治疗细胞免疫缺陷病，尤其是胸腺发育不全症。胎儿胸腺移植后很快（常在数天内）出现胸腺重建的表现，并持续存在。胎儿胸腺组织来之不易，使胸腺移植的使用受到很大限制。

2. 干细胞移植　脐血干细胞移植：脐血富含造血干细胞，可作为免疫重建的干细胞重要来源。无关供体配型脐血干细胞移植后GVRH较无关供体配型骨髓（MUD）移植为轻，也是选用该方法的原因。无关供体配型移植无论是脐血或骨髓，均应进行移植前后免疫抑制治疗，故使免疫功能重建延迟和增大继发感染的机会。同胞纯合子脐血干细胞移植则可不必进行免疫抑制治疗，因此成功率明显增高。外周血干细胞移植将$CD34^+$细胞分离，在体外无菌扩增或定向培养后，再静脉输注患者。

3. 骨髓移植

（1）同种异体同型合子骨髓移植：取自同胞兄弟，HLA－A和HLA－B同源，混合淋巴细胞培养（MLC）无反应的骨髓为供体。若患儿尚存在部分T细胞功能，MLC呈阳性反应时，于移植前后均应给予免疫抑制治疗。移植成功的病列，GVRH可自行消失，也有呈慢性GVRH者。卡氏肺囊虫肺炎的磺胺类药物预防要持续到免疫功能恢复正常为止。应持续监测巨细胞病毒（CMV）抗体，CMV抗体呈阳性者，可给予抗病毒治疗。

（2）同种异体半合子骨髓移植：在同胞中仅有1/4机会为同型合子，非同胞同种异体中，同型合子的机会几乎为零。为此可采用同种异体半合子骨髓供体，常为家庭成员父母或兄弟。B细胞移植的成功率较T细胞移植低，且常发生慢性GVRH。半合子骨髓移植现已代替胸腺上皮细胞移植和胎肝移植。

（3）无关供体配型骨髓移植（MUD）：随着一些国家和地区骨髓库的建立，无关供体骨髓移植变为可能。在近年已很盛行。MUD移植可不必移除T细胞，但在移植后均应接受免疫抑制治疗。MUD移植成功率约为50%，5岁以内接受移植者，成功率可达85%。

4. 基因治疗　许多原发性免疫缺陷病的突变基因已被克隆，其突变位置已经确立，这给基因治疗打下了基础。将正常的目的基因片段整合到患者干细胞基因组内（基因转化），被目的基因转化的细胞经过有丝分裂，使转化的基因片段能在患者体内复制而持续存在，并发挥功能。理论上讲，凡骨髓移植成功的疾病均是基因治疗的指征。

## 第五节　川崎病

川崎病（Kawasaki disease，KD），或称皮肤黏膜淋巴结综合征，是一种急性自限性的多系统血管炎，病因未明，在美国和日本，川崎病是儿童获得性心脏病主要原因。诊断完全依赖于临床表现，而无特异性的实验室检测指标。

川崎病通常为全年散发，冬季和春季多见，18～24个月儿童为发病高峰，80%～85%发生于5岁以内。在亚洲及太平洋岛屿的儿童发病率最高，男性多于女性（1.5：1）。

### 一、病因和发病机制

病因未明，根据其临床表现和流行病学特点，认为可能存在感染性因素或对某些病原体的免疫反应所致，其一系列表现可能源自于遗传易感性个体对不明微生物的独特反应。还有一种可能，川崎病为机体对已知微生物的无法解释的免疫反应，环境毒素也可考虑为一种致病因素，但从未被证实。

这种疾病的主要病理特征是急性非特异性的血管炎，累及微血管（小动脉、小静脉和毛细血管），几乎所有脏器都受累。有20%～25%未经治疗的患儿，血管炎可导致心脏冠状动脉瘤形成。

## 二、临床表现

川崎病缺乏特异性的实验室指标或临床表现，主要依靠临床标准作出诊断。经典的诊断标准是发热持续5天以上，且具有4个以下体征（表8－3）：

表8－3 川崎病诊断标准

| |
|---|
| 发热持续5天以上 |
| 至少具有4个以下表现： |
| ·双侧无痛性球结膜充血，无渗出 |
| ·口腔及咽部黏膜改变，包括口唇干燥皲裂、口咽部黏膜充血，草莓舌 |
| ·肢端改变，包括急性期手足红肿，恢复期甲床周围及全身脱皮 |
| ·躯干部多形性皮疹，通常为红斑，无脓疱 |
| ·急性非化脓性颈部淋巴结肿大，通常 >1.5cm |
| 上述表现无法用已知疾病解释 |

（1）结膜充血，但无分泌物。

（2）口唇及咽部发红，但无渗出物。

（3）颈部淋巴结肿大。

（4）手足红肿、脱皮。

（5）皮疹。

不需要所有症状同时出现才能诊断，当至少出现4项临床表现时，大多数专家可在发热第4天就作出诊断。

无法明确诊断及治疗的川崎病已经成为日益受关注的问题，尤其在婴幼儿中，诊断为不完全川崎病的案例在不断增多。20%以上伴有冠状动脉瘤的患儿不符合川崎病的经典定义，因此，当患儿出现5天以上发热及至少2项典型的临床特征，可考虑为不完全川崎病，然后按流程逐步进行检查，作出诊断（图8－1）。首先应考虑急性期反应物（C反应蛋白或红细胞沉降率）是否升高，如果出现升高，则需追加实验室及心脏超声检查，如心脏超声检查阳性，则提示为川崎病，需要特别治疗。6个月以下婴儿，发热持续7天以上，即使患儿无任何体征表现，也应纳入这项流程。

考虑急性期反应物（C反应蛋白或红细胞沉降率）是否升高，如果出现升高，则须追加实验室及心脏超声检查，如心脏超声检查阳性，则提示为川崎病，需要特别治疗。6个月以下婴儿，发热持续7天以上，即使患儿无任何体征表现，也应纳入这项流程。

## 三、川崎病分期

1. 急性或发热期　急性期开始于发热第1天，持续到第15天，大多数典型的临床体征在此期出现，发热持续7～15天（平均为12天），退热药效果欠佳，常为高热，并并发有兴奋性增高。

所有的临床体征都伴有血管炎的表现，患者出现双侧非渗出性球结膜炎，角膜受累少，可持续数周；黏膜与皮肤改变包括口唇鲜红伴皲裂、草莓舌、口腔黏膜充血；咽部发红，但无渗出。

颈部淋巴结肿大为早期表现，部分淋巴结肿大不明显，一般直径在1～1.5cm才符合诊断标准，最常见于枕前区、耳后，可为单侧，为非化脓性淋巴结炎，可快速消退。

皮肤改变见于大多数儿童，皮疹呈红色、多形性，皮疹也可表现为麻疹样、斑丘疹样、猩红热样及脓疱疹样，但无水疱；常伴随发热持续整个急性期，然后逐渐消退。个别儿童在不同部位皮疹可不一致，皮疹常见于躯干，在尿布区表现明显。

四肢末端改变出现于发病后数天内，手足出现肿胀，手掌及足底可出现红斑。

川崎病还可有其他临床表现，几乎所有脏器都会受累。关节痛、关节炎、尿道炎、胃肠道疾病、葡萄膜炎和脑膜炎最常见，这些表现虽不作为诊断依据，但可协助诊断。

2. 亚急性期　亚急性期持续2～4周，开始于热退及血小板计数升高，以血小板计数降至正常水平为终点。

亚急性期的突出表现为脱皮，可出现于热退前。脱皮是川崎病常见的特征性表现，可最先出现于甲周区，为手指、足趾甲床皮肤交界处脱皮，肛周也可见明显脱皮。

血小板增多症是另一个亚急性期的表现，血小板计数可升值500 000 ～3 000 000/$mm^3$，血小板增多症极少在病程第1周出现，常发生于第2周，第3周达到高峰，一般情况下在发病后1个月左右逐渐降至正常水平。

在亚急性期，可出现一些并发症，如冠状动脉扩张、冠状动脉瘤、胆囊积水（冠状动脉瘤也可出现于急性期）。

3. 恢复期　恢复期可持续数个月至数年，一些冠状动脉病变可在此阶段才被发现，恢复期部分冠状动脉病变得到控制和治愈。

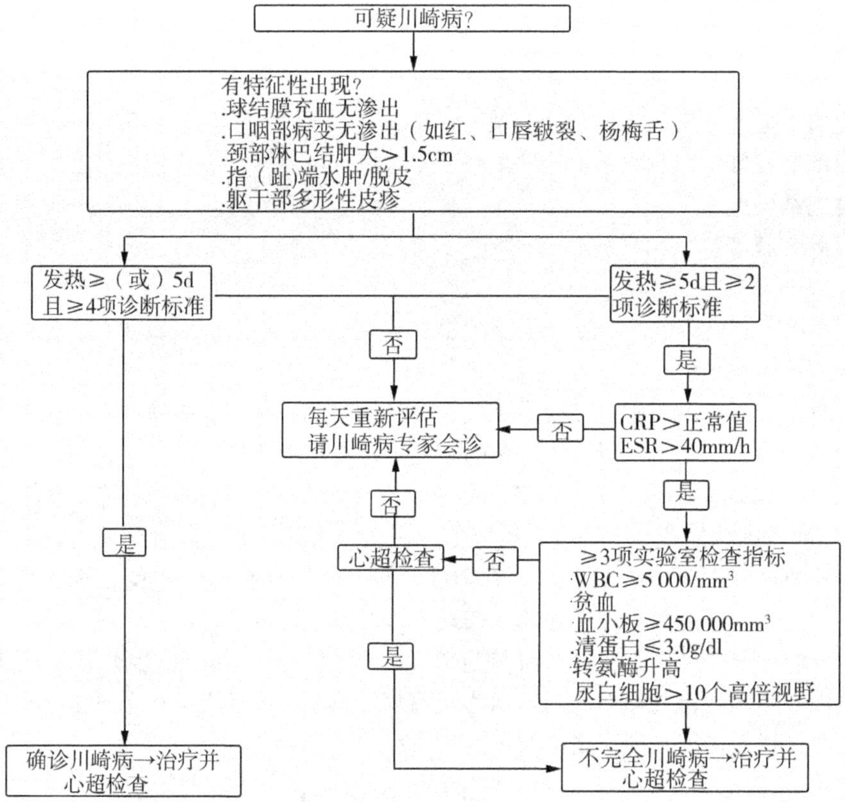


**图8－1　川崎病诊断流程**

## 四、辅助检查

川崎病实验室检查无特异性，全血细胞计数可见白细胞升高，伴核左移；可有轻度溶血性贫血表现；血小板计数在急性期常正常，亚急性期出现升高，急性反应物（CRP、ESR）显著升高；尿检可见中度脓尿，胆红素尿可作为胆囊积水的早期征象。

X线胸片表现为肺部浸润或心脏扩大；心电图可见心律失常、P－R间期或QT间期（QTc）延长，以及非特异性的ST－T段改变；二维超声可显示冠状动脉扩张或冠状动脉瘤、心包积液或心脏收缩力下降。

## 五、鉴别诊断

因为川崎病的临床表现为非特异性，因此须进行大量的鉴别诊断（表8－4）。根据临床病程、流行病学特点、缺乏病毒感染的相应表现可排除大多数出现病毒疹的疾病。A组β－溶血性链球菌或葡萄球菌感染通常可因不符合其特异性发病年龄，并有川崎病典型症状而被排除。但是当某项感染性疾病的筛选测试指标阳性时，应谨慎对待，因为感染性筛选测试呈阳性可能并发感染、带菌状态或病毒血症。中毒休克综合征和立克次体病通常表现为血小板减少症而不是血小板增多症。

**表 8－4 与川崎病鉴别的疾病**

| | |
|---|---|
| 病毒感染 | 落基山斑疹热 |
| 麻疹 | 钩端螺旋体病 |
| 风疹 | 风湿热疾病 |
| EB 病毒感染 | 幼年性风湿性关节炎 |
| 腺病毒感染 | 系统性红斑狼疮 |
| 肠道病毒感染 | 急性风湿热 |
| 细菌感染 | 药物和（或）毒物反应 |
| 中毒休克综合征 | 血清病 |
| 猩红热 | Stevens Johnson 综合征 |
| 立克次体病 | 汞过敏（肢痛症） |

## 六、并发症

1. 心血管并发症　川崎病最严重的表现是心脏受累，临床上，心脏并发症发病率高，在死亡的病例中占了大多数，病死率在发热后 15 ～ 45 天达到高峰。川崎病儿童在未治疗的情况下，有 20% ～ 25% 发生冠状动脉瘤的危险，经有效治疗的患儿此危险性可降至 5%，伴有冠状动脉瘤的患者可发生心源性猝死或心肌梗死。川崎病还超过了风湿热，成为美国儿童获得性心脏病的主要病因。

川崎病血管炎影响冠状动脉的过程与其他受累血管一样，初期为中性粒细胞浸润，随后被单核细胞、淋巴细胞和浆细胞所取代。受累血管可出现平滑肌细胞降解，内弹力板破坏，从而形成动脉瘤。冠状动脉瘤通常发生于病程第 1 周之后，但早于第 4 周，第 6 周后出现动脉瘤者少见。

心脏听诊可发现心前区搏动明显、心动过速、奔马律和心脏杂音（与贫血相关）。心电图异常，包括发生在病程第 1 周的低电压和 ST 段压低，以及第 2、3 周的 PR 间期或 QT 间期延长、ST 段抬高。

超声是诊断冠状动脉瘤最敏感的检查技术，当怀疑川崎病时，就应予心脏超声检查，但治疗不能由于等待心脏超声检查而延迟。心肌炎常见，患者可有左心室收缩功能下降表现，对有冠状动脉病变高危因素的患者，可根据其临床症状和体征迅速作出诊断（表 8－5）。

**表 8－5 川崎病患者发生心血管并发症的危险因素**

| |
|---|
| 男性 |
| 年龄 <1 岁或 >8 岁 |
| 长期发热（>10 天） |
| 外周血白细胞、中性杆状核粒细胞增加 |
| 血红蛋白 <10g/dL |
| 血小板 <350 000/μL |
| 红细胞沉降率 >101mm/h |
| 心电图异常 |

川崎病早期死亡的最常见原因是心脏病变，其发生率在发热后 15 ～ 45 天达到高峰，血小板极度升高和血液高凝状态的患者，如果伴有冠状动脉炎，容易诱发冠状动脉血栓形成和心肌梗死。动脉瘤破裂也是危险因素之一；晚期死亡可发生于冠状动脉闭塞性疾病、发病数年后动脉瘤破裂或心脏小血管疾病。

2. 其他并发症　尿道炎常见，发生于 70% 的患者，尿检表现为无菌性脓尿，显微镜下可见白细胞，但白细胞酯酶阴性，因为川崎病尿道炎大多由单核细胞或淋巴细胞浸润所致。

胆囊积液（急性非结石性胆囊扩张）见于 15% 患者，右上腹可触及一柔软肿块，血清胆红素可升高，根据超声检查结果可作出诊断。即使无胆囊受累，患儿也可因肠道血管炎而出现腹痛、呕吐或腹泻等表现。

葡萄膜炎可见于25%～50%患者；10%～20%可发生关节痛或关节炎；患者也可出现听力受损或无菌性脑膜炎。

## 七、治疗

诊断为川崎病的患者都应马上住院，以便进行下列处理。①静脉注射丙种球蛋白（IVIG）。②阿司匹林治疗。③心脏检查。

常规检查包括全血细胞计数、红细胞沉降率、C反应蛋白、肝功能、尿常规和心脏超声。

已证实急性期给予IVIG治疗能使冠状动脉瘤发生率从25%降至5%，IVIG剂量为单剂2g/kg，8～12小时输入；在发热后8天内给予IVIG治疗能减少心脏并发症的危险；如果病程已超过8天，但有持续高热表现或有动脉瘤并发持续炎症反应的儿童，仍然有使用IVIG的指征。

阿司匹林在川崎病治疗中有两个作用，大剂量阿司匹林［100mg/（kg·d），1天/4次］起抗炎作用，根据美国不同中心研究，大剂量阿司匹林治疗的持续时间可从热退后48小时～14天。［译者注：中国推荐，中、小剂量阿司匹林治疗，30～50mg/（kg·d）；热退后10mg/（kg·d），1～2周］。随后予小剂量阿司匹林治疗［3～5mg/（kg·d）］，起抗凝作用，持续至少6～8周或直至冠状动脉病变恢复正常。

10%患者IVIG无反应，表现为使用IVIG后36小时仍有持续发热；大多数第2剂IVIG治疗有效。对于那些第2剂IVIG仍无反应的患者如何治疗，研究报道不多，某些中心的专家建议给予第3剂IVIG、大剂量皮质类固醇激素或肿瘤坏死因子抑制药治疗。

## 八、预后

在发病后8～10天接受治疗的患儿预后较好。

大多数动脉瘤在1年内消退而无明显后遗症。虽经治疗仍有5%发生动脉瘤，其中1%因巨大动脉瘤而持续存在，其余基本消退，这些患者在以后的生活中是否会出现心脏病的危险，目前仍有争议。另外，一些患者可出现持续性血管壁纤维化，顺应性差。有川崎病病史的患者都应由心脏科专家定期随访。

美国儿童川崎病总病死率在0.1%～0.2%，1岁内婴幼儿更高。

# 第六节　过敏性紫癜

小儿过敏性紫癜又称出血性毛细血管中毒症或Henoch－Schnlein综合征。这是一种较常见的毛细血管变态反应性疾病，病变主要累及皮肤最常见，其次是胃肠道、关节及肾脏，起病较急，症状多变。好发于3周岁以上小儿，尤多见于学龄儿童，男性发病约2倍于女性。发病前1到3周常有上呼吸道感染史，多于春秋季发病。除累及肾脏以外对激素等治疗反应较好。病程多在1个月左右，偶有延长，但复发率高，约30%的患者有复发倾向。

## 一、病因病理

### （一）发病原因

可能与多种诱发因素有关，但直接致病因素常难肯定。

1. 感染因素　最常见的细菌感染为β溶血性链球菌，其次为金黄色葡萄球菌、结核杆菌、伤寒杆菌、肺炎球菌和假单胞菌等，以上呼吸道炎较为多见，也可见于肺炎、扁桃体炎、猩红热、菌痢、尿路感染、脓疱疮、结核及病灶感染（皮肤、牙齿、口腔、中耳）等。病毒感染中有风疹、流感、麻疹、水痘、腮腺炎、肝炎等。寄生虫感染也可引起本病，以蛔虫感染多见，还有钩虫、鞭虫、绦虫、血吸虫、阴道滴虫、疟原虫感染等。

2. 食物因素　主要是动物性异性蛋白对机体过敏所致，鱼、虾、蟹、蛤、蛋、鸡和牛奶等均可引起本病。

3. 药物因素　如氯霉素、链霉素、异烟肼、氨基比林、阿司匹林、磺胺类等药物均有引起本病的报道。

4. 其他因素　昆虫咬伤、植物花粉、寒冷、外伤、更年期、结核菌素试验、预防接种、精神因素等均可引起。另外在血液透析患者、淋巴瘤化疗后患者及 Guillain - Barre 综合征患者中，也有引起过敏性紫癜的报道。

### （二）发病机制

在上述因素的致敏作用下，体内发生变态反应，其机制有如下可能：

1. 速发型变态反应　致敏原进入机体后，与体内蛋白质结合形成抗原，抗原经过一定的潜伏期（5 ～20 天），刺激免疫组织和浆细胞产生 IgE。IgE 吸附于全身各个器官的肥大细胞上（血管周围、胃腔、皮肤）。当再遇到同一抗原刺激时，抗原便与吸附在肥大细胞上的 IgE 相结合，激活该细胞中的酶系统，使肥大细胞释放出一系列的生物活性物质，如组胺、5 - TH、缓激肽、过敏慢反应物质（SRS - A），也能兴奋交感神经，释放乙酰胆碱。SRS - A 是由白三烯 $C_4$（$LTC_4$）及其代谢产物 LTE、$LTD_4$ 所组成。$LTC_4$ 在 $\gamma$ 谷氨酰转肽酶作用下，转变为 $LTD_4$，后者在二肽酶作用下转变为 $LTE_4$。这一系列生物活性物质，主要作用于平滑肌，引起小动脉、毛细血管扩张、通透性增加，组织、器官出血、水肿。

2. 抗原 - 抗体复合物反应　这是主要发病机制。致敏原刺激浆细胞产生 IgG（也产生 IgM 和 IgA），后者与相应抗原结合形成抗原抗体复合体，其小分子部分属可溶性，在血液中可以沉淀于血管壁或肾小球基底膜上，激活补体系统所产生的 C3a、C5a、C5、C6、C7 可吸引中性粒细胞，后者吞噬抗原 - 抗体复合物，释放溶酶体酶，引起血管炎，累及相应器官。另一部分免疫复合物中，抗体多于抗原，复合物分子量大，属非溶性者而沉淀下来，被单核巨噬细胞系统所清除，一般不产生病理变化。

3. 细胞因子的作用　已有报道过敏性紫癜患者血清中 TNFα 和可溶性 TNF 受体（STNFR）在正常范围，而 sIL - 2R 水平升高。在伴有肾脏损伤的过敏性紫癜患者肾局部组织细胞中，有多种致炎因子如 IL - 1α、IL - 1β、TNF - α 和 LT 等的表达。最近又有报道过敏性紫癜患者尤其是急性期血清中 IL - 4 水平明显升高，是正常人水平上限的 5 ～40 多倍，提示细胞因子参与过敏性紫癜的发病机制。IL - 4 促进 IgE 合成，可能是该病过程中的重要因素。

## 二、临床表现

### （一）症状体征

多为急性起病，首发症状以皮肤紫癜为主，部分病例腹痛、关节炎或肾脏症状首先出现。起病前 1 ～3周常有上呼吸道感染史。可伴有低热、纳差、乏力等全身症状。

1. 皮肤紫癜　病程中反复出现皮肤紫癜为本病特征，多见于四肢及臀部，对称分布，伸侧较多，分批出现，面部及躯干较少；初起呈紫红色斑丘疹，高出皮面，继而呈棕褐色而消退，可伴有荨麻疹和血管神经性水肿，重症患儿紫癜可融合成大疱伴出血性坏死。

2. 消化道症状　半数以上患儿出现反复的阵发性腹痛，位于脐周或下腹部，疼痛剧烈，可伴呕吐，但呕血少见；部分患儿有黑便或血便、腹泻或便秘，偶见并发肠套叠、肠梗阻或肠穿孔。

3. 关节症状　出现膝、踝、肘、腕等大关节肿痛，活动受限，呈单发或多发，关节腔有积液，可在数月内消失，不留后遗症。

4. 肾脏症状　本病引起的肾脏病变是小儿期最常见的继发性肾小球疾患。肾脏症状轻重不一，多数患儿出现血尿、蛋白尿和管型，伴血压增高及水肿，称为紫癜性肾炎，少数呈肾病综合征表现；肾脏症状绝大多数在起病 1 个月内出现，亦可在病程更晚期发生，少数以肾炎为首发症状；虽然有些患儿的血尿，蛋白尿持续数月甚至数年，但大多数都能完全恢复，少数发展为慢性肾炎，死于慢性肾功能衰竭。

5. 其他　偶可发生颅内出血，导致惊厥、瘫痪、昏迷、失语，还可有鼻出血、牙龈出血、咯血、睾丸出血等出血表现，偶尔累及循环系统发生心肌炎、心包炎，或累及呼吸系统发生喉头水肿、哮喘和肺出血。

典型病例诊断不难，若临床表现不典型，皮肤紫癜未出现时，容易误诊为其他疾病，需与原发性血小板减少性紫癜、风湿性关节炎、外科急腹症等鉴别。

### （二）美国标准

皮肤症状典型者，如紫癜在大腿伸侧和臀部分批出现，对称分布，大小不等，诊断并不困难。急性腹痛、关节痛及尿液改变对诊断也有较大帮助。1990 年美国风湿病学会制订的过敏性紫癜新的诊断标准如下：

（1）可触性紫癜。

（2）发病年龄 <20 岁。

（3）急性腹痛。

（4）组织切片显示小静脉和小动脉周围有中性粒细胞浸润。

上述 4 条标准中，符合 2 条或以上者可诊断为过敏性紫癜。本标准的敏感性为 87.1%，特异性为 87.7%。

## 三、辅助检查

1. 血常规　白细胞正常或增加，中性和嗜酸性粒细胞可增高；除非严重出血，一般无贫血；血小板计数正常甚至升高，出血和凝血时间正常，血块退缩试验正常，部分患儿毛细血管脆性试验阳性。

2. 尿常规　可有红细胞、蛋白、管型，重症有肉眼血尿。

3. 大便潜血测试　有消化道症状者粪便隐血试验多阳性。

4. 血液检查　血沉正常或增快，血清 IgA 可升高，IgG、IgM 正常亦可轻度升高；C3、C4 正常或升高；抗核抗体及 RF 阴性；重症血浆黏度增高。

腹部超声波检查有利于早期诊断肠套叠；头颅 MRI 对有中枢神经系统症状患儿可予确诊；肾脏症状较重和迁延患儿可行肾穿刺以了解病情给予相应治疗。

## 四、并发病

1. 肾炎　是本病最常见的并发症之一。其发病率，国外报道为 22%～60%，国内报道为 12%～49%。一般于紫癜出现后 1～8 周内发生，轻重不一。有的仅有短暂血尿、有的很快进展为肾衰竭，主要表现为肉眼血尿（30%）、蛋白尿（<1g/d 占 50%～60%）水肿、高血压、偶可见肾病综合征（尿蛋白 >3.5g/d 者占 15%～39%）。肾活检有一定程度改变者为 80%，90%～95% 于数周至数月内恢复正常，发展成慢性者少见（6%）。少数可表现为肾病综合征。过敏性紫癜所引起的肾炎与 IgA 肾炎有时无法区别，但单核及 T 细胞浸润只见于前者，而 IgA 肾炎起病常呈血尿而无全身症状，多见于青壮年，有助鉴别。肾脏活检显示有节段性或少见的弥漫性肾小球增殖，伴毛细血管被纤维蛋白样物质闭塞。

2. 其他　偶见有哮喘，声带部水肿引起的呼吸道阻塞是一种严重的并发症，但较为罕见，也有并发心肌梗死，肝大，缺血坏死性胆管炎及睾丸出血的报道。

## 五、治疗

1. 一般治疗　卧床休息，积极寻找和去除致病因素，控制感染，补充维生素。

2. 对症治疗　有荨麻疹或血管神经性水肿时，应用抗组胺药物和钙剂；腹痛时应用解痉剂，消化道出血时应禁食，可静脉注西咪替丁 20～40mg/（kg·d)，必要时输血。

3. 肾上腺皮质激素　急性期对腹痛和关节痛可予缓解，但不能预防肾脏损害的发生，亦不能影响预后。可用泼尼松 1～2mg/（kg·d)，分次口服，或用地塞米松、甲泼尼龙静脉滴注，症状缓解后即可停用。重症可用免疫抑制剂如环磷酰胺或雷公藤总甙片。

4. 抗血小板聚集药物　阿司匹林 3 ～ 5mg/kg，或 25 ～ 50mg/d，1 次/d 服用；双嘧达莫 3 ～ 5mg/（kg · d），分次服用。

5. 其他　钙通道拮抗剂如硝苯地平 0.5 ～ 1.0mg/（kg · d），分次服用；非甾体抗炎药物如吲哚美辛 2 ～ 3mg/（kg · d），分次服用，均有利于血管炎的恢复。中成药如贞芪扶正冲剂、复方丹参片、银杏叶片，口服 3 ～ 6 个月，可补肾益气和活血化瘀。

## 六、预后

本病预后大多良好，病程一般 3 ～ 6 个月，一次发作可持续 1 周～ 6 个月不等。只有关节及皮肤症状者病程较短，腹部症状明显者病程较长。如果并发肾炎进展为肾功能衰竭，或有脑部病变并发脑出血者预后严重。瑞金医院曾统计 350 例过敏性紫癜，出院时痊愈者 181 例（57.71%），好转者 153 例（43.72%），未愈者 15 例（4.29%），死亡者 1 例（0.28%）。死亡原因为肾炎进展至肾功能衰竭，伴肺部感染和败血症。

## 七、预防

（1）预防各种感染，如细菌、病毒、寄生虫等感染。

（2）防止食物、药物、花粉、虫咬等致敏。

（3）积极防治上呼吸道感染。

# 第七节　儿童系统性红斑狼疮

## 一、概述

系统性红斑狼疮（SLE）是一种累及多系统的自身免疫性疾病，特征为广泛的血管炎和结缔组织炎症，存在抗核抗体（ANA），特别是抗 dsDNA 和抗 Sm 抗体阳性。小儿 SLE 临床表现十分复杂，发病年龄以 10 ～ 19 岁青少年居多，10 岁以下仅占 1/3，女孩多见。临床除发热、皮疹等共同表现外，因受累脏器不同而表现不同，常常先后或同时累及泌尿、神经、心血管及血液等多个系统，常表现为中至重度多脏器损害。过程笃重，有潜在致命性，儿童 SLE 的预后比成人更严重。但随诊疗进展，目前预后明显改善，10 年存活率 80% 左右。

## 二、病因和发病机制

本病是在遗传易感体质的基础上，外界环境作用激发机体免疫功能紊乱及免疫调节障碍而引起的自身免疫性疾病。

遗传因素方面，已有资料表明，SLE 发病与 HLA Ⅱ类基因 DR、DQ 位点的多态性，以及细胞毒 T 细胞淋巴相关抗原 4（CTLA－4）等因素相关。有红斑狼疮体质的人，特别是女性，受到外界的诱因，如紫外线、药物及感染等刺激，引起体内一系列免疫紊乱，导致发病。患儿细胞免疫功能低下，T－B 淋巴细胞之间，T 淋巴细胞亚群之间平衡失调，T 细胞绝对值减少及 T 抑制细胞减少，致使 B 细胞功能亢进，自发产生大量自身抗体。由于抗淋巴细胞抗体的产生，引起淋巴细胞减少，抗淋巴细胞抗体与神经元组织交叉反应，可引起中枢神经系统病变。大量自身抗体与抗原相结合形成抗原抗体复合物沉积在皮肤血管壁、表皮和真皮连接处、肾小球血管壁及其他受累组织，造成多脏器损害。

## 三、临床表现

1. 一般症状　发热，热型不规则，伴全身不适、乏力、食欲缺乏、体重下降及脱发等。

2. 皮疹　对称性颊部蝶形红斑，跨过鼻梁，边缘清晰，略高出皮面，日晒加重；上胸及肘部等暴露部位可有红斑样斑丘疹；掌跖红斑、指（趾）端掌侧红斑、甲周红斑以及指甲下远端红斑等均为血管炎所致。也可有皮肤出血和溃疡。特别要注意鼻腔和口腔黏膜有无溃疡。

3. 关节症状　关节、肌肉疼痛，关节肿胀和畸形。

4. 心脏　可累及心内膜、心肌和心包，可表现为心力衰竭。

5. 肾脏　从局灶性肾小球肾炎到弥漫性增生性肾小球肾炎，重症可死于尿毒症。肾脏受累亦可为首发症状。

6. 多发性浆膜炎　可累及胸膜、心包及腹膜，可单独或同时受累，一般不留后遗症。

7. 神经系统　头痛、性格改变、癫痫、偏瘫及失语等。

8. 其他　肝、脾、淋巴结肿大，可有咳嗽、胸痛及呼吸困难等症状。

9. 狼疮危象　是由广泛急性血管炎所致急剧发生的全身性疾病，常常危及生命。儿童较成人尤易发生危象，表现为：①持续高热，用抗生素无效。②暴发或急性发做出现以下表现之一者：全身极度衰竭伴有剧烈头痛；剧烈腹痛，常类似急腹症；指尖的指甲下或指甲周围出现出血斑；严重口腔溃疡。③肾功能进行性下降，伴高血压。④出现狼疮肺炎或肺出血。⑤严重神经精神狼疮的表现。

## 四、实验室检查

1. 血常规　白细胞计数减少，常 $<4\times10^9/L$，淋巴细胞减少，常 $<1.5\times10^9/L$，不同程度贫血，Coombs 实验可阳性，血小板正常或减少。

2. 抗核抗体　多为周边型和斑点型，有抗 dsDNA 抗体、抗 DNP 抗体、抗 Sm 抗体、抗 Ro（SSA）抗体以及抗 La（SSB）抗体等。

3. 免疫学检查　$C_3$ 降低；IgG 显著升高，IgA、IgM 亦升高，γ 球蛋白升高，呈高 γ 球蛋白血症；循环免疫复合物测定阳性。

4. 尿常规　有尿蛋白、血尿及管型尿，肝肾功能测定可异常。

5. 狼疮带试验　活检取小块皮肤，用直接免疫荧光法观察，可发现表皮与真皮交界线上有颗粒或线状荧光带，为 IgG、IgA、IgM 及补体沉积所致。

6. 特殊检查　肾穿刺活组织检查，对狼疮肾炎的诊断、治疗和预后均有重要价值。近年报道，可应用经颅多普勒超声（TCD）诊断儿童狼疮性脑病，认为 TCD 有效、简便、无创、价优，有助于长期随访观察 SLE 病情。TCD 为狼疮脑病脑血管早期功能性变化的检测提供了一项较敏感和特异的方法。

## 五、诊断标准

儿童 SLE 的诊断标准与成人相同，常选用美国风湿病学会 1997 年修订的 SLE 诊断标准，其 11 项诊断条件包括：

（1）脸颊部蝶形红斑。

（2）盘状红斑。

（3）光敏感。

（4）口腔或鼻黏膜溃疡。

（5）非侵蚀性关节炎。

（6）肾炎血尿，蛋白尿 $>0.5g/d$，细胞管型。

（7）脑病癫痫发作或精神症状。

（8）浆膜炎。

（9）血细胞减少贫血、白细胞减少及血小板减少。

（10）ANA 阳性：抗 dsDNA 抗体阳性，或抗 Sm 抗体阳性，或抗磷脂抗体阳性（包含抗心磷脂抗体阳性，或狼疮抗凝物阳性，或持续 6 个月梅毒血清试验假阳性三者之一）。

（11）荧光抗核抗体阳性。

符合上述条件 4 项或 4 项以上者即可确诊 SLE。

## 六、治疗

1. 一般治疗　卧床休息，加强营养，低盐饮食，避免日光暴晒及预防接种，慎用各种药物，以免诱发疾病活动，预防感染。

2. 皮质激素　泼尼松2mg/（kg·d），总量≤60mg，分次服用；病情控制，实验室检查基本正常后改为每日或隔日顿服，剂量逐渐减至0.5～1mg/kg，小剂量维持疗法须持续数年。重症可用甲泼尼松龙冲击疗法：10～30mg/（kg·d），共3天，3天后用泼尼松1mg/（kg·d），分次服用。注意血压，必要时加用血管扩张剂。

3. 免疫抑制剂　常用药为环磷酰胺（CTX）、硫唑嘌呤和氨甲蝶呤等。由于此类药物对SLE的活动控制不如激素迅速，因此，不提倡作为治疗SLE的单一或首选药。CTX对各类SLE均有效，特别是严重肾脏损害如弥漫性增生性肾炎、中枢神经系统和肺损害，早期与激素联合使用是降低病死率和提高生命质量的关键。有人认为CTX静脉冲击治疗是减少肾纤维化、稳定肾衰竭的一种有效方法。其剂量为0.5～1g/m$^2$。每月1次，连用6～8次。首次剂量为0.5g/m$^2$，如无不良反应，第2个月可增至0.8～1g/m$^2$。第8次后改为每3个月1次，维持1～3年。同时将泼尼松减量至每日0.5mg/kg。另一CTX冲击治疗方案为每次8～12mg/kg，每日1次，连用2日1疗程，总量<1g/疗程，至少间隔2周用1疗程，连用6疗程后改为3个月1疗程，维持2年；也有每月1疗程，连用6个月后停药的半年方案以及每月1次连用6个月，再3个月1次维持2年的长疗程治疗方案。多数学者认为在CTX静脉冲击治疗的同时应强调采用大量输入平衡液体，即水化疗法，以求更加安全。

SLE的药物治疗的过程中，要注意以下几点：

（1）急性肾衰竭：当肌酐清除率（Ccr）<20mL/min时，可在甲泼尼龙冲击获得缓解后，再进行CTX冲击。冲击时应充分水化（每日入水量>2 000mL/m$^2$）。

（2）近2周内有过严重感染，或WBC<4×10$^9$/L，或对CTX过敏，或2周内用过其他细胞免疫抑制剂，重症肾病综合征表现，血清白蛋白<2g/L时，应慎用CTX。由于儿童SLE的发病高峰在11～15岁，因此，治疗时应该考虑青春期发育的问题。目前，在狼疮肾炎，应用CTX冲击治疗尿蛋白消失后可用硫唑嘌呤维持，剂量为每日1～2.5mg/kg。

（3）氨甲蝶呤（MTX）与硫唑嘌呤可分别与激素联合应用，MTX的剂量为0.005～0.01/m$^2$，每周1次顿服，对控制SLE的活动及减少激素应用量有较好的作用，但不适合于重症狼疮肾炎和中枢神经系统狼疮的治疗。

（4）环孢霉素A（CsA）：由于该药有肾毒性并使血管收缩可致高血压，故在儿童SLE尚未广泛应用。

4. 对症治疗　关节症状应用非甾体抗炎药，皮肤症状并发使用羟氯喹。

5. 其他　重症可用IVIG、血浆置换术以及DNA免疫吸附等。近年来有使用$CD_{20}$单克隆抗体等生物制剂，以及应用$CD_{34}^+$细胞移植治疗重症SLE的报道。

## 七、预后

儿童SLE的预后与疾病的活动程度（多用SLE－DAI计分评估）、肾脏损害的类型和进展情况、临床血管炎的表现以及多系统受累的情况有关。弥漫增殖性狼疮肾炎（Ⅳ型）和持续中枢神经系统病变预后最差。该病死亡原因常见为感染、肾衰竭、中枢神经系统病变和脑血管意外、肺出血、肺动脉高压及心肌梗死等。

# 第八节　幼年特发性关节炎

幼年特发性关节炎（Juvenile idiopathic arthritis，JIA）是一组不明原因，以慢性关节滑膜炎为主要特征，伴有机体各组织、器官不同程度损害的慢性、全身性疾病。JIA应归类于自身免疫性损伤为特征的“现代风湿性疾病”。

英国儿科医师 Ceorge Frederick Still 早在 1897 年就描述了儿童慢性关节炎的病例，他发现儿童关节炎除关节之外常伴有其他系统的临床表现，并首先想到儿童慢性关节炎是不同于成人类风湿关节炎的疾病。国际风湿病学会联盟（ILAR）儿科常委专家组于 2001 年 8 月在加拿大埃德蒙顿讨论决定：为了便于国际间协作观察研究，将 16 岁以下，不明原因、持续 6 周以上的关节肿胀、疼痛病症统一命名为 JIA，并以此取代美国风湿病学会“幼年类风湿关节炎”（JRA）和欧洲风湿病学会“幼年慢性关节炎”（JCR）这两个传统病名。

JIA 的病因与发病机制虽至今不明，但数年研究成果不断强化了学界普遍认识：JIA 属一类与遗传特质、免疫紊乱以及环境因素高度关联的异质性疾病。

JIA 的基础研究与临床研究相对滞后，国内至今没有一篇有关 JIA 的多中心、大样本、临床随机对照研究（RCT）学术报告，也罕见以国内资料为基础的 Meta 分析，流行病学资料更为匮乏。国外一些单位中心 RCT 资料中也常存在病例数少，观察时间较短等缺陷。

本章以中华儿科学会免疫学组《幼年特发性关节炎诊治建议》（2010 年初稿）为基础，归纳、总结以及介绍国内外 JIA 学术研究成果，并同时提出相应诊疗指引。

## 一、病因与发病机制

### （一）感染

报告约 35% JIA 患者关节液细胞中能分离出风疹病毒，部分全身型 JIA 患者有柯萨奇病毒或腺病毒感染的证据。研究者还发现相当多的 JIA 患儿有微小病毒 B19 感染的线索。Hoffman 等人虽证实了 JIA 患者有支原体感染证据，但未能证实关节液中有支原体 DNA 存在，因此认为支原体感染并非关节炎发生的直接原因。有人认为感染后某些抗体升高是感染后损伤的依据，感染仅是触发异常免疫反应的因素。有很多观察发现活动性关节炎与沙眼衣原体、耶尔森菌、沙门菌属、痢疾杆菌以及空肠弯曲菌感染诱发有关。有资料显示活动性关节炎患者血中或关节滑膜液中有被病菌激活的 T 细胞。

### （二）遗传因素

有很多资料证实主要组织相容性复合基因（MHC）特性决定了个体在一定条件下是否发生异常免疫反应及发生何种类型、何种程度的免疫损伤。因此，人们特别感兴趣是否有特异性 MHC 位点决定是否发生自身免疫性疾病。单卵双胎及同胞兄妹共患 JIA 的病例提示遗传基因可能发挥易患 JIA 的重要作用。但遗传研究并未取得单一基因型与 JIA 发病对应关系的结果。

### （三）免疫学因素

JIA 患者整体与局部的免疫反应异常已有很多研究证明。在 JIA 病程中不同时期可以测出不同的优势 T 细胞克隆以及调节性 $CD4^+CD25^+$ 阳性 T 细胞增殖异常。T 细胞与巨噬细胞被过度激活将产生大量的细胞因子，如白细胞介素（IL－1、6、8）、肿瘤坏死因子（TNF）以及粒－单细胞集落刺激因子（GM－CSF）等。IL－1 可诱导滑膜成纤维细胞及关节软骨细胞合成前列腺素 $E_2$ 及各种蛋白酶，介导关节组织损伤。实验发现 IL－6 及 IL－8 浓度与类风湿关节炎活动呈正相关，IL－1 和 TNF 还可激发其他细胞因子的合成与分泌，并形成炎症因子的瀑布效应。自身抗体可能在部分 JIA 发病中发挥作用，并发慢性虹膜状体炎 JIA 患者 80% 可以测出 ANA，多关节型和少关节型患者也有 ANA 阳性结果，只有全身型患者极少 ANA 阳性。

综上所述，JIA 的发病机制可能为，具备一定遗传特质的个体在受到各种感染性微生物攻击时，异常激活了自身免疫细胞，通过直接作用或分泌细胞因子或自身抗体产生自身免疫损害或组织变性。某些细菌及病毒的一种特殊抗原成分作为超抗原，其结构与人类 MHC－Ⅱ抗原具有同源性，不需抗原提呈细胞加工处理即可直接与具有特殊可变区 β 链（Vβ）结构的 T 细胞受体（TCR）结合而激活 T 细胞。VβT 细胞在超抗原刺激下被过度活化，从而激发免疫细胞或细胞因子（如 TNF）引起的免疫损伤。

## 二、病理

JIA 病变组织的典型改变是滑膜组织以淋巴细胞及浆细胞浸润为特征的慢性炎症，JIA 各型之间以及与成人类风湿关节炎病理改变进行比较并未见显著差别。提示虽然诱因、病因及发病机制的异质性，但病理损害结果是殊途同归。早期病变为关节周围非特异性水肿、充血，纤维蛋白渗出，淋巴细胞和浆细胞浸润。反复发作后滑膜组织增厚呈绒毛状向关节腔突起，附着于软骨上并向软骨延伸形成血管翳，从而破坏关节软骨。中性粒细胞的蛋白酶类也在病变中发挥了溶解蛋白的作用。病变过程中淋巴样细胞在滑膜中聚集，局部大量聚集的活化 T 细胞，使炎性细胞因子大量增加（TNF 等）。反复、连续的炎症侵蚀关节软骨，致关节面粘连融合，并被纤维性或骨性结缔组织所代替，导致关节僵直、变形。受累关节周围可以发生肌腱炎、肌炎、骨质疏松及骨膜炎。病变组织中淋巴结呈非特异性滤泡增生和分泌免疫球蛋白及类风湿因子的浆细胞增多。胸膜、心包膜及腹膜可见纤维性浆膜炎。皮疹部位毛细血管有炎症细胞浸润，眼部病变可见虹膜睫状体的肉芽肿样浸润。

## 三、诊断标准与分型

JIA 诊断虽不复杂，但确诊耗时长（6 周～6 个月），确诊前要做大量的鉴别诊断工作。ILAR 有关 JIA 诊断定义与美国 JRA 相比 JIA 将少关节型分为持续型和扩展型，增加了银屑病性关节炎，与附着点炎症相关关节炎和未分类关节炎等亚型；与 JCA 相比将少关节型分为持续型和扩展型，去掉强直性脊柱炎，增加了与附着点炎症相关关节炎和未分类关节炎等亚型。

通过近年各国医师临床实践，现全世界普遍采用 2001 年加拿大埃德蒙顿 ILAR 三次会议讨论制定的 JIA 诊断标准，引用如下：

ILAR 加拿大埃德蒙顿 2001 年幼年特发性关节炎（Juvenile idiopathic arthritides，JIA）诊断标准。

### （一）总定义

幼年特发性关节炎（Juvenile idiopathic arthritides，JIA）是指 16 岁以下儿童的持续 6 周以上的不明原因关节肿胀，除外其他疾病称为幼年特发性关节炎。

### （二）除外标准

以上总定义适用于所有类型的 JIA。但每一型需要除外的原则如下：

a. 银屑病或一级亲属患银屑病。

b. 男孩 6 岁以上发病的关节炎，HLA－B27 阳性。

c. 强直性脊柱炎，肌腱附着点炎症，炎症性肠病性关节炎，Reiter 综合征，急性前葡萄膜炎，或一级亲属患以上任意一种疾病。

d. 类风湿因子 IgM 间隔 3 个月以上 2 次阳性。

e. 患者有全身型 JIA 表现。

这些除外原则在下面具体条文中都会提到，并且将来有可能进行修改。

### （三）分型

1. 全身型幼年特发性关节炎（systemic JIA）　一个或一个以上的关节炎，同时或之前发热至少 2 周以上，其中连续每天弛张发热时间至少 3 天以上，伴随以下一项或更多症状：

（1）短暂的、非固定的红斑样皮疹；

（2）全身淋巴结肿大；

（3）肝脾肿大；

（4）浆膜炎。

应除外下列情况：a，b，c，d。

2. 少关节型幼年特发性关节炎（JIA）　发病最初 6 个月 1～4 个关节受累，有两个亚型。

（1）持续性少关节型 JIA，整个疾病过程中关节受累数≤4 个；

（2）扩展性关节型 JIA，病程 6 个月后关节受累数≥5 个。

应除外下列情况：a，b，c，d，e。

3.（类风湿因子阴性）多关节型幼年特发性关节炎（JIA）　发病最初的 6 个月，5 个以上关节受累，类风湿因子阴性。

应除外下列情况：a，b，c，d，e。

4.（类风湿因子阳性）多关节型幼年特发性关节炎（JIA）　发病最初 6 个月 5 个以上关节受累，并且在最初 6 个月中伴最少间隔 3 个月以上且 2 次以上的类风湿因子阳性。

应除外下列情况：a，b，c，e。

5. 银屑病性幼年特发性关节炎（JIA）　1 个或更多的关节炎并发银屑病，或关节炎并发以下最少任何 2 项：

（1）指（趾）炎；

（2）指甲凹陷或指甲脱离；

（3）家族史中一级亲属有银屑病。

应除外下列情况 b，c，d，e。

6. 与附着点炎症相关的幼年特发性关节炎（ERA）　关节炎并发附着点炎症，或关节炎或附着点炎症，伴有下列情况中至少 2 项：

（1）有骶髂关节压痛和或炎症性腰骶部疼痛目前表现或病史；

（2）HLA－B27 阳性；

（3）6 岁以上发病的男性患儿；

（4）急性或症状性前葡萄膜炎；

（5）家族史中一级亲属有强直性脊柱炎，与附着点炎症相关的关节炎，炎症肠病性关节炎，Reiter 综合征，急性前葡萄膜炎。

应除外下列情况 a，d，e。

7. 未分类的幼年特发性关节炎　不符合上述任何一项或符合上述两项以上类别的关节炎。

诠释：诠释用于对临床工作更好的应用。这包括年龄，关节炎的描述（大关节、小关节、对称、上肢或下肢为著以及受累关节），疾病的过程（关节的数目），ANA 阳性，急性或慢性葡萄膜炎，HLA 基因的相关性。ANA 作为一条诊断标准受到广泛关注，但是现在没有足够证据支持它。诠释不仅仅是 JIA 诊断标准的一部分，在将来其中一些新数据会改写诊断。

## 四、临床表现

### （一）全身型幼年特发性关节炎

约 20% JIA 患者表现此型，突出的关节外症状是本型特征。全身症状包括弛张热、皮疹、肝脾淋巴结肿大、心包炎、胸膜炎、腹痛、白细胞增多及贫血，偶尔还发生弥散性血管内凝血。发热是本型突出症状，每日 1～2 次体温升高，达 39～40℃，每天体温可降至正常或接近正常，发烧时呈重病容，热退后玩耍如常，病情呈戏剧性变化。发热可续数周，甚至数月。皮疹为另一特征，一般在高热时出现，热退后消失，常于夜间明显，次晨消退，不留痕迹。皮疹多呈淡红色斑点或环形红斑，见于身体任何部位包括手脚心。偶有瘙痒，可见抓痕。多数患者有轻微心包炎和胸膜炎。偶见大量心包积液，需要减压治疗。肝、脾、淋巴结肿大可很明显，类似恶性疾病。个别患儿除了发热、皮疹外无明显关节症状，此时只能疑诊本病，需要做大量鉴别诊断工作。全身症状可能复发，其间隔时间难以预测，但到青春期后再发者就较为罕见。本型致死者极少，预后取决于关节炎严重程度。

### （二）多关节型 JIA

近 35%～40% JIA 患儿在病初 6 个月内病变累及多个关节（≥5 个），即多关节型 JIA。几乎所有的关节均可受累，手足掌小关节、颈椎及髋关节受累也不少见。关节症状多表现为肿胀、疼痛、发热、触痛及活动障碍。指趾关节受累者，呈现典型梭形肿胀；累及颞颌关节表现为张口困难，幼儿可诉耳痛。病程长者，可影响局部发育出现小颌畸形；累及喉杓（环状软骨及杓状软骨）可致声哑、喉喘鸣和饮食困难。部分患儿晨起关节活动障碍，但病变关节可不发红，即晨僵。关节腔内大量渗出以及骨膜炎症使关节症状非常突出。本型关节外表现轻微，疾病活动期可有低烧、全身不适、激惹、生长滞缓、轻度贫血及很少见的类风湿结节。本型预后与关节炎严重度、持续时间及关节破坏程度有关。活动性关节炎可持续数月、数年，也可在几乎完全缓解后再发。偶见个别幼儿颌关节炎后导致口腔活动障碍，面部不对称而需要外科手术纠正。本型分 RF 阴性和 RF 阳性两亚型，RF 阴性多关节型 JIA 见于任何年龄，RF 阳性型多关节炎多见于年长女孩，前者预后好于后者，RF 阳性型多关节炎易见虹膜睫状体炎和其他并发症。

### （三）少关节型 JIA

约 40% JIA 患儿在病初 6 个月内受累关节仅限于一个或很少几个（≤4 个），即少关节型 JIA。少关节型 JIA 患者通常发生大关节病变，呈不对称分布。就关节炎表现而言少关节型与多关节型并无差别，组织学改变均以滑膜炎症为基础。临床上少关节型可进一步分为二型：一型为持续少关节型，病程中受累关节始终≤4 个，二型为扩展型，病程 6 个月之后受累关节数超过 4 个。少关节型中年长男孩，以下肢大关节受累者要注意与幼年强直性脊柱炎、炎症性肠病和瑞特病等鉴别，注意检测 HLA - B27。少关节型 JIA 中年长女性、ANA 及 RF 阳性者要注意并发慢性虹膜睫状体炎，虹膜炎常隐匿起病，早期只有用裂隙灯检查才能诊断。病变可以累及单侧或双侧眼睛，若未及时控制病情将发生前房疤痕、继发性青光眼及白内障，导致严重视力障碍或失明。因此，应强调定期眼科随访。偶尔也见全身型与 RF 阳性多关节炎患者发生虹膜睫状体炎。

少关节型 JIA 病程差异较大，在几年的病程中关节症状时轻、时重，最终的结果也多种多样。少关节病变若不属于强直性脊柱炎、Reiter 病和炎症性肠病的早期表现，则很少伴有其他全身症状。

## 五、其他重要特征

除关节炎、发热及皮疹等基本临床症状外，JIA 应注意以下临床特征：

### （一）JIA 与成人类风湿性关节炎（RA）的差异

除类风湿因子（RF）阳性多关节炎型 JIA 与成人 RA 相似临床特征外，大部分 JIA 患儿临床表现与成人 RA 不符。晨僵在 JIA 患儿中虽常见，但并非诊断 JIA 的标准。多关节型 JIA 关节受累没有部位限制，任何关节，甚至颞颌关节，关节炎也无需对称。JIA 少关节型是唯一无成人相对应亚型。JIA 少关节型多侵犯下肢大关节，膝关节最常受累。约 1/3 患儿表现为对称性关节受累。

### （二）JIA 少关节型扩展

205 例少关节型 JIA 确诊 4.9 年后，40% 患儿受累关节超过 4 个，18% 超过 10 个。

### （三）关节外症状

JIA 关节外常见如发热、皮疹及肝脾淋巴结肿大等多系统症状，注意少数患者出现心脏、肝脏、肾脏及中枢神经系统损害的临床症状。

## 六、实验室诊断与检查

实验研究证明 JIA 患儿存在明显免疫功能紊乱。遗憾的是，众多实验研究结论得不到有效重复和多中心 RCT 的证实。这除了证明 JIA 异质性特征外，同时表明至今没有发现公认一致的 JIA 免疫发病确切机制。但某些免疫学指标检测可以帮助判断疾病活动性、鉴别诊断以及部分自身免疫性疾病的定性及分型。

### （一）免疫实验室检测

1. 类风湿因子（RF）　RF 系抗自身免疫球蛋白抗体，与成人型类风湿关节炎发病机制有密切关系，成人 IgM 型 RF 阳性检出率可达 80%。而在 JIA 总体阳性率不足 15%，主要出现在多关节型 JIA 之中，RF 阴性并不能除外诊断 JIA。

2. 隐匿性 IgM 型类风湿因子（HIgM－RF） 有发现 HIgM－RF 在 JIA 中有较高的检出率(71.4%)，其中多关节型阳性率为 80.0%，少关节型阳性率为 71.4%，全身型阳性率为 58.8%。各型患儿活动期 HIgM－RF 均值高于缓解期，并与病情活动性有关。遗憾的是此结果没有得到重复实验证实，也无多中心、大样本对照研究的相同结论。

3. 抗核抗体（ANA） ANA 检测不能确定或排除 JIA 诊断。256 例 JIA 患儿检测 ANA 阳性结果分析与发病年龄偏小、不对称性关节炎及虹膜睫状体炎的发生有关。

4. 抗环瓜氨酸抗体（ACCP） 研究表明 109 名 JIA 患儿中只有 2 名 ACCP 为阳性，发生率不足 2%，远低于成年（63%）。因此，ACCP 难以作为 JIA 诊断的筛选手段。也有人发现 13% 的多关节型 JRA 和 2% 的其他类型 JRA 血清中 ACCP 抗体为阳性，健康对照仅 0.6% 阳性，其中 RF 阳性多关节型 JIA 患儿中 57% ACCP 抗体为阳性。HLA－DR4 阳性多关节型患儿 ACCP 抗体阳性率高于 HLA－DR4 阴性的患儿。

5. 抗核周因子抗体（APF） NesherG 检测 64 名 JIA 患儿（28 名多关节型，26 名少关节型，10 名全身型)，结果多关节型中 APF10 名阳性，少关节型中 5 名阳性，全身型中 1 名阳性。因此建议将 APF 作为 JIA 诊断指标。

6. 中性粒细胞胞浆抗体（ANCA） Muderl 等人（1997 年）报告 JRA 患者血清中抗中性粒细胞胞浆抗体（ANCA）检测阳性率达 35%，其中多关节炎型 44% 阳性，少关节炎型 36% 阳性，全身发病型仅 16% 阳性。

7. 抗 Sa 抗体 在 RA 中阳性率为 31.9%，在 SLE 为 4.3%，干燥综合征为 3%，在多发性心肌炎及皮肌炎中阳性率为 0，抗 Sa 抗体对 RA 诊断特异性为 98.6%。研究发现抗 Sa 抗体与 RF、RA3、SSA、SSB、RNP、Sm、Jo－1 及 SCl－70 等多种自身抗体无交叉反应性，Sa 抗体对 JIA 的诊断价值罕见报告。

### （二）非免疫学实验室检查

JIA 患儿多有血沉加快（少关节型患者的血沉结果可以正常)，外周血白细胞计数增多，C 反应蛋白升高，轻度贫血等，这对 JIA 诊断无特异性，可在随访中提示 JIA 活动性。若原本升高的白细胞、粒细胞及血小板突然下降即提示并发巨噬细胞活化综合征（MAS）可能。

### （三）影像学检查

1. X 线检查 JIA 早期（病程 1 年左右）X 线仅显示软组织肿胀，关节周围骨质疏松，关节滑膜炎，关节附近呈现骨膜炎。晚期才能见到关节面软骨破坏、关节腔变窄、畸形、骨囊性变及骨质破坏等。其中，膝、手、踝及足关节最易受累。

2. 磁共振成像（MRI） MRI 能够全面评估关节的病变，包括滑膜、关节积液、软骨、骨、韧带、肌腱及腱鞘等改变，有望成为早期 JIA 诊断的敏感检测手段。30 例 JIA 早期患儿（症状≤1 年）均发现膝关节平均滑液厚度及髌上关节液体溢出量增加，37% 半月板增生不全（11/30)，27% 骨骺骨髓异常(8/30)，3 个膝关节有软骨轮廓不规则、裂隙及变薄，1 个关节腔有狭窄，无关节发生畸形。

3. 超声学检查 超声技术能够安全、准确地显示关节渗出液、滑膜增厚、软骨浸润和变薄而辅助诊断 JIA。JIA 活动期膝关节明显积液，滑膜明显增厚。

### （四）骨密度检测

JIA 患儿疾病初期和整个病程中均存在骨质丢失及骨密度降低，日后发生骨质疏松的风险显著增加。早期监测有利于 JIA 的诊断和早期干预。65 名 JRA 患儿随访至成年发现有 43% 发生腰椎骨密度下降，53% 发生髋部骨密度下降。钙剂与维生素 D 可纠正全身骨密度降低。

### （五）关节液分析

关节液分析不能确诊 JIA，但可以鉴别化脓性关节炎和结晶性关节炎（痛风在儿童少见)，化脓性关节炎液外观呈混浊的绿、黄色，有大量的白细胞，以多形核细胞为主。

### （六）滑膜组织活检

滑膜活检可除外慢性化脓性、结核性关节炎及其他少见病如类肉瘤病及滑膜肿瘤等疾病。

## 七、药物治疗

### （一）非甾体抗炎药（NSAIDs）

目前公认 NSAIDs 不能延缓或防止关节损害，但能减轻炎症、疼痛及肿胀等症状。各种 NSAIDs 间有效性无显著差异，选择主要根据用药频率、药物剂型、不良反应及价格进行相应考虑。由于阿司匹林用药次数频繁（每天 3 次），要监测血水杨酸水平，易致肝损害或疑并发瑞氏综合征而不被推荐使用。各种 NSAIDs 药理机制及不良反应基本相似，因此不能两种 NSAIDs 联合使用。NSAIDs 在数天内就能逐步缓解症状，大多数对 NSAIDs 有效的患者在头 3 个月显示明显的症状改善。对初始 NSAIDs 治疗 3 周内无效的患者应改其他 NSAIDs 药物，目前还无法预测个体对某种 NSAIDs 是否有效。

国外以往采用萘普生［10～15mg/（kg·d）分 2 次服用］和甲苯吡咯酸［tolmetin，20～30mg/（kg·d）分 3～4 次服用］的报告较多，近年已开始应用有真正意义的选择性抑制环氧化酶 2（COX－2）的新药，因不抑制 COX－1，胃肠道不良反应明显减少，这类药物将来有可能取代其他药物。

以下是几种常用 NSAIDs 的临床循证医学证据评价：

1. 布洛芬　92 例 JIA（所有类型）使用布洛芬 30～40mg/（kg·d）或阿司匹林 60～80mg/（kg·d）12 周，结果证明两组疗效相似，阿司匹林的不良反应更大。84 例患儿应用布洛芬的不同剂量［30、40 及 50mg/（kg·d）］比较观察 24 周。三种剂量疗效相似。

2. 美洛昔康与萘普生　萘普生为非选择性 COX 抑制剂，其疗效及不良反应与布洛芬相近。美洛昔康系 COX－2 抑制剂。一组 2～16 岁，225 例少关节型和多关节型病例入选的多中心、随机、双盲，美洛昔康与萘普生对照临床研究结果为：分 3 个月和 12 个月两个观察时点；美洛昔康两种剂量：0.125mg/（kg·d）和 0.25mg/（kg·d），每天 1 次。萘普生 10mg/（kg·d），每天 2 次。182（81%）患者完成 12 个月的治疗。根据 ACR 儿科 30（美国风湿病学会儿科疗效评分）标准判断。结果为（3～12 个月）：美洛昔康 0.125mg/（kg·d）组为 63%～77%，而美洛昔康 0.25mg/（kg·d）组为 58%～76%，萘普生组为 64%～74%。三组间疗效、不良反应及异常实验室指标无显著差异。

3. 罗非昔布　国外研究表明罗非昔布与萘普生两组临床疗效相似，且均有良好耐受。

4. 塞来昔布　242 例 2～16 岁少关节和多关节型 JIA 多中心研究结果：塞来昔布 3mg/kg，bid；或 6mg/kg，bid；萘普生 7.5mg/kg，bid。观察 12 周。结果 2 组剂量的塞来昔布至少与萘普生组疗效相当，ACR 儿科 30 评分分别为 68.8%、80.5% 和 67.5%。其中 6mg/kg，bid 组疗效略佳。3 组副反应无明显著差别。

5. 双氯芬酸（扶他林）　100 例 JIA 患儿分 3 组，分别服用双氯芬酸、paduden（成分布洛芬）和阿司匹林，随访临床和实验室改变。结果 12 周时，3 组疗效佳的百分比分别为 64%、59% 和 53%，疗效相当。前 2 组不良反应比阿司匹林组少且轻。

### （二）改变病情抗风湿药（DMARDs）

NSAIDs 不能延缓或阻止病情发展，临床常需联合 DMARDs 以稳定病情和减少远期致残率。EULAR2009 年会上根据循证医学证据制定了 14 项类风湿关节炎治疗指南，其中大部分涉及 DMARDS（含生物和非生物制剂）的临床应用循证医学证据。尽管为成人类风湿关节炎（RA）指南，对儿童亦有较好的指导作用，该指南第一项提出即一经诊断 RA 即可早期使用 DMARDs 治疗。

1. 氨甲蝶呤（MTX）　MTX 用于 RA 的治疗已有多年历史，因疗效肯定、安全可靠和价格低廉而成为治疗 RA 的基石，以 MTX 为基础的 DMARDs 联合用药是公认的 RA 基本治疗方案，即使在生物制剂诞生的今天也未能削弱 MTX 在 RA 治疗中的地位。EULAR 指南上指出对活跃期成人 RA 患者治疗应首选氨甲蝶呤（MTX）。有力证据表明，观察期 6 个月，每周服用中剂量（10～15mg/$m^2$）是长期有效和安全的方案，比小剂量（5mg/$m^2$）和安慰剂疗效好。“ACR 儿科 30”三组疗效评价为 63%、32% 及

36%。美国一项研究发现 JIA 患者大剂量服用 MTX >0.5mg/（kg·w）并不能增加疗效，潜在肝毒性和细胞毒作用反而增加。未同时接受 NSAIDs 而用大剂量 MTX 治疗者的活动性关节数反多于接受小剂量者（P=0.036）。

食物可以降低 MTX 的生物利用度，空腹应用好，剂量较大（>12mg/m$^2$）宜采用肠道外给药，隔日给予叶酸（25%～50% MTX 量）减少呕心、口腔溃疡及肝酶异常，且不降低 MTX 的疗效。用药期间应定期查肝肾功能及血细胞检查。

EULAR2009 年治疗推荐 4 指出在 MTX 禁忌或不耐受时，替代药物应首选柳氮磺胺吡啶（SSZ）及来氟米特。

2. 柳氮磺胺吡啶（SSZ）　有观察证明 SSZ 治疗少关节型 JIA 及强直性脊柱关节病有效，但见效时间长。该药可长期服用，且不良反应不明显。个别人会出现轻度胃肠道反应、白细胞减少及皮疹等，少数人因出现严重腹泻而需停药。严重不良反应主要发生在全身发病型 JIA 患者，其机制不清。

与安慰剂对照研究表明，以 SSZ50mg/（kg·d）治疗少关节炎型与多关节炎型 JIA 安全、有效，但约有 1/3 患儿不能耐受。初用剂量应每天 10mg/kg 开始，每隔 1 周增加剂量 10mg/kg，有效剂量一般为 30～50mg/（kg·d），约 4 周见效，无不良反应者可用 3 个月或更长时间。

历时 24 周儿童 JIA RCT 研究证实 ssz 对多关节炎及少关节炎型 JIA 有效，明显减少其他 DMARDs 药物的应用，并维持长期的疗效。大样本报道（550 例应用 SSZ）与安慰剂组相比可见显效，不良反应包括胃肠道反应、白细胞降低、肝损害、骨髓抑制以及可逆性男性不育等。有人认为该药不宜在全身型 JIA 中使用。

3. 来氟米特　对来氟米特敏感的患儿多数在 2 年内维持疗效。国外报告来氟米特与 MTX 相比，治疗 16 周后应用 ACR 儿科 30 评价结果分别为 89% 和 68%，疗效、不良反应与 MTX 相比均无明显差别。但来氟米特国内药物说明书提及“儿童安全性不明”问题应予告知。

4. 其他 DMARDs　一些临床对照研究显示羟氯喹、金制剂及青霉胺，在治疗 JIA 时并无显著效果。羟氯喹常用于疾病的早期和轻微活动类风湿关节炎，常与其他 DMARDs 药物联合应用，成人应用报告多。总体而言，此类药物缺乏儿科领域深入研究及系统评价。

### （三）免疫抑制剂

有人把部分免疫制剂也归类为 DMARDs，这里作另类介绍：

1. 环胞素 A（CSA）　EULAR 2009 年治疗推荐 10 指出，严重难治成人 RA 患者或对生物制剂及前述传统 DMARD 有禁忌者，可联合或单用下述药物：硫唑嘌呤、环孢素及环磷酰胺。目前关于 CSA 在 JIA 多关节炎及少关节炎中的应用报告主要针对 MTX 耐药病例，认为有效，但缺少对照研究。CSA 可用于全身型 JIA，尤其是并发巨噬细胞活化综合征患儿。

2. 环磷酰胺（CTX）　CTX 不常用在 JIA 关节型的治疗，偶有治疗难治性全身型 JIA 的报告。成人资料显示 CTX 治疗难治性 RA 有较好疗效，但缺少对照研究。

### （四）糖皮质激素

EULAR 2009 指南推荐 6 指出，在初始治疗中糖皮质激素可短期与 DMARDs 联合，有益于诱导缓解。糖皮质激素治疗 RA 价值有争议，成人 RA 的“强化治疗”理念认为“应依据病情活动度制订个体化的早期联合治疗方案，此后密切随访，根据疗效及时调整用药，使患者的病情活动度能在最快时间内达临床缓解，防止关节破坏及关节外损伤”。早期短期应用激素能有效控制关节炎症、抑制自身免疫反应，具有非甾类抗炎药或 DMARDs 无法比拟的及时效应，特别是在关节外症状突出时。因此，近年国外不少研究均把糖皮质激素作为早期 RA 强化治疗的药物之一。但激素使用应慎重，尽可能选用小剂量和短疗程，注意补充钙剂和维生素 D 以防止骨质疏松。对病情严重或并发有关节外表现者，以较大剂量激素（如泼尼松 40～60mg/d）快速诱导炎症缓解，6 周内减到 7.5mg/d 以下，这可带来良好的益处/风险比。

### （五）生物制剂

生物制剂已成为治疗 RA 的新里程碑，无论是缓解炎症还是阻滞骨侵蚀方面均有突出的表现，许多国家已将生物制剂列入 RA 的治疗指南中。目前，美国批准用于 RA 的生物制剂共有 5 种，包括 3 种抗 TNF－α 抗体：依那西普、英夫利昔单抗和阿达木单抗、一种作用于 T 细胞的阿巴昔普（CTLA－Ig 融合蛋白）及一种作用于 B 细胞的利妥昔单抗，其中，TNF－α 抑制剂研究最为深入。依那西普已批准应用于 2 岁以上儿童 JIA。

EULAR《2009 风湿病指南推荐》7、8 中将生物制剂临床适应证归纳如下：

初始 DMARD 治疗未达控制目标，且有预后不良因素（RF/CCP 抗体阳性，早期骨糜烂，病情快速进展，病情高度活动）的患者可考虑加用一种生物制剂（无预后不良因素者可考虑换另一种 DMARD 并加用 MTX）；

患者对 MTX 联合其他合成 DMARD 治疗反应不理想，可考虑使用生物制剂；

TNF－α 抑制剂治疗失败者，应换另一种 TNF－α 抑制剂或阿巴西普及利妥昔等。

临床研究显示，在缓解症状和体征方面，TNF－α 抑制剂与 MTX 相似，而改善放射学进展方面，TNF－α 抑制剂更胜一筹，而二者联合治疗早期 RA 疗效优于各自单药治疗，对 MTX 反应欠佳的患者早期加用 TNF－α 抑制剂疗效较晚期用更好。

1. 依那西普　依那西普是一种重组的人可溶性肿瘤坏死因子受体融合蛋白，能可逆性地与 TNF－α 结合，竞争性抑制 TNF－α 与 TNF 受体位点的结合。69 例对 MTX 治疗不能耐受或对 MTX 治疗反应差的 JIA 患者，给予依那西普（0.4mg/kg）每周 2 次皮下注射 3 个月后 51 例（74%）患者达到“ACR 儿科 30”改善标准。在第二阶段对这 51 例患者进行了随机双盲对照研究（RCT），治疗 4 个月后，接受安慰剂治疗的 26 例患者中，21 例复发，而接受依那西普治疗的 25 例患者中，仅有 7 例复发，复发率分别为 28% 比 81%（P＝0.003）。治疗组复发间隔时间＞116 天，对照组为 28 天。复发后继续给予依那西普治疗与初始治疗时的疗效相当。

有报道称，对 MTX 治疗反应差的 4 岁以下 JIA 患者对依那西普治疗有效。且有良好安全耐受性。42 例患者完成 4 年，26 例完成了 8 年的观察治疗。安全性结果显示：16 例（23%）发生了 39 例次不良反应，总的不良反应发生率为 0.12/病年，且并没有随着治疗时间的延长而增加。感染发生率保持在较低水平，为 0.03/病年。仅 1 例患者在给予依那西普治疗 5 年后出现了严重感染。无患者发生结核、机会感染、恶性肿瘤、淋巴瘤、狼疮、脱髓鞘病变或死亡。完成 8 年治疗的患者均达到 ACR 儿科 70 改善。

依那西普与氨甲蝶呤（MTX）联合应用治疗难治性 JIA 观察 12 个月，联合 MTX 组 57% 有效，单用依那西普组为 48%，24 个月时为 67% vs42%（P＜0.05）。完全缓解率（24 个月终点观察）为 29% vs14%（P＜0.01）。非全身型 JIA 比全身型 JIA 疗效好，分别为 31% vs12.5%（P＜0.01）。

2. 英夫利昔单抗　英夫利昔单抗是人鼠嵌合的 TNF－α 单克隆抗体，它即可以结合可溶性又可结合膜型 TNF－α。Lahdenne 等报道：24 例常规药物疗效差、持续 1 年以上的活动性多关节炎型 JIA 患者，在原有治疗的基础上，分别接受英夫利昔单抗（14 例）或依那西普（10 例）治疗，其中英夫利昔单抗（3～4mg/kg）于第 0、2、6 周静脉注射，后每 4～8 周静脉注射 1 次；依那西普（0.4mg/kg）每周皮下注射 2 次。评估时点为治疗后的 3、6、12 个月。结果发现：在各评估时点，依那西普治疗组达 ACR 儿科 50 改善的患者比例分别为 9/10、8/9 及 8/9；英夫利昔单抗治疗组达 ACR 儿科 50 改善的患者比例分别为 8/12、10/12 及 7/9；在第 12 个月时，两组达 ACR 儿科 70 改善的患者比例均为 67%。

英夫利昔单抗的不良反应主要为输液反应、皮疹、头痛和过敏反应，高达 38% 的患儿有输液反应，导致 20% 患儿停止使用。大约 26% 输液反应发生在剂量 3mg/kg 时，6～10mg/kg 时发生率反而少，可能源于体内产生英夫利昔单抗抗体少。

3. 阿达木单抗　阿达木单抗是一完全人源化的 TNF－α 单克隆抗体。美国 FDA 批准应用于 4 岁以上儿童。2008 年 Lovell 等报道：阿达木单抗治疗 171 例 4～17 岁活动性多关节炎型 JIA 患者，在第 48 周时，给予 MTX 与阿达木单抗联合治疗患者中，达 ACR 儿科 30、50、70、90 改善的患者比例均高于阿达木单抗联合安慰剂组，且疗效持续到治疗后 104 周。

使用英夫利昔和阿达木单抗后发生急性副反应并不常见且多为轻到中度，极少为严重反应。多数情况下，可以采用糖皮质激素、抗组胺药或减慢滴速等方法处理。

共有 14 例发生与阿达木单抗相关的不良反应。主要为注射局部反应和感染，7 例严重感染，结核、机会感染、并发狼疮、脱髓鞘病变及恶性肿瘤均有报道，没有死亡病例。

### （六）关节腔注射

近年来关节腔糖皮质激素局部注射治疗少关节炎型 JIA 和多关节炎型 JIA 有较多评价，一般认为对少关节型患者关节内局部用药有利于减轻关节炎症状，改善关节功能。

一项 Meta 分析表明关节腔糖皮质激素局部注射对膝关节有效，但对腕关节与安慰剂相比无明显差别。其原因是否与关节活动负重更多有关不得而知。

不同糖皮质激素注射疗效不同。己曲安奈德（TH）与曲安奈德（TA）比较研究发现，治疗 85 例患儿 130 关节，在 6 个月时前者 81.4% 有效，后者 53.3%，到 12 个月时分别为 60% 和 33.3%。该药使用 1 年内不宜超过 3 次，以免并发感染、皮下组织萎缩、色素减退及皮下钙化。

### （七）自体干细胞移植

目前认为自体干细胞移植（ASCT）可作为传统药物和生物制剂治疗失败后的一种选择。

一项临床试验将 22 个难治性 JIA 实施 ASCT 后加强免疫抑制治疗，并随访平均 80 个月。ASCT 后，20 个可评价患者中，8 个达完全临床缓解，7 个部分缓解，5 个复发（一个发生在 ASCT 后 7 年）。随访中，2 个复发的患者重新运用免疫抑制剂死于感染。在 ASCT 后加强免疫抑制治疗使 22 个进展的难治的 JIA 患者中 15 个获得持续的缓解和明显的改善。然而此过程造成的长期、严重的细胞免疫抑制与感染、死亡率升高密切相关。一些患者甚至发生致命 MAS。有报告认为，采取减少 T 细胞深度去除，移植前更好地控制系统疾病，移植后抗病毒预防治疗，减慢激素的减量速度等措施后没有发生 ASCT 相关的死亡。

### （八）理疗

理疗对保持关节活动及肌力强度是极为重要的。应尽早开始为保护关节活动及维持肌肉强度所设计的锻炼。有些简单方法如清晨热浴及中药热浴都可能减轻晨僵及病情。明智地选择锻炼方式或夹板固定等手段有利于防止发生或纠正关节残废。

### （九）外科手术

偶尔需要骨科手术来治疗 JIA，如早期施行的滑膜切除术偶有成功报告，但在儿童病例中治疗价值极有限。对严重关节破坏和残废患者可用关节置换术，尤其是髋和膝关节置换术可以助其恢复正常功能，但手术时机应选在儿童生长发育成熟后才能进行。有些患者理疗无效后可采用肌肉松解术来减轻关节挛缩。

### （十）眼科治疗

要与眼科医师一道联合治疗 JRA 患者虹膜睫状体炎，早期治疗十分重要，对 JIA 患者，尤其是少关节型患者应每季度作一次裂隙灯检查，局部使用皮质激素和阿托品可以有效控制眼部的炎症，无效时也可以采用全身用药或局部注射皮质激素。

## 八、并发症

### （一）感染

感染既是 JIA 的诱因，也是最常见的并发症，尤其是在免疫抑制剂使用之后。

Aslan 在 70 例研究对象中（初发的 JIA26 例，复发 JIA20 例，健康对照 24 例），检查发现在初发 JIA 中，有 10 例（38.46%）伴发感染，其中支原体肺炎 4 例，衣原体肺炎及空肠弯曲菌感染各 1 例；而在复发 JIA 组中，8 例（40%）出现感染，包括沙门菌感染 1 例，EBV、支原体肺炎及空肠弯曲菌感染各 2 例，伯氏螺旋体感染 1 例；正常对照组中仅发现肠道沙门菌及空肠弯曲菌感染各 1 例。并发感染时仅用经典抗风湿治疗可能无反应。

### （二）肿瘤

JIA 并发肿瘤与并发肿瘤的报告都有。

来自德国的报道对 JIA 患者使用生物制剂引发肿瘤的潜在风险提出警示，尤其是淋巴瘤。2001—2009 年间在德国 1 200 名 JIA 使用依那西普患者中报道了有 5 名发生了肿瘤，发生肿瘤前都使用了细胞毒药物（如 MTX、来氟米特、硫唑嘌呤及环孢素 A），有 2 例在使用依那西普后又使用阿达木单抗及英夫利昔单抗。肿瘤发生于依那西普使用后 3 周～6 年内，5 例都同时使用了 MTX，其中 3 例到成人期才发生肿瘤。因此，应预先通知监护人或患者发生肿瘤的风险。

### （三）巨噬细胞活化综合征（MAS）

大多数 MAS 发生于全身型 JIA，但英国作者报道首例 MAS 发生在活动性多关节型 JIA 患者。EBV 感染后导致巨噬细胞活化综合征（MAS）的报告提示 JIA 患者在 EBV 感染后可能存在免疫缺陷；2001 年法国报道 24 例 MAS（男 9 例，女 15 例），其中全身型 JIA18 例，多关节型 2 例，狼疮 2 例，另外 2 例为未定型关节炎。

### （四）淀粉样变治疗

淀粉样变是 JIA 潜在的致死性并发症，欧洲及世界上其他一些国家统计大约有 6% 的 JIA 患者发生淀粉样变，国内极少报告。苯丁酸氮介可用于淀粉样变治疗。

### （五）其他并发症

1. 心脏并发症　218 例 JIA 心脏损害的回顾性分析发现：临床表现为心悸、气促各有 7 例，血乳酸脱氢酶（LDH）升高 99 例（46.9%）；肌酸激酶同工酶 MB（CK－MB）升高 24 例（24.2%）；发现心包炎 12 例（5.05%）；心律失常有 69 例（31.65%）。55 例行 UCG 检查，出现心脏结构、心包或瓣膜病变 26 例（47.3%）。

2. 肺部并发症　荷兰学者证实多关节型和全身型 JIA 患儿可以存在显著呼吸肌肌力损害。JIA 还可见反复胸膜炎、肺结节、间质性肺炎及毛细支气管闭塞等，肺功能检查见肺活量下降和偶有 $CO_2$ 弥散异常和气道阻塞改变。

3. 中枢神经系统并发症　对 213 例 JIA 进行回顾性分析发现其中 10 例出现神经系统表现。年龄 7～14 岁,其中 6 例 RF（＋）多关节型，其余 4 例 RF（－）多关节炎型。这些患儿出现神经系统并发症的病程为 2 个月～7 年。

## 九、病程与预后

国内没有 JIA 致残率长期统计报告，JIA 儿童期死亡率低（0.9%～4.2%），大都能进入成年期。但很多患者（31%～55%）进入成年期后病情仍处于活动状态，需要继续治疗；关节功能残废和虹膜睫状体炎所致的视力障碍为主要严重后果。RF 阴性 JRA80%～90% 患儿预后良好，尽管其中一部分患儿长期处于活动状态，但较少发生关节功能残废。约有半数以上 RF 阳性 JRA 多关节型患者要发生永久性关节破坏和残废。全身型 JRA 患者经长期随访（7～10 年）也有 25% 左右发生严重关节残废，虽然这些患儿 RF 均阴性。

# 第九节　幼年强直性脊柱炎

幼年强直性脊柱炎（Juvenile ankylosing spondylitis，JAS）是典型的脊柱关节病，中青年为发病高峰，但部分病例往往在儿童期以某种潜在的形式发病，因此幼年强直性脊柱炎（JAS）在病初常被误诊为幼年特发性关节炎（JIA）。以下肢大关节炎为主要表现者常误诊为 JIA 少关节型。典型的 JAS 会逐渐表现出腰、臀及骶部疼痛，肌腱附着处炎症，MRI 会较早发现骶髂关节炎。JAS 以年长儿居多，鉴于相当多的 JAS 患者伴有周围关节病变，因而也时常称为脊柱关节病综合征。

JAS 的周围关节病常呈不对称分布，足部关节也可受累，可以表现为一过性或反复发作的形式。骶髂关节炎是JAS的特征性病变，但它可能在周围关节病发生后很长时间才得到证实。国内第五届儿科免疫学术会议提出为了早期诊断JAS，建议将JRA少关节Ⅱ型病例中的年长男孩，伴肌腱附着处炎症，HLA－B27阳性，下肢关节炎为主，早期侵犯髋关节，有强直性脊柱炎家族史的患儿诊断为早期JAS，一旦有骶髂关节炎证据时即可确诊JAS。

## 一、病因和发病机制

JAS有明显的遗传特征，经常发现同一家庭中有数人患病，HLA－B27检出率很高（90%～94%），但除JAS之外，瑞特病、银屑病性关节炎、炎症性肠病、反应性关节炎以及血清阴性肌腱病综合征都与HLA－B27高度相关。普通人群中HLA－B27阳性率仅6%～8%（Khan，Linden等1990），推测JAS与HLA－B27高度关联，具有这种遗传背景的个体对某些环境因素容易发生异常反应而致病。感染可能就是一个重要的关键环境因素。JAS、瑞特病以及反应性关节炎相互间关系密切，可能有共同的感染因素在发病中起关键作用。有人认为克雷伯杆菌、志贺菌与HLA－B27抗原有相似的分子结构，可能是发生AS的重要原因。

## 二、临床表现

JAS病初常为下背部、臂部、腹股沟及髋部等处反复发生疼痛，这些早期症状可能长期受到忽视而误诊，直到更多的特殊症状出现后才引起警觉。如果患儿以下肢大关节起病，表现类似于少关节炎Ⅱ型JRA，应更加重视JAS早期病例的诊断。骶髂关节炎是明确诊断JAS的关键条件。JAS早期可能发现因腰骶关节病变所致腰椎前突消失，限制了脊柱下部前弯（Schober征阳性）。若有肋椎关节病变会使胸部扩张度减小。约一半的JAS病例早期都不能满足诊断标准，且有近一半的患者只有一次发作，约18%的患者有较为漫长的病变过程，多数人能保留完好的关节功能。北京儿童医院观察10例女孩JAS有40%以腰骶部关节起病，60%出现外周关节病变。早期诊断有利于治疗和预后，发现脊柱病变是早期诊断的核心。

5%～10%JAS患儿发生急性虹膜睫状体炎，北京儿童医院观察10例女孩JAS并发虹膜睫状体炎者占30%。成人AS患者长期发作后可能发生主动脉炎或主动脉扩张，JAS主动脉病变发生率低于成年人，偶尔有报告JAS出现主动脉瓣关闭不全。

## 三、实验室检查

JAS无特殊检查项目，活动期可有轻度贫血，血沉加快，RF和ANA均阴性。放射检查对发现骶髂关节炎十分重要，但遗憾的是在初期，甚至几年内拿不到骶髂关节病依据。放射影像改变的特征是骶髂关节面硬化、糜烂或关节间隙增宽，继而发展到关节间隙变窄和僵直。CT和MRI扫描会比普通X光片更早发现骶髂关节炎，MRI能更为敏感地发现慢性炎症。在AS晚期X线还可以发现韧带骨赘形成，关节突融合、形成“竹节样”脊柱。HLA－B27阳性率同样可以高达90%，也有报告称JAS患者HLA阳性率低于成人AS。多数人认为HLA－B27阳性仍是早期鉴别诊断幼年类风湿性关节炎与JAS的重要线索。

## 四、诊断标准

国外通行“纽约诊断标准”，简介如下：

### （一）临床标准

（1）脊柱前弯受限（Schober征阳性）或后伸，侧弯3个活动方向受限；

（2）下腰背部疼痛持续3个月以上，休息不能缓解，活动后反有减轻；

（3）胸部扩张受限，在第四肋间测量胸围，吸气时胸围增加≤2.5cm。

### （二）X线标准

（1）双侧髋关节炎2～4级；

（2）单侧髋关节炎 3 ～4 级。

确诊至少需要 X 线标准中一项加上临床标准中一项。

## 五、治疗与预后

JAS 治疗基本同 JRA，NSAID 可减轻疼痛和防止僵化，理疗可维持良好的体态、肌肉强度和关节功能。有些 JAS 患者对吲哚美辛治疗反应良好。有人报告柳氮磺胺吡啶治疗 JAS 有效，起效时间平均 5 个月，但缺乏严格对照研究。有严重关节炎者需要强化用药，如加用 MTX。糖皮质激素治疗 JAS 疗效不肯定，因 JAS 可在疗程中任何时候自行进入缓解，所以判断药效均要合理对照。近年来肿瘤坏死因子拮抗剂等生物制剂的使用能有效缓解临床和放射学症状，显著改善 JAS 的预后，但价格昂贵，长期使用并发肿瘤及感染的机会可能增加。若能保持良好站、坐、睡姿态（睡木板床），JAS 总体预后是良好的。少部分患者进行性丧失脊柱活动性，一部分人因严重髋关节病变而需行全髋关节置换术。有人用 1 －25 羟化维生素 $D_3$ 治疗 18 例 JAS，发现该药可降低 CD4/CD8 比例，血清 IgG 下降，骨质疏松减轻。

# 第九章

# 感染性疾病

## 第一节　猩红热

猩红热是由具有红疹毒素的 A 组 B 型溶血性链球菌所致的急性呼吸道传染病。本病多发于冬春季节，2 ～ 10 岁为发病高峰。临床以发热、咽峡炎、全身鲜红色皮疹和恢复期成片状脱皮为特征。

### 一、病因

（1）链球菌根据含有的多糖类抗原种类的差异，共可以分 A ～ V 20 个群，其中 A 群溶血性链球菌是引起猩红热的病原的主要类型，又可以根据其表面抗原 M 的不同，进一步分为 90 多种血清型。在血液培养基上能够良好生长，以及合成并产生完全（B 型）溶血。

（2）链球菌的致病性和细细菌的、M 蛋白荚膜、红疹毒素以及相关酶有一联系，细菌黏可以在细菌的 M 蛋白、脂壁酸黏附于组织，荚膜中的 M 蛋白和透明质酸能够起到良好的抗吞噬作用；A 群中不同的链球菌，猩红热起源于红疹毒素的刺激，后者可导致猩红热皮疹和发热。红疹毒素一共有 5 种血清型，在各个类型间不存在交叉免疫。另外，细菌产生的溶血素、链激酶均可以导致该疾病的发生。

（3）一般情况下，链球菌的溶血素水平越高，其抗吞噬能力就越强。同时，重型临床表现多与患儿的半胱氨酸蛋白酶水平低有关。在痰、脓液中，A 群溶血性链球菌能够存活几个星期，一般消毒剂或通过加热（56℃/30 分钟）能够将其进行杀灭。

### 二、临床表现

患者与猩红热或咽峡炎患者有接触史，潜伏期为 2 ～ 12 天，多数为 2 ～ 5 天。起病多急骤，以发热、咽峡炎和皮疹为主要临床表现。

（1）绝大多数患者存在咽峡炎，咽部的最初表现干燥，然后转为疼痛，并在吞咽时可进一步症状加重。另外，患者可并发扁桃体肿大，存在黄白色或灰白色点片状脓性渗出物，可以很容易抹去。

（2）猩红热最重要即为皮疹。通常在皮疹表现出来之前，首先可以看到黏膜内疹，即软腭黏膜表现为充血，在轻度的肿胀条件下，可表现为出血点或小米粒状红疹。

（3）皮疹出现的过程中可以看到舌被白苔，且乳头出现红肿，在白苔之外突出，尤为体现在舌尖、边缘处，也称之为“草莓舌”；大约 3 天后，白苔逐步脱落，舌面光滑以及表现为肉红色，可见浅表出现破裂，乳头隆起，此时称为“杨梅舌”。一些患者的颈、颌下淋巴结出现肿大，指压有疼痛感，多数患儿不表现为化脓性。

### 三、辅助检查

#### （一）血常规

白细胞总数在 $10 \times 10^9$ ～ $20 \times 10^9$ 个/L 或更高，中性粒细胞可达 75%～90%。

### （二）细菌培养

咽拭子培养出 A 组 B 型溶血性链球菌。

### （三）血清学检查

链球菌酶玻片试验可对血清中多种抗体进行测定，且较少有假阳性。80% 以上未治疗，前 3 周患者血清进行抗链球菌溶血素显示为“O”阳性。

## 四、鉴别诊断

与金黄色葡萄球菌感染的鉴别：金黄色葡萄球菌所致咽炎和败血症可引起猩红热样皮疹，但皮疹持续时间短暂，无脱皮，且常有局部或迁延性病灶，细菌培养结果不同。

## 五、治疗

### （一）一般治疗

急性期应卧床休息，保持皮肤清洁，勿抓破皮肤，防止继发感染。年长儿每日用温热淡盐开水洗漱数次。

### （二）抗生素治疗

首选青霉素。轻症每日 80 万～160 万 U，分 2 次肌内注射；重症每日 200 万～400 万 U，分 2 ～ 3 次静脉滴注。青霉素过敏者改用红霉素。疗程 7 ～ 10 天。

### （三）支持疗法

重型患儿可输血浆或全血，能起到中和毒素、增加抵抗力的作用。

## 六、预后

在流行期间，对急性扁桃体炎、猩红热患者应注意加强防范，对患者应进行隔离，尤其避免与其他儿童进行接触。隔离解除的条件是通过咽拭子培养，以 B 型溶血性链球菌连续两次呈现阴性。在幼儿园、托儿所，可采用药物进行机体预防。一般情况下，采用长效青霉素注射，剂量为 120 万 U 1 次，能够有效预防，并对肾小球肾炎、风湿热具有较好的预防效果。但如果口服磺胺、青霉素等药物，一般效果不佳。对于咽部表现为 B 型溶血性链球菌的患儿，可以给予 7 ～ 10 天的青霉素治疗。对于集体儿童，保育人员可以暂时调离工作，可在咽拭子培养阴转后恢复。

# 第二节　幼儿急疹

幼儿急疹（又称婴儿玫瑰疹）是由人类疱疹病毒 6 型、7 型经飞沫传播的发疹、发热型传染病。表现为持续高热 3 ～ 5 日，热退疹出。

## 一、病因

（1）病原是人类疱疹病毒 6、7 型。

（2）患者是传染源，传播途径是呼吸道飞沫传播，易感人群为 2 岁以下婴儿。

（3）其机制目前还不十分清楚，可能是病毒经呼吸道入血，引起全身性病毒血症所致。

## 二、诊断

1. 病史　多见于 6 ～ 18 个月小儿，3 岁以后少见。春、秋雨季发病较多。

2. 临床表现

（1）无症状的成人患者是本病传染源，潜伏期 7 ～ 14 日。

（2）突然起病，高热39℃以上，持续3～5日，继而骤降，热退9～12小时内出疹。

（3）疹为红色斑疹或丘疹，主要分布于躯干、颈及上肢，疹间皮肤正常，数小时内开始消退，2～3日内消失，无色素沉着及脱屑。

（4）发热时可伴高热、惊厥，偶有前囟膨隆，咽峡部可有充血。

3. 辅助检查

（1）间接荧光法：检测特异性抗体急性期阴性，恢复期阳性，且效价升高4倍以上。

（2）血常规：病初第一日外周血白细胞增高，且中性粒细胞占优势，第二日后明显下降，淋巴细胞相对增高。

具备上述临床热退疹出特点，加上年龄特点即可临床诊断。不典型者可做特异性抗体检测，以确诊。

4. 鉴别诊断　麻疹有口腔黏膜斑疹退后有色素沉着；风疹有耳后淋巴结肿大；二者均无热退疹出的特点。

## 三、治疗

主要是对症治疗，如休息、高热给予退热剂，惊厥给予镇静药等；若有严重并发症，给予更昔洛韦和膦甲酸钠，亦可试用免疫球蛋白。

# 第三节　水痘

水痘是由人类疱疹病毒经接触、飞沫、空气传播的一种传染性极强的全身性病毒血症。临床主要表现为皮肤、黏膜出现瘙痒性水疱疹，全身症状轻微。

## 一、病因

（1）病原是水痘－带状疱疹病毒，只有一个血清型。

（2）传染源及是水痘患者，经呼吸道飞沫或直接接触为传播途径，人群普遍易感。

（3）病毒侵入人体后在局部皮肤、黏膜细胞及淋巴结内复制，然后进入血液和淋巴液，在单核－巨噬细胞系统内再次增生后释放入血，形成病毒血症，引起各器官病变。

（4）病变主要在皮肤及黏膜，病初，皮肤表皮毛细血内皮细胞肿胀，血管扩张充血管，出现斑丘疹；随后上皮细胞退行性变细胞液化后形成单纯性水疱；之后结痂。

## 二、诊断

1. 病史　冬末、初春季节发病较多，10岁以下儿童多见，多数患者有接触史或在学校、托儿所群体性发病。

2. 临床表现

（1）典型水痘分批出现红色斑丘疹，迅速发展为清亮、卵圆形、泪滴状小疱，周围有红晕，无脐眼，经24小时变浑浊，持续3～4日迅速结痂，易破溃及感染。疾病高峰期丘疹、疱疹、结痂即“老少三辈”同时存在，皮疹分布呈向心性，以后渐及头面及四肢，瘙痒感明显。口腔、结膜、生殖器等处可出现黏膜疹，易破溃形成溃疡。全身症状轻微，可有发热等。

（2）重症水痘多发生在恶性病及免疫功能受损的基础上，水疱疹有脐眼，可为出血性，疱疹可融合成片，呈离心性分布，四肢多，发病第一周末可发生暴发性紫癜。

（3）先天性水痘孕妇患水痘，特别是在孕妇妊娠早期感染，可致胎儿多发性畸形，如小头畸形、小眼球、白内障、肠梗阻或Horner综合征等，生后多在1岁内死亡。

（4）并发症脓疱疮、血小板减少、心肌炎、肝炎、肾炎、脑炎等。

3. 辅助检查

（1）新鲜水疱底部刮取物瑞氏染色，找到多核巨细胞及核内包涵体即可快速诊断。

（2）血清学检验水痘病毒抗体，出疹 1 ～ 4 日与 2 ～ 3 周后滴度增加 4 倍以上即可确诊。

（3）免疫荧光法检测水痘病毒抗原阳性可确诊。

（4）外周血白细胞正常或轻度增加：凡出现疱疹者，均应高度怀疑本病；根据流行病史、典型的皮疹分布，皮疹特点及斑丘疹、疱疹、结痂等“老少三辈”共存的特点即可临床诊断；不典型者可做抗体、抗原或多核巨细胞及核内包涵体检查予以确诊。

4. 鉴别诊断

（1）手足口病：本病皮疹多以疱疹为主，疱疹出现部位以口、手掌、足底为主，疱疹呈离心性分布。

（2）丘疹性荨麻疹：该病多为红色丘疹，周围无红晕，痒感显著，壁坚实，顶端有小水痘，不结痂。皮疹多见于四肢，可分批出现。

## 三、治疗

1. 一般治疗　无并发症者，可以对症治疗，如消毒水洗浴，以减少、预防继发感染；予以炉甘石洗剂止痒。

2. 药物治疗　高热者，予以对乙酰胺基酚等退热治疗，但禁用糖皮质激素及水杨酸制剂退热。并发肺炎等或免疫功能受损者，予以抗病毒治疗。阿昔洛韦 5 ～ 10mg/kg，于 1 小时滴完，每 8 小时 1 次，疗程 7 ～ 10 日；口服每次 20mg/kg，每次不大于 800mg，每日 4 次，共用 5 日，治疗越早越好，一般应在皮疹出现后 48 小时内给药；亦可选用耿西洛韦继发细菌感染时，可投入抗生素，局部涂以甲紫。

## 四、预防

（1）隔离患儿，控制传染源；托幼机构已接触水痘者，应检疫 3 周。

（2）被动免疫肌内注射水痘 - 带状疱疹免疫球蛋白（VZIG）5mL 可起到预防作用。主要用于下列人群：①用过大剂量糖皮质激素、免疫功能受损及恶性病患者，在接触水痘 72 小时之内。②在妊娠早期接触水痘患者的孕妇。③分娩前 5 日患水痘的孕妇。④出生 2 日内患水痘的新生儿。

（3）主动免疫注射水痘减毒活疫苗，水痘接触者或使用糖皮质激素或恶性病患儿在接触水痘后，立即注射可预防发病。

# 第四节　儿童手足口病

手足口病（HFMD）是一种急性传染病，由肠道病毒引起的，主要通过消化道或密切接触的形式传播，人群普遍易感，以 10 岁以下的婴幼儿多见。在感染病毒后，机体很少发病，而以呈现病毒携带或隐性感染状态为主。同时，患儿的发病症状相对轻微，以皮疹、咽痛、发热、口腔内疼痛为主要临床表现，并在臀、足、手、膝部出现疱疹、丘疹，一般可自行痊愈，且不易留痂，多仅需对症治疗，预后良好。极少数患者可引起心肌炎、肺水肿和无菌性脑膜脑炎等并发症。手足口病并不是一种新发传染病，该病自 1957 年新西兰首次报道以来，曾多次流行。在 2006 年，世界卫生组织公布该病在须申报疾病的发病率中位居第四，其中，每 100 000 人中存在 19.3 人发病。该病常年皆可发病，我国以夏秋季多发。由于该病近几年在我国多个省市散在流行，已经对学龄前儿童的健康和生命造成严重的危害。2008 年 5 月 2 日起中华人民共和国卫生部于将之列为丙类传染病管理。

## 一、病原学

手足口病病原体并非单一，肠道病毒属，属小 RNA 病毒科、病原体均为单股正链 RNA 病毒，其中有柯萨奇病毒 A 组或 B 组（如 CoxA16、A4、A5、A9、A10、B2、B5、B13 型）、肠道病毒 71 型

(EV71）和艾柯（ECHO）病毒的某些血清型（如11型）。

引起手足口病的各型肠道病毒均无包膜病毒，球形结构（二十面体立体对称）是这类病毒的颗粒形状，由蛋白衣壳和核酸构成。核酸为RNA，携带遗传信息，决定病毒遗传性状与增殖特性。RNA编码的蛋白包括非结构蛋白、结构蛋白，前者包括病毒相关的酶及调控，后者蛋白包括病毒的衣壳、基质蛋白；等。病毒的蛋白衣壳由20种常见的氨基酸构成。构成衣壳的32个壳微粒中，每个壳微粒都含有4种壳蛋白，即$VP_1$～$VP_4$。其中暴露在病毒外壳的表面的有3个多肽，即$VP_1$、$VP_2$、$VP_3$，而$VP_4$在病毒外壳的内侧包埋，并与病毒的核心相连接，所以，这类病的抗原决定簇大多位于$VP_1$～$VP_3$上。因为不存在包膜，这样衣壳可以在机体内免受各种因子的破坏，并可以作为抗原界定簇、宿主细胞表明的受体识别实验。

肠道病毒没有包膜，因此衣壳蛋白除了保护病毒基因组免遭各种理化因子及各种不利因素的破坏外，也作为抗原决定与宿主细胞表面的受体蛋白识别、结合，是病毒的吸附蛋白。肠道病毒均为单股正链RNA病毒，基因长度7.4～7.5kb，RNA中碱基（G+C）含量约为47%。其中柯萨奇病毒分子量为（2～2.8）$\times 10^6$。目前在引起手足口病的肠道病毒中没有发现其他小RNA病毒具有的5′端富嘧啶区和多聚C区。

一般情况下，这类病毒对去污剂、脱氧胆酸盐、病毒对乙醚、弱酸等有一定的抵抗力，同时也能够抵抗5%甲酚皂溶液、70%乙醇。但是这类病毒对干燥条件和紫外线较为敏感。另外，也对碘酒、甲醛以及对含氯消毒剂、1%双氧水、1%高锰酸钾等多种氧化剂也比较敏感。病毒处于上述敏感条件则很快被灭活。病毒在4℃可存活1年，-20℃可长期保存；病毒在50℃时能够迅速灭活；但存在二价阳离子（1mol/L浓度）环境时在，则能够提高病毒对热灭活的抵抗能力。

## 二、流行病学

1. 传染源　人是人类肠道病毒已知的唯一宿主，人类肠道病毒在自然界广泛存在。手足口病的传染源为隐性感染者、手足口病患者。散发期间，隐性感染者为主要传染源。流行期间，患者为主要传染源。该病潜伏期多有3～7天，也可以为2～10天，常见发病前数天，病毒可从感染者粪便、咽部可检出，有较强的传染性。发病1～2周内，患儿的咽部即可出现病毒排出，一般粪便中排出病毒能够持续3～5周。患者疱疹液中，长航好友较多的病毒，破溃时病毒即可大量溢出，本病以发病后1周内传染性最强，其传染性可持续至症状、体征好转或消失后的数个星期。

2. 传播途径　通过密切接触是手足口病的主要传播方式，一般情况下，急性期患者的皮肤疱疹液、口腔分泌物、粪便中含有大量病毒，接触这些排泄物、分泌物、或由其污染的内衣、床上用品、奶具、食具、牙刷、毛巾、手、手绢、水杯、玩具、医疗器具等，均可为手足口病的传播提供媒介。一般通过消化道粪-口途径和呼吸道飞沫途径进入体内。其中污染的手是接触传播中的关键媒介。目前，还不能够确定是否手足口病可以通过食物或水进行传播。

3. 易感性　人们对手足口病相关的肠道病毒的感染较为敏感，但病毒隐性感染与显性感染之比大约为100：1，成人大多已通过隐性感染能够获得抗体，但在肠道病毒的不同类型之间不存在免疫。换句话说，患儿机体产生某一类型病毒的抵抗免疫后，并不能对其他类型的血清型肠道病毒感染产生抵抗作用。所以，患儿多出现感染不同血清型病毒的情婴儿出生后可获得母亲的保护性抗体，随着年龄的增加，母亲的保护性抗体消退，绝大多数婴儿在6个月已经称为易感人群。因此，手足口病发病一般以6个月以上至5岁以内的婴幼儿为主，其中又以3岁以下年龄组发病率最高。在成人和较大儿童中，柯萨奇病毒B组、艾柯病毒（9、30、4、6、33型）感染率较高。从年龄角度分析，发生中枢神经系统疾病的患儿多集中在5岁以下，且多可表现为呼吸道疾病。隐性感染和显性感染后，都可以获得特异性免疫力，并可产生存留时间较长的中和抗体。不同血清型间基本不会发生交叉免疫，而同血清型病毒往往可以产生较强的免疫力。

4. 流行特征　手足口病的流行和地区没有明显的地域性，且形式多样，肠道病毒感染无明显地域性或时间周期性发作情况，但一般冬天温带地区感染较少，且5～7月发病率较高。另外，肠道病毒感染在夏秋时期多存在一个感染的高峰。肠道病毒的控制难度大，与多种因素有关，诸如其传播速度快、传播途径复杂、隐性感染比例大、传染性较强等有关。另外，该病毒能够在短时间内较大范围暴发和流行。气候在肠道病毒循环和流行中是一重要因素。在手足口病流行期间，集体感染的风险多集中在幼儿园、托儿所等场所。另外，在家庭聚集发病的概率也显著增加，有时可在短时间内造成较大范围的流行。

总之，该病流行表现形式多样，与流行有关的病毒血清型别、流行地区的地理区域、气候因素、社会经济卫生状况、暴露的机会、人群免疫水平、宿主的反应性等许多因素相关。

## 三、发病机制和病理

肠道病毒引起手足口病的病理机制基本相似。通过呼吸道或消化道进入体内，侵入局部黏膜，在该处上皮细胞及周围淋巴细胞中停留和增殖。病毒在增殖到一定程度，开始侵入局部淋巴结，并逐渐进入血循环，最脏导致第一次病毒血症的形成。患者此时可以在血液中分离到病毒，但临床症状不典型，已经具有一定传染性；病毒经血液循环侵入不同脏器，诸如骨髓、脾、肝、淋巴结等，并在其中进行大量繁殖，然后第二次进入血液循环，即第二次病毒血症，然后再一次进入血循环，从而可以发生第二次病毒血症，此时机体可出现典型的临床症状和体征。通常，柯萨奇病毒 A 组导致的患儿症状较轻，不引起细胞病变；而柯萨奇病毒 B 组、艾柯病毒、EV71 多表现为严重病例，并导致细胞发生病变，可。如尸体解剖及动物实验的组织病理学研究显示 EV71 具有嗜神经性，应用抗病毒的单克隆抗体做免疫组织化学染色，脑、脊髓神经细胞及其突起与单核炎症细胞内可见 EV71 阳性抗原，而其他内脏内皆为阴性。

手足口病患者以足、手、口腔等部位出现疱疹或皮疹为主要临床特征，患儿的症状相对比较轻微，组织病理学显示皮肤棘细胞间及细胞内水肿，细胞肿胀，体积增大，胞质苍白，称为气球样变性，并逐步发展导致细胞膜破裂，形成网状变性即表皮内水疱，当表皮内水疱达到相当压力，可使基底破裂，真表皮分离，表皮下水疱形成，疱内可含有嗜酸粒细胞和少量的中性粒细胞，并导致表皮细胞坏死，也可能有真皮乳头水肿，真皮浅层淋巴组织细胞浸润，但上皮内无胞内病毒包涵体，亦无多核上皮巨细胞。超微结构显示上皮细胞肿胀核膜溶解，部分胞质内可找到病毒颗粒。

少数危重症 EV71 死亡病例尸检标本病理检查显示：肉眼观察患者脑水肿，个别可出现脑疝，双肺弥漫性淤血水肿，局部肺出血，全身淋巴结可轻度肿大，心室可肥大，其他肝肾胰等脏器常无明显改变。组织学观察以中枢神经系统的炎症为主，常累及额顶叶大脑皮质、下丘脑、小脑齿状核以及脑干和脊髓等，其中以脑干及脊髓灰质炎症最为明显；神经元有变性、坏死或消失；中性粒细胞浸润，局部形成微脓肿；小胶质细胞增生，并侵入神经细胞内，形成嗜神经细胞现象；无病毒包涵体；脊髓及脑内的小血管内皮细胞出现坏死、变性、血栓形成，血管周围出现单核淋巴细胞，并呈现出套袖样浸润；软脑膜早期有中性粒细胞，继后为淋巴细胞浸润。肺主要显示伴有多灶性出血的肺淤血水肿，局部可见少量透明膜样结构，一般无明显炎性细胞浸润及弥漫性肺泡损害，或仅见轻中度炎细胞浸润、局部肺不张及少量肺泡上皮脱落与增生，无病毒包涵体。心脏基本正常，或表现为心肌肥大，心室肌内少量淋巴浆细胞浸润，个别可见局部心肌坏死，无病毒包涵体。其他脏器如肝可见脂肪变性、淤血等非特异性改变。淋巴结可肿大，各种淋巴细胞增生，见较多免疫母细胞，淋巴窦闭合，小血管增生，内皮细胞肿胀。应用抗病毒的单克隆抗体作免疫组织化学染色，脑、脊髓神经细胞及其突起与单核炎症细胞内可见 EV71 阳性抗原，而其他内脏内均为阴性。超微结构结果可以显示，患儿的脑干、脊髓的神经细胞发生变性，呈现空泡化，且线粒体内膜性小泡形成，部分神经元内可出现小 RNA 病毒颗粒。组织病理学和尸检显示，EV71 表现明显的嗜神经性。病毒性脑膜脑脊髓炎时 EV71 病毒的病理性重症病例，脑干的呼吸及血管调节中枢很容易受到病毒侵犯，此时患儿的脑干、脊髓呈现广泛的网状结构受损，并进一步诱发神经性肺水肿。

## 四、临床表现

手足口病病原体为肠道病毒多型（主要 EV71、CoxA16），其临床表现也不一致。轻症者可无任何临床表现，重症者可引起死亡。病毒潜伏期一般为3～7天，患者发病急骤，可以无明显前驱症状。50%的患者于发病前1～2天或发病的同时并发中低热症状，体温在大约38℃，出现胃肠道症状，诸如恶心、呕吐、食欲减退、腹痛等，可出现感冒样症状诸如咳嗽、喷嚏、流涕，伴机体出现乏力。

1. 轻症病例　以臀皮疹、口痛、手、足为特征。患者可表现为咽痛、口痛，并对进食产生影响，而婴儿多出现拒食行为。患儿可先出现口腔溃疡，然后出现皮疹，也可两者同时发生。口腔检查可见黄灰色溃疡、薄壁疱疹、粟米样斑丘疹或已经接合的溃疡，周围出现红晕；溃疡可发生部位不一，在任一口腔部位均可发生，其中口唇、舌面、硬腭、颊黏膜较为普遍。一般在5～7天内口痛可以得到缓解。手、足远端部位的皮肤可表现为斑丘疹、疱疹，同时在躯干臀部、四肢也可集簇出现，患儿多无多痒感、疼感，在5天左右斑丘疹颜色可由红变暗，并逐渐消退；疱疹呈椭圆形或圆形扁平凸起，如黄豆，大小不一，内部存在浑浊液体，一般在5～10天内结硬皮并逐渐消失，不留瘢痕。病程第7日后，血清特异性抗体水平显著增加，病毒消失，如无严重并发症，则不留痕迹而恢复。绝大多数患者病情温和、病程自限。

2. 重症病例　病毒累及不同系统表现为不同症状。病毒可累及神经系统，主要表现为吉兰－巴雷综合征、脊髓灰质炎样麻痹、脑脊髓炎、脑干脑炎、脑炎、急性无菌性脑膜炎、并发脑疝的坏死性脑炎。中枢神经受累往往出现在皮疹后2～4天。表现为头痛、呕吐、精神差、易激惹、嗜睡、肢体无力、肌阵挛、抽搐、中枢性瘫痪或急性迟缓性瘫痪，或大小便功能障碍，再严重者持续抽搐、昏迷、深度昏迷甚至去皮质状态。颅内高压或脑疝者出现剧烈头痛，脉搏缓慢，血压升高，前囟隆起，呼吸节律不规则或停止，球结膜水肿、瞳孔大小不等，对光反射迟钝或消失。累及呼吸系统，可表现为咳嗽，呼吸浅促、困难，口唇发绀，口吐白色、粉红色或血性泡沫样痰。累及循环系统可表现为面色苍白，出冷汗，咳白色或粉红色血性泡沫样痰，心率增快或缓慢，血压升高或下降，指（趾）发绀，四肢发凉，脉搏浅速、减弱或消失，心音低钝，心率不规则或出现奔马律，肝脏增大。呼吸系统和循环系统功能障碍往往同时出现。在原发病的基础上突然出现呼吸急促、面色苍白、发绀、出冷汗、心率快、咯白色或粉红色血性泡沫样痰、肺部啰音增多、血压明显异常、频繁的肌阵挛、惊厥和（或）意识障碍加重等以及高血糖、低氧血症、胸片异常明显加重或肺水肿表现。

3. 隐性感染　儿童则以显性感染为主，成年人主要以隐性感染为主。研究显示，患者显性感染与隐性感染与之比约为1：100。从流行病发生角度分析，5岁以下患儿发病率较高，7～12个月患儿中重症病例较多。非典型体征（包括心动过速、呼吸急促、低血压、高血压、胃肠道出血及神经系统异常）、呕吐、白细胞增高、无口腔溃疡均为死亡病例的预测因素。年龄较小，尤其是年龄在7～12个月的患儿要给予高度关注。结合近两年来我国手足口病疫情，下列情况应视为小儿危重患者的早期表现：年龄不足3岁；持续性的高热，不易退去；抽搐、精神差、呕吐、无力或肢体抖动；末梢循环不良；心率、呼吸明显增快；高血糖；低血压或高血压；外周血白细胞计数明显增高。

## 五、实验室和影像学检查

1. 血常规　一般情况下，轻症病例的血常规的变化不明显。对白细胞计数及分类结果显示，白细胞计数轻度增高或在正常范围内，并以淋巴细胞增多为主。重症病例白细胞计数可明显升高（$>15\times10^9/L$）或显著降低（$<2\times10^9/L$），恢复期逐渐恢复至正常。

2. 血生化检查　部分病例可有轻度ALT、AST以及其他心肌酶水平的增多，其增多的程度往往和疾病的严重程度成正比，并与患者的预后紧密联系；在患儿的恢复期，上述指标可缓慢恢复至正常水平，部分患儿仍存在增高的情况，可能与机体的免疫损伤有关。并发多器官功能损害者还可表现为ALT甚至可升至1 000U/L，血氨明显升高，出现神经、精神障碍，血肌酐、尿素氮也可呈现不同程度升高，表现出肾功能损害；发生脑炎等并发症时还可有高血糖等表现，严重时血糖可>9mmol/L，CRP（C反应蛋白）一般不升高。

3. 脑脊液检查　脑脊液的白细胞增多（一般危重患儿的多核细胞比单核细胞较多），压力增高，外观清亮，蛋白质轻度增多或正常，氯化物和糖正常。当急性期脑脊液病毒中和抗体的滴度与恢复期相比增高呈 4 倍或以上，或滴度≥1 ∶ 256 时有诊断意义。Pyeron 等认为呼吸频率出现进行性增快，且 $PaO_2/FiO_2$（氧合指数）呈进行性下降时，在临床尚未体现典型的神经源性肺水肿，也应格外引起临床医师的重视；需要排除输液过多、输液过快、无误吸以及肺、心原发疾病等因素。此外还有研究发现，高血糖、白细胞增高和急性松弛性瘫痪与神经源性肺水肿密切相关，但其机制尚不完全明确。

4. 病原学检查　包括病毒分离培养、RT-PCR 与荧光定量 PCR、血清学试验（中和试验、酶联免疫吸附试验以及补体结合试验）。用组织培养分离肠道病毒是目前诊断的金标准，包括 EV71 型、Cox-A16 型在内的肠道病毒特异性核酸检测是手足口病病原确认的主要检测方法，因为其不仅具有快速、简便的优点，而且还有很高的灵敏度和特异性，比细胞培养更敏感；是目前肠道病毒感染的常用诊断方法，通过对血清中肠道病毒相关的中和抗体的滴度进行检测，常采用急性期、恢复期的血清滴度的比值进行比较，抗体滴度增加在 4 倍及以上，表示存在病毒感染。在中和实验中，通常需要用原型株（CVA16 原型株为 G-10 株，EV71 原型株为 BrCr 株）或流行株，有时还同时采用临床分离株进行对比，有助于获得更准确的临床检测结果。

5. 标本采集和保存　对于实验室诊断手足口病，从脑脊液或疱疹液中分离病毒是常用的方法。提前准备好含有生理盐水的试管，将采集咽拭子的无菌拭子置于其内，以避免干燥。采集方法和病毒分离标本类似，应及时规范对样本进行收集，并尽快送检，以确保检测结果的有效性和准确性。对于无法短时间检测的标本应保存在 -80℃冰箱保存。另外血清学诊断的时候应注意，对于急性期血清，应极可能在发病后尽早采集，而恢复期可在发病 2 周后进行采集。临床标本在运输和储存过程中要避免反复冻融。

6. 影像学　疾病早期患者胸部 X 线检查可无异常发现或仅有双肺纹理增粗模糊，中晚期患儿，可出现肺双侧或单侧胸腔积液、双肺大片浸润影，并最终出现双侧、对称性非心源性肺水肿。随着病情进展，并发神经源性肺水肿时，患者肺部 CT 表现为弥漫而无规律的斑片状、团絮状或片状边界模糊的密度增高影。当累及神经系统时可表现相应部位 MRI 的改变，受累及部位多表现为 $T_1$WI（$T_1$ 加权像）增强扫描显示强化，而 $T_2$WI 序列可无明显强化信号。

## 六、诊断与鉴别诊断

手足口病的诊断主要分为实验室和临床诊断，其临床诊断包括病史、症状、体征和常规实验室检查。

1. 临床诊断

（1）流行病学资料：①手足口病好发于4～7 月。②常见于学龄前儿童，婴幼儿多见。③常在婴幼儿集聚的场所发生，发病前患者有直接或间接接触史。

（2）临床表现：临床典型病例表现为口痛、厌食、低热或不发热，手、口腔、足疱疹、皮肤斑丘疹样损害，同样在脐周黏膜也出现上述症状，疱疹内液体较少，周围可见炎性红晕，皮疹不痛、不痒、不结痂、不结疤。对同一患儿，手、足、口腔病损可不完全出现，诸如表现为单纯性的疱疹或皮疹性咽峡炎。病程时间相对不长，可在 1 周时间即可痊愈。

重症病例为手足口病、疱疹性咽峡炎，并伴发至少以下并发症之一的患儿，多为 EV71 肠道病毒所致。主要有以下并发症。

1）脑炎：有昏迷、嗜睡等意识障碍，患儿出现脑水肿、昏迷、频繁抽搐、脑疝等为严重病例，脑干脑炎患儿有迅速死亡的风险，患儿出现呼吸、心搏骤停所致。

2）无菌性脑膜炎：脑脊液有核细胞 > 超过 $10 \times 10^6$/L，脑膜刺激征阳性，有头痛及细菌培养阴性。

3）迟缓性瘫痪：多为急性发作患儿，多个或 1 个肢体的多群或一群骨骼肌出现麻痹或瘫痪。

4）肺水肿或肺出血：常为神经源性肺水肿。有心动过速、气急、粉红色泡沫痰、呼吸困难，胸部 X 线摄片可见肺充血、进行性肺实变。

5）心肌炎：心脏增大、心肌收缩力下降、心律失常、心肌损伤指标增高。

（3）病原学诊断：实验室确诊病例应符合临床诊断病例的以下条件中的至少一项。

1）血清学检测：患者恢复期、急性期的血清 IgG 抗体升高 4 倍以上，血清中的特异性 IgM 抗体呈现阳性。

2）病毒分离：脑脊液、血清或疱疹液、肛拭子或粪便、咽喉洗液或自咽拭子以及脑淋巴结、脾、肺等组织标本中分离到肠道病毒。

3）核酸检测：脑脊液、肛拭子或粪便、咽喉洗液或自咽拭子、血清或疱疹液以及脑、脾、肺、淋巴结等组织标本中检测到病毒核酸。

2. 鉴别诊断

1）普通病例：做好和其他发疹性疾病的鉴别，诸如与麻疹、疱疹性荨麻疹、水痘、幼儿急疹、风疹等进行鉴别，注意对出疹时间、部位、形态、有无淋巴结肿大、流行病学特点等进行分析和评估。

2）重症病例：①重症手足口病可与其他中枢神经系统感染的表现类似，对于不典型的皮疹，可先对其标本进行留洋，并对肠道病毒诸如 EV71 进行病毒学检查，同时结合血清学或病原学进行检查和诊断。还应参考手足口病有关的重症病理的处置方案，即使进行诊治和处理。如果患者出现迟缓性麻痹，应重点与脊髓灰质进行鉴别。②重症手足口病应与重症肺炎进行鉴别，尤其是与神经源性肺水肿的鉴别，前者出现咳嗽症状比较轻微，病情进展迅速，胸片为肺水肿表现，可出现粉红色、白色或血性泡沫痰，早期表现为呼吸浅促，晚期则表现为呼吸困难。

重症病例的早期识别可参考“临床表现”这部分的内容。重症病例可无手足口病的典型表现，常表现为心肺衰竭、迟缓性麻痹、昏迷、高热、惊厥，需与结核性脑膜炎、中毒型菌痢、乙型脑炎、化脓性脑膜炎、Reye 综合征、急性呼吸窘迫综合征等疾病鉴别。

3）散发或不典型病例的鉴别：本病在大规模流行时，诊断常不困难，散在发生或不典型时，须与下列疾病鉴别。①口蹄疫：由口蹄疫病毒引起，属于人畜共患病原体；可累及人类，一般症状相对轻微，预后相对良好，主要侵犯牛、羊、猪等偶蹄动物；一般发生于畜牧区，主要通过接触病畜，经皮肤黏膜感染，成人牧民多见，四季均有；人口蹄疫的特征是口、咽、掌等部位出现大而清亮的水疱，疱疹易溃破，继发感染成脓疱，然后结痂、脱落，手足口病的手足疱疹不易溃破。一般情况下只有先出现兽疫，才有可能使人患病，常散在发生。②疱疹性口炎：以散发为主，四季均可发病，多发于 3 岁以下，由单纯疱疹病毒感染引起。典型临床表现为口腔黏膜任何部位可见数目较多成簇的、针头大小、壁薄透明的小水疱，常累及齿龈，一般无皮疹，常伴颏下或颌下淋巴结肿痛。③水痘：冬春季发病，多发于 5～9 岁，由疱疹病毒引起。多见于躯干和头部，皮疹四肢较少，向心性分布为典型表现；皮疹痒，皮薄易破；可见丘疹、斑疹、疱疹及痂疹等。④脓疱疮：其传染性强，并可在幼儿园、托儿所中导致感染流行；儿童多见，多发生于夏秋季节。皮疹好发部位为颜面部、颈、四肢等暴露部位；形态初起时为红斑、丘疹或水疱，迅速变成脓疱，疱壁薄易破，瘙痒；重症患者引起败血症，实验室检查示中性粒细、白细胞总数胞增高，脓液细菌培养为溶血性链球菌、金黄色葡萄球菌，并可伴有淋巴结肿大、高热。

## 七、并发症和后遗症

手足口病患者并发症主要根据病毒累及不同脏器表现不一，常见的并发症包括呼吸系统、循环系统和神经系统。三系统并发症的表现详见“临床表现”部分。其中神经系统受累程度可分为三种神经综合征：脑干脑炎、急性肌肉麻痹、无菌性脑膜炎，尤其以脑干脑炎最为常见。脑干脑炎又分为三级：Ⅰ级表现为肌震颤、无力或两者均有；Ⅱ级表现为肌震颤及脑神经受累，导致 20% 的儿童留下后遗症；Ⅲ级迅速出现心肺功能衰竭，80% 的儿童死亡，成活者都留下严重后遗症。

## 八、预后

手足疱疹患儿一般发病 3～4 天后会自然消退，多为自限性，口腔溃疡发病后多不会留下后遗症，数周逐渐愈合。对同型病毒手足口病，患儿病后可获得一定时间内的免疫力。危重病例大部分经积极抢救后能够康复良好，且心肺脑功能恢复较好，但经系统严重受累患者，少部分患儿会留下后遗症。其他重症脑炎、心肺功能衰竭等并发症话呢，死亡率较高。

# 九、治疗

1. 一般治疗

（1）休息及饮食：患儿多饮温开水，1 周内应卧床休息。患儿因口腔疱疹发热，一般胃口较差，食欲不佳，所以饮食易消化、宜清淡、可口、含丰富维生素。如果出现口腔糜烂的情况，应尽可能选择流质食物。食物的温度应适宜，温度过高可导致破溃处受到刺激而疼痛，反而延迟了溃疡愈合。应避免采用辛辣、冰冷等刺激性食物。

（2）注意消毒隔离防止交叉感染：做好将患儿和健康儿的隔离防范。对于症状较轻的患儿，可选择留在家种，多需要隔离 2 周左右，直至皮疹消退、体温恢复正常以及水疱结痂。对于符合留院患儿，可转至县级以上医院，尤其是符合住院标准的患儿，需迅速转至医疗机构。对出现症状的患儿的餐具、玩具以及其他用品进行彻底消毒，采用煮沸消毒或含氯的消毒液浸泡，部分物品不适合浸泡或蒸煮的物品，可至于阳光下暴晒。对于患儿的粪便，也应给与含氯的消毒剂消毒，并合理处理。

（3）手足皮肤疱疹治疗：患儿被褥、衣服要及时清洁，并经常更换。床铺应整理平整，保持干燥。剪短患儿指甲，防止其抓破皮疹，防止因皮疹破溃而继发感染。同时，采用金黄散、冰硼散、青黛散等，并用蒸馏水进行稀释溶化后，用消毒棉签蘸取涂患处，3 ～4 次/d。臀部有皮疹的婴儿，应随时清理患儿的大小便。疱疹破裂者，局部可涂擦 1% 龙胆紫或抗生素软膏。

（4）口咽部疱疹治疗：重视患儿口腔的清洁，对细菌继发感染具有预防作用。温水漱口，口腔有糜烂时可涂鱼肝油、金霉素，能够有效减轻疼痛，并加快糜烂的早日愈合。取珠黄散、冰硼散、西瓜霜等，选用一种吹敷口腔患处，2 ～3 次/d。

2. 对症治疗

（1）发热患者：多为低热或中度发热，常常无需给予特殊处理，可让患儿多饮水，如体温超过 38. 5℃，可使用解热镇痛药。高热者给予头部冷敷和温水擦浴等物理降温。

（2）有咳嗽、咳痰者：给予镇咳、祛痰药。

（3）出现胃肠道症状者：如呕吐、腹泻，常伴有水、电解质的丢失，注意补液，纠正水电解质平衡、酸碱平衡的紊乱。

（4）预防与保护：注意对心、肝、肺、脑等重要脏器的保护。

3. 抗病毒药物治疗　手足口病有自愈倾向，且愈后不留痕迹，预后较好，治疗主要以对症治疗为主。临床上目前缺乏特异、高效的抗病毒药物，可酌情选用以下抗病毒药治疗。

（1）利巴韦林：广谱抗病毒药，小儿每日按体重 10 ～15mg/kg，分 4 次服用，疗程 5 ～7 天。静脉滴注：小儿每日按体重 10 ～15mg/kg，分 2 次给药，每次静滴 20 分钟以上，疗程为 3 ～7 天。

（2）IFN－α：Aryya 等曾试用 IFN－α 治疗，早期应用可逆转病毒对神经系统的损伤。

（3）普拉康纳利：普拉康纳利能够和病毒蛋白衣壳结合，进而对病毒侵染吸附宿主以及脱壳起到抑制作用，效果比较显著。临床研究现实，该药物不良反应小，以轻微腹痛、恶心为主，患儿可耐受。患儿服用药物后，能够减轻临床症状，缩短患儿的疾病疗程。目前该药物已经在美国已进入Ⅲ期临床，具有较大的应用前景。

4. 重症病例的治疗　除上述治疗外，应根据重症病例脏器受累情况采取相应的对症治疗。

（1）神经系统受累治疗：①降低颅内高压，限制水的摄入量，甘露醇 0. 5 ～1. 0g/（kg · 次），静脉滴注 20 ～30 分钟，4 ～8 小时/1 每次，必要时加用呋塞米（速尿）。②免疫球蛋白的治疗，分 2 ～5 天，总量 2g/kg。③酌情应用糖皮质激素，地塞米松每日 0. 2 ～0. 5mg/kg，甲泼尼龙每日 1 ～2mg/kg；氢化可的松每日 3 ～5mg/kg；病情稳定后，尽早减量或停用。个别病例进展迅速、病情凶险，可考虑加大剂量，如在 2 ～3 天内给予地塞米松每日 0. 5 ～1. 0mg/kg 或甲泼尼龙每日 10 ～20mg/kg，其中单次最大剂量不超过 1g。④其他对症治疗如止惊、镇静、降温，必要时可根据病情考虑应用单唾液酸四己糖神经节苷脂等营养脑细胞的药物，剂量为 20mg/d，同时还用对患儿的病情变化进行密切观察。

（2）呼吸、循环衰竭的治疗：①呼吸衰竭的治疗：对导致呼吸衰竭的病因和诱因进行治疗或解除；

改善肺的通气、换气功能，当一般治疗措施不能奏效时，可采取机械通气治疗，气管切开插管。②循环衰竭的治疗：限制液体入量，密切监测心率、呼吸、血压、血氧饱和度；③头肩抬高 15°～30°，以中立位为宜，同时给予留置胃管和导尿管。④根据血压、循环的变化，考虑使用米力农、多巴酚丁胺、多巴胺等药物以及利尿剂。⑤保持重要脏器的血液供应。⑥应用抗生素有效防治继发肺部感染。⑦密切监测血糖变化。

### 十、预防

手足口病有多种传播途径，儿童和婴幼儿相对容易感染。做好本手足口病的感染的预防总的关键在于做好家庭、托幼机构以及儿童个人的卫生。同时，采取不同的预防措施，诸如儿童生活环境是否存在手足口病发生，并根据起手足口病发病患者的亲密接触情况等进行预防。

儿童避免到空气流通差、人群聚集的公共场所；并尽可能喝开水、勤洗手、吃熟食；注意孩子营养的科学、合理搭配，让孩子增强自身的免疫力，适当晒晒太阳，休息好。对公共玩具、餐具等物品进行清洗消毒；儿童的衣被物品要勤洗晒；要求居室保持良好的通风，诸如家庭和托幼机构等环境。学校老师和家长平时要多注意观察，孩子是否身体有异常，如果出现孩子发热及出疹等，及时带孩子去医院进行就诊，并听从医师的建议和治疗。

## 第五节　流行性感冒

流行性感冒（简称流感）是由流感病毒侵入人的上呼吸道黏膜所引起的一种传染病，短期内患者增多。临床上主要表现为骤起高热、干咳、流涕、咽痛、头痛、肌痛、消化道症状、颈淋巴结炎。

### 一、病因

（1）流感病毒属正年病毒科，包括甲、乙、丙 3 型。

（2）传染源为急性期患者及隐性感染者；空气飞沫传播为主；人群普遍易感。

（3）流感病毒进入上呼吸道，在纤毛柱状上皮细胞中进行复制然后再侵入其他细胞引起感染蔓延，导致上皮细胞变性、坏死、脱落。病变一般局限于上呼吸道，少数播散至下呼吸道引起支气管、细支气管和肺泡等部位上皮细胞水肿、坏死、脱落，炎性细胞浸润及黏膜下层出血。

### 二、诊断

1. 病史　人群中流感患者有骤然增多趋势，患儿大都有与流感患者接触史，常在家庭或集体中群体发病。

2. 临床表现

（1）儿童甲型流感常表现为急骤发病、高热、干咳、流涕、流泪、畏光、纳差、腹痛、恶心、呕吐、颈淋巴结炎，半数以上患儿有咽痛、眼灼痛。较大儿童则有面红、寒战、头痛、肌痛等全身不适。乙型流感及丙型流感症状与甲型流感类似，但症状轻、病程短。

（2）5 岁以下小儿多数有高热、流涕、咳嗽、腹泻及呕吐，常伴脱水及皮肤斑丘疹，尤以出现高热惊厥、伴发喉炎、支气管炎、肺炎者较多。

（3）新生儿表现很似败血症，有嗜睡、纳差、皮肤瘀斑、周围循环不良及呼吸暂停等症状。

（4）常见并发症为喉炎、支气管炎、肺炎、急性肌炎等。

3. 辅助检查　呼吸道分泌物病毒分离及恢复期流感病毒血清抗体检查，滴度升高 4 倍以上可确诊。具备流行病史及临床表现即可作出临床诊断；病毒学检查阳性即可确诊。

4. 鉴别诊断

（1）其他传染病早期：如麻疹、伤寒、脊髓灰质炎、风疹等，但随着病情的演变及临床特异体征、辅助检查结果足以明确诊断。

（2）普通型感冒：感冒只有发热、流涕、咳嗽，没有群集性及地域性等流行特点。

## 三、治疗

1. 一般治疗　卧床休息，多饮水，保持室内适宜湿度。

2. 对症治疗　高热一般选用对乙酰胺基酚每次 10 ～ 15mg/kg，每 6 小时 1 次。一般不用阿司匹林及糖皮质激素退热。

3. 药物治疗

（1）抗病毒药：金刚烷胺应在发病 24 小时内应用，1 ～ 9 岁小儿 4 ～ 8mg/（kg · d），每日分 3 次口服，最大剂量不超过 150mg/d，连用 5 日；9 岁以上每次 100mg，每日 2 次，连用 3 ～ 5 日。有肾脏疾病者，遵医嘱，1 岁以下不宜使用。利巴韦林 10 ～ 15mg/（kg · d），分 3 次口服，连用 10 日，或用无菌注射用水稀释为 20mg/mL，用氧气面罩喷雾吸入，每日 2 次，每次 10 ～ 20mL。利巴韦林雾化吸入比口服或肌内注射效果好。

（2）抗生素：只有在并发细菌感染时方可投入。

（3）免疫调节剂：如胸腺素、人源干扰素、白细胞介素等，对体弱、年幼、老年及免疫功能低下者，可增加机体免疫功能，促进康复。

## 四、预防

（1）健康教育：隔离患儿 1 周至主要症状消失，并暂停患儿参加集会及娱乐活动。

（2）疫苗接种：①流感减毒活疫苗适合于一般人群使用。②灭活疫苗适于高危人群：婴幼儿、老人、孕妇。心血管疾病、慢性呼吸系统疾病、慢性代谢性疾病、慢性肾炎及肾病、慢性神经系统疾病患者等。医生、护士以及与高危人群接触者。

（3）药物预防：金刚烷胺及甲基金刚烷胺口服，注意事项及剂量同治疗剂量。

# 第六节　流行性腮腺炎

流行性腮腺炎是由腮腺炎病毒引起的急性传染性全身性病毒血症。临床主要表现为发热、腮腺肿大、疼痛。

## 一、病因

（1）病原是腮腺炎病毒，属副黏病毒科，只有一个血清型。

（2）患者及隐性感染者为传染源，传播途径是直接接触和经呼吸道飞沫传播。易感人群是未曾患过该病的任何人，以 5 ～ 9 岁常见。

（3）病毒在呼吸道黏膜上皮细胞中增生，然后进入血循环至腮腺及中枢系统引起腮腺炎及脑膜炎；病毒在此进一步繁殖则第二次侵入血循环，侵犯其他未受累的器官。

（4）腮腺导管的壁细胞发生肿胀，腺体壁及导管周围出现淋巴细胞浸润，可见到间质水肿等，并对导管产生阻塞，导致淀粉酶的潴留；睾丸、胰腺也可出现淋巴细胞浸润和水肿；脑和脑膜有声经细胞变性、坏死、炎性浸润和脱髓鞘改变。

## 二、诊断

1. 病史　流行性腮腺炎可发生于任何季节，尤其以晚冬、早春最为常见。发病人群主要以学龄儿童以及学龄前儿童为主，并在同校、同班等群居儿童中可短时间先后发病。

2. 临床表现

（1）首发体征是腮腺肿大，通常可持续 7 ～ 10 日，可以颌下腺同时肿大，也可单一颌下腺肿大而腮腺不肿大，可以同时两侧肿大，也可先一侧肿大，再到另一侧。一般情况下，以耳垂为中心发生腮腺肿，并逐渐向周围扩大，有触痛和弹性，边界不清晰，表面皮肤不出现红肿。咀嚼、张口、尤其是吃酸性食物的时候，可出现加重腮痛感。

（2）在腮腺肿大过程中，可出现肌痛、头痛以及中度发热情况。

（3）咽及软腭可有肿胀，腮腺管口红肿，部分患儿出现喉水肿；如果腮腺炎对淋巴管构成压迫时，一般情况下上胸部粗线一定程度的水肿。

（4）通常并发心肌炎、睾丸炎、脑膜炎、胰腺炎、卵巢炎、发脑炎及肾炎等。

3. 辅助检查

（1）尿、血清淀粉酶增高，出现腮腺肿大。

（2）用 ELISA 法或补体结合试验可对两种抗体进行检测，在病后 1 个月 V 抗体可检出，而在发病早期 S 抗体可检出。再临床诊断较为困难的情况下，S 抗体滴度改变不明显，恢复期 V 抗体滴度升高 4 倍或 S/V 比值增高，可辅助用于腮腺炎疾病的确诊。

（3）脑脊液、尿液、唾液：腮腺炎病毒能够分离出并鉴别。

据年龄特点、腮腺肿大、发热等，可以初步判断本病；同时根据临床表现、流行病史，则能够进行临床诊断；难以诊断者可行 V/S 抗体检查或病毒分离确诊。

4. 鉴别诊断

（1）化脓性腮腺炎：多为单侧腮腺肿大，挤压腮腺时腮腺管口有脓液流出，外周血白细胞及中性粒细胞明显增高。

（2）其他病毒性腮腺炎：可根据血清学检查、病毒分离进行鉴别，可引起腮腺炎如肠道病毒中的柯萨奇 A 病毒、流感病毒等。

## 三、治疗

目前尚无针对腮腺炎病毒有效的药，主要是对症治疗。休息，适当补充营养及水分，不给酸性食品。发热、头痛予以解热镇痛药；并发睾丸炎时，用睾丸托支持或局部冷敷；并发脑膜炎时，按病毒性脑炎处理。

## 四、预防

（1）被动免疫：可给腮腺炎高价免疫球蛋白、丙种球蛋白，二者免疫效果不肯定。

（2）主动免疫：儿童在生后 14 个月常规接种减毒腮腺炎活疫苗或麻疹、风疹、腮腺炎三联疫苗。

（3）发病患儿隔离至腮腺肿胀完全消退，有接触史的易感患儿应检疫 3 周。

# 第七节　流行性乙型脑炎

流行性乙型脑炎（简称乙脑），是由蚊虫叮咬人后使乙脑病毒进入人体血液循环，进而透过血脑屏障进入中枢神经系统，在神经细胞内生长繁殖，从而导致脑微循环障碍、脑组织缺氧、水肿及坏死的一种急性传染病。临床上主要表现为高热、头痛、意识障碍，严重者可出现中枢性呼吸衰竭等多器官衰竭。

## 一、病因

（1）病原是乙脑病毒，属黄病毒科。

（2）传染源是感染乙脑病毒的人和动物；带乙脑病毒的蚊虫叮咬人为传播途径；人对乙脑病毒普遍易感。

（3）乙脑病毒进入人体，现在单核－巨噬细胞系统繁殖，然后进入血流及引起病毒血症，并最终经血脑屏障进入中枢神经系统而导致脑炎。

（4）病变可累及脑和脊髓，引起神经细胞变性坏死，严重时形成软化灶；脑实质中有淋巴细胞等浸润和角质细胞弥漫性增生；脑膜血管扩张、充血、渗出，形成脑水肿；血管内皮肿胀、坏死、血栓形成，脑局部淤血或出血。

## 二、诊断

1. 病史　多发生于7～9月份，气温达25℃以上、雨量较多、蚊虫密度高峰的季节，庭院中多饲养家畜家禽，特别是猪，患儿多有被蚊虫叮咬史。

2. 临床表现

（1）潜伏期：一般为11～21日，初期3～5日，表现为发热、头痛、呕吐等消化道及呼吸道症状，唯嗜睡是典型症状并出现较早。

（2）极期：5～7日，出现高热，昏睡甚者昏迷、惊厥、典型的脑膜刺激征，唯腱反射、腹壁反射、提睾反射减弱或消失是与化脓性脑膜炎鉴别的特殊体征。出现脑水肿、脑疝时可有呼吸节律异常、瞳孔改变、肌张力增强，并可出现循环衰竭及其他器官衰竭的相应症征（症状及体征）。

（3）恢复期：极期症状消失，主要表现为淡漠、痴呆、失语、多汗、低热、瘫痪、震颤，及精神活动、自主神经功能、锥体外系、运动神经、颅神经功能异常等。

（4）临床依病情轻重、急缓、病程长短、后遗症有无等分为4型，轻型、普通型、重型、极重型。

3. 辅助检查

（1）外周血白细胞 $>10\times10^9/L$，以中性粒细胞为主。

（2）脑脊液外观多数透明，细胞数（$50\times10^6$～$500\times10^6$）/L，早期中性粒细胞为主，蛋白、糖正常或轻度增高，氯化物正常。

（3）血清乙脑病毒特异性IgM抗体阳性具有早期特异性诊断价值；用免疫荧光法测定乙脑病毒抗原阳性有助诊断。

根据流行病学资料，上述临床表现应高度怀疑本病。脑脊液检查符合乙脑脑脊液特点，可作出临床诊断；确诊还应有血清乙脑病毒特异性IgM抗体阳性检查结果，特别是对轻型患者，确诊必须要有此种血清学检查结果。

4. 鉴别诊断

（1）化脓性脑膜炎：该病有高热、头痛、抽搐、意识障碍等症状，但嗜睡不如乙脑明显，脑脊液外观混浊，白细胞明显增高，$1\,000\times10^6$以上，而且以中性粒细胞为主；蛋白升高、葡萄糖、氯化物均降低，培养有细菌生长。

（2）结核性脑膜炎：该病起病缓慢，大多有结核中毒症状，脑脊液外观混浊，白细胞增高，$50\times10^6$～$500\times10^6$，而且以淋巴细胞为主；蛋白升高、葡萄糖、氯化物均降低，培养有结核菌生长。

（3）中毒性痢疾：该病发病季节与乙脑相同，临床常出现高热、惊厥、昏迷等症状，但多无脑膜刺激征，脑脊液大多正常，大便常规检查常有脓细胞及红细胞。

## 三、治疗

本病一定控制高热、惊厥、呼吸衰竭三大关。

1. 一般治疗　保持安静，避免刺激，室温维持在26～28℃，体温控制在38.5℃以下；昏迷患儿保持侧卧位，以防呕吐、窒息；反复拍背吸痰，保持呼吸道畅通，常规吸氧；勤翻身，防褥疮；不能进食又不能静脉输液供给高营养者，常规给予鼻饲牛奶等其他流质饮食，以维持热量平衡。

2. 对症治疗

（1）抗感染：乙脑患者病情危重，免疫功能受抑，应常规予以抗生素预防及控制坠积性肺炎等细菌感染，选择种类因感染类型而定。预防用药，可选用氨苄西林或头孢唑啉等药物。目前尚无对乙脑病毒特效药物，但仍应酌情选用利巴韦林、干扰素、转移因子、清开灵、板蓝根、双黄连等对病毒有抑制作用的药物。

（2）抗高热：高热是诱发惊厥、脑水肿、呼吸衰竭的一个关键因素，除应用一般退热药外，用空调、冰帽、冰袋、冷盐水灌肠等物理降温十分重要。同时配合亚冬眠疗法：予以复方氯丙嗪1～2mg肌内注射，6～8小时1次，以维持体温在38.5℃以下。

（3）抗惊厥：惊厥是导致患儿死亡或病情加重的第二关键因素，因此一定彻底控制，无惊厥者用亚冬眠药可以预防，无须再给药；在亚冬眠中，若再发生惊厥，可选用苯巴比妥钠每次5～10mg/kg，肌内注射或静脉滴注，或苯巴比妥钠与复方氯丙嗪每6～8小时交替给药；10%的水合氯醛每次0.5～1mL/kg，最多不大于10mL灌肠；地西泮每次0.1～0.5mg/kg静脉滴注或缓慢静脉推注，必要时20～30分钟后可重复1次。

（4）治疗脑水肿：首选20%甘露醇每次1～2g/kg，于半小时内快速滴注，严重者特别是有脑疝发生时，1～2小时后可重复1次，一般每4～6小时1次，病情稳定后逐渐减量，后延长时间，直至停药，可合用呋塞米每次1～2mg/kg肌内注射或静脉滴注。亦可选用25%山梨醇每次1～2g/kg。但若并发低钠性脑水肿，则慎用或不用上述药物，而应以补充钠盐为主。

（5）控制中枢性呼吸衰竭：除保持呼吸道畅通、吸氧、纠正酸中毒、解除脑水肿外，可投入呼吸兴奋剂洛贝林、尼可刹米、纳洛酮、氢溴酸东莨菪碱等。氢溴酸东莨菪碱注射液直接静脉注射：剂量每次0.02～0.04mg/kg，20～30分钟1次，可连用6～10次，然后逐渐减量及延长间隔时间，直至停药。重者可行气管切开，行人工机械通气。

（6）改善微循环：川芎嗪注射液每日8～10mg/kg，复方丹参注射液每日0.1～0.3mL/kg，均分2次静脉滴注，有改善微循环、治疗及防止脑梗死的作用。

（7）加强及保护脑细胞代谢：三磷腺苷20mg，辅酶A 50单位，细胞色素C 15～30mg，加入10%葡萄糖中静脉滴注。

（8）支持疗法：重型患儿及极重型昏迷患儿，一定勤查血气及电解质以及尿素氮、血糖等，以维持水、电解质、热量平衡，有条件的要输血浆或鲜血1～2次，以增强免疫力及抗病能力，多次静脉滴注或肌内注射入体丙种球蛋白有利于疾病的早期康复，对减轻病情及并发症有明显疗效。

### 四、预防

（1）患儿及可疑患儿均应隔离到体温正常为止，对接触患儿者无须检疫。

（2）流行季节前行疫苗接种，乙脑灭活疫苗初次接种1～15岁每次0.5mL，16岁以上每次1mL；间隔7～10日全程注射2次。2岁、3岁、7岁、13岁时各加强1次注射。

（3）消灭越冬蚊，流行季节做好防蚊、驱蚊工作。

## 第八节　脊髓灰质炎

脊髓灰质炎是由脊髓灰质炎病毒引起的小儿脊髓前角运动神经元损伤或坏死为主要病变的一种急性传染病，又称小儿麻痹症。临床主要表现为双峰热，单肢弛缓性瘫痪；个别侵犯延髓及脑，从而引起脑神经运动核及呼吸中枢病变，出现昏迷，上运动神经元痉挛性瘫痪。

### 一、病因

（1）病原为脊髓灰质炎病毒，属RNA病毒科肠道病毒属，有3个血清型，各型无交叉免疫。

（2）传染源是瘫痪型、无瘫痪型或隐性感染患者；传播途径是经口感染；人群普遍易感。

（3）病毒从口进入人体后，在咽及肠壁淋巴组织增生并进入相应引流区淋巴组织中繁殖，然后入血流；导致第一次病毒血症或隐性感染。

（4）病毒达到全身淋巴组织及网状内皮细胞内，继续增生并入血，形成第二次病毒血症，形成顿挫型，透过血脑屏障，侵犯神经组织形成无瘫痪型或瘫痪型。

（5）主要病理变化为脊髓前部运动神经元损害为主，以腰段及颈段最常受累，少数可波及延髓、脑桥及中脑。主要病变为前角运动神经元变性、坏死，可见嗜神经现象，中性粒细胞及淋巴细胞浸润及小角质细胞增生，血管周围淋巴细胞及浆细胞浸润。

## 二、诊断

1. 病史　温带地区高发季节为 5 ～ 10 月，热带地区终年发病；人普遍易感，但 4 个月以下小儿很少发病。无论是瘫痪型还是无瘫痪型及隐性感染患者都是传染源，不良饮食等卫生习惯及密切接触上述传染源，均易发病。

2. 临床表现

（1）潜伏期 3 ～ 35 日，平均 5 ～ 14 日，临床上可表现为隐性感染；顿挫型；无瘫痪型及瘫痪型。

（2）前驱期发热，纳差，多汗，全身感觉过敏，同时出现恶心、呕吐、腹泻、咳嗽头痛等呼吸道及消化道症状，持续 1 ～ 4 日，顿挫型表现为病情若不发展。

（3）瘫痪前期的前驱期症状可消失 1 ～ 6 日，再次发热即为双峰热。除上述症状加重外，可出现皮肤发红，颈后肌群、躯干及肢体强直、灼痛，便秘及膀胱括约肌障碍，查体可见三角架征。吻膝试验阳性，头下垂征。病情到此不再发展，3 ～ 5 日热退即为无瘫痪型；若继续发展则在瘫痪前出现腱反射及腹壁等反射抑制现象。

（4）瘫痪期瘫痪前期体温开始下降时，出现逐渐加重的瘫痪，临床分 4 型

1）脊髓型：此型最多见，主要为脊髓前角病变引起。表现为不对称性弛缓性瘫痪，可为单肢，亦可四肢，亦可任意一组肌群而出现相应肌群的运动障碍。

2）延髓型：又称球型，主要为脑神经运动核及延髓呼吸、血管中枢病变引起，可出现中枢性呼吸障碍，血压、心律异常，脑神经运动障碍。

3）脑型：主要表现上运动神经元痉挛性瘫痪、惊厥、高热、昏迷。此型少见，易误诊。

4）混合型：同时存在多种类型的患儿。

（5）恢复期：一般 8 个月内恢复，多以四肢远端为恢复的起点，持续数周至数月。

（6）后遗症期：严重者不能完全恢复，出现肌萎缩，肢体畸形，受累肢体疼痛，软弱、瘫痪加重。

3. 辅助检查

（1）脑脊液自瘫痪前期始出现异常，白细胞数一般 $50\times10^6$ ～ $300\times10^6$/L，早期中性粒细胞为主，蛋白增加不明显，晚期淋巴细胞为主，蛋白逐渐增加，常出现蛋白细胞分离现象，糖及氯化物无明显改变。

（2）血清学检查补体结合试验及中和试验于起病及恢复期血清抗体升高 4 倍以上。PCR 及 ELISA 法敏感性、特异性更强，速度也快。

（3）血、大便、脑脊液、鼻咽分泌物培养可分离出病毒。

瘫痪期据临床表现，流行病史、脑脊液改变应高度怀疑本病；在除外格林巴利综合征及其他引起瘫痪的原因的条件下，可作出临床诊断；有血清学检查及病原学检查结果可确诊。其他各期则需病毒学及血清学检查的阳性结果确诊。

4. 鉴别诊断

（1）急性感染性多发性神经根炎：该病为四肢对称性、弛缓性四肢运动障碍，脑脊液呈细胞 - 蛋白分离现象，没有双峰热。

（2）乙型脑炎：该病持续高热、惊厥、神经精神症状比较突出，意识障碍较重；肢体瘫痪出现较晚，多为强直性，肌张力增高。

（3）病毒性脑膜脑炎：该病可并发瘫痪，但多为中枢性瘫痪，可出现在病程的早中期，治疗后恢复快，一般不留后遗症。

## 三、治疗

治疗的原则是减轻恐惧，预防畸形及并发症，合理康复治疗，目前尚无对该病有效的药物。

1. 前驱期及瘫痪前期治疗

（1）卧床休息至热退 1 周后避免体力活动 2 周，同时以踏脚板保持小腿及脚正确角度。

（2）对症治疗：镇静及解热镇痛剂，以缓解肌肉疼痛及痉挛；每 2 ～ 4 小时湿热敷 1 次患肢，并轻微被动运动。

2. 瘫痪期

（1）卧床休息使肢体成一直线，膝稍曲、踝关节成 90°，髋及脊柱挺直，疼痛消失后立即主动运动及被动锻炼以防骨骼畸形。

（2）给予营养丰富的饮食及补充水分，防止水、电解质、酸碱平衡紊乱。

（3）药物：地巴唑 1 岁患儿 1mg，2 ～ 3 岁患儿 2mg，4 ～ 7 岁患儿 3mg，8 ～ 12 岁患儿 4mg，12 岁患儿以上 5mg，每日或隔日 1 次口服。加兰他敏 0. 05 ～ 0. 1mg/（kg · d），1 次肌内注射。给予多种维生素及能量合剂等维持及保护神经细胞的正常代谢。脑型患儿按病毒性脑炎处理。延髓型患儿要头低脚高位，以防误吸、窒息，静脉维持营养，病初不用胃管喂养。呼吸肌麻痹及声带麻痹者，行气管切开，机械通气。早期应用人体丙种球蛋白及大剂量维生素 C 可减轻病情，促进恢复。早期使用复方丹参注射液或川芎嗪注射液亦可促进恢复。

3. 恢复期后遗症治疗　主动及被动锻炼、针灸、理疗、按摩。

## 四、预防

（1）患儿自发病之日起隔离 40 日，接触者留观察 20 日，未服过麻痹糖丸者注射人体丙种球蛋白 0. 3 ～ 0. 5mL/kg。

（2）减毒活疫苗（OPV）禁用于免疫缺陷及使用免疫抑制剂治疗者；一般人从 2 个月开始，连服 3 次，间隔 4 ～ 6 周，4 岁时再加强免疫 1 次。

（3）灭活疫苗（IPV）用于免疫缺陷及使用免疫抑制剂治疗者，也可用于一般家庭成员。

# 第九节　细菌性痢疾

细菌性痢疾简称菌痢，系由细菌引起的常见肠道传染病，由四种志贺菌属引起，它们是志贺菌（A 群）、福氏菌（B 群）、鲍氏菌（C 群）、宋内（D 群）痢疾杆菌。

## 一、流行病学

痢疾的发病有明显的季节性，多为夏季或热带地区的雨季，以婴幼儿的发病率最高，多见于 2 ～ 3 岁，小于 6 个月的婴儿很少发病，这可能是母乳喂养时婴儿从母乳中获得带有抗毒性质粒编码的抗脂多糖抗体。偶有无症状带菌状态的年长儿及成人。

在发达国家，宋内痢疾杆菌引起的感染较常见，福氏菌占第二位；在发展中国家如我国，福氏菌感染占第一位，宋内菌占第二位，志贺菌 1 型是引起大规模流行的菌型，在亚洲的某些地区，它也是主要的流行菌型。

污染了细菌的食物和水源是最重要的传播载体，而人对人的传播可能是感染发生的主要机制。污染的蔬菜、瓜果或粪便管理不当，水源污染是引起痢疾流行或暴发的常见原因，生活的接触也是感染的主要方式。

人类对痢疾有普遍的易感性，感染后的免疫反应不一，亦不长久，所以可多次反复感染。有报道分泌性 IgA 和血清抗体在感染的数天或数周内产生，目前已知有抗脂多糖抗体，抗毒力质粒编码的多肽抗体，但它们抗感染的主要保护性决定簇尚不清楚。有资料表明这种抗感染作用是血清型特异性的，但也有不同程度的交叉，细胞免疫也可能有一些保护作用，作用不大。

## 二、发病机制

所有痢疾杆菌的基本毒力因素是它们能够侵入结肠上皮细胞，这是由一个 120 ～ 140MDa 的大质粒编码的一组多肽造成的侵袭性和杀伤性作用，丢失此质粒的菌株则不再致病。此外，染色体编码的因子也具有毒力作用，如编码脂多糖合成的染色体，由1型志贺菌合成的志贺毒素，由福氏菌2α型合成的志贺肠毒素1。1型志贺菌可产生大量志贺毒素。而在痢疾感染的水泻阶段，很可能主要是志贺肠毒素1所致，少量的痢疾杆菌即可致病。

## 三、临床症状

潜伏期短，多为2～4天，可短至数小时，长至7天。临床可见下列类型：

1. 急性菌痢　起病急，典型症状为严重的腹痛、高热、呕吐、食欲缺乏、全身中毒症状重，体征有腹胀、压痛、肠鸣音亢进。指诊时直肠触痛，大便开始为稀水样，继而见黏冻样、脓冻样或脓血便，便次多，量小，便数不等，年长儿有里急后重，婴幼儿可无脓便及脓血便，易误诊为其他细菌引起的肠炎或病毒性肠炎，病程5～7天。非典型痢疾不发热或只有微热，也无中毒症状，只有粪便培养阳性才能确诊，以被忽视，常为痢疾的传播者。

2. 中毒性菌痢　本病多见于2～7岁小儿，起病急骤，高热甚至超高热，在24小时内出现惊厥、昏迷为主的脑型或以循环衰竭为主的休克型或两者俱存的混合型，有或无脓血便，甚至不出现腹泻。

（1）脑型：以惊厥、头痛、反复呕吐、昏迷、血压增高为主，引起这种颅内高压的原因尚不清楚：严重者可发生脑水肿、脑疝而发生呼吸衰竭、反复惊厥。

（2）休克型：以循环衰竭为主，常发生在年幼儿、体弱儿，也是毒血症和弥漫血管内凝血过程，表现为面色灰、肢端发凉、皮肤有花纹、血压下降、脉细、心率快。病程中尚可出现多脏器衰竭、休克肺、休克心、休克肾、休克脑、休克肝等。

3. 慢性菌痢　病程超过2个月以上者诊断为慢性菌痢。当治疗不彻底、不规则时，耐药菌株存在或机体免疫力减低时出现，临床无发热等毒血症表现，粪便性质也不典型，可为消化不良稀便，甚至软便或有黏液，间有少量脓冻、脓血便，次数多少不定。

## 四、并发症

脱水是最常见的，它可引起肾衰竭和死亡。当发生休克、毒血症时死亡率可高达20%～50%。此外，在志贺菌感染时，溶血性尿毒症综合征是较常见的并发症。另外，脱肛、中毒性巨结肠、肠穿孔、伪膜性结肠炎、严重营养不良所致结膜炎、虹膜炎、角膜溃疡等为不常见的并发症。

## 五、诊断

有典型的脓血便，结合临床表现和流行季节，诊断并不困难。实验室检查粪便镜检有大量白细胞、脓细胞或红、白细胞。血常规白细胞增加明显，并有核左移，都支持诊断。大便和直肠拭子细菌培养是最好的诊断方法。最近已开展PCR快速诊断法。

## 六、鉴别诊断

具有脓血便，在儿科应与鼠伤寒杆菌肠炎、金黄色葡萄球菌肠炎、真菌性肠炎和出血坏死性小肠炎鉴别。无典型脓血便者，特别是婴幼儿菌痢需与致病性大肠埃希菌肠炎、病毒性肠炎、空肠弯曲菌肠炎鉴别。中毒性菌痢应与暴发型流脑、乙型脑炎、大叶性肺炎及其他病原菌引起的感染性休克鉴别。慢性菌痢应与慢性非特异性溃疡性结肠炎、慢性血吸虫病相鉴别。

## 七、治疗

1. 对症治疗　首先要做的是纠正水、电解质平衡紊乱和支持疗法，抑制肠道蠕动的一些药物可加重病情，所以不宜使用。

2. 控制感染　抗生素治疗目前对抗生素耐药的痢疾杆菌株的地理分布是不同的。对敏感株，氨苄西林口服100mg/（kg·d），每天分四次口服即可。阿莫西林效果不如氨苄西林，但胃肠道吸收好。由于复方磺胺甲嗯唑在我国耐药率较高，它不用做首选用药头孢克肟 8mg/（kg·d），口服分两次，共服 5 天，或口服其他三代头孢菌头孢曲松 50mg/（kg·d），每天一次，肌内注射或静脉注射 2 ～ 5 天，可作为首选。萘啶酸 55mg/（kg·d）分四次给予，共用 5 天，是另一种替代方法，疗程一般 5 天。口服一、二代头孢菌素不能作为二线替代药。吡哌酸因对小儿骨骼发育有影响，18 岁以下慎用。

3. 中毒性菌痢治疗　根据临床不同表现对症治疗。

4. 慢性菌痢　采用支持疗法和抗病原治疗相结合，应 2 种以上抗生素联合用药和药物保留灌肠。

## 八、预防

（1）痢疾高发地区应鼓励延长母乳喂养。

（2）指导幼儿园、学校的儿童及工作人员及时进行清洁和消毒工作。

（3）作好疫情报告，出现疫情后，禁止患者、带菌者保育工作、事餐饮业，并应立即找出并控制传染源。

# 第十章

# 呼吸系统疾病

## 第一节　急性上呼吸道感染

急性上呼吸道感染即普通感冒，是指喉部以上呼吸道的鼻和咽部的急性感染，国际上通称急性鼻咽炎，俗称伤风或感冒，是小儿时期最常见的疾病，有一定的传染性，主要是鼻咽部黏膜炎的局部症状及全身感染症状。婴幼儿患感冒后，往往全身症状重而局部症状轻，炎症易向邻近器官扩散而引起中耳炎、肺炎等并发症，故需及早诊治。

### 一、病因

1. 常见病原体　各种病毒和细菌均可引起，但 90% 以上为病毒，主要有鼻病毒、RSV、FluV、para FluV、ADV 等。病毒感染后易继发溶血性链球菌、肺炎链球菌、流感杆菌等细菌感染。近年来 MP 亦不少见。

2. 诱因　过敏体质、先天性免疫缺陷或后天性免疫功能低下及受凉、过度疲劳、居室拥挤、大气污染、直接或间接吸入烟雾、呼吸道黏膜的局部防御能力降低时容易发病。婴幼儿时期由于上呼吸道的解剖和免疫特点而易患本病。营养不良性疾病，如维生素 D 缺乏性佝偻病、亚临床维生素 A、锌或铁缺乏症等，或护理不当，气候改变和环境不良等因素则易发生反复上呼吸道感染或使病程迁延。

### 二、临床表现

由于年龄大小、体质强弱及病变部位的不同，病情的缓急、轻重程度也不同。一般年长儿症状较轻，婴幼儿重症较多。轻者只有鼻部症状，如流涕、鼻塞、喷嚏等，也可有流泪、轻咳、咽部不适，可在 3 ～ 4 天内自然痊愈。如炎症涉及鼻咽部，常有发热（持续 3 ～ 7 天），咽部肿痛，扁桃体、颌下或颈部淋巴结肿大，恶心、呕吐、腹泻等。重者可突然高热达 39 ～ 40°C 或以上，发冷、头痛、全身乏力、精神不振、食欲减退、睡眠不安、咳嗽频繁、咽部红肿或有疱疹及溃疡。有的扁桃体肿大，出现滤泡和脓性渗出，咽痛和全身症状均加重，鼻咽分泌物由稀薄变黏稠。热重者可出现惊厥等。临床上可见两种特殊类型：①疱疹性咽峡炎：病原体为柯萨奇 A 组病毒。好发于夏秋季。起病急骤，临床表现为高热、咽痛、流涎、厌食、呕吐等。体检可发现咽部充血，在咽腭弓、软腭、腭垂的黏膜上可见数个至十数个 2 ～ 4mm 大小灰白色的疱疹，周围有红晕，1 ～ 2 天后破溃形成小溃疡。疱疹也可发生于口腔的其他部位。病程为 1 周左右；②结合膜热：以发热、咽炎、结膜炎为特征。病原体为腺病毒 3、7 型。好发于春夏季，散发或发生小流行。临床表现为高热、咽痛、流泪、眼部刺痛，有时伴消化道症状。体检发现咽部充血，可见白色点块状分泌物，周边无红晕，易于剥离。一侧或双侧滤泡性眼结合膜炎，可伴球结合膜出血，颈及耳后淋巴结增大。病程 1 ～ 2 周。

## 三、诊断与鉴别诊断

### （一）实验室检查

病毒感染者白细胞计数正常或减少，中性粒细胞减少，淋巴细胞计数相对增多。病毒分离和血清学检查可明确病因，近年来免疫荧光、免疫酶学及分子生物学技术可做出早期诊断。细菌感染者白细胞总数、中性粒细胞增多，CRP 阳性。在使用抗菌药物前行咽拭子培养可发现致病菌。链球菌引起者于 2 ～ 3 周后 ASO 效价可增高。

### （二）鉴别诊断

根据临床表现一般不难诊断，但应尽量判明是病毒性或细菌性，以便指导治疗。常需与以下疾病鉴别。

1. 流行性感冒　由 FluV、para FluV 引起。有明显的流行病史，局部症状较轻，全身症状较重。常有高热、头痛、四肢肌肉酸痛等，病程较长，并发症较多。

2. 急性传染病早期　上感常为各种传染病的前驱表现，如麻疹、流脑、百日咳、猩红热等。应结合流行病史、临床表现及实验室资料等综合分析，并观察病情演变加以鉴别。

3. 消化道疾病　婴幼儿感冒往往有呕吐、腹痛、腹泻等消化系统症状，可误诊为胃肠道疾病，必须慎重鉴别。伴腹痛者应注意与急性阑尾炎鉴别。后者腹痛常先于发热，腹痛部位以右下腹为主，呈持续性，有固定压痛点、反跳痛及腹肌紧张、腰大肌试验阳性等，白细胞及中性粒细胞增多。

4. 过敏性鼻炎　常打喷嚏、流清涕，但不发热，咽常痒而不痛，鼻黏膜苍白水肿，鼻腔分泌物涂片示嗜酸性粒细胞增多，支持过敏性鼻炎的诊断。

## 四、治疗

1. 一般治疗　病毒性上感，应告诉患者该病的自限性和治疗的目的；防止交叉感染及并发症。注意休息，给予有营养而易消化的食物，多饮水和补充大量维生素 C，保持室内空气新鲜和适当的温度与湿度等。

2. 抗感染治疗　①抗病毒药物：大多数上呼吸道感染由病毒引起，可试用三氮唑核苷（病毒唑）1.0 ～ 1.5mg/（kg · d），口服或静脉滴注；或 20mg 含服，每 2 小时 1 次，3 ～ 5 天为一疗程。亦可试用双嘧达莫 5mg/（kg · d），分 2 ～ 3 次口服，3 天为一疗程，或用麻甘颗粒、金振口服液、清热解毒软胶囊、黄栀花口服液或正柴胡饮等治疗；②抗生素类药物：细菌性上感或病毒性上感继发细菌感染者可选用抗生素治疗。小婴儿、持续高热、中毒症状明显者指征可以放宽。常选用青霉素类、第 1、2 代头孢、复方甲基异恶唑及大环内酯类抗生素等。咽拭子培养阳性结果有助于指导抗菌治疗。若证实为链球菌感染，或既往有风湿热、肾炎病史者，青霉素疗程应为 10 ～ 14 天。

3. 对症治疗　①发热：体温 38°C 以内，一般可不处理。高热或有热惊厥史者应积极降温。可以酒精擦浴，头部冷敷，冷水灌肠，推拿按摩。高热时可口服泰诺、托恩、巴米尔或来比林等注射、安乃近滴鼻、小儿解热栓肛门塞入，均有良好的降温作用。一般不常规用激素类药物治疗；②镇静止痉：发生高热惊厥者可予以镇静、止惊等处理。烦躁时苯巴比妥每次 2 ～ 3mg/kg，口服，或异丙嗪每次 0.5 ～ 1mg/kg，口服或肌内注射；抽搐时可用 10% 水合氯醛每次40 ～60mg/kg 灌肠，或苯巴比妥钠每次 5 ～ 8mg/kg，肌内注射；③鼻塞：轻者不必处理，影响哺乳时，可于授乳前用稀释后 0.5% 麻黄碱 1 ～ 2 滴滴鼻；④止咳化痰：可用小儿伤风止咳糖浆、复方甘草合剂、金振口服液、消积止咳口服液、肺热咳喘口服液、强力枇杷露、百部止咳糖浆、止咳桃花散、蛇胆川贝液、急支糖浆、鲜竹沥、枇杷露等口服；咽痛可含服银黄含片、含碘喉片等；⑤中药：辨证施治，疗效可靠。风寒感冒：多见于较大儿童的感冒初期。证见恶寒、发热、无汗、鼻流清涕、全身疼痛、咳嗽有痰、舌质淡红、舌苔薄白，脉浮紧等。宜辛温解表。用藿香 9g、菊花 9g、苏梗 6g、荆芥穗 6g、连翘 9g、生石膏 15g，水煎服，或用小青龙汤、清热解毒口服液、麻甘颗粒等。风热感冒：多见于婴幼儿，发热重，出汗而热不退，鼻塞、流黄涕、面红、咽肿、咳嗽有痰，舌苔薄白或黄白，脉浮数或滑数。宜辛凉解表、清热解毒。表热重者用双花9个、连翘9g、薄荷6g、板蓝根9g、牛蒡子9g、生石膏15g；里热重者用双花9g、连翘9g、菊花9g、青黛3g、地骨皮9g、白薇9g、生地9g、板蓝根9g、生石膏15g。水煎后分2～3次口服，服药困难者可鼻饲，亦可直肠灌注，每日3次，每次30～40mL。轻症可用银翘散，复方犀羚解毒片、维C银翘片、桑菊感冒片、板蓝根冲剂、金振口服液、肺热咳喘口服液、清热解毒口服液等中成药。

## 五、预防

①加强体育锻炼，多做户外活动，保持室内空气新鲜，增强身体抵抗力，防止病原体入侵；②根据气候适当增减衣服，加强护理，合理喂养，积极治疗佝偻病和营养不良；③感冒流行时不带孩子去公共场所。托儿所或家中，可用食醋5～10mL/m$^3$加水1～2倍，加热熏蒸至全部气化，每日一次，连续5～7天；④药物：感冒流行期或接触感冒患者后可用病毒唑滴鼻或（和）口服大青叶合剂、返魂草、犀羚解毒片等预防。平时应用免疫调节剂提高机体抗病能力。

# 第二节　鼻窦炎

儿童易患鼻窦炎的年龄多为5岁以上，学龄儿童多见。筛窦发育最早，2～3岁即可发生炎症；此后上颌窦及蝶窦也相继发育常被感染发炎；额窦6～10岁开始发育，多于7岁后开始发炎。小儿以上颌窦炎及筛窦炎发病率较高。

## 一、病因

小儿鼻窦炎多继发于鼻炎等重症上感，慢性者常为急性反复发作而来。因小儿鼻窦窦口相对大，感染易经窦口侵入鼻窦。身体抵抗力和对外界的适应能力较差，易患上呼吸道感染和急性传染病而继发鼻窦炎。扁桃体或腺样体肥大、腭裂等影响正常鼻呼吸，先天性免疫功能不全，鼻腔异物、鼻外伤继发感染均可致此病。最常见的致病菌是肺炎链球菌和葡萄球菌。

## 二、临床表现

### （一）急性鼻窦炎

早期症状与急性鼻炎或感冒相似，除鼻塞、流涕外，分泌物引流不畅时可致持久性发热、头痛、脓涕、早晚咳嗽，相应的鼻窦部位压痛，鼻黏膜充血、水肿，中、下鼻道有黏稠脓液。急性鼻窦炎可并发中耳炎、眼眶蜂窝织炎、眼眶脓肿、视神经炎、肾盂肾炎等。

### （二）慢性鼻窦炎

主要为间歇性鼻塞、流脓涕及张口呼吸、嗅觉减退。鼻涕向后流入咽部可引起刺激性咳嗽，甚至发生喘息，入睡时较重，可由咽部咳出干结的分泌物，此即鼻后滴注综合征。头痛多为胀痛，大多为额部、颞部或枕部，上午重，下午和晚上较轻。可有发热、疲乏、体重不增、食欲不振，甚者可继发贫血、风湿、胃肠或肾脏等全身性疾病。检查：上颌窦前壁及额窦底部压痛，鼻黏膜充血，中、下鼻甲肥大，中、下鼻道有脓性分泌物。咽部充血干燥，咽后壁可附黏稠脓液。

## 三、诊断与鉴别诊断

根据病史，鼻腔检查及鼻窦X线拍片或CT等检查，即可诊断。年长儿可作上额窦及额窦透照检查或穿刺。癫痫性头痛与鼻窦炎容易混淆，有时二者同时存在，可做脑电图等检查帮助鉴别。

## 四、治疗

### （一）全身治疗

加强锻炼，增强体质，治疗并存的各种慢性病。根据鼻咽部分泌物细菌培养和药敏试验选用适当的抗生素，连用两周，多可见效。

### （二）局部治疗

首先保证引流通畅，用1%麻黄碱液滴鼻，3～4次/天，或用1%麻黄素加抗生素和肾上腺皮质激素作负压置换疗法，以利鼻窦分泌物的引流，并使药物进入鼻窦。慢性上颌窦炎，用上述治疗无效时，可行穿刺冲洗疗法，并可将抗生素注入上颌窦控制炎症。另外紫外线照射、超短波内透热等疗法也可应用。

### （三）中医疗法

针刺印堂、迎香、上星、风池等穴，耳针穴位为内鼻、肾上腺。中药可参照慢性鼻炎药方应用。必要时手术，扩大鼻窦开口，以利引流。

## 五、预防

积极治疗鼻炎，去除病因。加强体格锻炼，增强抗病能力，积极防治上感。擤鼻涕时，勿用力过大，尤其不要把两侧鼻孔捏住，以免鼻部炎症扩散至鼻窦。

# 第三节　急性感染性喉炎

## 一、概述

急性感染性喉炎为喉部黏膜急性弥漫性炎症。可发生于任何季节，以冬春季为多。常见于婴幼儿，多为急性上呼吸道病毒或细菌感染的一部分，或为麻疹、猩红热及肺炎等的前驱症或并发症。病原多为病毒感染，细菌感染常为继发感染。多见于6个月至4岁小儿。由于小儿喉腔狭小，软骨支架柔软，会厌软骨窄而卷曲，黏膜血管丰富，黏膜下组织疏松等解剖特点，所以炎症时局部易充血水肿，易引起不同程度的喉梗阻；部分患儿因神经敏感，可因喉炎刺激出现喉痉挛。严重喉梗阻如处理不当，可造成窒息死亡，故医生及家长必须对小儿喉炎引起重视。

## 二、诊断

### （一）病史要点

有无发热，咳嗽是否有犬吠样声音，有无声音嘶哑，有无吸气性喉鸣、呼吸困难及青紫等。有无异物吸入。有无佝偻病史，有无反复咳喘病史，有无支气管异物史。有无先天性喉喘鸣（喉软骨软化病），询问生长发育情况，是否接种过白喉疫苗。父母有无急慢性传染病史，有无过敏性疾病家族史。

### （二）查体要点

检查咽喉部是否有明显充血，有无白膜覆盖。注意呼吸情况，有无吸气性呼吸困难、三凹征、鼻翼扇动、发绀，有无心率加快。肺部听诊可闻及吸气性喉鸣声，但重度梗阻时呼吸音几乎消失。检查有无先天性喉喘鸣的表现，先天性喉喘鸣的患儿吸气时喉软骨下陷，导致吸气性呼吸困难及喉鸣声，在感染时症状加重，可伴有颅骨软化等佝偻病的表现。

### （三）辅助检查

1. 常规检查　血常规中白细胞计数可正常或偏低，CRP正常。细菌感染者血白细胞升高，中性粒细胞比例升高，CRP升高。咽拭子或喉气管吸出物做细菌培养可阳性。

2. 其他检查　间接喉镜检查可见声带肿胀，声门下黏膜呈梭形肿胀。

### （四）诊断标准

（1）发热、声嘶、犬吠样咳嗽，重者可致失音和吸气时喉鸣。体检可见咽喉部充血，严重者有面色苍白、发绀、烦躁不安或嗜睡、鼻翼翕动、心率加快、三凹征，呈吸气性呼吸困难，咳出喉部分泌物后可稍见缓解。

（2）排除白喉、喉痉挛、急性喉气管支气管炎、支气管异物等所致的喉梗阻。

（3）间接喉镜下可见声带肿胀，声门下黏膜呈梭形肿胀。

（4）细菌感染者咽拭子或喉气管吸出物做细菌培养可阳性。

具有上述第（1）、（2）项可临床诊断为急性感染性喉炎，如同时具有第（3）项可确诊，如同时具有第（4）项可做病原学诊断。

（5）喉梗阻分度诊断标准

Ⅰ度：患者安静时无症状体征，仅于活动后才出现吸气性喉鸣及呼吸困难，肺呼吸音清晰，心率无改变。三凹征可不明显。

Ⅱ度：患儿在安静时出现喉鸣及吸气性呼吸困难，肺部听诊可闻喉传导音或管状呼吸音，心率较快120～140次/分。三凹征明显。

Ⅲ度：除Ⅱ度喉梗阻症状外，患儿因缺氧而出现阵发性烦躁不安、口周和指端发绀或苍白、双眼圆睁、惊恐万状、头面出汗。肺部听诊呼吸音明显降低或听不到，心音较钝，心率加快140～160次/分以上，三凹征显著。血气分析有低氧血症、二氧化碳潴留。

Ⅳ度：经过对呼吸困难的挣扎后，患儿极度衰弱，呈昏睡状或进入昏迷。由于无力呼吸，表现呼吸浅促、暂时安静、三凹征反而不明显，面色苍白或青灰，肺部听诊呼吸音几乎消失，仅有气管传导音。心音微弱、心率或快或慢或不规律。血气分析有低氧血症、二氧化碳潴留。

### （五）诊断步骤

诊断步骤：犬吠样咳嗽等临床症状→询问病史：有无发热、声音嘶哑、异物吸入、哮喘史→体格检查：吸气性三凹征、表紫等症状→辅助检查：血常规、CRP、喉镜→确诊急性喉炎。

### （六）鉴别诊断

根据病史、体征排除白喉、喉痉挛、急性喉气管支气管炎、支气管异物等所致的喉梗阻。

## 三、治疗

### （一）经典治疗

1. 一般治疗　保持安静及呼吸道通畅，轻者进半流质或流质饮食，严重者可暂停饮食。缺氧者吸氧。保证足量液体和营养，注意水电解质平衡，保护心功能，避免发生急性心力衰竭。

2. 药物治疗

（1）对症治疗：每2～4小时1次雾化吸入，雾化液中加入1%麻黄碱10mL、庆大霉素4万U、地塞米松2～5mg、盐酸氨溴素15mg。也可雾化吸入布地奈德2～4mg、肾上腺素4mg。痰黏稠者可服用或静脉滴注化痰药物如沐舒坦。高热者予以降温。烦躁不安者宜用镇静剂如苯巴比妥、水合氯醛、地西泮、异丙嗪等。异丙嗪不仅有镇静作用，还有减轻喉头水肿的作用，氯丙嗪则使喉肌松弛，加重呼吸困难，不宜使用。

（2）控制感染：对起病急，病情进展快，难以判断系病毒感染或细菌感染者，一般给予全身抗生素治疗，如青霉素类、头孢菌素类、大环内酯类抗生素等。

（3）糖皮质激素：宜与抗生素联合使用。Ⅰ度喉梗阻可口服泼尼松，每次1～2mg/kg，每4～6小时1次，呼吸困难缓解即可停药。>Ⅱ度喉梗阻用地塞米松，起初每次2～5mg，静脉推注，继之按每日1mg/kg静脉滴注，2～3日后症状缓解即停用。也可用氢化可的松，每次5～10mg/kg静脉滴注。

3. 手术治疗　对经上述处理仍有严重缺氧征象，有>Ⅲ度喉梗阻者，应及时做气管切开术。

### （二）治疗步骤

治疗步骤：保证呼吸道畅通→吸氧→激素吸入或静脉使用→抗感染→气管切开。

## 四、预后评价

多数患儿预后良好，病情严重、抢救不及时者，可造成窒息死亡。

## 五、研究进展与展望

近年来，随着儿科气管插管机械通气技术的成熟，气管插管机械通气也渐成为治疗该病的一个手段。儿科气管术前准备简单，便于急诊室或病房操作，操作时间短、创伤小、不留瘢痕。

# 第四节　先天性喉喘鸣

先天性喉喘鸣是指婴儿出生后发生的吸气性喉喘鸣，可伴呼吸困难，出现吸气性三凹征。最主要的原因是喉软骨软化，所以又称为“先天性喉软骨发育不良”，本病并不少见。

## 一、病因和发病机制

多为妊娠期营养不良，胎儿钙及其他电解质缺乏或不平衡导致的。会厌卷曲或喉软骨形态基本正常，但软弱，吸气时喉内负压使喉部软骨及所附组织塌陷，两侧杓会厌襞相靠近和颤动，会厌覆向声门，致喉狭窄产生喉喘鸣和呼吸困难。

## 二、临床表现

1. 临床症状　婴儿一出生或出生后 1 ～ 2 个月就出现吸气性喉喘鸣声及胸骨上窝、锁骨上窝、剑突下凹陷。程度轻的仅在活动、哭闹时明显，安静和睡眠状态下无症状；严重的出现缺氧、发绀。症状可呈持续性，也可呈间歇性。有的患儿症状与体位相关，仰卧时明显，俯卧时减轻。先天性喉喘鸣的婴儿容易患呼吸道感染，而在呼吸道急性感染时上述症状会加重。无声嘶，不影响进食及吞咽。

2. 体格检查　体格检查可闻喉鸣，可见“三凹征”。纤维喉镜或直接喉镜检可确诊，镜下见会厌宽大或明显呈卷叶状，杓会厌襞组织松弛，直接喉镜挑起会厌，症状可消失。纤维喉镜下可见会厌及杓状软骨的活动，吸气时，会厌、杓会厌襞向声门区塌陷覆盖，呼气时气流会将塌陷组织冲开。

## 三、诊断与鉴别诊断

根据病史、症状、体征及纤维喉镜或直接喉镜检，明确诊断并不难。要注意与舌根、会厌囊肿、喉蹼、急性喉炎引起的喉鸣、三凹征相鉴别，必须重视纤维喉镜或直接喉镜检查，有助于鉴别。

## 四、治疗

一般无特殊治疗，如果症状不严重，无须治疗，大多数患儿随着喉的发育，喉腔增大，喉较骨变硬，到 2 ～ 3 岁时喉鸣自行消失。平时注意加强营养，预防受凉、受惊，以免发生呼吸道感染和喉痉挛，加重喉阻塞。有呼吸困难时，可取患儿俯卧位或侧卧位减轻呼吸困难。

如遇呼吸困难严重的可行声门上修剪加会厌前固定术，紧急情况下应考虑气管插管或气管切开术。

# 第五节　急性支气管炎

急性支气管炎是由于支气管黏膜发生炎症，临床上多继发于上呼吸道感染，以咳嗽为主要表现的一种呼吸道疾病，中医属“咳嗽”范畴。

## 一、病因

（1）病原为各种病毒或细菌，或为混合感染。能引起上呼吸道感染的病原都可引起支气管炎。

（2）免疫功能低下、特异性体质、营养不良、佝偻病支气管局部结构异常等都为病危因素。

（3）病原体释放毒素及代谢产物导致支气管黏膜充血、水肿、渗出以及支气管平滑肌痉挛等引起通气障碍，从而出现一系列临床症状。

## 二、诊断

（1）多数患儿先有上呼吸道感染症状，发热高低不一，数日后出现干咳，或咳白痰或黄白痰。

（2）年长儿可诉头痛、胸痛；婴幼儿多伴有呕吐、腹泻等消化道症状。

（3）两肺呼吸音粗糙或有干啰音，可有不同程度的呼吸困难，呼吸频率增快。

（4）外周血白细胞多数正常或降低，细菌感染时可升高。

（5）胸部 X 线片示两肺纹理增粗、增强，透过度增高。

具备（1）～（4）即可临床诊断；加（5）可确诊。

## 三、鉴别诊断

（1）早期支气管肺炎：支气管肺炎早期与支气管炎症状十分相似，鉴别主要依靠胸部 X 平片，肺部可见点片状阴影足以鉴别。

（2）支气管哮喘：该病也可出现咳嗽等症状，但肺部听诊两肺可闻及哮鸣音，有反复发作史及家族史。

## 四、治疗

（1）一般疗法：注意呼吸道隔离，减少继发感染，保持空气新鲜，经常变换体位以利于呼吸道分泌物排出。

（2）对症治疗：退热、止咳、祛痰治疗，一般不用镇咳剂或镇静剂。对喘较重，黏稠痰不易咳出者，给予超声雾化吸入治疗，雾化 12 分钟后吸痰，每日 1 ～ 2 次。对刺激性咳嗽可用复方甘草合剂，急支糖浆等口服；痰稠者可予 1% 氯化铵，每次 0.1 ～ 0.2mL/kg；止喘可用氨茶碱 4 ～ 6mg/（kg · 次）分 3 次口服；喘息严重者可用糖皮质激素（泼尼松）静点或舒喘灵吸入。

（3）控制感染：对于病毒感染，一般不用抗生素治疗，如病情较重，婴幼儿、体弱儿及不能除外细菌感染时可适当选用抗生素，如青霉素或其他广谱抗生素。

# 第六节　毛细支气管炎

毛细支气管炎是一种婴儿期常见的下呼吸道疾病，好发于 2 岁以内，尤其是 6 个月内的婴儿。致病原主要是呼吸道合胞病毒，其他为副流感病毒、腺病毒、呼肠病毒等，亦可由肺炎支原体引起。以喘憋为主要临床特征，好发于冬春两季。

## 一、诊断步骤

### （一）病史采集要点

1. 起病情况　起病急，在 2 ～ 3 天内达高峰。在起病初期常有上呼吸道感染症状。

2. 主要临床表现　剧咳，轻～中度发热，发作性呼吸困难，阵发性喘憋。

3. 既往病史　既往是否有喘息病史。此外，为判断以后是否会发展为哮喘，应询问患儿有无湿疹、过敏性鼻炎病史；家族中有无哮喘、过敏性鼻炎患者。

### （二）体格检查要点

1. 一般情况　可有烦躁不安。

2. 呼吸困难情况　呼吸快而浅，有明显鼻扇及三凹征，严重病例出现苍白或发绀。

3. 肺部特征　叩诊呈过清音，听诊呼气延长，可闻及哮鸣音。喘憋时常听不到湿啰音，趋于缓解时可闻中、小水泡音、捻发音。严重时，毛细支气管接近完全梗阻，呼吸音明显减低甚至听不到。

4. 其他　由于过度换气引起不显性失水增加及液体摄入不足，可伴脱水，酸中毒。严重病例可并发心力衰竭、脑水肿、呼吸暂停及窒息。

### （三）门诊资料分析

血常规：白细胞总数及分类大多在正常范围内。

### （四）进一步检查项目

1. 病原学检查　采集鼻咽拭子或分泌物，使用免疫荧光技术、ELISA 等检测病毒抗原。肺炎支原体可通过检测血肺炎支原体 – IgM 确定。

2. CRP　通常在正常范围。

3. 胸部 X 线检查　可见不同程度肺气肿或肺不张，支气管周围炎及肺纹理增粗。

4. 血总 IgE 及特异性 IgE 检查　了解患儿是否为特应性体质。

5. 辅助检查　如 PPD 皮试、血生化检查等，以利于鉴别诊断和了解是否存在电解质、酸碱平衡紊乱。

6. 血气分析　对存在呼吸困难患儿应行血气分析以了解有无呼吸功能障碍及有无呼吸性/代谢性酸中毒等情况。

## 二、诊断对策

### （一）诊断要点

根据患儿主要为小婴儿，冬春季节发病，具有典型的喘憋及呼气相哮鸣音，呼气延长，可考虑诊断。

### （二）鉴别诊断要点

1. 支气管哮喘　哮喘患儿常有反复喘息发作，发作前可无前驱感染，对支气管扩张剂反应好，血嗜酸性粒细胞增高。此外，多有哮喘家族史。

2. 呼吸道异物　有异物吸入史及呛咳史。必要时经胸部 CT 及支气管纤维镜检查可确定。

3. 粟粒型肺结核　可有结核中毒症状，PPD 试验阳性，结合胸部 X 线检查可以鉴别。

4. 其他疾病　如充血性心力衰竭、心内膜弹力纤维增生症等，应结合病史、体征及必要的检查作出鉴别。

## 三、治疗对策

### （一）治疗原则

①对症支持治疗。②控制喘憋。③控制感染。

### （二）治疗计划

1. 一般治疗

（1）环境及体位：增加环境空气湿度极为重要，一般保持在 55%～60%。对喘憋较重者应抬高头部及胸部，以减轻呼吸困难。

（2）吸氧：轻症患儿可以不吸氧，有缺氧表现时，可采用鼻导管、面罩或氧帐等方式给氧。

（3）液体疗法：一般先予口服补液，不足时可以静脉补充 1/5 张液体。有代谢性酸中毒时，可以根据血气检查结果补碱。

2. 药物治疗

（1）镇静：由于镇静剂有呼吸抑制作用，是否使用有争议。

（2）平喘：可用异丙嗪，1mg/（kg·次），肌内注射或口服，具有止喘、镇咳和镇静作用，但少数患儿可有烦躁、面部潮红等副反应。沙丁胺醇加溴化异丙托品气雾吸入治疗也常常使用，对是否有效有不同看法，如果试用后病情改善，则应继续使用。糖皮质激素用于严重的喘憋发作或其他治疗不能控制者，可采用甲基泼尼松龙 1 ～ 2mg/（kg·d）或琥珀酸氢化可的松 5 ～ 10mg/（kg·d），加入 10% GS 中静脉滴注。但有人认为激素对治疗毛细支气管炎无效。

（3）抗病毒治疗：较重者可用三氮唑核苷、阿昔洛韦等雾化吸入治疗，也有采用雾化吸入 α－干扰素，但疗效均不肯定。

（4）免疫治疗：对于重症病毒感染可考虑应用静脉注射免疫球蛋白（IVIG），400mg/（kg·d），连用 3 ～5 天。静脉注射抗合胞病毒免疫球蛋白（RSV－IVIG），一般用于 RSV 感染的高危人群。预防方法为在 RSV 流行季节，每月 RSV－IVIG 750mg/kg，3 ～ 5 次；治疗方法为每次 1 500mg/kg。最近生产的抗 RSV 单克隆抗体多用于高危婴儿（早产儿、支气管肺发育不良、先天性心脏病、免疫缺陷），并对毛细支气管炎后反复喘息发作预防效果确切。用法是每月肌内注射 1 次，每次15mg/kg，用于 RSV 可能流行的季节。

3. 机械通气　对个别极严重病例，经以上方法处理仍不能纠正呼吸衰竭时，可行机械通气。

## 四、病程观察及处理

### （一）病情观察要点

①密切观察呼吸、心率、鼻扇、三凹征及发绀情况。②观察双肺喘鸣音的变化。③记录经皮测血氧饱和度（$TaO_2$）的变化。④对病情危重者，应监测血气分析。

### （二）疗效判断与处理

1. 疗效判断

（1）治愈：症状体征全部消失，胸部 X 线检查正常。

（2）好转：体温降低，咳嗽、肺部啰音减轻。

（3）未愈：症状体征及 X 线检查无好转或加重者。

2. 处理

（1）有效者应继续按原方案治疗，直至缓解或治愈。

（2）病情无变化或加重应调整治疗方案，必要时采用 IVIG 400mg/（kg·d），连用3 ～5 天。

## 五、预后

病程一般为 5 ～ 10 天，平均为 10 天。近期预后多数良好。但是，22.1% ～ 53.2% 毛细支气管炎患儿以后会发展为哮喘。影响因素包括：婴儿早期严重 RSV 感染、母亲患哮喘、母亲吸烟。

## 六、随访

①出院时带药 LP、Meptin 等。②定期呼吸专科门诊随诊。③出院应当注意的问题：避免呼吸道感染，观察日后是否反复喘息发作。

**【另附：闭塞性细支气管炎】**

闭塞性细支气管炎（BO）是临床上较少见的与小气道炎症性损伤相关的慢性气流阻塞综合征。其病理类型主要分为缩窄性细支气管炎和增殖性细支气管炎两种。

### （一）病因与发病机制

BO 可由多种原因引起，包括感染、异体骨髓或心肺移植、吸入有毒气体、自身免疫性疾病和药物不良反应等，也有部分 BO 为特发性。目前认为致 BO 病原体的靶点为呼吸道纤毛细胞，由于免疫反应介导，上皮细胞在修复过程中发生炎症反应和纤维化，从而导致 BO。已有研究发现，BO 与患儿年龄、性别、被动吸烟等因素无关。

1. 感染　BO 通常继发于下呼吸道感染，病毒感染最多见。腺病毒是 BO 的主要病原，病毒（腺病毒 3、7、21 型，呼吸道合胞病毒，副流感染病毒 2 和 3 型，流感病毒 A 和 B 型及麻疹病毒等），细菌（如百日咳杆菌、B 族链球菌和流感嗜血杆菌），支原体均有报道，病毒感染多见，其中腺病毒最常见。

2. 组织器官移植　BO 的发生与异体骨髓、心肺移植有很强相关性。急性移植物抗宿主反应是移植后 BO 发生的高危因素。免疫抑制剂的应用也参与 BO 的形成。

3. 吸入因素　有毒气体（包括氨、氯、氟化氢、硫化氢、二氧化硫等）、异物、胃食管反流等均可损伤气道黏膜，导致慢性气道阻塞性损伤，发展成 BO。

4. 结缔组织疾病　类风湿性关节炎、渗出性多型性红斑（Stevens - Johnson 综合征，SJS）、系统性红斑狼疮、皮肌炎等也与 BO 有关。

有研究发现，1/3 SJS 患儿有气道上皮受损，可进一步发展成 BO。

### （二）目前 BO 的诊断主要依赖于临床表现、肺功能和 HRCT 改变

临床诊断 BO 的条件：

（1）急性感染或急性肺损伤后 6 周以上的反复或持续气促，喘息或咳嗽、喘鸣，对支气管扩张剂无反应。

（2）临床表现与 X 线胸片轻重程度不符，临床症状重，X 线胸片多为过度通气。

（3）胸部 HRCT 显示支气管壁增厚、支气管扩张、肺不张、马赛克灌注征。

（4）肺功能示阻塞性通气功能障碍。

（5）X 线胸片为单侧透明肺。

（6）排除其他阻塞性疾病，如哮喘、先天纤毛运动功能障碍、囊性纤维化、异物吸入、先天发育异常、结核、艾滋病和其他免疫功能缺陷等。

### （三）临床表现

BO 为亚急性或慢性起病，进展可迅速 ，依据细支气管及肺损伤的严重度、广泛度和疾病病程表现各异，病情轻重不一，临床症状和体征呈非特异性，临床表现可从轻微哮喘样症状到快速进行性恶化、死亡。患儿常在急性感染后持续出现慢性咳嗽、喘息和运动不耐受，达数月或数年，逐渐进展，并可因其后的呼吸道感染而加重，重者可在 1 ～ 2 年内死于呼吸衰竭

### （四）影像学及其他实验室检查

1. 胸部 X 线　BO X 线胸片表现无特异性，对诊断 BO 不敏感，40% BO 患儿 X 胸片正常。部分患儿 X 线胸片表现有肺透亮度增加，磨玻璃样改变，可有弥漫的结节状或网状结节状阴影，无浸润影。X 线胸片表现常与临床不符。

2. 高分辨率 CT（HRCT）　HRCT 的应用提高了儿童 BO 诊断的能力。HRCT 在各种原因引起的 BO 诊断中均有非常重要意义，具有特征性改变，可显示直接征象和间接征象。直接征象为外周细支气管壁增厚，细支气管扩张伴分泌物滞留，表现为小叶中心性支气管结节影；间接征象为外周细支气管扩张、肺膨胀不全、肺密度明显不均匀，高通气与低通气区混合（称马赛克灌注征）、气体滞留征。这些改变主要在双下肺和胸膜下。马赛克征，即肺密度降低区与密度增高区镶嵌分布，是小气道损伤的最重要征象。马赛克征的出现高度提示 BO 的可能，但马赛克灌注并无特异性，在多种完全不同的弥漫肺部疾病中都是首要的异常征象。CT 呼气相上的气体滞留征诊断 BO 的敏感性及准确率最高，文献报道几乎 100% BO 患者有此征象。有报道，儿童患者可采用侧卧等方式代替动态 CT 扫描。

3. 肺功能　特异性表现为不可逆的阻塞性通气功能障碍，即呼气流量明显降低。气流受限是早期变化，用力肺活量 25% ～ 75% 水平的平均呼气流量（FEF 为 25% ～ 75%）在检测早期气道阻塞方面比第一秒用力呼气容积（$FEV_1$）更敏感，在 BO 患儿显示明显降低，可小于 30% 预计值。

4．支气管激发试验　BO 与哮喘一样存在气道高反应性，但二者对醋甲胆碱和腺苷 - 磷酸（AMP）

支气管激发试验的反应不同。哮喘对直接刺激剂醋甲胆碱、间接刺激剂 AMP 均阳性，而 BO 对醋甲胆碱只有部分阳性，而且是短暂的，对 AMP 呈阴性反应。

5. 动脉血气　严重者出现低氧血症，血气可用来评估病情的严重程度。

6. 肺通气灌注扫描　BO 患儿肺通气灌注扫描显示斑块状分布的通气、血流灌注减少。王维等对 11 例患儿进行肺通气灌注扫描显示，双肺多发性通气血流灌注受限，以通气功能受限为著，其结果与患儿肺 CT 的马赛克灌注征相对应，且较 CT 敏感，认为该测定是一项对 BO 诊断及病情评估有帮助的检查。

7. 纤维支气管镜及肺泡灌洗液细胞学分析　可利用纤维支气管镜检查除外气道发育畸形，也可进行支气管黏膜活检。有研究提示，BO 与肺泡灌洗液中性粒细胞升高相关，也有学者认为灌洗液中性粒细胞的增加为 BO 的早期标志，但还不能用于诊断 BO。

8. 肺活检　是 BO 诊断金标准，但由于病变呈斑片状分布，肺活检不但有创而且不一定取到病变部位，故其儿科应用受到限制。

### （五）鉴别诊断

1. 哮喘　BO 和哮喘均有喘息表现，且 BO 胸片多无明显异常，易误诊为哮喘。哮喘患儿胸部 HRCT 可出现轻微的磨玻璃样影或马赛克征，易误诊为 BO，故可根据喘息对支气管扩张剂和激素的治疗反应、过敏性疾病史或家族史、HRCT 的表现等对这两种疾病进行综合判断鉴别。

2. 弥漫性泛细支气管炎　绝大多数该病患儿有鼻窦炎，胸部 HRCT 显示双肺弥漫性小叶中心性结节状和支气管扩张，而非马赛克征和气体闭陷征。

3. 特发性肺纤维化　特发性肺纤维化又称 Hamman－Rich 综合征。起病隐匿，多呈慢性经过，临床以呼吸困难、发绀、干咳较为常见，多有杵状指（趾）。X 线胸片呈广泛的颗粒或网点状阴影改变，肺功能为限制性通气障碍伴肺容量减少。

### （六）治疗

目前还没有公认的 BO 治疗准则，缺乏特效治疗，主要是对症支持。

1. 糖皮质激素　对激素应用剂量、疗程和方式仍然存在争议。未及时使用激素的 BO 病例几乎均遗留肺过度充气、肺膨胀不全和支气管扩张，并且肺功能逐渐恶化 。吸入激素可降低气道高反应，避免全身用药的副反应，但实际上如果出现了严重呼吸道阻塞，则气溶胶无法到达肺周围组织，故有人提议加大吸入剂量（二丙酸倍氯米松 >1 500g），但缺乏安全性依据 。针对严重 BO 患儿，有研究静脉应用甲泼尼龙 30mg/（kg·d），连用 3 天，每月 1 次，可减少长期全身用药的副反应 。9 例骨髓移植后 BO 患儿接受大剂量甲泼尼龙冲击治疗 10mg/（kg·d），连用 3 天，每月 1 次（平均 4 个月），辅以吸入激素治疗，临床症状消失，肺功能稳定。有学者建议口服泼尼松 1 ～ 2mg/（kg·d），1 ～ 3 个月后逐渐减量，以最小有效量维持治疗；病情较重者在治疗初期予甲泼尼龙 1 ～ 2mg/（kg·d）静脉滴注，3 ～ 5 天后改为口服；同时采用布地奈德雾化液 0.5 ～ 1.0mg，次，每日 2 次，或布地奈德气雾剂 200 ～ 400r/d 吸入治疗。

2. 支气管扩张剂　随 BO 病情进展，肺功能可由阻塞性通气功能障碍变为限制性或混合性通气功能障碍，对并发限制性通气功能障碍患儿，支气管扩张剂可部分减少阻塞症状，对肺功能试验有反应和（或）临床评估有反应患儿可应用。长效 $\beta_2$ 受体激动剂可作为减少吸入或全身激素用量的联合用药，不单独使用 。文献提出，对支气管扩张剂有反应是长期应用激素的指标。

3. 其他

（1）抗生素：BO 患儿易并发呼吸道细菌感染，应针对病原选择抗生素。对于伴广泛支气管扩张的 BO 患儿更需要抗生素治疗 。大环内酯类抗生素，特别是阿奇霉素在抗菌活性之外，还有抗炎特性，对部分 BO 患者有效，可改善肺功能 。

（2）氧疗：吸氧浓度要使氧饱和度维持在 0.94 以上（氧合指数 0.25 ～ 0.40）。

（3）纤支镜灌洗：有研究观察了 8 例 BO 患儿纤支镜灌洗效果，提出纤支镜灌洗对 BO 病情的恢复无帮助 。

（4）肺部理疗：主要适应证是支气管扩张和肺不张，可降低支气管扩张相关问题的发生率，避免反复细菌感染。

（5）外科治疗：①肺或肺叶切除：对于伴局部支气管扩张或慢性肺叶萎陷的BO患儿，受累肺叶切除可避免肺部感染的频发和加重。文献报道1例累及单侧肺的BO患儿，在保守治疗无效后行单侧肺切除后效果较好。②肺移植：肺移植为处于终末阶段的BO患儿提供了长期存活的机会。持续存在的严重气流阻塞，伴有肺功能降低和越来越需要氧气支持的BO患儿可考虑肺移植。

（6）营养支持：提供足够热量和能量的支持疗法，尽可能让患儿身高、体重达到同年龄儿童的水平。

4. 纤支镜灌洗　有人观察了8例130患儿纤支镜灌洗的效果，提出纤支镜灌洗对BO病情的恢复没有帮助。

5. 肺部理疗　肺部理疗对于BO患儿主要的适应证是针对支气管扩张和肺不张的治疗。目的是为了减少支气管扩张相关问题的发生率和避免反复的细菌感染。

6. 外科治疗

（1）肺或肺叶切除：对于伴有局部支气管扩张或慢性肺叶萎陷的患儿，受累肺叶切除可避免肺部感染的频发和加重，减少理疗的需求。文献报道1例累及单侧肺的BO，在保守治疗无效后行单侧肺切除后效果较好。

（2）肺移植：儿科肺移植的发展给一些处于终末阶段的肺疾病（包括BO在内）患儿提供了长期存活的机会。持续存在的严重的气流阻塞状态，伴有肺功能降低和越来越需要氧气支持的BO患儿可考虑肺移植。

## 第七节　支气管哮喘

支气管哮喘（简称哮喘）是一种常见的全球性小儿呼吸道变态反应性疾病，近年来对其病因、发病机制、病理改变及防治等方面的研究，都取得了较大进展，尤其GINA的制定和推广，使哮喘防治进一步规范化，并已见显著成效。但发病率仍呈上升趋势，全球已有3亿人患哮喘，死亡率徘徊不降，给儿童健康和社会造成严重危害和负担，成为全球威胁人类健康最常见的慢性肺部疾患之一，已引起社会各界关注。

哮喘是一种以嗜酸性粒细胞、肥大细胞等多种炎症细胞和细胞因子、炎性介质共同参与形成的气道慢性变应性炎症，对易感者，此类炎症使之对各种刺激物具有高度反应性，并可引起气道平滑肌功能障碍，从而出现广泛的不同程度的气流受限。临床表现为反复发作性喘息、呼吸困难、咳嗽、胸闷等，有的以咳嗽为主要或唯一表现，这些症状常在夜间或晨起发生或加剧。可经治疗缓解或自行缓解。

由于地区和年龄的不同及调查方法和诊断标准的差异，世界各地哮喘患病率相差甚大，如新几内亚高原几乎无哮喘，而特里斯坦－达库尼亚岛上的居民则高达50%。从总体患病率来看，发达国家（如欧、美、澳等）患病率高于发展中国家（如中国、印度等）。一般在0.1%～14%。据美国心肺血液研究所报道，1987年哮喘的人群患病率较1980年上升了29%，该时期以哮喘为第一诊断的病死率增加了31%。国内20世纪50年代上海和北京的哮喘患病率分别为0.46%和4.59%，至80年代分别增至0.69%和5.29%。90年代初期全国27省市0～14岁儿童哮喘患病率情况抽样调查结果，患病率为0.11%～2.03%，平均1.0%。10年后累计患病率达1.96%（0.5%～3.33%）增加1倍。山东省调查不同地理环境中984 131名城乡人群，儿童患病率为0.80%，明显高于成人（0.49%），均为农村高于城市，丘陵地区>内陆平原>沿海地区，并绘出了山东省哮喘病地图。但10年后济南、青岛两市调查结果显示，患病率也升高1倍多。性别方面，儿童期男>女，成人则相反。年龄患病率3岁内最高，随年龄增长逐渐降低。首次起病在3岁之内者达75.69%。呼吸道感染是首次发病和复发的第一位原因。

### 一、病因

哮喘的病因复杂，发病机制迄今未全阐明，不同病因引起哮喘的机制不尽一致，现介绍如下。

### （一）内因

哮喘患者多属过敏性体质（旧称泥膏样或渗出性素质），即特应性体质，存在气道高反应性，其特点是：体态肥胖，易患湿疹、过敏性皮炎和药物、食物过敏，婴儿期 IgA 较低，易患呼吸道感染或顽固性腹泻。血清 IgE 升高，嗜酸性粒细胞等有较多 IgE 受体。机体免疫功能，尤其是细胞免疫障碍，Ts 细胞减少，Th 细胞增多，尤其 $Th_2$ 类细胞因子亢进。抗体水平失衡。微量元素失调，主要是 Zn 降低，使免疫功能下降。A 型血哮喘患儿明显高于其他型血者，乃由于其气道含较多 ABH 血型物质，易发生 Ⅰ 型变态反应。此外哮喘患儿内分泌失调，雌二醇升高，皮质醇、孕酮水平下降。有较高的阳性家族过敏史和过敏源皮试阳性率，迷走神经功能亢进，$\beta_2$ 受体反应性下降，数量减少，β/α 比例紊乱等，这些内因是可以遗传的，其遗传因素在第 6 对染色体的 HLA 附近。近年研究发现尚与其他多种染色体有关。这是发生哮喘的先决条件。我们对 985 例哮喘儿童进行家系调查，64.68% 的患儿有湿疹等变应性疾病史；42.15% 有哮喘家族史，而且亲代愈近，患病率愈高，有家族聚集现象，属于多基因遗传病，遗传度 80%。此外早期喘息与肺发育较小、肺功能差等有关。

### （二）外因

也是哮喘发生的必备条件。

1. 变应原　变态反应学说认为，哮喘是由 IgE 介导的 Ⅰ 型变态反应性疾病。变应原作用于机体后，使机体致敏，并产生 IgE，当再次接触相应抗原后，便与肥大细胞上的 IgE 结合，通过“桥联作用”，$Ca^{2+}$ 流入细胞内，激活细胞内的酶，溶酶体膜溶解，使其脱颗粒，释放出组胺等过敏介质，发生哮喘。引起哮喘的变应原种类繁多，大体可分为吸入性、食物性和药物性等三类，如屋尘、螨、花粉、真菌、垫料、羽毛等吸入性变应原和奶、鱼、肉、蛋、瓜果、蔬菜等食物性过敏源及阿司匹林类解热镇痛药、青霉素类等药物，此外 $SO_2$、DDV、油漆、烟雾、环氧树脂等亦可诱发哮喘。近年房屋装修，甲醛、油漆等有害物质致空气污染，已成为哮喘发生的又一常见原因。饮食结构的变化、工业污染、汽车废气及生态环境的变化等与哮喘患病率增加也均有关系。

2. 呼吸道感染　是哮喘的又一重要原因，其发病机制复杂，病原体本身就是一种变应原，并且感染可以因为气道黏膜损伤，免疫功能低下，气道反复感染，形成恶性循环，导致气道反应性增高。据我们对 2 534 例哮喘的调查，91.91% 的首次病因和 74.29% 的复发诱因是感染，尤其是呼吸道病毒感染。近年研究业已证明 RSV 毛支炎患儿，鼻咽部 RSV－IgE 和组胺水平及嗜碱性粒细胞脱颗粒阳性率均增高，其他如腺病毒、hMPV、麻疹病毒、副流感病毒、百日咳杆菌、肺炎支原体、衣原体、曲菌等真菌感染均可引起哮喘，鼻窦炎与哮喘关系也非常密切。

3. 其他　运动：约 90% 的哮喘患儿由运动而激发，这可能系气道冷却或纤毛周围呈现暂时性高渗状态，促使炎症细胞产生并释放过敏性介质所致。大哭、大笑等剧烈情绪波动，精神过度紧张（如考试）或创伤及冷空气刺激、气候骤变、气压降低等及咸、甜饮食均可诱发哮喘。胃－食管反流是夜间哮喘发作的主要原因之一。

## 二、临床表现

轻重悬殊。夜间或晨起发作较多或加重。轻者仅咳嗽、喷嚏、流涕，年长儿可诉胸闷。重者则喘息，严重呼气性呼吸困难（婴幼儿呼气相延长可不明显）和哮鸣音。有的只有顽固性咳嗽，久治不愈。并发感染时可有发热，肺部水泡音（但咳黄痰不一定都是细菌感染）。喘息程度与气道梗阻程度并不平行，当严重气道狭窄时，因气流量减少，喘鸣及呼吸音反减弱，此乃危笃征兆，有时易被误认为减轻。哮喘可分为急性发作期、慢性持续期（指虽无急性发作，但在较长时间内总是不同频度和程度地反复出现喘息、咳嗽、胸闷等症状的状态）和缓解期（即症状体征消失，肺功能正常并维持 4 周以上）。

1. 典型哮喘　可分为三期。第一期为发作性刺激性干咳，颇似异物所致的咳嗽，但气道内已有黏液分泌物，可闻少量哮鸣音；第二期可见咳出白色胶状黏痰（亦可略稀带泡沫），患儿烦躁不安，面色苍白，大汗淋漓，可有发绀，气喘加重，呼气延长，哮鸣音多，可掩盖心音，远处可闻，三凹征

(+)。婴儿喜伏于家长肩头，儿童多喜端坐，胸廓膨满，叩诊过清音，膈肌下降，心浊音界不清；第三期呼吸困难更严重，呼吸运动弱，有奇脉，肝大、水肿，终致急性呼吸衰竭或窒息，甚至猝死，但绝大多数患儿上述三期表现是可逆的。

2. 病情严重程度分级　我们将国内标准略加补充更切实可行，即轻症：仅有哮鸣音且呼吸困难轻，每月发作 $<1$ 次，摒除变应原或其他激发因素后，喘息可被一般支扩剂控制，不影响正常生活；中症：呼吸困难较重，一月发作1次左右；或轻度发作，但次数较频（几乎每天发作），排除变应原及其他激发因素后，用一般支扩剂喘息部分缓解，活动受限，有时需用激素改善症状；重症：呼吸困难严重，每月发作1次以上，或反复频繁的中度呼吸困难，排除变应原和其他激发因素后，哮喘无明显改善，一般支扩剂无效，严重影响正常生活，需经常住院或使用激素控制症状；危急：哮鸣音明显减少或消失，血压降低，奇脉，意识模糊，精神错乱，体力明显耗竭，有呼酸并代酸，心电图示电轴右偏或P波高尖，需要进行急救治疗。此外，无论发作次数多少，凡依赖激素改善症状者，均为中、重度，每日需泼尼松10mg以上的激素依赖者或发作时有意识障碍者均为重症。

## 三、诊断与鉴别诊断

### （一）诊断

详尽的病史及典型症状不难诊断。轻症及不典型病例，可借助辅助检查确诊。

1. 病史采集　①询问是否有过典型哮喘表现，并除外其他喘息性疾患；问明首次发病的年龄、病情、持续时间、每次复发的诱因和居住环境是否阴暗、潮湿、空气污浊及生活习惯；家中是否养猫、狗、鸟等；发病先兆、起病缓急、持续时间、有无受凉、发热等上感表现；常用治疗措施及缓解方法；②特应症病史及Ⅰ、Ⅱ级亲属中过敏史：如湿疹、皮炎、过敏性鼻炎、咽炎、结膜炎，药物、食物过敏，反复呼吸道感染及慢性腹泻史；家族中有无上述疾病史和哮喘、气管炎史等；③发病诱因：何时、何种环境下发病，寻找环境中可疑变应原；与运动、情绪、劳累、冷空气、烟尘、DDV、油漆、食物及上感等的关系等。

2. 辅助检查　①血液：外源性哮喘血嗜酸性粒细胞数升高，常 $>0.3\times10^9/L$，嗜碱性粒细胞 $>0.033\times10^9/L$，嗜碱性粒细胞脱颗粒试验阳性，并发感染时可见中性粒细胞数升高。血电解质一般无异常；②痰液及鼻分泌物：多呈白色泡沫状稀黏痰或胶冻状痰，嗜酸性粒细胞明显增多，并发感染时痰成黄或绿色，中性粒细胞为主，大量嗜酸性粒细胞可使痰变棕黄色。显微镜下可见库什曼螺旋体和夏科－雷登晶体；③X线胸片检查：少数可正常，多有肺纹理粗乱，肺门阴影紊乱、模糊，发作期可有肺不张、肺气肿，右心肥大等表现，并感染时可有点片状阴影；④肺功能：缓解期以小气道病变常见，发作期可见阻塞性通气功能障碍。肺活量降低，残气量增加等。峰流速仪测定PEER简单易行，实用价值大，可估计病情，判定疗效，自我监测，诊断轻型和不典型哮喘。正常或轻症的PEF应 > 预计值或本人最佳值的80%，24小时变异率 $<20\%$；其PEF为预计值的60%～80%，变异率为20%～30%为中症；PEF和 $FEV_1$ 有高度相关性，可代替后者；⑤血气分析：对估计气道梗阻程度及病情、指导治疗均有重大意义。轻度哮喘：血气正常，每分通气量稍增加（Ⅰ级），或 $PaCO_2$ 轻度下降，血pH轻度升高，每分通气量增加（Ⅱ级）；中度哮喘（Ⅲ级）：V/Q比例失调，$PaO_2$ 下降，$PaCO_2$ 仍略低；严重哮喘（Ⅳ级）：$PaO_2$ 进一步下降，$PaCO_2$ “正常或略升高”，提示气道阻塞严重，易误认为病情好转；晚期哮喘（Ⅴ级）：出现Ⅱ型呼吸衰竭的血气表现和酸中毒。pH $<7.25$ 表示病情危笃，预后不良；⑥支气管激发或扩张试验或运动激发试验的测定；⑦变应原测定；⑧免疫功能检查示总IgE升高或特异性IgE升高；⑨其他：还可根据条件及病情测ECP等炎性介质及CKs、IL－4、IL－5、$\beta_2$ 受体功能、内分泌功能、血清前列腺素水平、微量元素及cAMP/cGMP等。

3. 诊断标准

（1）儿童哮喘：①反复发作喘息、气促、胸闷或咳嗽，多与接触变应原、冷空气、物理或化学刺激、呼吸道感染、运动及甜、咸食物等有关；②发作时双肺闻及弥漫或散在哮鸣音，呼气多延长；③支气管扩张剂有显著疗效；④除外其他引起喘息、胸闷和咳嗽的疾病。

需要说明的是：①喘息是婴幼儿期的一个常见症状，故婴幼儿期是哮喘诊治的重点。但并非婴幼儿喘息都是哮喘。有特应质（如湿疹、过敏性鼻炎等）及家族过敏史阳性的高危喘息儿童，气道已出现变应性炎症，其喘息常持续至整个儿童期，甚至延续至成年后。但是无高危因素者其喘息多与 ARI 有关，且多在学龄前期消失；②不能确诊的可行：a. 哮喘药物的试验性治疗，这是最可靠的方法；b. 可用运动激发试验，如阳性，支持哮喘诊断；c. 对于无其他健康方面问题的儿童出现夜间反复咳嗽或患儿感冒"反复发展到肺"或持续 10 天以上或按哮喘药物治疗有效者应考虑哮喘的诊断，而不用其他术语，这种可能的"过度"治疗远比反复或长期应用抗生素好；d. 更要注意病史和 X 线排除其他原因的喘息，如异物、先天畸形、CHD、囊性纤维性变、先天免疫缺陷、反复牛奶吸入等。

（2）咳嗽变异性哮喘：即没有喘鸣的哮喘：①咳嗽持续或反复发作 >1 个月，常于夜间或清晨发作，运动、遇冷空气或特殊气味后加重，痰少；临床无感染征象或经较长期抗感染治疗无效；②平喘药可使咳嗽缓解；③有个人或家族过敏史或变应原试验阳性；④气道有高反应性（激发试验阳性）；⑤排除其他引起慢性咳嗽的疾病。

### （二）鉴别诊断

1. 毛细支气管炎　又称喘憋性肺炎，是喘息常见病因，可散发或大流行，多见于 1 岁内尤其 2 ～ 6个月小儿，系 RSV 等病毒引起的首次哮喘发作，中毒症状和喘憋重，易并发心力衰竭、呼吸衰竭等，对支扩剂反应差，可资鉴别。但在特应质、病理改变及临床表现方面与哮喘相似，且有 30% 以上发展为哮喘。我们曾长期随访 RSV 毛支炎，约 70% 发展为喘支，25% ～ 50% 变为哮喘，其高危因素为：较强的过敏体质和家族过敏史，血清 IgE 升高，变应原皮试阳性，细胞免疫低下和反复呼吸道感染等。

2. 喘息性支气管炎　国外多认为喘支属于哮喘范围。其特点是：多见于1 ～ 4岁儿童，是有喘息表现的气道感染，有发热等表现，抗感染治疗有效，病情较轻，无明显呼吸困难，预后良好，多于 4 ～ 5 岁后发作减少，症状减轻而愈。因此与过敏性哮喘有显著区别。但在临床症状、气道高反应性、特应性及病理变化等多方面与哮喘，尤其感染性哮喘有共同之处，且有 40% 以上的患儿移行为哮喘。新近有人指出：3 岁内小儿感染后喘息，排除其他原因的喘息后，就是哮喘，是同一疾病在不同年龄阶段的表现形式。

3. 心源性哮喘　小儿较少见。常有心脏病史，除哮鸣音外，双肺大量水泡音，咳出泡沫样血痰及心脏病体征，平喘药效果差，吗啡、哌替啶治疗有效。心电图、心脏彩色多普勒超声检查有的发现心脏异常。当鉴别困难时可试用氨茶碱治疗，禁用肾上腺素和吗啡等。

4. 支气管狭窄或软化　多为先天性，常为出生后出现症状，持续存在，每于感冒后加重，喘鸣为双相性。CT、气道造影或纤支镜检查有助诊断。

5. 异物吸入　好发于幼儿或学龄前儿童，无反复喘息史，有吸入史；呛咳重，亦可无，有持续或阵发性哮喘样呼吸困难，随体位而变化，以吸气困难和吸气性喘鸣为主。多为右侧，可听到拍击音，X 线可见纵隔摆动或肺气肿、肺不张等，若阴性可行纤支镜检查确诊。

6. 先天性喉喘鸣　系喉软骨软化所致。生后 7 ～ 14 天出现症状，哭闹或呼吸道感染时加重，俯卧或抱起时可减轻或消失，随年龄增大而减轻，一般 2 岁左右消失。

7. 其他　凡由支气管内阻塞或气管外压迫致气道狭窄者，均可引起喘鸣，如支气管淋巴结核、支气管内膜结核、胃食管反流、囊性纤维性变、肺嗜酸细胞浸润症、嗜酸细胞性支气管炎、原发性纤毛运动障碍综合征、支气管肺曲菌病、肉芽肿性肺疾病、气管食管瘘、原发免疫缺陷病、纵隔或肺内肿瘤、肿大淋巴结、血管环等。可通过病史、X 线、CT 等检查予以鉴别。

## 四、治疗

（1）治疗目的：缓解症状，改善生活质量，保证儿童正常身心发育，防止并发症，避免治疗后的不良反应。

（2）防治原则：去除诱（病）因，控制急性发作，预防复发，防止并发症和药物不良反应以及早诊断和规范治疗等。

（3）治疗目标：①尽可能控制哮喘症状（包括夜间症状）；②使哮喘发作次数减少，甚至不发作；③维持肺功能正常或接近正常；④$\beta_2$ 受体激动剂用量减至最少，乃至不用；⑤药物不良反应减至最少，甚至没有；⑥能参加正常活动，包括体育锻炼；⑦预防发展为不可逆气道阻塞；⑧预防哮喘引起的死亡。因此哮喘治疗必须坚持“长期、持续、规范和个体化”原则。

## （一）急性发作期的治疗

主要是抗感染治疗和控制症状。

1. 治疗目标　①尽快缓解气道阻塞；②纠正低氧血症；③合适的通气量；④恢复肺功能，达到完全缓解；⑤预防进一步恶化和再次发作；⑥防止并发症；⑦制定长期系统的治疗方案，达到长期控制。

2. 治疗措施

（1）一般措施：①保持气道通畅，湿化气道，吸氧使 $SaO_2$ 达 92% 以上，纠正低氧血症；②补液：糖皮质激素和 $\beta_2$ 受体激动剂均可致使低钾，不能进食可致酸中毒、脱水等，是哮喘发作不缓解的重要原因，必须及时补充和纠正。

（2）迅速缓解气道痉挛：①首选氧或压缩空气驱动的雾化吸入，0.5% 万托林每次0.5 ～1mL/kg（特布他林每次 300μg/kg），每次最高量可达 5mg 和 10mg。加生理盐水至 3mL，初 30 分钟～ 1 小时 1 次，病情改善后改为 q6 小时。无此条件的可用定量气雾剂加储雾罐代替，每次 2 喷，每日 3 ～ 4 次。亦可用呼吸机的雾化装置。无储雾罐时可用一次性纸杯代替；②当病情危重，呼吸浅慢，甚至昏迷，呼吸心搏微弱或骤停时或雾化吸入足量 $\beta_2$ 受体激动剂 + 抗胆碱能药物 + 全身用皮质激素未控制喘息时，可静脉滴注沙丁胺醇［0.1 ～ 0.2μg/(kg · min)］，或用异丙肾 ivdrip 代替；③全身用激素：应用指征是中、重度哮喘发作，对吸入 $\beta_2$ 激动剂反应欠佳；长期吸激素患者病情恶化或有因哮喘发作致呼吸衰竭或为口服激素者，应及时、足量、短期用，一般 3 ～ 4 天，不超过 7 天，至病情稳定后以吸入激素维持；④中重度哮喘：用 $\beta_2$ 激动剂 + 0.025% 的异丙托品（每次 <4 岁 0.5mL，≥4 岁 1.0mL），q4 ～ 6 小时；⑤氨茶碱，3 ～4mg/kg，每次 250mg，加入 10% 葡萄糖中缓慢静脉注射（20 分钟），以 0.5 ～ 1mg/(kg · h）的速度维持，每天 24mg/kg，亦可将总量分 4 次，q6 小时，静脉注射，应注意既往用药史，最好检测血药浓度，以策安全；⑥还可用 $MgSO_4$、维生素 $K_1$、雾化吸入呋塞米、利多卡因、普鲁卡因、硝普钠等治疗。

（3）人工通气。

（4）其他：①抗感染药仅在有感染证据时用；②及时发现和治疗呼吸衰竭、心力衰竭等并发症；③慎用或禁用镇静剂；④抗组胺药及祛痰药无确切疗效。

（5）中医药：可配合中医辨证论治，如射干麻黄汤、麻地定喘汤等加减或用蛤蚧定喘汤、桂龙咳喘宁等。

## （二）慢性持续期的治疗

按 GINA 治疗方案进行。①首先根据病情判定患者所处的级别，选用哪级治疗；②各级均应按需吸入速效 $\beta_2$ 受体激动剂；③表中 ICS 量为每日 BDP 量，与其他 ICS 的等效剂量为：BDP 250μg≈BUD 200μg≈FP 125μg；④起始 ICS 剂量宜偏大些；⑤每级、每期都要重视避免变应原等诱因。

升级：如按某级治疗中遇变应原或呼吸道感染等原因，病情加重或恶化，经积极治疗病因，仍不见轻时，应立即升级至相应级别治疗。

降级：如按某级治疗后病情减轻达到轻的一级时要经至少 3 个月维持并评估后（一般4 ～6 个月），再降为轻一级的治疗。

## （三）缓解期的防治（预防发作）

1. 避免接触变应原和刺激因素　对空气和食物中的变应原和刺激因素，一旦明确应尽力避免接触，如对屋尘过敏时可认真清理环境，避开有尘土的环境，忌食某些过敏的食物。对螨过敏者除注意卫生清扫外，可用杀螨剂、防螨床罩或威他霉素喷洒居室。阿司匹林等药物过敏者可用其他药物代替。对猫、狗、鸟等宠物或花草、家具过敏的，可将其移开或异地治疗。

2. 保护性措施　患儿应生活有规律，避免过劳、精神紧张和剧烈活动，进行三浴锻炼，尤其耐寒锻炼，积极防治呼吸道感染，游泳、哮喘体操、跳绳、散步等运动有利于增强体质和哮喘的康复，但运动量以不引起咳、喘为限，循序渐进，持之以恒。

3. 提高机体免疫力　根据免疫功能检查结果选用增强细胞、体液和非特异性免疫功能的药物，如普利莫（即万适宁）、斯奇康、乌体林斯、气管炎菌苗片、静注用丙种球蛋白、转移因子、胸腺素、核酪、多抗甲素、复合蛋白锌等锌剂、胎盘脂多糖及玉屏风颗粒、黄芪颗粒、还尔金、儿康宁、固本咳喘片、组胺球蛋白（亦称抗过敏球蛋白）等。

4. 减敏疗法

（1）特异减敏疗法：旧称脱敏疗法，通过小剂量抗原反复注射而使机体对变应原的敏感性降低。需先进行皮试，根据阳性抗原种类及强度确定减敏液起始浓度。该疗法疗效肯定，但影响因素较多，且疗效长，痛苦大，有时难以坚持到底。目前已有进口皮试抗原和脱敏液，安全、有效可应用，但价格较贵。新近还从国外引进百康生物共振变应原检测治疗仪，对哮喘等过敏性疾病有良好疗效。

（2）非特异减敏疗法：所用方法不针对某些具体抗原，但起到抗炎和改善过敏体质作用，常用的如细胞膜稳定剂色甘酸钠、尼多酸钠、曲尼斯特及抗组胺药氯雷他定（开瑞坦）、西替利嗪（仙特明）、阿伐斯汀（新敏乐）等及酮替芬、赛庚啶、特非那定等。甲氨蝶呤、雷公藤多苷、环胞素 A 对防治哮喘亦有较好效果，但因不良反应大，不常规应用。最重要和最常用的药物当属肾上腺皮质激素。主要是吸入给药。

## 五、预后

多数患儿经正规合理治疗可完全控制，像健康儿童一样生活。大部分婴幼儿哮喘随年龄增长逐渐减轻，至 4 ～ 5 岁后不再发作，其他患儿在青春期前后随着内分泌的剧烈变化，呈现一种易愈倾向，尤以男孩为著，故至成人期，两性差异不大或女多于男，因此总的预后是好的，但仍有部分患儿治疗无效或死亡。其病死率在日本为 1.3% ～ 6.5%，美国儿童哮喘的死亡率为 1.1/10 万（1972 年），国内 10 年住院儿童哮喘病死率为 0.13% ～ 0.44%。山东省儿童哮喘死亡率为 0.33/10 万。治疗失败的原因为：①医生及家长对哮喘的严重性估计不足，缺乏有效的监测措施；②肾上腺皮质激素用量不足或应用过晚；③治疗不当，如滥用 $\beta_2$ 受体激动剂等。因此死亡中的多数是可避免的。总之不积极治疗、等待自愈和悲观失望、放弃治疗的想法都是不可取的。

# 第八节　支气管扩张症

支气管扩张症以亚段支气管持续扩张为特征，伴支气管壁及支气管周围组织的炎症性破坏和管腔内渗出物积聚。根据其发生原因分为先天性（婴儿多为支气管软骨发育缺陷，年长儿多为支气管肌肉及弹力纤维发育缺陷）和后天性两类，后者多由慢性肺部感染引起，如麻疹、百日咳和重症肺炎等。百日咳患儿可伴支气管扩张，但数个月后常可恢复正常。国外报道囊性纤维化和 HIV 感染是儿童支气管扩张的重要原因。其他因素包括异物吸入、支气管淋巴结结核、哮喘、肿瘤、各种原因引起的慢性肺炎等。免疫缺陷的患儿，尤其是低免疫球蛋白血症者反复细菌性肺炎和支气管炎后可发生支气管扩张。其确切机制尚不明确，一般认为感染和支气管阻塞是支气管扩张的两个根本致病因素，感染后剧烈咳嗽、管腔内分泌物的淤滞等可促使损伤软化的支气管壁扩张。

根据支气管扩张的形态分为 4 型：①圆柱状：较局限，常见于轻症；②囊状：分布范围较广，多为重症；③梭状：介于两者之间；④混合型：兼有以上两种形态，较常见。

主要症状为咳嗽，多由变换体位时引起，急性感染时伴大量黏液脓痰。发热少见。易患反复下呼吸道感染，尤其在同一部位反复发生肺炎，甚至肺脓疡。病程久者多有不同程度咯血、贫血、营养不良等。肺部检查可在肺底部闻及水泡音或哮鸣音。如病变广泛，常因肺不张或纤维性病变致纵隔移向患侧。杵状指（趾）的出现提示病程常在 1 年以上。

轻症患儿胸片仅见肺纹理增粗，病变明显时可见中下肺大小不等的环状透光阴影，呈卷发状或蜂窝状，常伴肺段、肺叶不张影及周围炎性浸润影。支气管造影显示支气管呈柱状、梭状或囊状扩张。

根据上述典型症状和 X 线表现，结合支气管造影不难诊断。近年来支气管造影在很大程度上已被 CT 尤其是高分辨 CT 替代。柱状支气管扩张症，CT 表现为"轨道征"或"印戒征"。当扩大的支气管走行与 CT 扫描层面平行时，即表现为"轨道征"；相垂直时，即构成"印戒征"。囊状支气管扩张症，呈簇集蜂窝状分布，诊断准确率较高。

支气管扩张患儿的治疗应重视体位引流，以排除气道分泌物；雾化吸入疗法对稀化黏痰有良好效果。急性恶化期全身应用抗生素 2 ～ 3 周，囊性纤维化患儿适当延长疗程，但盲目延长可能会增加耐药性和耐药菌株的产生。最好根据痰培养和药物敏感试验结果选择相应抗生素。清除分泌物后雾化吸入抗生素可能有益，但过长疗程也会增加耐药性。应每年接种流感疫苗。如病变限于一肺段或肺叶，经上述治疗病情无改善甚至恶化者，可考虑肺段或肺叶切除。

## 第九节　支气管肺炎

### 一、病因

凡能引起上呼吸道感染的病原均可诱发支气管肺炎，但以细菌和病毒为主，其中肺炎链球菌、流感嗜血杆菌、RSV 最为常见。20 世纪 90 年代以后，美国等发达国家普遍接种 b 型流感嗜血杆菌（Hib）疫苗，因而因流感嗜血杆菌所致肺炎已明显减少。

### 二、发病机制

由于气道和肺泡壁的充血、水肿和渗出，导致气道阻塞和呼吸膜增厚，甚至肺泡填塞或萎陷，引起低氧血症和（或）高碳酸血症，发生呼吸衰竭，并引起其他系统的广泛损害，如心力衰竭、脑水肿、中毒性脑病、中毒性肠麻痹、消化道出血、稀释性低钠血症、呼吸性酸中毒和代谢性酸中毒等。一般认为，中毒性心肌炎和肺动脉高压是诱发心力衰竭的主要原因。但近年来有研究认为，肺炎患儿并无心肌收缩力的下降，而血管紧张素Ⅱ水平的升高、心脏后负荷的增加可能起重要作用。重症肺炎并发不适当抗利尿激素分泌综合征亦可引起非心源性循环充血症状。

### 三、临床表现

典型肺炎的临床表现包括：①发热：热型不定，多为不规则发热，新生儿可不发热或体温不升；②咳嗽：早期为干咳，极期咳嗽可减少，恢复期咳嗽增多、有痰，新生儿、早产儿可无咳嗽，仅表现为口吐白沫等；③气促：多发生于发热、咳嗽之后，呼吸频率加快（2 个月龄内 >60 次/分，2 ～ 12 个月 >50 次/分，1 ～ 4 岁 >40 次/分），重症者可出现发绀；④呼吸困难：鼻翼扇动，重者呈点头状呼吸、三凹征、呼气时间延长等；⑤肺部固定细湿啰音：早期可不明显或仅呼吸音粗糙，以后可闻及固定的中、细湿啰音，叩诊正常；但当病灶融合扩大累及部分或整个肺叶时，可出现相应的肺实变体征。

重症肺炎：除呼吸系统严重受累外，还可累及循环、神经和消化等系统，出现相应的临床表现。

1. 呼吸系统　早期表现与肺炎相同，一旦出现呼吸频率减慢或神经系统症状应考虑呼吸衰竭可能，及时进行血气分析。

2. 循环系统　常见心力衰竭，表现为：①呼吸频率突然加快，超过 60 次/分；②心率突然加快，>160 ～ 180 次/分；③骤发极度烦躁不安，明显发绀，面色发灰，指（趾）甲微血管充盈时间延长；④心音低钝，奔马律，颈静脉怒张；⑤肝脏迅速增大；⑥少尿或无尿、颜面眼睑或双下肢水肿。以上表现不能用其他原因解释者即应考虑心力衰竭。

3. 神经系统　轻度缺氧表现为烦躁、嗜睡；脑水肿时出现意识障碍、惊厥、呼吸不规则、前囟隆起、脑膜刺激征等，但脑脊液化验基本正常。

4. 消化系统　轻症肺炎常有食欲缺乏、呕吐、腹泻等；重症可引起麻痹性肠梗阻，表现腹胀、肠鸣音消失，腹胀严重时可加重呼吸困难。消化道出血时可呕吐咖啡渣样物，大便隐血阳性或排柏油样便。

## 四、辅助检查

1. 特异性病原学检查　病毒性肺炎早期，尤其是病程在5天以内者，可采集鼻咽部吸出物或痰（脱落上皮细胞），进行病毒抗原或核酸检测。病程相对较长的患儿则以采集血标本进行血清学检查为宜。病毒分离与急性期/恢复期双份血清抗体测定是诊断病毒感染最可靠的依据，但因费时费力，无法应用于临床。目前大多通过测定鼻咽部脱落细胞中病毒抗原、DNA或RNA或测定其血清特异IgM进行早期快速诊断。

肺炎患儿的细菌学检查则较为困难。由于咽部存在着大量的正常菌群，而下呼吸道标本的取出不可避免地会受到其污染，因而呼吸道分泌物培养结果仅供参考。血和胸腔积液培养阳性率甚低。通过纤维支气管镜取材，尤其是保护性毛刷的应用，可使污染率降低至2%以下，有较好的应用前景。肺穿刺培养是诊断细菌性肺炎的金标准，但患儿和医生均不易接受。最近Vuori Holopainen对肺穿刺进行了综述评价，认为该技术有着其他方法无法比拟的优点，而且引起的气胸常无症状，可自然恢复，在某些机构仍可考虑使用。

支原体的检测与病毒相似。早期可直接采集咽拭子标本进行支原体抗原或DNA检测，病程长者可通过测定其血清特异IgM进行诊断。

2. 非特异性病原学检查　如外周血白细胞计数和分类计数、血白细胞碱性磷酸酶积分、四唑氮蓝试验等，对判断细菌或病毒可能有一定的参考价值。细菌感染以上指标大多增高，而病毒感染多数正常。支原体感染者外周血白细胞总数大多正常或偏高，分类以中性粒细胞为主。血C反应蛋白（CRP）、前降钙素（PCT）、白细胞介素-6（IL-6）等指标，细菌感染时大多增高，而病毒感染大多正常，但两者之间有较大重叠，鉴别价值不大。如以上指标显著增高，则强烈提示细菌感染。血冷凝集素试验>1∶32对支原体肺炎有辅助诊断价值，但是不能作为确诊支原体感染的依据。

3. 血气分析　对肺炎患儿的严重度评价、预后判断及指导治疗具有重要意义。

4. 影像学检查　早期见肺纹理增粗，以后出现小斑片状阴影，以双肺下野、中内带及心膈区居多，并可伴有肺不张或肺气肿。斑片状阴影亦可融合成大片，甚至波及整个节段。

## 五、并发症

若延误诊断或病原体致病力强者（如金黄色葡萄球菌感染）可引起并发症。如在肺炎治疗过程中，中毒症状或呼吸困难突然加重，体温持续不退，或退而复升，均应考虑有并发症的可能，如脓胸、脓气胸、肺大疱等。支原体肺炎患儿可由于病原体本身直接侵犯或变态反应引起肺外损害，如心肌炎、心包炎、溶血性贫血、血小板减少、脑膜炎、吉兰-巴雷综合征、肝炎、胰腺炎、脾肿大、消化道出血、各型皮疹、肾炎、血尿、蛋白尿等。

## 六、诊断与鉴别诊断

根据典型临床症状，结合X线胸片所见，诊断多不困难。但需与肺结核、支气管异物、哮喘伴感染相鉴别，同时应对其严重度、有无并发症和可能的病原菌作出评价。

## 七、治疗

1. 一般治疗　保持室内空气新鲜，并保持适当的室温（18～20℃）及湿度（60%左右）。保持呼吸道通畅，经常翻身更换体位，利于排痰。不同病原体肺炎宜分室居住，以免交叉感染。供给充足水分，宜给热量高、富含维生素并易于消化吸收的食物。少量多餐，重症不能进食者给予静脉营养。并发佝偻病者应注意补充维生素 D 和钙剂，伴维生素 A 缺乏症或麻疹肺炎，应给予维生素 A 治疗。

2. 病因治疗　绝大多数重症肺炎由细菌感染引起，或混合感染，需采用抗生素治疗。使用原则：①根据病原菌选用敏感药物。肺炎链球菌感染首选青霉素 G，青霉素耐药者可选用头孢曲松等第三代头孢霉素类或万古霉素；金黄色葡萄球菌感染首选苯唑西林，耐药者用万古霉素；支原体、衣原体和军团菌感染首选大环内酯类抗生素。②早期治疗。③联合用药。④选用渗入下呼吸道浓度高的药。⑤足量、足疗程，重症宜经静脉途径给药。用药时间应持续至体温正常后 5 ～ 7 天，临床症状基本消失后 3 天。支原体肺炎至少用药 2 周，以免复发。葡萄球菌肺炎比较顽固，易于复发及产生并发症，疗程宜长，一般于体温正常后继续用药 2 周，总疗程 6 周。

针对流感病毒感染可选用奥司他韦、金刚烷胺等，巨细胞病毒感染选用更昔洛韦，RSV 感染可雾化吸入利巴韦林。其他病毒感染尚缺乏明确有效的药物。

3. 对症及支持疗法

（1）氧疗：凡具有明显低氧血症、$PaO_2 < 60mmHg$ 者，或临床上有呼吸困难、喘憋、口围发绀、面色苍灰等缺氧指征者应立即吸氧。一般采取鼻导管给氧，氧流量为 0.5 ～ 1L/min；氧浓度不超过 40%。保持血氧浓度 80mmHg 左右为宜。氧气应湿化，以免损伤气道纤毛上皮细胞和痰液变黏稠。缺氧明显者可用面罩给氧，氧流量 2 ～ 4L/min，氧浓度为 50% ～ 60%。若出现呼吸衰竭，则应使用人工呼吸器。

（2）保持呼吸道通畅包括：①保证足够液体量的摄入，以免痰液黏稠；②雾化吸入药物，裂解黏蛋白；③口服或静脉应用祛痰剂；④喘憋严重者可选用支气管解痉剂；⑤胸部物理治疗：体位引流、震荡、拍背、吸痰。

（3）心力衰竭的治疗；①给氧。②镇静。③增强心肌的收缩力：常用洋地黄类强心药。心力衰竭严重者或伴有先天性心脏病者，宜先用毛花苷丙饱和，量为 0.02 ～ 0.04mg/kg，首剂给总量的 1/3 ～ 1/2，余量分两次，每隔 4 ～ 6 小时给予。洋地黄化后 12 小时可开始给予维持量，常用地高辛口服。维持量的疗程视病情而定。心力衰竭较轻者可用毒毛花苷 K，每次0.007 ～0.010mg/kg。④利尿：常用呋塞米（速尿）每次 1mg/kg。⑤血管活性药物：常用酚妥拉明（立其丁）或卡托普利等。⑥限制液体总量和输入速度。

（4）腹胀的治疗：伴低钾血症者应及时补钾。如系中毒性肠麻痹，应禁食、胃肠减压、皮下注射新斯的明，每次 0.04mg/kg；亦可联用酚妥拉明 0.5mg/kg 及间羟胺（阿拉明）0.25mg/kg，加入 10% 葡萄糖注射液 20 ～ 30mL 中静脉滴注，1 小时后可重复应用，一般 2 ～ 4 次可缓解。

（5）激素疗法：中毒症状明显或喘憋较重者，可用甲基泼尼松龙 1 ～ 2mg/kg、氢化可的松 4 ～ 8mg/kg或地塞米松每次 0.2 ～ 0.4mg/kg，每日 1 ～ 3 次，一般用 3 ～ 5 天，病情改善后停药。

（6）伴有脓胸、脓气胸者应及时处理，包括胸腔抽气、抽脓、闭式引流等。

（7）液体疗法：肺炎患者常有钠、水潴留趋势，故液体量及钠盐均应适当限制。总液体量 60 ～ 80mL/（kg · d），以 1/5 ～ 1/3 张为宜。如伴有严重呕吐腹泻，应根据血清钾、钠、氯及血气分析测定结果给予补液。单纯呼吸性酸中毒的治疗以改善通气功能为主，但当血 $pH < 7.20$，已失代偿并并发代谢性酸中毒时，可给 5% 碳酸氢钠每次 2 ～ 3mL/kg，适当稀释后静脉输入。所需碱性液体量最好根据血气分析结果进行调整。必须指出，在通气未改善前使用碳酸氢钠，有加重 $CO_2$ 潴留的可能，因此，保证充分通气和氧合是应用碳酸氢钠纠正酸中毒不可忽视的前提。

（8）其他：病情较重、病程较久、体弱、营养不良者可酌情应用丙种球蛋白、胸腺素等免疫调节剂，以提高机体抵抗力。肺部理疗有促进炎症消散的作用；适当补充维生素 C、维生素 E 等氧自由基清除剂，可促进疾病康复。

## 八、预防

为预防肺炎，应着重注意下列措施：

1. 加强护理和体格锻炼　防止佝偻病及营养不良是预防重症肺炎的关键。提倡母乳喂养，及时增添辅食，培养良好的饮食及卫生习惯，多晒太阳。从小锻炼体格，提高机体耐寒能力。室温不宜过高或过低。随气候变化适当增减衣服。

2. 尽可能避免接触呼吸道感染的患者　对免疫缺陷性疾病或应用免疫抑制剂的婴儿更要注意。

3. 预防并发症和继发感染　积极治疗小儿上呼吸道感染、气管炎等疾病。已患肺炎的婴幼儿，应积极预防可能发生的严重并发症，如脓胸、脓气胸等。病房应注意空气消毒，预防交叉感染。

4. 接种疫苗　Hib 疫苗的广泛接种，可有效预防 Hib 所致肺炎。肺炎链球菌多糖疫苗对健康儿童可有效地预防侵袭性肺炎链球菌感染，但在婴儿缺乏免疫性。结合疫苗突破了传统肺炎球菌多糖疫苗的局限性，可以满足 2 岁以下儿童免疫预防的需要。肺炎支原体灭活疫苗及减毒活疫苗的应用正处于研究阶段。

5. 药物性预防　在高危人群中应用红霉素作为肺炎支原体、百日咳等感染的预防。卡氏肺孢子虫肺炎高危儿应用磺胺甲基异恶唑（SMZ）加甲氧苄啶（TMP）预防性口服可显著减少其发生率。

## 第十节　细菌性肺炎

### 一、肺炎链球菌肺炎

肺炎链球菌常引起以肺大叶或肺节段为单位的炎症，但在年幼儿童，由于免疫功能尚不成熟，病菌沿支气管播散形成以小气道周围实变为特征的病变（支气管肺炎）。

年长儿童肺炎链球菌肺炎的临床表现与成人相似。可先有短暂轻微的上呼吸道感染症状，继而寒战、高热，伴烦躁或嗜睡、干咳、气急、发绀及鼻扇、锁骨上、肋间隙及肋弓下凹陷等。可伴有铁锈色痰。早期常缺乏体征，多在 2 ～ 3 天后出现肺部实变体征。重症患儿可并发感染性休克、中毒脑病、脑水肿甚至脑疝。

婴儿肺炎链球菌肺炎的临床表现多变。常先有鼻塞、厌食等先驱症状，数天后突然发热、烦躁不安、呼吸困难、发绀，伴气急、心动过速、三凹征等。体格检查常无特征性，实变区域可表现叩诊浊音、管性呼吸音，有时可闻啰音。肺部体征在整个病程中变化较少，但恢复期湿啰音增多。右上叶累及时可出现颈强直。

外周血白细胞计数常增高，达 $15\times10^9$ ～ $40\times10^9$/L，以中性粒细胞为主。多数患儿鼻咽分泌物中可培养出肺炎链球菌，但其致病意义无法肯定。如能在抗生素应用前进行血培养或胸腔积液培养，具有一定的诊断意义。X 线改变与临床过程不一定平行，实变病灶出现较肺部体征早，但在临床缓解后数周仍未完全消散。年幼儿童实变病灶并不常见。可有胸膜反应伴渗出。

肺炎链球菌肺炎患儿 10% ～ 30% 存在菌血症，但由于抗生素的早期应用，国内血培养阳性率甚低。血清学方法，如测定患儿血清、尿液或唾液中的肺炎链球菌抗原可协助诊断，但也有研究者认为此法无法区别肺炎链球菌的感染和定植。最近有报道通过测定血清 Pneumolysin 抗体，或含有针对肺炎链球菌种特异荚膜多糖、型特异荚膜多糖复合物、蛋白抗原 Pneumolysin 抗体的循环免疫复合物进行诊断，但在婴儿，其敏感性尚嫌不足。亦可通过聚合酶链反应检测胸腔积液或血中的肺炎链球菌 DNA 协助诊断。

肺炎链球菌肺炎的临床表现无法与其他病原引起的肺炎相鉴别。此外，年长儿右下叶肺炎常由于刺激横膈引起腹痛，需与急性阑尾炎鉴别。

肺炎链球菌耐药性问题已引起普遍关注。在一些国家及我国台湾地区耐青霉素菌株已高达 50% ～ 80%。我国内陆各地区肺炎链球菌耐药情况有较大差异，2000 年监测资料表明，北京为 14%，上海 35.7%，而广州高达 60%。对青霉素敏感株仍可选用青霉素 G 10 万 U/（kg·d）治疗，但青霉素低度耐药株（MIC 2.0 ～ 4.0μg/mL）应加大青霉素剂量至 10 万～ 30 万 U/（kg·d），以上治疗无效、病情危重或高度耐药者（MIC >4.0μg/mL）应选用第三代头孢霉素，如头孢噻肟、头孢曲松或万古霉素。

### 二、流感嗜血杆菌肺炎

流感嗜血杆菌（Hi）肺炎常见于 5 岁以下婴儿和年幼儿童。应用特异性免疫血清可将 Hi 分为 a ～ f

6 型，其中以 b 型（Hib）致病力最强。由于 Hib 疫苗的接种，20 世纪 90 年代以后美国等发达国家 Hib 所致肺炎下降了 95%。近年来也有较多非 b 型 Hi 感染的报道。

本病临床表现无特异性。但起病多较缓慢，病程可长达数周之久。幼婴常伴有菌血症，易出现脓胸、心包炎等化脓性并发症。外周血白细胞计数常中度升高。多数患儿 X 线表现为大叶性或节段性病灶，下叶多受累。幼婴常伴胸膜受累。本病诊断有赖于从血、胸腔积液或肺穿刺液中分离到病菌。由于 Hi 在正常人群的咽部中有一定的携带率，托幼机构中更高，因而呼吸道标本诊断价值不大。

治疗时必须注意 Hi 的耐药问题。目前分离的 Hi 主要耐药机制是产生 β－内酰胺酶，美国、我国香港等地 Hi 菌株产酶率已高达 30% 以上。国内各地关于氨苄西林耐药率和产酶率差异较大。如对病菌不产酶，可使用氨苄西林，如不能明确其是否产酶，首选头孢噻肟、头孢曲松等。如最初反应良好，可改为口服，疗程为 10 ～ 14 天。在大环内酯类中，阿奇霉素、克拉霉素对 Hi 有较好的敏感性。

## 三、葡萄球菌肺炎

葡萄球菌肺炎多发生于新生儿和婴儿。Goel 等报道 100 例患儿中，1 岁以内占 78%，平均年龄 5 个月。金黄色葡萄球（金葡菌）和表皮葡萄球菌均可致病，但以前者致病最强。由于金葡菌可产生多种毒素和酶，具有高度组织破坏性和化脓趋势，因而金葡菌肺炎以广泛出血性坏死、多发性小脓肿形成特点。

临床上以起病急、发展快、变化大、化脓性并发症多为特征。一开始可有 1 ～ 2 天的上呼吸道感染症状，或皮肤疖肿史，病情迅速恶化，出现高热、咳嗽、呻吟、喘憋、气急、发绀，肺部体征出现较早。易出现脓胸、脓气胸、肺大疱等并发症。外周血白细胞计数常明显升高，以中性粒细胞为主。可伴轻至中度贫血。胸片改变特点：发展快、变化多、吸收慢。肺部病灶可在数小时内发展成为多发性小脓肿或肺大疱，并出现脓胸、脓气胸等并发症。X 线改变吸收缓慢，可持续 2 个月或更久。

1 岁以下，尤其是 3 月龄以内的小婴儿，如肺炎病情发展迅速，伴肺大疱、脓胸或肺脓肿形成者应高度怀疑本病。在抗生素使用前必须进行痰、鼻咽拭子、浆膜腔液、血液或肺穿刺物的培养。痰或胸腔积液涂片染色可发现中性粒细胞和革兰阳性球菌呈葡萄串链状排列。血清中磷壁酸抗体测定可作为病原学诊断的补充。

合适的抗生素治疗和脓液的引流是治疗的关键。在获取培养标本后应立即给予敏感的杀菌药物，并足量、联合、静脉用药。疗程不少于 4 ～ 6 周，有并发症者适当延长。宜首选耐青霉素酶窄谱青霉素类，如苯唑西林等，可联合头孢霉素类使用。如为耐甲氧西林金葡菌（MRSA）引起，应选用万古霉素治疗。

## 四、链球菌性肺炎

A 组链球菌（GAS）主要引起咽炎等上呼吸道感染，但在出疹性疾病、流感病毒感染等情况下可发生链球菌肺炎，多发生于 3 ～ 5 岁的儿童。B 组链球菌（GBS）则是新生儿肺炎的主要病原。

GAS 所致肺炎与肺炎链球菌肺炎的症状体征相似。常起病突然，以高热、寒战、呼吸困难为特点，也可表现为隐袭起病，过程轻微，表现咳嗽、低热等。

外周血白细胞计数常升高，血抗 O 抗体滴度升高有助于诊断。确定诊断有赖于从胸腔积液、血或肺穿刺物中分离出链球菌。

首选青霉素 G 治疗，临床改善后改口服，疗程 2 ～ 3 周。

## 五、其他革兰阴性杆菌肺炎

常见的革兰阴性杆菌包括大肠埃希菌、肺炎克雷白杆菌、铜绿假单胞菌等。主要见于新生儿和小婴儿，常有以下诱因：①广谱抗生素的大量应用或联合应用；②医源性因素如气管插管、血管插管、人工呼吸机等的应用；③先天性或获得性免疫功能缺陷，如营养不良、白血病、恶性淋巴瘤、长期使用皮质激素或免疫抑制剂等。因而本病多为院内感染。

本病临床过程难以与其他细菌性肺炎鉴别。原有肺炎经适当治疗好转后又见恶化，或原发病迁延不愈，应怀疑此类肺部感染。诊断主要依靠气管吸出物、血或胸腔积液培养结果。

多数革兰阴性杆菌耐药率较高，一旦诊断此类感染，宜首选第三代头孢霉素或复合 β－内酰胺类（含 β－内酰胺酶抑制剂）。如致病菌株产生超广谱 β－内酰胺酶（ESBL），应选用头孢霉素类、复合 β－内酰胺类，严重者选用碳青霉烯类抗生素如亚胺培南。

## 六、沙门菌肺炎

由伤寒、副伤寒、鼠伤寒或其他非伤寒沙门菌引起，发生于沙门菌感染的病程中，较为少见。多发于幼小婴儿。

可表现为大叶性肺炎或支气管肺炎症状。较为特殊的表现为痰常呈血性或带血丝。在沙门菌感染的病程中，如发生呼吸道症状如咳嗽、气急，即使无肺部体征，也应进行摄片。如有肺炎改变应考虑为沙门菌肺炎。

在美国，约 20% 沙门菌株对氨苄西林耐药。如病情严重、耐药情况不明，宜首选第三代头孢霉素，如头孢曲松、头孢噻肟等，如为敏感株感染则可用氨苄西林，或 SMZ－TMP 治疗。

## 七、百日咳肺炎

百日咳肺炎由百日咳杆菌引起，多为间质性肺炎，亦可因继发细菌感染而引起支气管肺炎。患儿在百日咳病程中突然发热、气急，呼吸增快与体温不成比例，严重者可出现呼吸困难、发绀。肺部可闻及细湿啰音，或出现实变体征。剧烈咳嗽有时可造成肺泡破裂引起气胸、纵隔气肿或皮下气肿。

有原发病者出现肺炎症状较易诊断。继发细菌感染者应送检痰培养及血培养。

治疗首选红霉素，10 ～ 14 天为一疗程。必要时加用氨苄西林或利福平等。有报道用阿奇霉素 10mg/（kg·d）5 天或克拉霉素 10mg/（kg·d）7 天亦取得了良好疗效。百日咳高价免疫球蛋白正处于研究阶段，常规免疫球蛋白不推荐使用。

## 八、军团菌肺炎

军团菌病可暴发流行，散发病例则以机会感染或院内感染为主。多见于中老年人，但年幼儿也可发生。

军团菌肺炎是一种严重的多系统损害性疾病，主要表现为发热和呼吸道症状。外周血白细胞计数常明显升高，伴核左移。但由于其临床表现错综复杂，缺乏特异性，与其他肺炎难以区别。确诊必须依靠特殊的化验检查，如应用特殊培养基从呼吸道标本或血、胸腔积液中分离出病菌；应用免疫荧光或免疫酶法测定上述标本中的军团菌抗原或血清标本中的特异抗体。β－内酰胺类抗生素治疗无效有助于本病的诊断。

首选大环内酯类，如红霉素及阿奇霉素、克拉霉素、罗红霉素等，疗程为 2 ～ 3 周。可加用利福平。喹诺酮类和氨基糖苷类虽有较好的抗菌活性，但儿童期尤其是年幼儿童禁用。

## 九、厌氧菌肺炎

厌氧菌肺炎主要为吸入性肺炎，多发生于小婴儿，或昏迷患者。起病大多缓慢，表现为发热，咳嗽、进行性呼吸困难、胸痛，咳恶臭痰是本病的特征。也可有寒战、消瘦、贫血、黄疸等。本病表现为坏死性肺炎，常发生肺脓肿和脓胸、脓气胸。当患儿咳恶臭痰、X 线有肺炎或肺脓疡或脓胸时应考虑到本病可能。化验检查常有外周血白细胞计数和中性粒细胞比例的升高。确诊需做气管吸出物厌氧菌培养。

抗生素可选用青霉素 G、克林霉素、甲硝唑等。应加强支持治疗。脓胸者需及时开放引流。

## 十、L 型菌肺炎

L 型菌肺炎是临床上难治性呼吸道感染的病原体之一。患儿常有肺炎不能解释的迁延发热，或原发病已愈，找不到继续发热的原因。病情多不重，β-内酰胺类抗生素治疗无效。外周血白细胞计数大多正常。X线改变无特异性，多呈间质性肺炎改变。普通培养阴性，L型高渗培养基上培养阳性可确诊。治疗应采用兼治原型和L型菌的抗生素，如氨苄西林或头孢霉素类加大环内酯类。一般需治疗至体温正常后10～14天，培养阴性为止。

### 十一、肺脓肿

肺脓肿又称肺化脓症，由多种病原菌引起。常继发于细菌性肺炎，亦可为吸入性或血源性感染。由于抗生素的广泛应用，目前已较少见。

起病急剧，有畏寒、高热，伴阵咳、咳出大量脓痰，病程长者可反复咯血、贫血、消瘦等。外周血白细胞计数和中性粒细胞升高，结合X线后前位及侧位胸片，诊断多不困难。痰培养、血培养可明确病原。怀疑金葡菌者宜首选苯唑西林或万古霉素；厌氧菌感染给予青霉素G、克林霉素、哌拉西林钠、甲硝唑等。最好根据细菌培养和药物敏感试验结果选用。疗程要足，一般需1～2个月。

## 第十一节　病毒性肺炎

### 一、呼吸道合胞病毒性肺炎

呼吸道合胞病毒（RSV）是婴儿下呼吸道感染的主要病原，尤其易发生于2～4月龄的小婴儿。一般以冬季多见，持续4～5个月。据观察，冬春季节RSV感染占3岁以下婴幼儿肺炎的35%左右。RSV毛细支气管炎的发病机制尚不明确，但有证据表明，免疫损伤可能参与了其发病过程。

初期上呼吸道感染症状突出，如鼻塞、流涕，继而咳嗽、低热、喘鸣。随病情进展，出现呼吸困难、鼻扇、呼气延长、呼吸时呻吟和三凹征等。易并发急性心力衰竭。年龄小于2个月的患儿、低体温、高碳酸血症者易发生呼吸暂停。初期听诊呼吸音减弱、哮鸣音为主，而后可闻细湿啰音。X线检查见肺纹理增粗或点片状阴影，部分见肺不张或以肺气肿为主要表现。外周血白细胞计数和分类一般无异常。鼻咽部脱落细胞病毒免疫荧光或免疫酶检查，均可在数小时内获得结果。急性期可有RSV特异IgM升高。年龄小、喘憋出现早是本病的特点，但确诊要靠血清学和病毒学检查。

### 二、腺病毒肺炎

腺病毒肺炎以腺病毒3型和7型为主。多发生于6个月至2岁的婴幼儿。近年来发病率已明显降低，病情减轻。起病大多急骤，先有上呼吸道感染症状。随后出现持续高热，咳嗽出现早，呈单声咳、频咳或阵咳，继而出现呼吸困难。肺部体征出现迟，多在高热3～4天后出现湿啰音。早期可出现中毒症状和多系统受累表现，如肝、脾肿大、嗜睡或烦躁不安，甚至中毒性脑病。外周血白细胞计数大多轻度减少。X线改变以肺实变阴影及病灶融合为特点，其范围不受肺叶的限制。约1/6的病例可有胸膜炎，病灶吸收较慢，一般要1个月或更久。

根据上述临床表现，结合X线特点，诊断不难。根据血清学和病毒学检查结果可确诊。

### 三、流感病毒性肺炎

流感病毒性肺炎大多骤起高热，伴明显咳嗽、呼吸困难，肺部可闻细湿啰音。多数患儿有呕吐、腹泻，严重者可出现胃肠道出血、腹胀、甚至神经系统症状。X线检查肺部可有斑片状或大片状阴影。

流行性感冒流行期间，有呼吸道症状和体征；非流行期间持续高热、抗生素治疗无效的肺炎均应考虑到本病可能。确诊有赖于血清学和病毒学检查。

### 四、副流感病毒性肺炎

副流感病毒性肺炎易感对象为3个月至1岁的婴儿。其发病率仅次于RSV。多有3～5天的中等程度发热或高热及呼吸困难、哮吼样咳嗽、三凹征、肺部干湿啰音等，但多数患儿表现较轻，一般无中毒症状，病程较短。X 线检查肺野可有小片状阴影。临床上无法与其他病毒性肺炎相区别，根据血清学和病毒学检查结果确定诊断。

## 五、巨细胞病毒性肺炎

巨细胞病毒（CMV）感染各年龄组均可发生，但巨细胞病毒肺炎以小婴儿居多。因属全身性感染，呼吸道症状常被掩盖。临床上常以呼吸、消化和神经系统症状为主。可有发热、气急、咳喘、腹泻、拒奶、烦躁等，伴肝、脾肿大，重者及新生儿患者可有黄疸、细小出血性皮疹、溶血性贫血等表现。肺部 X 线改变以间质性和小叶性病变为主。可通过测定呼吸道标本中的 CMV、血清中的 CMV 抗原或特异 IgM 确诊。

## 六、麻疹病毒性肺炎

在麻疹过程中多数患儿存在不同程度的肺炎改变。可由麻疹病毒本身引起，常表现为间质性肺炎。在麻疹极期病情很快加重，出现频繁咳嗽、高热、肺部细湿啰音等。在出疹及体温下降后消退。如继发细菌感染，多表现为支气管肺炎。常见致病菌为肺炎链球菌、金黄色葡萄球菌、流感嗜血杆菌等，易并发脓胸或脓气胸。

麻疹发病初期和出疹前出现的肺炎多为麻疹病毒引起，以后则多为继发感染引起的细菌性肺炎。有报道，麻疹相关肺炎中混合感染者占 53%。麻疹流行期间，麻疹易感儿具有肺炎的症状和体征，不管有无皮疹，均应考虑到本病可能。确诊有赖于病毒分离、免疫荧光或免疫酶检测、双份血清抗体测定等方法。

## 七、腮腺炎病毒性肺炎

腮腺炎病毒性肺炎常因其呼吸道症状不明显，易为腮腺肿大及其并发症所掩盖，以及极少进行 X 线肺部检查而漏诊。临床表现大多较轻，一般无呼吸困难和发绀。肺部呈局限性呼吸音粗糙，少数可闻水泡音。外周血白细胞计数多不升高。X 线表现肺野斑片状或大片状阴影，或呈毛玻璃样改变。根据典型腮腺炎表现，加上述 X 线改变，可考虑本病。

## 八、EB 病毒性肺炎

3 ～ 5 岁为感染高峰年龄。EB 病毒感染后可累及全身各系统。在呼吸系统可表现为反复间质性肺炎、持续性咽峡炎等。除一般肺炎的症状和体征外，可有时隐时现的咳嗽和反复发热，常伴有肝、脾和淋巴结肿大。胸部 X 线检查以间质性病变为主。急性期外周血白细胞计数常明显增高，以淋巴细胞为主，并出现异常淋巴细胞。确诊常需依赖特异性抗体测定。

## 九、水痘肺炎

水痘肺炎由水痘－带状疱疹病毒引起，为全身性疾病，可发生支气管炎和间质性肺炎。年龄越小越易发生肺炎。多在水痘发生 1 周内，表现咳嗽，肺部有湿性啰音，X 线检查呈现双肺野结节性浸润阴影。水痘患儿如出现呼吸道症状和体征，应考虑本病。部分年幼婴儿，水痘肺炎可出现在皮疹之前，极易误诊和漏诊。因而有明确水痘接触史者，如发生肺炎，亦应考虑本病，并予以隔离。

## 十、肠道病毒所致下呼吸道感染

主要由柯萨奇病毒 B 组和埃可病毒引起。多见于夏秋季，呼吸道症状一般较轻，但婴幼儿肠道病毒感染大多较重，年龄愈小，病情愈重。常并发其他系统的症状，如腹泻、疱疹性咽炎、皮疹等。

## 十一、轮状病毒性下呼吸道感染

多见于秋冬季寒冷季节。好发于婴幼儿，其呼吸道症状体征常较轻。在轮状病毒感染流行期间，如患儿具有典型秋季腹泻特点，同时有呼吸道症状和体征，应考虑到本病可能。

### 十二、病毒性肺炎的药物治疗

目前尚缺乏理想的抗病毒药物。对呼吸道病毒治疗功效较肯定的仅限于流感病毒神经氨酸酶抑制剂和 M2 蛋白抑制剂（金刚烷胺、金刚乙胺）及雾化吸入利巴韦林。

1. 利巴韦林　为广谱抗病毒剂，已广泛用于各类病毒性感染。早期应用雾化吸入或静脉给药，有一定疗效，但对重症病毒性肺炎单独使用作用尚不可靠。10 ～ 15mg/（kg・d），必要时 30 ～ 40mg/（kg・d），分 2 次静脉滴注，也可肌内注射，或 0.1% 溶液喷雾吸入，国外主要通过雾化吸入治疗严重 RSV 感染。

2. 金刚烷胺或金刚乙胺　可用于流感病毒 A 感染的防治。后者活性比前者强，呼吸道药物浓度亦较高。但由于神经系统不良反应、对 B 型流感病毒无效及耐药株的出现，限制了其在临床的应用。

3. 神经氨酸酶抑制剂　是一类新型的抗流感病毒药物。目前已用于临床的神经氨酸酶抑制剂包括扎那米韦、奥司他韦（达菲），可选择性抑制 A 型和 B 型流感病毒的神经氨酸酶活性，从而改变病毒正常的凝集和释放功能，减轻受感染的程度，缩短病程。前者只能吸入给药，因而婴幼儿患者常无法使用。奥司他韦则口服给药，每次儿童 2mg/kg，2 次/天。

4. 免疫球蛋白　近年来有报道 RSV 免疫球蛋白静脉使用可显著减轻病情、缩短住院时间，取得较好疗效。

5. 干扰素　可使受感染细胞转化为抗病毒状态，不断生成具有高度抗病毒活性的蛋白质，从而发挥抗病毒作用。可肌内注射、静脉注射或静脉滴注，也可滴鼻或喷雾吸入。

6. 阿昔洛韦（无环鸟苷）主要适用于单纯疱疹病毒、水痘－带状疱疹病毒及 CMV 感染者。一般情况下每次 5mg/kg，静脉滴注，3 次/天，疗程 7 天。

7. 更昔洛韦（丙氟鸟苷）　是抑制 CMV 作用较强的药物。诱导期 10mg/（kg・d），2 次/天，连用 14 ～ 21 天，静脉滴注；维持量 5 ～ 7.5mg/（kg・d），1 次/天，每周 5 ～ 7 次，静脉滴注，或每次 5 ～10mg/kg，2 次/天，口服。

8. 其他　白细胞介素－2（IL－2）、胸腺素、阿糖腺苷、双嘧达莫、聚肌胞、泰瑞宁和丙基乙磺酸及中药制剂。

## 第十二节　支原体肺炎

支原体肺炎由肺炎支原体（MP）引起。多见于儿童和青少年，但近年来发现婴幼儿并非少见。全年均可发病，以秋、冬季多见。北京首都儿科研究所报道，MP 肺炎占住院儿童肺炎的 19.2% ～ 21.9%。北美和欧洲的研究表明，MP 占肺炎的 15.0%～34.3%，并随年龄增长而增多。

### 一、病因

该病病原体为 MP，它是介于细菌和病毒之间的一种微生物，能在细胞外独立生活，具有 RNA 和 DNA，但没有细胞壁。

### 二、临床表现

潜伏期一般为 2 ～ 3 周。一般起病较缓慢，但亦有急性起病者。患儿常有发热、畏寒、头痛、咽痛、咳嗽、全身不适、疲乏、食欲缺乏、恶心、呕吐、腹泻等症状，但鼻部卡他症状少见。体温多数在 39℃左右，热型不定。咳嗽多较严重，初为干咳，很快转为顽固性剧咳，有时表现为百日咳样咳嗽，咳少量黏痰，偶见痰中带血丝或血块。婴幼儿可表现为憋气，年长儿可感胸闷、胸痛。年长患儿肺部常无阳性体征，这是本病的特点之一。少数病例呼吸音减弱，有干、湿啰音，这些体征常在 X 线改变之后出现。此外，可发生肺脓肿、胸膜炎、肺不张、支气管扩张症、弥漫性间质性肺纤维化等。本病尚可并发神经系统、血液系统、心血管系统、皮肤、肌肉和关节等肺外并发症，如脑膜脑炎、神经根神经炎、心肌炎、心包炎、肾炎、血小板减少、溶血性贫血、噬血细胞综合征及皮疹，尤其是 Stevens - Johnson 综合征。多发生在呼吸道症状出现后 10 天左右。

## 三、实验室检查

X 线胸部摄片多表现为单侧病变，大多数侵犯下叶，以右下叶为多，常呈淡薄片状或云雾状浸润，从肺门延伸至肺野，呈支气管肺炎的改变。少数呈均匀的实变阴影，类似大叶性肺炎。有时两肺野可见弥漫性网状或结节样浸润阴影，呈间质性肺炎的改变。大部分患儿有肺门淋巴结肿大或肺门阴影增宽。有时伴胸腔积液。肺部 X 线变化较快也是其特点之一。

外周血白细胞计数大多正常，但也有白细胞减少或偏高者。血沉轻、中度增快。抗“O”抗体滴度正常。部分患儿血清转氨酶、乳酸脱氢酶、碱性磷酸酶增高。早期患儿可用 PCR 法检测患儿痰等分泌物中 MP - DNA，亦可从痰、鼻分泌物、咽拭子中分离培养出 MP。血清抗体可通过补体结合试验、间接血球凝集试验、酶联免疫吸附试验、间接免疫荧光试验等方法测定，或通过检测抗原得到早期诊断。冷凝集试验 >1 ：32 可作为临床诊断的参考。

## 四、诊断与鉴别诊断

根据以下临床特征可初步诊断：①多发年龄 5 ～ 18 岁；②咳嗽突出而持久；③肺部体征少而 X 线改变出现早且严重；④用青霉素无效，红霉素治疗效果好；⑤外周血白细胞计数正常或升高；⑥血清冷凝集阳性。确诊必须靠呼吸道分泌物中检出 MP 及特异性抗体 IgM 检查阳性。早期诊断法有 ELISA 法、单克隆抗体法检测 MP 抗原，特异 IgM 及 PCR 法检测 DNA 等。

## 五、治疗

首选大环内酯类抗生素如红霉素，疗程一般较长，不少于 2 周，停药过早易于复发。近年来研究表明新合成的大环内酯类抗生素阿奇霉素、克拉霉素等具有与红霉素同等的抗菌活性，而且耐受性较好。

对难治性患儿应关注并发症如胸腔积液、阻塞性甚至坏死性肺炎的可能，及时进行胸腔穿刺或胸腔闭锁引流，必要时进行纤维支气管镜下支气管灌洗治疗。近年来有人认为重症 MP 肺炎的发病可能与人体免疫反应有关，因此，对急性期病情较重者，或肺部病变迁延而出现肺不张、肺间质纤维化，支气管扩张者，或有肺外并发症者，可应用肾上腺皮质激素口服或静脉用药，一般疗程为 3 ～ 5 天。

# 第十三节　衣原体肺炎

衣原体是一种细胞内寄生的微生物，含 DNA 和 RNA。有沙眼衣原体、肺炎衣原体和鹦鹉热衣原体三种，均可引起上呼吸道感染和肺炎。

## 一、沙眼衣原体肺炎

沙眼衣原体肺炎为沙眼衣原体（CT）引起。多由受染的母亲传染或眼部感染经鼻泪管传入呼吸道。国内研究表明，CT 占婴儿肺炎的 18.4% 。本病潜伏期 2 ～ 3 周，症状多在出生后 3 ～ 12 周出现，起病缓慢，先有鼻塞，然后出现咳嗽和气促，一般不发热。肺部可有湿啰音。部分患儿有新生儿期患结合膜炎的病史。如病变侵犯细支气管，可出现喘息，偶见呼吸暂停。病程可持续数周或 1 个月以上，多可自愈。胸部 X 线检查可表现为肺间质性病变、斑片状浸润和肺气肿。血象中白细胞总数正常，50% ～ 70% 患儿可有轻、中度嗜酸性粒细胞增多。血 IgG、IgM 和 IgA 可增高。鼻咽拭子可分离到沙眼衣原体，经酶联免疫吸附试验和微量免疫荧光试验可检测沙眼衣原体抗体。PCR 或 DNA 杂交技术可直接检测沙眼衣原体 DNA，或通过 ELISA 等方法检测衣原体抗原。

新生儿出生后 3 ～ 12 周发生肺炎，尤其是无热性肺炎者应考虑本病，并及时送鼻咽部分泌物或血标本作病原学检测。治疗首选大环内酯类抗生素。重症或不能口服者静脉给药。疗程约 2 周。

### 二、肺炎衣原体肺炎

肺炎衣原体能引起多种呼吸系统疾病，但以肺炎为主。已公认肺炎衣原体是 5 岁以上儿童肺炎的重要病原。其表现与肺炎支原体肺炎极为相似。起病缓慢，病程较长，一般症状轻，常伴发咽、喉炎及鼻窦炎为其特点。再感染和并发感染多见。如遇到不能以病毒、细菌或支原体解释的年长儿肺炎，应想到本病。治疗同沙眼衣原体肺炎。

### 三、鹦鹉热衣原体肺炎

鹦鹉热衣原体肺炎属人畜共患性疾病。鸟、猫等为终末宿主。多由吸入含衣原体的鸟类干燥排泄物或污染的尘埃等引起。多见于成人和年长儿。本病临床症状与支气管肺炎相似，但起病较急，全身症状明显如寒战、头痛、肌痛、乏力、发热等，咳嗽剧烈。肺部体征早期常不明显或缺如。胸部 X 线检查早期即有肺浸润，呈非典型性肺炎变化。如有上述症状及与鸟类、猫等密切接触史，应怀疑本病，并进行相应的病原学检查。本病国外首选四环素治疗。但由于其对小儿骨骼和牙齿发育的不良影响，8 岁以内小儿仍首选红霉素治疗，疗程延长至 3 周左右。

## 第十四节　吸入性肺炎

吸入性肺炎是指呼吸道直接吸入有机或无机物质造成的肺部炎性病变。大多见于早产、弱小婴儿、重度营养不良或有腭裂的婴儿，如平卧喂奶或小儿哭叫时强迫服药易造成吸入；也见于用麻醉剂、中枢神经系统疾病等导致咽部反射或咳嗽反射失灵的患儿。少数可由于意外而引起，如工业事故、溺水等。

吸入物进入呼吸道后可产生物理或化学刺激，初期多为细支气管和毛细支气管痉挛，导致肺气肿或不张，以后可发生肺实质、肺间质、支气管的炎性病变。因吸入量的大小和吸入物的性质不同，临床症状及演变过程可能有较大的差异。

### 一、类脂性肺炎

类脂性肺炎系鱼肝油、液状石蜡、油性滴鼻剂等油脂性物质吸入造成的一种肺炎，病理特征为慢性间质性肺炎。

多数患儿除咳嗽及轻度呼吸困难外，缺乏一般症状。重者可出现阵发性呼吸暂停及发绀。一般无发热。急性期外周血白细胞数增高。肺部可闻湿啰音、痰鸣音，亦可有肺实变体征。胸部 X 线检查常见肺门阴影增大、变浓，重症可见两肺气肿、肺门旁及肺野内有片絮状密度增深阴影，也可有条索状间质性浸润。

根据年龄及病史，病变不易吸收，痰中找到含油滴的巨噬细胞即可以确诊。

急性期应进行体位引流及气管吸引，排出油剂。必要时进行纤维支气管镜下吸引。注意防治感染。婴幼儿慎用油类口服药物，尤其勿强制灌药。半昏迷时更应避免，并禁止油剂滴鼻。

### 二、爽身粉吸入

婴幼儿使用爽身粉、痱子粉时误吸所致。多含有矽酸镁或其他矽酸盐。吸入肺部后造成细支气管阻塞。长期吸入可引起间质性肺炎、肺纤维变性。

主要症状为咳嗽伴气急。开始为干咳，以后有痰。可有低热。有的表现反复呼吸道感染。两肺听诊可闻及干湿啰音。大量吸入者可立即出现呛咳、气喘、进行性呼吸困难、发绀等，未经处理可在 1 ～ 2 天内死亡。胸部 X 线表现中下肺野有条索状、小片状、斑点状或网状阴影。病程长、出现纤维化时，表现两下肺野细小网状影。并发感染时可有片絮状阴影。

以对症处理为主，急性大量吸入者可采用支气管镜下冲洗，立即在高湿度下吸氧。早期使用肾上腺皮质激素可减轻炎症反应。并发感染时应给予适当抗生素治疗。

## 三 、食物和呕吐物吸入

除食物本身的刺激外，反流的胃酸亦是肺损伤的重要决定因素。

吸入后可有短暂的无症状期，但90%以上患儿在吸入后1小时内出现症状，主要表现咳嗽、气急、发热，重者发绀和休克。肺部可闻广泛湿啰音和哮鸣音。受累呼吸道黏膜易继发细菌感染。X线胸片多为两侧广泛肺泡性或网状浸润阴影，部分可伴局灶性实变。

应立即清理呼吸道，给氧。严重者气管内吸引和机械通气。继发感染者给予抗生素治疗。既往健康者常继发口腔寄生菌（尤其是厌氧菌）感染，可选用克林霉素或青霉素治疗；住院儿童则易发生大肠埃希菌、肺炎克雷白杆菌等革兰阴性菌感染，需加用第三代头孢菌素或复合β－内酰胺类等抗生素。

# 第十一章

# 循环系统疾病

## 第一节　房间隔缺损

### 一、概述

房间隔缺损（ASD）在成人先天性心脏病中位居首位，在儿科中占所有先天性心脏病的6%～10%，女性发病率多于男性，约为2∶1。可以单独存在，也可并发其他畸形如肺静脉异常连接、肺动脉瓣狭窄及二尖瓣裂缺等。房间隔缺损有原发孔型和继发孔型，以继发孔型多见。本文讲述继发孔型。继发孔房间隔缺损可分为四个类型：

1. 卵圆孔型或中央型缺损　为临床上最常见的类型，占75%。缺损呈椭圆形，长2～4cm，位于冠状窦的后上方，周围有良好的边缘，缺损距离传导系统较远，容易缝合。个别病例的缺损呈筛孔形。

2. 下腔静脉型缺损　占2%。缺损位于卵圆窝的后下方右心房与下腔静脉连接处，位置较低，下缘缺如。

3. 上腔静脉型缺损　位于卵圆窝的后上方，右心房与上腔静脉的交界处。缺损一般不大，为1.5～1.75cm，其下缘为明显的新月形房间隔，上界缺如，常和上腔静脉连通，使上腔静脉血流至左、右两侧心房。这类病例几乎都伴有右上肺静脉异常回流。

4. 混合型　兼有上述两种以上的缺损，较少见。

房间隔缺损分流量除与缺损大小有关外，主要取决于左、右心室的相对顺应性和体肺循环的相对阻力。右室壁薄，顺应性比左室好，充盈阻力小，因此舒张期及收缩早期在房间隔缺损部位均有左向右分流。新生儿及婴儿早期，由于左、右两侧心室充盈压相似，通过房间隔缺损的分流量受到限制；随着体循环阻力增加，肺阻力和右心室压力的降低，心房水平左向右的分流增加，引起右心房、右心室和肺动脉扩大，左心房、左心室和主动脉则较小。大型房间隔缺损心房水平存在大量左向右分流，右心房同时接受腔静脉回流血和左心房分流血，导致右心室容量负荷过重，肺循环血流量可为体循环的2～4倍；肺循环血流量增加可导致肺小动脉发生痉挛，内膜和中层逐渐增生、增厚，管腔变窄，使肺动脉压力增高。当右心压力增高超过肺血管容量限度时，右心房内的部分血液可逆流入左心房，形成右向左分流，临床上产生青紫现象。

### 二、诊断思路

#### （一）病史要点

症状出现的早晚及轻重与缺损大小和分流量有关。缺损小，分流量小者，可长期没有症状，常在人幼儿园或上学体检体格检查时始被发现。一般到了成年期后，大多在21～40岁之间开始出现症状。缺损大，分流量大者，症状出现较早，易患呼吸道感染；因体循环血量不足影响生长发育，患儿体格瘦小、乏力、多汗、活动后气急，并因肺循环充血而易患支气管炎、肺炎。当哭闹、患肺炎或心力衰竭时，右心房压力可以超过左心房，出现暂时性右向左分流呈现青紫。在成人可继发肺动脉高压发生持续发绀和右心衰竭。

### （二）查体要点

房间隔缺损属左向右分流的先天性心脏病，肺血增多，小儿易患呼吸道感染，生长发育因体循环血流量减少而缓慢。杂音在胸骨左缘最响。缺损小、分流量少者，症状可不明显。小型房间隔缺损患儿生长发育多正常；大型缺损者生长发育可受限，婴幼儿可出现体重不增、气急等，年长儿身材多瘦小。

心脏检查：右心室扩大，心前区较饱满，扪诊可有抬举性搏动，叩诊心浊音界扩大。随着年龄的增长，可使邻近的胸骨和左侧肋骨轮廓显示膨隆饱满，特别在左胸第2、3肋间因肺动脉扩张而更加明显。听诊肺动脉瓣区收缩期喷射性柔和杂音和肺动脉第二音固定分裂，对诊断有重要意义。收缩期杂音通常在婴幼儿期较轻或无，年龄越大越明显。杂音的响度多为Ⅱ～Ⅲ级，在左侧第2、3肋间靠近胸骨边缘处为最响亮，一般不伴有震颤。收缩期杂音的产生并非血流通过缺损所产生，而是由于大量的血液经过肺动脉，引起肺动脉瓣口相对狭窄所引起。肺动脉第二音（$P_2$）的分裂，系右心室大量血液进入肺动脉使肺动脉瓣关闭迟所形成。分流量大者，大量血液经三尖瓣口进入右心室，可在三尖瓣听诊区闻及相对狭窄产生的舒张期隆隆样杂音。肺动脉高压形成后；肺动脉瓣区收缩期杂音可减轻，但第二音更加响亮，而第二音分裂变窄或消失。晚期病例发生右心衰竭时，可有颈静脉怒张、肝肿大等体征。

### （三）辅助检查

1. 常规检查

（1）胸部X线检查：主要表现为：①心脏扩大，右前斜位显示右心房和右心室扩大。②肺动脉段突出肺门阴影粗大，肺野充血，在透视下有时可见肺门舞蹈征。③主动脉结缩小。

（2）心电图检查：大部分病例可有电轴右偏、右心室肥大和（或）不完全性右束支传导阻滞，为rsR′型，P－R间期可延长，为室上嵴肥厚和右心室扩大所致。伴有肺动脉高压者可有右心室劳损。少数可有P波高尖。如有电轴左偏，提示原发孔型房间隔缺损。

2. 其他检查　心导管检查：大多数单纯房间隔缺损经超声心动图检查后可明确诊断，而不必进行心导管检查。但对可疑诊断房间隔缺损或考虑伴有严重肺动脉高压时，需要进行心导管检查。采用右心导管造影检查。行导管检查时，需要注意心导管的行程有无异常，心导管由右心房直接插入左心房时，即可明确诊断；同时还要测定各部位的压力和收集各部位的血液，检查其氧含量，从而推算有无分流存在及分流量多少、肺循环压力和阻力的情况，并估计缺损的大小。

### （四）诊断标准

房间隔缺损的诊断一般不难。根据临床症状、心脏杂音、X线胸片和心电图检查，往往可以得出初步结论。超声心动图检查一般明确诊断。部分患者需行心导管检查明确诊断、了解并发畸形。

### （五）鉴别诊断

1. 原发孔型房间隔缺损　原发孔型房间隔缺损症状出现较早且较严重。心电图除右束支传导阻滞外，因房室结向后下移和右心房扩大，常有Ⅰ度房室传导阻滞，P－R间期延长超过0.20秒，电轴左偏，常在0°～－120°之间。超声心动图检查除了右心房、右心室和肺动脉内径增宽，室间隔与左心室后壁呈同向运动以及三尖瓣活动幅度增大外，尚可见二尖瓣波形异常，二尖瓣根部与缺损之间的残端较短，缺损与心房后壁之间的残端则较长。

2. 房间隔缺损伴肺动脉瓣狭窄　房间隔缺损时肺动脉瓣口相对狭窄，产生收缩期杂音，应注意与肺动脉瓣狭窄鉴别，前者肺动脉瓣第二音增强、分裂，后者则减弱；如果房间隔缺损伴有肺动脉瓣狭窄，则收缩期杂音更加响亮而粗糙，并常能扪及收缩期震颤，但肺动脉第二音反而减弱，甚至消失。超声心动图对鉴别诊断有重要价值。

3. 肺静脉异常连接　均有房间隔缺损存在，多于新生儿期或生后1个月左右出现症状，表现为呼吸急促、喂养困难，且常并发心力衰竭，患儿多于3～4个月内死亡。有肺静脉梗阻者，生后不久即有青紫。超声心动图显示肺静脉部分或完全不与左房连接，而直接或借道体静脉间接回流入右房。

### （六）诊断注意点

由于继发孔型房间隔缺损者早期多无症状，因此对心脏听诊有肺动脉第二音分裂者和心电图检查有不完全右束支传导阻滞者，应考虑进一步行超声心动图检查。临床症状重、年龄小、有青紫者应注意有无肺静脉异常连接的存在。

## 三、治疗措施

单纯性房间隔缺损有明显症状或无症状但肺循环血流量为体循环血流量的 1 倍以上者，均应在 2 ～ 6 岁实施手术或介入治疗。婴幼儿症状明显并有心力衰竭者可早期手术治疗。手术或介入治疗疗效是肯定的。

## 四、预后

多数患者治疗后，症状消失，肺动脉瓣区收缩期杂音明显减轻或消失，胸片和心电图明显改善。患者日常活动多能恢复正常。

一般说来，继发孔型房间隔缺损预后较其他先天性心脏病为佳，其自然病程大致为：幼年或少年期活动多如常，青年期渐有活动后气急，至中年有呼吸困难、心房扑动、心房颤动和心力衰竭。平均寿命约为 35 岁。部分患者 1 岁内有自然关闭可能。

# 第二节　室间隔缺损

## 一、概述

室间隔缺损（VSI）是小儿先天性心脏病常见的类型之一，占 20% ～ 57%。可单独存在，亦可与其他心脏畸形并存，如法洛四联症、大动脉转位、完全性房室隔缺损、三尖瓣闭锁和主动脉弓离断等。本文仅叙述单纯性室间隔缺损。

室间隔各部分的胚胎发育来源不同。在胚胎发育第 4 周时，心管即有房、室之分。第5 ～7 周时，在房间隔形成的同时，心室底部出现原始室间隔肌部，部分地将左、右心室分开，所留未分隔部分称为室间孔；第 7 周末伸长的圆锥间隔、背侧的心内膜垫以及原始室间隔肌部发育相互融合将室间孔关闭，形成室间隔的膜部，此时，左、右心室完全隔开。若各部位室间隔在胚胎期发育不全或融合不好则出现相应部位的室间隔缺损。

室间隔缺损的分类方法较多，迄今尚无统一。临床多依据室间隔缺损的部位、大小及其与邻近重要组织结构如传导束、三尖瓣和主动脉瓣的关系等分类，这对手术或介入治疗等有很好的指导意义。

1. 膜周部室间隔缺损　最多见，占 60% ～ 70%。缺损常超过膜部室间隔范围延及邻近圆锥间隔和小梁部间隔之间。缺损的产生原因既有交界融合不全，又有该部间隔本身的缺损，根据缺损延伸部位可分为：

（1）膜周流入道型：膜部缺损向流入道部室间隔延伸。缺损的后缘为二尖瓣与三尖瓣连接部；前下缘为肌部室间隔嵴；上缘为圆锥间隔。

（2）膜周小梁部型：膜部缺损向心尖方向小梁部室间隔延伸，缺损的后缘为二尖瓣与三尖瓣连接部；下缘为流入道室间隔；前缘为小梁部室间隔；上缘为圆锥部室间隔。

（3）膜周流出道型：膜部室间隔缺损向流出道室间隔延伸。缺损的后缘为二尖瓣与三尖瓣连接部；前缘上部为圆锥部室间隔；前缘下部为小梁部室间隔。

2. 肌部室间隔缺损　缺损的边缘均为室间隔的肌肉，膜部室间隔完整。占 15% ～ 25%。依据与邻近结构的关系分为：

（1）肌小梁部型缺损：可在小梁部室间隔的任何部位，单个或多个，也可并发膜周型缺损。

（2）肌部流入道型缺损：位于流入道部室间隔肌部。

（3）肌部流出道型缺损：位于流出道室间隔肌部，有部分肌肉与肺动脉分隔。

3. 双动脉瓣下型室间隔缺损　缺损位于流出道，缺损的上缘为主动脉瓣环与肺动脉瓣环连接处，无肌肉组织。此类缺损的发生主要是由于漏斗部间隔各部融合不全所致，故缺损均位于融合线上。面积较大的主动脉瓣下缺损，可产生主动脉右冠瓣叶脱垂，造成主动脉关闭不全。该型占 3%～6%，但东方人发生率较高。

血流动力学改变主要取决于缺损的分流量、右室的顺应性及肺循环阻力的改变。分流量的多少与缺损大小有关：小型缺损左向右分流量小，肺循环和体循环的血流比值小于 1.5 ：1。中等型缺损左向右分流量大，肺循环和体循环的血流比值为 2 ：1～3 ：1。大型缺损左向右分流量大，肺循环和体循环的血流比值大于或等于 3 ：1～5 ：1。分流产生继发的血流动力学改变：由于右心室壁薄，呈圆形，其顺应性较左心室大，为低压容量腔，对容量负荷（前负荷）增加的耐受性好，但对压力负荷（后负荷）增加的耐受性差；左心室壁厚，为圆锥型，其顺应性远较右心室差，为高压腔，对压力负荷耐受性好，但对容量负荷的耐受性很差。因此，室间隔缺损左向右分流首先导致左心室扩大，只有在肺动脉压力（右心室后负荷）增高后才出现右心室肥大。

小型缺损者，因分流量小，所引起的肺血管继发性改变不明显。大型缺损分流量大，肺血流量远较体循环为多，早期肺血管痉挛，阻力增加，肺动脉压可升高至体循环水平；久之，肺动脉管壁的肌层逐渐肥厚，内膜纤维化，管腔变窄导致梗阻性肺动脉高压，出现双向分流、甚至右向左分流，临床出现发绀，称之为艾森门格综合征。大型缺损者，可能 2～3 岁时就出现严重肺动脉高压。

10% 左右的婴幼儿可由于大量左向右分流发生充血性心力衰竭；部分患者由于血流冲击致心内膜受损，细菌等病原微生物滞留在受损处而产生感染性心内膜炎。膜部缺损边缘的心内膜可发生继发性纤维化，压迫邻近传导束，产生完全性或不完全性传导阻滞。

## 二、诊断思路

### （一）病史要点

小型缺损分流量较少，一般无明显症状；缺损较大，分流量较多者，可有生长发育迟缓，活动耐力差、气急，反复出现呼吸道感染，10% 的患者出现充血性心力衰竭。如果病情发展出现肺动脉阻力增高使分流量减小，肺部感染等发生次数减少，但气急、心悸、活动受限更为明显，并可出现发绀；这些患者往往在新生儿后期和婴儿期即可出现症状，如喂养困难，进乳时气急、苍白、多汗，体重不增，反复呼吸道感染，出生后半年内常出现充血性心力衰竭。

### （二）查体要点

小型缺损生长发育多正常；大型缺损生长发育落后。出现动力型肺动脉高压时，哭闹后口唇发绀，严重肺动脉高压安静时即有明显发绀。分流量较大肺动脉高压者，扩大的右心室将胸骨推向前方致胸廓呈鸡胸样。杂音通常于出生后 1 周内发现，少数于出生 2～3 周时才出现。通常在胸骨左缘第三、四肋间闻及全收缩期Ⅲ～Ⅳ级杂音，可向心前区传导，亦可在左肩胛与脊柱间闻及。高位室间隔缺损杂音最响部位在胸骨左缘第二、三肋间。此外，尚可在心尖部听到相对性二尖瓣狭窄所致的舒张期隆隆样杂音。有肺动脉高压者收缩期杂音减轻或者消失，肺动脉瓣区可听到第二心音亢进、分裂。

### （三）辅助检查

1. 常规检查

（1）X 线检查：缺损小者，心脏和大血管的形态正常。缺损中等、分流量大者，左心室示轻度到显著扩大，主动脉结小，肺动脉段突出，肺血纹理增粗。缺损较大、分流量大者，则肺动脉段明显扩张，肺充血明显，可见肺门舞蹈征，左、右心室均扩大，左房亦可增大。艾森门格综合征者，原来扩大的心影缩小，而肺动脉段显著扩张，肺门血管影亦随扩大，但周围肺血管纹理减少。

（2）心电图检查：小型缺损者，心电图多正常，可有左侧心前导联 R 波电压增高、T 波高耸，表示左心室的负荷轻度增加；右心室有轻度负荷增加时，则 $V_1$ 呈 rSR′型。缺损较大、肺血管阻力升高者，右侧心前导联显示高 R 波；当左、右心室峰压相等时，右侧心前导联 R 波的上升支有切迹，S 波可加深，同时 P 波增宽、有切迹，表示左心房肥大。艾森门格综合征患者，心电图以右心室肥大和劳损为主，右侧心前导联 R 波高大、有切迹，左侧心前导联没有过度负荷，相反 R 波低于正常，Q 波消失，而 S 波很深。

（3）超声心动图检查：二维超声可见室间隔回声中断，左心室扩大，室间隔和左心室后壁运动幅度增大，二尖瓣开放幅度和舒张关闭斜率增大等。二维彩色多普勒可显示分流及分流量的大小，估测肺动脉压力等。

2. 其他检查　心导管检查：心导管检查适合有重度肺动脉高压、主动脉瓣脱垂、继发型漏斗部狭窄等。一般按肺动脉压与体动脉压的比值判断肺动脉压升高程度：小于 40% 为轻度；40% ～ 70% 之间为中度，超过 70% 为重度。根据肺动脉压和心排指数换算出肺血管的阻力，肺小动脉压正常小于 16（kPa · s/L），肺血管总阻力小于 24（kPa · s/L）。肺循环血流量的多少，能反映出分流量的大小和肺、体循环阻力的差异，比值大于 2.0 者为高分流量，介于 1.3 ～ 2.0 之间者为中等分流量，小于 1.3 者为低分流量。血氧含量测定右室高于右房。一般不需要心血管造影，当有重度肺动脉高压需与并发动脉导管未闭鉴别、明确有无多个室间隔缺损、或需要了解主动脉瓣脱垂情况时可以进行选择性造影检查。

### （四）诊断标准

根据病史、心脏杂音、X 线胸片和心电图检查，再结合超声心电图检查一般可明确室间隔缺损诊断。少数病例需要心导管检查和心血管造影加以明确。

### （五）鉴别诊断

1. 肺动脉狭窄　小型室间隔缺损位于室上嵴和肺动脉瓣之间或肺动脉瓣下者，杂音容易与肺动脉狭窄混淆，但后者肺动脉瓣区第二心音减弱。X 片胸片显示肺血减少。

2. 继发孔房间隔缺损　收缩期吹风样杂音较柔软，部位在胸骨左缘第 2 肋间，多半无震颤。心电图示不完全右束支传导阻滞或右心室肥大，而无左心室肥大，可与高位室间隔缺损鉴别。

3. 动脉导管未闭　高位室间隔缺损并发主动脉瓣脱垂和关闭不全者，易与典型动脉导管未闭混淆。前者杂音为双期，后者为连续性；前者 X 线胸片主动脉结不明显，后者增大。另一种情况是，动脉导管未闭伴有肺动脉高压时，仅有收缩期震颤和杂音者，与高位室间隔缺损鉴别较为困难。前者杂音位置较高，X 线胸片主动脉结显著。较可靠的鉴别方法是超声心动图检查或逆行主动脉造影。

4. 其他　室间隔缺损伴重度肺动脉高压时，应与其他发绀型先心病如法洛四联症、大动脉转位伴有室间隔缺损等先天性畸形相鉴别。超声心动图检查一般可以鉴别，必要时行心导管检查和心血管造影检查。

### （六）诊断注意要点

大型室间隔缺损在新生儿及婴儿期就容易出现充血性心力衰竭，同时伴有肺部感染，此时杂音很轻或听不到，容易漏诊。故对新生儿及婴儿经抗炎治疗肺部湿性啰音吸收不佳者，应考虑室间隔缺损的可能，行超声心动图检查以明确诊断。

## 三、治疗措施

1. 内科治疗　主要是对室间隔缺损并发症的防治和手术前的准备。对大型室间隔缺损伴分流量大、反复肺部感染和心力衰竭者，积极控制肺部感染的同时，用洋地黄类药物、利尿剂及扩血管药物改善心功能。对有龋齿、扁桃体炎等的患者应清除可能诱发心内膜炎的一切因素，对病情严重者，创造条件进行手术治疗。

2. 手术治疗　小型缺损而无症状或缺损有自然闭合倾向，症状逐渐减轻者，暂不手术，进行观察。缺损小到中等大小，症状轻，无肺动脉高压，而肺循环与体循环血流比值在 2 ∶ 1 左右，随访中心脏杂音、心电图和胸片变化不大者，可等到学龄前施行手术；如在观察期间，肺动脉压升高，心脏杂音变短，心尖区舒张期杂音变低或消失者，应提早手术。大型缺损的新生儿或婴幼儿，分流量大，有反复呼吸道感染，严重充血性心力衰竭，药物不易控制者，应创造条件进行手术。室上嵴型室间隔缺损，主张早期治疗。肌部缺损单发者随着生长发育和肌束肥厚，有可能自行愈合，一般不主张手术。预后与手术年龄、有无肺动脉高压和肺血管阻力，病期早晚、围术期处理等有关。在术前就有严重肺动脉高压，而在术后持续不降甚至加重者，常在术后 3 ～ 10 年死亡。年龄愈小，肺血管阻力愈低，则预后相对好。

### 四、预后

大型室间隔缺损者，在出生后 2 ～ 3 周内可因肺循环血量增加，肺充血加重，导致急性左心衰竭、肺淤血水肿而死亡。也有出生后肺血管阻力就严重升高丧失手术机会。部分存活至年长期，肺血管阻力严重升高，右向左分流，形成艾森门格综合征而失去手术机会。对于缺损较小患儿，随着年龄的增长和心脏的发育，缺损相对地变小，再加上缺损边缘部分为瓣膜所覆盖或纤维化，左向右分流逐渐减少，终身无症状或症状不明显。此外有 40% 左右的膜周部或肌部室间隔缺损可能自行闭合，6 岁以上闭合的机会较少。

## 第三节　动脉导管未闭

### 一、概述

动脉导管未闭（PDA）为小儿先天性心脏病常见类型之一，占 15%。女性较男性多见，男女之比约为 1 ：2，约 10% 伴有其他心脏畸形如室间隔缺损、房间隔缺损、二尖瓣关闭不全、肺动脉狭窄、肺动脉闭锁、法洛四联症、主动脉瓣狭窄、主动脉弓离断等。早产儿发生动脉导管未闭者较多见，体重低于 1 200g 者发病率可高达 80%，高原地区发生率相对较平原地区高 30 倍。

胎儿动脉导管从第六鳃弓背部发育而来，构成胎儿血循环主动脉、肺动脉间的生理性通道。胎儿期肺泡全部萎陷，不含空气，且无呼吸活动，因而肺血管阻力很大，故右心室排出的静脉血，大都不能进入肺循环进行氧合。由于肺动脉压力高于主动脉，因此，进入肺动脉的大部分血液经动脉导管流入主动脉再经脐动脉而达胎盘，在胎盘内与母体血液进行代谢交换，然后纳入脐静脉回流入胎儿血循环。出生后，动脉导管的闭合分为两期。第一期为功能闭合期，婴儿出生啼哭后肺泡膨胀，肺血管阻力随之下降，肺动脉血流直接进入肺脏，建立正常的肺循环，血氧含量升高，结果促使导管平滑肌环形收缩，管壁黏性物质凝固，内膜突入管腔，导管发生功能上闭合，一般在出生后 10 ～ 15 小时内完成，但在 7 ～ 8 天内有潜在性再开放的可能。第二期为解剖性闭合期。动脉导管管腔内膜垫弥漫性纤维增生，最后管腔完全封闭，形成纤维化导管韧带，8 周内约 88% 的婴儿完成解剖性闭合。

前列腺素是动脉导管启闭的重要因素。研究发现动脉导管平滑肌对前列腺素的敏感性随孕期的增加而降低，足月儿在出生后对前列腺素的反应即消失。另一方面，胎儿时期动脉导管的血氧分压低，成熟胎儿出生后呼吸建立氧分压升高，则促使导管收缩。随胎龄增高，对血氧增高的动脉导管收缩程度增加，引起动脉导管收缩所要求的血氧分压降低。前列腺素在胎盘内合成，在肺内失活。因此，出生后前列腺素浓度迅速下降促使导管关闭。这种变化在未成熟婴儿则显著不同，与早产儿动脉导管开放有关。

动脉导管通常位于降主动脉近端距左锁骨下动脉起始部 2 ～ 10mm 处，靠近肺总动脉分叉或左肺动脉起始处，其上缘与降主动脉连接成锐角（ <45°）。导管的长度一般为 5 ～ 10mm，直径则由数毫米至 1 ～ 2cm。其主动脉端开口往往大于肺动脉端开口，形状各异，大致可分为 5 型：①管状：外形如圆管或圆柱，最为常见。②漏斗状：导管的主动脉侧往往粗大，而肺动脉侧则较狭细，因而呈漏斗状，也较多见。③窗状：管腔较粗大但缺乏长度，酷似主肺动脉吻合口，较少见。④哑铃状：导管中段细，主、肺动脉两侧扩大，外形像哑铃，很少见。⑤动脉瘤状：导管本身呈瘤状膨大，壁薄而脆，张力高，容易破裂，极少见。

动脉导管血流分流量的多少取决于导管的粗细、肺血管阻力的大小以及主、肺动脉压力阶差。导管越粗，动脉压力阶差越大则分流量越大；反之则分流量越小。出生后肺循环阻力和肺动脉压力下降，而主动脉压力无论收缩期还是舒张期均高于肺动脉，故血流方向由压力高的主动脉流向压力较低的肺动脉。由于肺动脉同时接受来自右心和动脉导管分流来的血液，因而肺血流量增加，从肺静脉回流入左心房和左心室的血流也相应增多，容量负荷增大，使左心房、左心室扩大。肺动脉压力正常时，动脉导管分流不增加右心室负荷。导管粗大分流量大者，肺循环血量增加后将使肺血管阻力增大，右心排血的阻力也随之增大，右心室压力负荷加重亦可导致右心肥大增厚。当肺动脉压升高至降主动脉压力，则分流仅发生在收缩期。若肺动脉压升高超过主动脉压时，左向右分流遂消失，产生逆向分流，临床上出差异性发绀：下半身青紫，左上肢轻度青紫，右上肢正常。分流量大者，左心房血量大量增加，流经二尖瓣口的血量过多可产生相对性二尖瓣功能性狭窄。

## 二、诊断思路

### （一）病史要点

动脉导管未闭的症状取决于导管的粗细、分流量的大小、肺血管阻力的高低、患者年龄以及并发的心内畸形。导管细小者，临床可无症状，直至20多岁剧烈活动后才出现气急、心悸等心功能失代偿症状。导管粗大者，患婴症状往往在出生后2～3个月肺血管阻力下降后才出现，可产生左心衰竭。发育欠佳，身材瘦小，在劳累后易感到疲乏、心悸。早产儿由于肺小动脉平滑肌较少，血管阻力较早下降，故于第一周即可有症状，往往出现气促、心动过速和呼吸困难等，于哺乳时更为明显，且易患上呼吸道感染、肺炎等。有明显肺动脉高压者，出现头晕、气促、咯血，差异性发绀。若并发感染性心内膜炎，则有发热、食欲不振、出汗等全身症状。心内膜炎在儿童期很少发生，而以青年期多见。

### （二）查体要点

导管细小者患儿生长发育多正常；粗大者，生长发育可受限。

心脏检查：分流量大的患者，左侧胸廓隆起，心尖搏动增强。胸骨左缘第2、3肋间扪及局限性震颤，同时可闻及响亮的连续性机器样杂音，杂音向左锁骨下、左颈部和背部传导。舒张期杂音成分的响度随着肺动脉压的升高而递减，严重肺动脉高压时仅留有收缩期杂音，伴随震颤而见减弱，甚至消失。此外，分流量大者，在心尖区尚可听到相对性二尖瓣狭窄产生的柔和舒张期杂音。肺动脉高压者肺动脉瓣区第二心音亢进，但常被机器样杂音所掩盖。肺动脉高压使肺动脉扩张引起关闭不全者，尚可在胸骨左缘上方听到肺动脉瓣反流的叹息样杂音。婴幼儿期因肺动脉压力较高，主肺动脉压力差在舒张期不显著，往往仅有收缩期杂音；并发肺动脉高压和心力衰竭时，多仅有收缩期杂音。

分流量大者因舒张压下降，脉压差增大，可出现周围血管征：脉搏洪大、颈动脉搏动增强、水冲脉、指甲床或皮肤内有毛细血管搏动现象，并可听到枪击音。

### （三）辅助检查

1. 常规检查

（1）胸部X线检查：导管细小者心影在正常范围。分流量大者，后前位胸片可示心脏阴影轻至中度扩大，左心缘向下、向左外侧延长，左房可轻度增大。主动脉结突出可呈漏斗状或逗号形。肺血增多，肺动脉段突出、肺门血管影增粗。肺动脉高压时，右心室有扩大征象。

（2）心电图检查：分流量不大者电轴可以正常或左偏，分流量大者则左心室高电压或左心室肥大，偶有左心房肥大。明显肺动脉高压者则示左、右心室肥大，严重者，仅有右心室肥大。

（3）超声心动图检查：二维超声心动图可以直接显示沟通主、肺动脉的未闭动脉导管，脉冲多普勒在动脉导管开口处也可探及到典型的连续性湍流频谱。叠加彩色多普勒可见红色流柱出自降主动脉，通过未闭动脉导管沿肺动脉外侧壁向前延伸；重度肺动脉高压超过主动脉压时，可见蓝色流柱自肺动脉经未闭导管进入降主动脉。

2. 其他检查　心导管检查：绝大多数动脉导管未闭经超声心动图检查后可明确诊断。但肺动脉高压、肺血管阻力增加或怀疑有其他并发畸形时仍有必要进行心导管检查。检查发现肺动脉血含氧量如高于右心室0.6%～1.0%以上者，有诊断意义，提示肺动脉有自左向右分流，且血氧含量差异越大，分流量越大。如右心导管由右室进入肺动脉继而进入降主动脉可明确诊断。逆行主动脉造影检查对复杂病例的诊断有重要价值。在主动脉根部注入造影剂可见主动脉与肺动脉同时显影，未闭动脉导管也显影。

### （四）诊断标准

凡在胸骨左缘第2、3肋间听到响亮的连续性机器样杂音伴局限性震颤，向左胸外侧、颈部或锁骨下传导，心电图示电轴左偏，左心室高电压或肥大，胸片示心影向左向下轻中度扩大，肺部充血，一般即可做出动脉导管未闭的初步诊断；彩色多普勒超声心动图检查加以证实。对可疑病例需行升主动脉造影和心导管检查。导管检查还可测定肺血管阻力判别动力性或梗阻性肺动脉高压，这对选择手术方案有决定性作用。

### （五）鉴别诊断

有许多左向右分流心内畸形在胸骨左缘可听到同样的连续性机器样杂音或接近连续的双期心脏杂音，在建立动脉导管未闭诊断前必须予以鉴别。

1. 高位室间隔缺损并发主动脉瓣脱垂　动脉导管粗大并发心力衰竭或肺动脉高压时，患者可仅有收缩期杂音。而高位室间隔缺损收缩期杂音在胸骨左缘第2～3肋间处最响。若高位室间隔缺损伴有主动脉瓣脱垂，致主动脉瓣关闭不全，在胸骨左缘第2～3肋间还可听到双期杂音，舒张期为泼水样，不向上传导，但有时与连续性杂音相仿，难以区分。彩色多普勒超声心动图可进一步明确诊断，必要时可施行逆行主动脉和左心室造影，前者可示升主动脉造影剂反流入左心室，后者则示左心室造影剂通过室间隔缺损分流入右心室和肺动脉。据此不难做出鉴别诊断。

2. 主动脉窦瘤破裂　主动脉窦瘤破裂杂音性质为连续性，但部位和传导方向稍有差异；破入右心室者偏下偏外，向心尖传导；破入右心房者偏向右侧传导。主动脉窦瘤破时有突发的休克样症状。彩色多普勒超声心动图显示主动脉窦畸形以及其向室腔和肺动脉或房腔分流即可判明。再加上逆行性升主动脉造影更可确立诊断。

3. 冠状动脉瘘　可听到与动脉导管未闭相同的连续性杂音伴震颤，但部位较低，且偏向内侧。彩色多普勒超声心动图能显示动脉瘘口位置及其沟通的房室腔。逆行性升主动脉造影更能显示扩大的冠状动脉主支或分支的走向和瘘。

4. 主－肺动脉隔缺损　常与动脉导管未闭同时存在，且有相同的连续性杂音和周围血管特征，但杂音部位偏低偏内侧。超声心动图检查可发现其分流部位在升主动脉根部。逆行性升主动脉造影可进一步证实。

5. 冠状动脉开口异位　冠状动脉起源于肺动脉是比较罕见的先天性心脏病。其心脏杂音亦为连续性，但较轻且较表浅。多普勒超声心动图检查有助于鉴别诊断。逆行性升主动脉造影连续摄片显示冠状动脉异常开口和走向以及迂回曲张的侧支循环，可明确诊断。

6. 静脉杂音　颈静脉回锁骨下静脉的流向急转，可产生连续性的呜呜声，但头颈的转动、体位和呼吸均可有影响，压迫颈静脉和平卧可使杂音消失。

### （六）诊断注意点

临床从杂音性质考虑有动脉导管未闭时，要进一步行超声心动图检查有无其他并发畸形。如有肺动脉狭窄和闭锁，其肺循环和体循环血源完全要依靠动脉导管供血。在此情况下，动脉导管成了患儿的生命线，不但不可切断，即使吸氧也要慎重考虑。此外并发法洛四联症、主动脉狭窄、主动脉弓离断等，这一通道在功能上起着宛如肺血少的先天性心脏病采用体－肺分流术的效果。动脉导管未闭者，临床如有较长时间发热，要警惕感染性心内膜炎的可能。床上心杂音很轻或消失，静止状态下血氧饱和度低于90%，右心导管检查肺血管阻力大于10wood单位，则不宜手术。

早产儿动脉导管未闭：纠正贫血、增加血液携氧能力，同时采用非甾体类抗炎药物吲哚美辛抑制环氧合酶阻止前列腺素合成，以抵消其扩张动脉导管的作用，促使导管收缩闭合；虽然可能再开放，70%以上的动脉导管最终可得到闭合。目前，在用药的时机、剂量和疗程等方面尚无统一的意见。出生当天不必给药，因有自行关闭的可能。如体重不足1 000g。出生后72小时即有症状者，应立即进行治疗。吲哚美辛最好在出生后10天内给药。一般首次剂量为0.2mg/kg，静脉滴注或口服均可，隔24小时再给药一次，共三次，亦可减少剂量，每天0.1mg/kg，为期7天。一次投药，即可能使导管闭合，但可能再开放，需再度服药。超过8天则需加大剂量至0.25～0.3mg/kg，共3剂，疗效也较差。总的有效率在70%以上。如对吲哚美辛治疗48～72小时心力衰竭不控制，则需行结扎手术。吲哚美辛的不良反应有肾功能不全、低钠血症、血小板功能不全、胃肠道出血、左心室舒张功能受损以致肺水肿等。

## 三、预后

早产儿动脉导管未闭者，常同时伴有呼吸窘迫综合征、坏死性小肠结肠炎、颅内出血、肾功能不全等，动脉导管的存在可进一步加重病情，故往往发生左心衰竭，内科治疗很难奏效，死亡率甚高。足月儿动脉导管未闭，如分流量大，未经治疗第一年有30%死于左心衰竭。过了婴儿期，心功能获得代偿，死亡率剧减。能存活至成人者有可能发生充血性心力衰竭、肺动脉高压，严重者可有艾森门格综合征。年长儿分流量不大，可无症状，但未治疗的患者亦有40%在45岁前死亡。

# 第四节　肺动脉狭窄

## 一、概述

肺动脉狭窄（PS）指右心室漏斗部、肺动脉瓣或肺动脉总干及其分支等处的狭窄，它可单独存在或作为其他心脏畸形的组成部分，如法洛四联症等。其发病率占先天性心脏病的8%～10%，以肺动脉瓣狭窄最为常见，约占90%，其次为漏斗部狭窄，肺动脉干及其分支狭窄则很少见。本病男女之比为3：2。

不同部位肺动脉狭窄其胚胎发育障碍原因不一，在胚胎发育第6～9周，动脉干开始分隔成为主动脉与肺动脉，在肺动脉腔内膜开始形成三个瓣膜的原始结节，并向腔内生长，继而吸收变薄形成三个肺动脉瓣，如瓣膜发育过程发生障碍，可导致三个瓣叶交界融合，形成肺动脉瓣狭窄。在肺动脉瓣发育的同时，心球的圆锥部被吸收成为右心室流出道（即漏斗部），如发育障碍形成流出道环状肌肉肥厚或肥大肌束横跨室壁与间隔，即形成右心室流出道漏斗型狭窄。另外，胚胎发育过程中，第6对鳃弓发育成为左、右肺动脉，其远端与肺小动脉相连接，近端与肺动脉主干相连，如发育障碍即形成脉动脉分支或肺动脉狭窄。

肺动脉瓣狭窄：三个瓣叶交界融合成圆顶状增厚的隔膜，瓣孔呈鱼嘴状，可位于中心或偏向一侧，小者瓣孔仅2～3mm，一般瓣孔在5～12mm左右。大多数三个瓣叶互相融合，少数为双瓣叶融合，瓣缘常增厚，有疣状小结节，偶可形成钙化斑，肺动脉瓣环可有不同程度的狭窄。右心室因血流向肺动脉流出受阻，可产生继发性右心室流出道肥厚、右室扩大及三尖瓣相对性关闭不全。肺动脉总干可呈现狭窄后梭形扩张，常可延伸至左肺动脉，肺动脉主干明显大于主动脉。

漏斗部狭窄：呈纤维性、肌性和纤维肌性改变，有两种类型，第一类为环状狭窄，梗阻纤维肌束位于右心室主腔与漏斗部近侧结合处，形成环状狭窄，把右心室分隔成为大小不一的两个腔，其上方壁薄稍为膨大的漏斗部称为第三心室，下方为肌肉肥厚的右心室。第二类为管状狭窄，主要表现为右心室流出道壁层弥漫性肥厚，形成一个较长的狭窄通道，常伴有肺动脉瓣环和肺动脉总干发育不良，故无肺动脉狭窄后扩张。

## 二、诊断思路

### （一）病史要点

肺动脉狭窄程度越重，症状也越重。轻度肺动脉狭窄临床上无症状，生长发育可正常，只在体检时被发现。轻至中度患者，随着年龄的增大症状逐渐显现，表现为活动耐力差、乏力、心悸、气急等。长期的右心室严重梗阻，导致右心衰竭，表现为颈静脉怒张、肝脏肿大和下肢浮肿等。重度狭窄者可有头晕或昏厥发作，可因并发房间隔缺损或卵圆孔未闭，出现口唇或末梢指（趾）端发绀和杵状指（趾）。重度或极重度肺动脉狭窄常在婴儿期出现明显症状，如不及时治疗常可在幼儿期死亡。

## （二）查体要点

狭窄严重者发育落后。当心房内血流出现右向左分流时，患者出现发绀。心脏检查可见因右心室肥厚心前区隆起，胸骨左缘下方搏动较强，且在上缘可触及收缩期震颤。特征性杂音是在肺动脉瓣区胸骨左缘第 2 ～ 3 肋间听到Ⅲ～Ⅳ级响亮粗糙的喷射性收缩期杂音，向左颈部或左锁骨下区传导。极重度狭窄杂音反而减轻。肺动脉瓣区第 2 音常减弱、分裂。杂音部位与狭窄类型有关：瓣膜型以第二肋间最响；漏斗部狭窄的杂音与震颤部位一般在左第 3 或第 4 肋间处，强度较轻，肺动脉瓣区第 2 心音可能不减轻，有时呈现分裂。重度肺动脉狭窄患者，三尖瓣区因三尖瓣相对性关闭不全，在该处可听到吹风样收缩期杂音。

## （三）辅助检查

1. 常规检查

（1）胸部 X 线检查：轻度肺动脉狭窄胸部 X 线检查可无异常表现；中、重度狭窄病例则显示心影轻度或中度扩大，以右室和右房肥大为主，心尖因右室肥大呈球形向上抬起。肺门血管阴影减少，肺野血管细小，尤以肺野外围 1/3 区域为甚，故肺野清晰。肺动脉瓣狭窄者可见狭窄后肺动脉及左肺动脉扩张，扩大的肺动脉段呈圆隆状向外突出。而漏斗部狭窄患者该段则呈平坦甚至凹陷。

（2）心电图检查：心电图改变视狭窄程度而异。轻度肺动脉狭窄患者心电图在正常范围；中度狭窄以上则示电轴右偏、右心室肥大伴劳损，T 波倒置，ST 段压低；重度狭窄者可出现心房肥大的高尖 P 波。

（3）超声心动图检查：二维超声心动图结合连续波多普勒技术可以评估梗阻的部位及严重程度。右心房、右心室内径可增宽，右心室前游离壁及室间隔增厚，肺动脉瓣增厚，瓣叶开放受限制，瓣叶呈圆顶形突起，瓣口狭小。严重者可见肺动脉瓣于收缩期提前开放，漏斗部狭窄还可见右心室流出道狭小。尚能测量肺动脉及其左右分支内径，根据肺动脉血流速度估测跨瓣压差，三尖瓣反流压差估测右心室压力。

2. 其他检查　心导管检查及选择性右心室造影：大多数患者经临床检查及超声心动图可明确诊断，只有少数情况下需行右心导管检查和心血管造影。心导管检查根据右心室收缩压和跨肺动脉瓣压力阶差进行分级。正常右心室收缩压为 2. 0 ～ 4. 0kPa（15 ～ 30mmHg），舒张压为 0 ～ 0. 7kPa（0 ～ 5mmHg），肺动脉收缩压与右心室收缩压相一致。如存在跨瓣压力差，阶差为 1. 33 ～ 3. 99kPa（10 ～ 30mmHg）示轻度狭窄；压力阶差为 3. 99 ～ 7. 89kPa（30 ～ 60mmHg）为中度狭窄；压力阶差大于 7. 89kPa（60mmHg）以上为重度狭窄，由此确切评估狭窄程度。此外，右心导管从肺动脉拉出至右心室过程中，进行连续记录压力，根据压力曲线图形变化和有无出现第三种类型曲线，可判断肺动脉狭窄系单纯肺动脉瓣狭窄或漏斗部狭窄或二者兼有的混合型狭窄。右心室造影于心室内注入造影剂，在肺动脉瓣部位造影剂排出受阻，瓣膜融合呈圆顶状突入肺动脉腔内，造影剂经狭小的瓣口喷射入肺动脉后呈扇状散开，漏斗部狭窄则可在右心室流出道呈现狭长的造影剂影像，据此判断有无漏斗部狭窄，观察肺动脉干及其分支的变化，并发现并发畸形等。

## （四）诊断标准

根据心脏杂音、心电图、X 线胸片以及超声心动图检查，一般不难对肺动脉狭窄作出诊断。但对无症状的轻、中度肺动脉瓣狭窄需与轻度主动脉瓣狭窄、房间隔缺损等心脏杂音进行鉴别。

## （五）鉴别诊断

1. 室间隔缺损　肺血量增多而不像肺动脉狭窄肺血量减少，室缺的杂音占全收缩期。在心音图上呈一贯形，肺动脉狭窄的杂音为喷射性，在心音图上呈菱形，心导管检查可协助鉴别。

2. 房间隔缺损　杂音相对柔和，$P_2$ 增强且呈固定分裂，心电图表现右心室舒张期负荷增大，X 线胸片示肺血增多。

3. 原发性肺动脉扩张　X 线胸片提示肺血不减少，且超声心动图及心电图均无右心室增大表现。

## 三、治疗措施

治疗的目的是解除狭窄。包括内科介入治疗及手术治疗。目前，经皮球囊扩张肺动脉瓣成形术已逐渐替代了外科手术治疗，中、重度狭窄者大多数首选介入经皮球囊扩张肺动脉瓣成形术，但当肺动脉瓣增厚或并发有其他心脏结构异常时宜采用外科手术治疗。有心力衰竭者需应用洋地黄和利尿剂等常规治疗，但如狭窄不解除，心力衰竭难以控制，遇此情况不必久等内科治疗发挥作用，而应采用经皮球囊扩张肺动脉瓣成形术或外科瓣膜切开手术治疗。

## 四、预后

肺动脉瓣狭窄是一种进展性疾病。预后及进展速度与狭窄程度密切关联。轻度肺动脉瓣狭窄很少出现症状，病情进展慢，寿命可延续至青壮年。新生儿重度肺动脉瓣狭窄可表现为进行性加重的低氧血症、酸中毒和心力衰竭。约 15% 在出生后 1 个月内死亡。肺动脉瓣轻度狭窄者，需定期随访和预防心内膜炎发生。

# 第五节　法洛四联症

## 一、概述

法洛四联症（TOF）是 1 岁以后小儿最常见的发绀型先天性心脏病，占 12% ～ 14%。1888 年，Fallot 对此症的四种病理特征作了全面的描述。近年来，随着对法洛四联症的病理解剖、病理生理的深入研究，以及心血管外科技术的迅速发展，目前从婴儿到成人均可对该病进行手术治疗，手术死亡率已降至 5% 以下，晚期死亡率为 2% ～ 6%；长期效果满意和良好者的比例达80% ～90%。

法洛四联症是属于圆锥动脉干畸形，在胚胎 5 ～ 6 周时圆锥动脉干的旋转不充分，结果主动脉瓣未能完全与左心室连接，而骑跨在室间隔之上，与左、右心室均相通。由于圆锥隔未能与膜部室间隔和肌部室间隔共同闭合室间孔，而残留主动脉瓣下室间隔缺损。其病理改变包括：右心室流出道狭窄、室间隔缺损、主动脉骑跨和右心室肥厚。最基本的改变是漏斗隔向前、向右移位，导致右心室流出道狭窄或者同时并发肺动脉瓣狭窄，也可能并发肺动脉主干或分支狭窄，程度轻重不一。肺动脉瓣口可闭锁，肺血依靠动脉导管或主动脉侧支，供应。室间隔缺损属于对合不良型，膜周部缺损约占 80%，为大型、非限制性缺损。多发性室间隔缺损占 3% ～ 4%。主动脉骑跨：主动脉起源于左、右心室，骑跨于室间隔缺损之上。右心室肥厚是肺动脉狭窄的后果，呈进行性改变。在婴幼儿右心室肥厚较轻；年龄愈大肥厚愈重，甚至超过左心室厚度；在成人右心室肥厚严重，常因长期缺氧和供血不足而变硬和纤维化，造成心内修复手术的困难。

法洛四联症常见的并发畸形为房间隔缺损和卵圆孔未闭，其次为右位主动脉弓和永存左上腔静脉，少数并发动脉导管未闭、右位心、完全性房室隔缺损、冠状动静脉瘘等。

因严重低氧血症红细胞增多，血液黏滞度增加，并发症多有脑血栓形成、脑栓塞、脑脓肿，也可出现感染性心内膜炎。

## 二、诊断思路

### （一）病史要点

大多数病例于 1 岁以内出现发绀。多见于毛细血管丰富的浅表部位，如唇、指（趾）甲床、球结膜部等。因血氧含量下降，活动耐力差，稍一活动，如哭闹、情绪激动、体力劳动、寒冷等，即可出现气急及青紫加重。肺动脉流出道狭窄或闭锁者，早期即可发生低氧血症。运动后有蹲踞症状，下肢屈曲使静脉回心血流减少，减轻心脏负荷；同时下肢动脉受压，体循环阻力增加，使右向左分流减少，从而使缺氧症状暂时得以缓解。婴儿则喜欢蜷曲体位。2 ～ 9 个月婴儿可发生缺氧发作，甚至出现晕厥、抽搐等。这是由于肺动脉漏斗部突然发生痉挛，引起一过性肺动脉梗阻。发作频繁时期为生后 6 ～ 18 个月，之后发作减少，可能与侧支循环建立有关。此外，因红细胞增多、血黏稠度高、血流变慢，引起脑血栓，若为细菌性血栓易形成脑脓肿。一般而言，法洛四联症很少发生心力衰竭，如有发生多见于婴儿期伴有轻度肺动脉狭窄并且心室分流主要为左向右分流。

## （二）查体要点

1. 生长和发育　严重肺动脉狭窄的患者生长发育缓慢，身高体重低于同龄儿，但智力往往正常。

2. 青紫、杵状指（趾）　典型患者全身皮肤发绀，眼结膜充血，咽部及口腔黏膜青紫，牙釉质钙化不良。缺氧持续6个月以上，指（趾）端毛细血管扩张与增生，局部软组织增生、肥大，出现杵状指（趾），呈棒锤状，逐渐加重。严重程度与低氧血症有关。

3. 心脏检查　大多数患者无心前区隆起，胸骨左缘扪诊有肥厚右心室的抬举性搏动。听诊肺动脉动脉瓣第二心音的成分往往延长、减弱，甚至听不清楚。如果肺动脉第二心音增强或呈单音者，是主动脉瓣第二心音的成分，在胸骨左缘第 3 肋间听得最响。而右心室流出道梗阻引起的典型收缩期射血性杂音，常在胸骨左缘第 3 ～ 4 肋间闻及。通常杂音的高低与肺动脉狭窄的严重程度有关。杂音越长、越响，说明狭窄越轻，右室到肺动脉的血流也越多，发绀越轻。如在胸前部或背部听到传导广泛的连续性杂音时，说明有丰富的侧支循环血管。

## （三）辅助检查

1. 常规检查

（1）实验室检查：法洛四联症往往有红细胞计数、血红蛋白和血细胞比容升高，并与发绀轻重成比例。血细胞比容可增加在 60% ～ 70% 之间，血红蛋白可达 170 ～ 230g/L；体循环动脉血氧饱和度下降为 60% ～ 80%。有严重发绀的患者，血小板计数和全血纤维蛋白原明显减少，血块收缩能力差，有时凝血和凝血酶原时间延长。但以上凝血检查的异常大多不影响手术治疗。尿蛋白可阳性，+ ～ + + + +，多见于成人，特别是有高血压者。

（2）X 线检查：典型者心影大小一般正常，右房可增大，上纵隔影由于扩大的主动脉弓可以增宽。中重度患者，胸部后前摄片显示肺部血管影细小，右心室肥厚使心尖上翘、圆钝，肺动脉段内凹使心影轮廓呈“靴形”。肺动脉段内凹愈深和肺部血管纹理愈细，提示肺动脉狭窄越重。若双侧肺血管影不对称，提示左、右肺动脉狭窄程度不一致。两肺内有丰富的侧支循环血管所构成的网状结构，说明周围肺动脉发育差。

（3）心电图检查：法洛四联症的心电图特点为电轴右偏和右心室肥厚，且这种改变可以多年无进展，此点与单纯性肺动脉狭窄有所不同。典型法洛四联症的肺部血流减少，左心室腔小，因此左心前导联显示无 Q 波。轻型患者有双向等量分流者，肺部血流、左心室腔正常，所以左心前导联常有小的 Q 波或接近正常的 R 波。无发绀者肺部血流和左心室血流增多，以及左心室腔较大，则左心前导联出现高的 R 波和 T 波直立高峰。右房大在婴幼儿少见，但 2/3 可在较大儿童出现。

（4）超声心动图检查：二维超声心动图可显示右心室流出道狭窄，肺动脉及其分支发育不良。大型室间隔缺损一般位于三尖瓣下和主动脉瓣下。彩色多普勒血流显像可见室间隔水平双向分流，右心室将血流直接注入骑跨的主动脉。此外，还可以显示右心房和右心室增大，而左心室小。

（5）心导管术和选择性右心室造影检查：心导管术和选择性右心室造影检查是诊断法洛四联症的重要方法，不仅能确定诊断，而且可了解右室流出道狭窄的部位、程度，特别是肺动脉狭窄的部位和严重程度以及周围肺动脉发育情况，计算出心内分流部位及分流量。这对制定手术计划、术后估计等都具有重要意义。

选择性右心室造影可显示右心室流出道的病理解剖、室间隔缺损的位置和大小、主动脉骑跨的程度、肺动脉发育情况、冠状动脉畸形和肺部侧支循环等。

2. 其他检查　超高速CT和MRI检查能对肺动脉干和左、右肺动脉内径进行准确测量，并可直接观察肺动脉的形态及其与主动脉的关系。

### （四）诊断标准

根据以下情况一般可以作出诊断：出生后数月出现青紫伴有缺氧发作、蹲踞等；胸骨左缘有收缩期射血性杂音和肺动脉区第二心音减弱；心电图电轴右偏和右心室肥厚；胸片心脏呈靴状影，肺部血管纹理细小；红细胞计数、血红蛋白和血细胞比容升高；动脉血氧饱和度降低；超声心动图显示有肺动脉狭窄、主动脉骑跨和室间隔缺损等。

### （五）鉴别诊断

1. 完全性大动脉换位　出生后即出现严重青紫，1～2周内有心力衰竭，胸片多示肺部血管增多、心影扩大有时呈蛋形。

2. 三尖瓣闭锁　有特征性心电图，电轴左偏 $-30°$ 以上和左心室肥厚。

3. 右心室双出口并发肺动脉狭窄　症状与法洛四联症极相似，但较少蹲踞，胸片示心影大，但本病与法洛四联症可同时存在。上述病变行超声心动图或心导管造影可进一步明确。

### （六）诊断注意要点

判断肺血管发育情况，包括肺动脉干及其分支、冠状动脉起源及走行等是法洛四联症诊断中的重要组成部分，应给予重视，这对选择手术治疗方案以及手术近期和远期预后估计都十分重要。

## 三、治疗措施

严重法洛四联症患者，新生儿期就需要内、外科治疗，包括纠正代谢性酸中毒，用前列腺素保持动脉导管的开放。另外，由于患者血黏度高，在夏天或有吐泻、高热等情况，应注意防止脱水。有感染时及时抗炎治疗，以防感染性心内膜炎发生。有缺氧发作时，即置小儿于胸膝位，并吸氧，发作严重者可皮下或静脉注射吗啡0.1～0.2mg/kg，或普萘洛尔0.05～0.1mg/kg，缓解或解除缺氧发作。

婴儿时期施行一期或二期心内修复手术迄今尚有争论。随着体外循环的装置和灌注技术的完善，以及心肌保护方法和手术技巧的改进，愈来愈多的单位主张对有症状的婴儿施行一期心内修复手术。其理由为：①早期手术的结果能保存正常数量的肺泡和促进肺动脉及其周围肺血管正常生长。②随着年龄的增长，右心室纤维组织迅速增生，可导致心律失常和心室功能障碍。③在婴儿进行心内修复可减少室性心律失常的发生率。④晚期室性心律与手术早晚较与手术本身和残留血流动力学的关系更加密切，心肌内纤维组织可产生微折返环，瘢痕组织产生大折返环。一般认为反映肺动脉远端狭窄程度的McGoon比值 $>1.2$ 和肺动脉指数即Nakata指数 $\geq 150mm^2/m^2$ 时以可以考虑一期手术。如两侧肺动脉细小，周围肺动脉纤细并伴有丰富的侧支循环，则应作姑息性手术。

在国内外开展法洛四联症矫正性手术的初期，手术死亡率极高。经过不断提高认识和长期实践，目前手术死亡率已明显下降，疗效明显提高，再较先进的心脏中心法洛四联症手术死亡率仅为1%左右。

## 四、预后

未治疗的法洛四联症患者预后差，25%死于1岁以内，40%死于3岁以内，70%死于10岁以内；并发肺动脉闭锁或无肺动脉瓣者有50%死于1岁以内，这就要求早期在婴儿施行手术。可选择姑息性体-肺分流术增加肺血流量等治疗。

# 第六节 完全性大动脉转位

## 一、概述

完全性大动脉转位（TGA）是新生儿期最常见的发绀型先天性心脏病，约占5%，男性约为女性的2倍。重要畸形特点是心房与心室连接顺序一致，而心室与大动脉连接顺序不一致，即主动脉发自解剖右心室，而肺动脉发自解剖左心室。通常并发房间隔缺损、室间隔缺损、动脉导管未闭、肺动脉瓣狭窄、右心室流出道狭窄、主动脉缩窄、左心发育不良、冠状动脉起源及走行异常等畸形等。本病如不及时治疗，30%死于生后1周，90%死于1岁以内。

大动脉转位是一种圆锥干畸形。在胚胎发育的5～7周，动脉干被一纵隔分成主动脉和肺动脉，随后纵隔的近端发生螺旋形扭转，使主动脉与左心室连接，肺动脉与右心室连接。若扭转不全或未呈螺旋形扭转，则形成主、肺动脉转位。主动脉干位于右前方，与右心室连接；肺动脉干位于左后方，与左心室连接。这样体、肺循环各自呈两个独立平行的循环，出生后两个循环之间必有交通方能生存，2/3病例有动脉导管未闭，1/2伴有室间隔缺损，几乎所有病例存在心房内交通。

动脉血氧饱和度主要取决于两个循环之间分流量的大小。不论体、肺循环之间何处存在分流，血液的聚集总是偏于一侧。如左向右分流血流仍回到左心，右向左分流回到右心，使该侧心腔容量增大，压力增高，而当压力增高后，血液分流方向又发生变化，血液又逐渐集聚于另一侧。这样周而复始，临床上发生左、右心周期性扩大和缩小现象，引起两心室的扩张及肥厚，终因缺氧和心力衰竭而死亡。

## 二、诊断思路

### （一）病史要点

本病的诊断取决于组织缺氧程度、心室功能、伴随畸形和肺血管发育情况。患儿出生体重往往大于正常。出生后即有发绀、气急、进行性低氧血症以及充血性心力衰竭。吸氧也不能减轻青紫，哭闹后反而加重。如伴有房间隔缺损、室间隔缺损或动脉导管未闭，血液混合较好，青紫可在出生后1个月内出现。若伴有大的室间隔缺损或粗大的动脉导管未闭，发绀较轻，而心力衰竭较明显。青紫分布一般为全身性，但如有动脉导管未闭时，左室动脉血经肺动脉通过动脉导管入降主动脉，因此下肢青紫较上肢为轻。

### （二）查体要点

30%～50%的完全性大动脉转位及室间隔完整的患者，听不到心脏杂音。仅有半数以下大型动脉导管未闭者，可闻及连续性杂音。伴有大型室间隔缺损者，在出生后1～10天内通常有全收缩期杂音，第二心音单一。新生儿完全型大动脉转位伴有肺动脉或右室流出道狭窄时，临床表现颇似法洛四联症，有明显发绀，但一般情况及心功能均较法洛四联症差。如并发其他心血管畸形，如主动脉弓中断、主动脉缩窄等也会出现更为复杂的症状及体征。

### （三）辅助检查

1. 常规检查

（1）胸部X线检查：典型者心影呈蛋形，上纵隔变窄，右心室扩大，肺门血管影增多，若有肺动脉狭窄肺血管影可减少。出生后第一天如室间隔完整，胸片可以正常。

（2）心电图检查：多为窦性心律，电轴右偏，右心房增大，右心室增大、肥厚。随着年龄增长，伴有大型室间隔缺损者左、右心室均增大，ST段和T波呈现缺血改变。

（3）超声心动图检查：二维超声心动图对本病的诊断具有重要价值。大动脉短轴观可见两条大血管呈两个圆形结构，主动脉瓣位于肺动脉瓣的右前或正前方。大动脉长轴观可见两条血管并行排列，主动脉与右心室相连，肺动脉与左心室相连，二者有纤维联系。

2. 其他检查　心导管检查及心血管造影：由于右心导管和左心导管检查和心血管造影损伤大，目前新生儿大动脉转位心导管检查很少应用。多数在紧急情况下需施行球囊房隔造口术、扩大心房间的交通时使用心导管术。

### （四）诊断标准

本病多在出生后即有发绀，吸氧后发绀无明显改善，早期易有心力衰竭表现，结合 X 线胸片、超声心动图检查等可以明确诊断。

### （五）鉴别诊断

1. 法洛四联症　多在出生后 3 ～ 6 个月出现发绀，X 线检查心影呈“靴形”，心影增大不明显，肺血减少。

2. 永存动脉干　两种疾病临床表现相似，鉴别诊断较困难，可借助彩色多普勒超声心动图、心导管检查及选择性心血管造影来鉴别。

3. 完全型肺静脉异位连接　两者临床症状相似，患儿发育差，均有不同程度发绀。胸部摄片时，完全型肺静脉异位连接的患者呈现“8”字征；超声显示肺静脉形成共同静脉干，与左心房不连接。常并有房间隔缺损。

## 三、治疗措施

手术目的是矫正异常的血流通道，纠治血流动力学异常，将左心房内的血引入主动脉，右心房内的血导入肺动脉。若室间隔完整，发绀重，心力衰竭严重，不易生存，可先行减症状性手术。术前准备包括纠正缺氧、酸中毒等；如果房间隔缺损较小，需要用前列腺素保持动脉导管开放，如果血氧饱和度经处理后仍低于 60%，则可行房间隔造口术。一般来说，大动脉置换术在室间隔完整的患者需在 2 周内进行，如伴有足够大的室间隔缺损时可延至出生后 2 ～ 3 个月内。如果伴有室间隔缺损及明显的肺动脉瓣或瓣下狭窄，则不能进行大动脉置换术。可先行 Mustard 或 Rastelli 手术。手术成功率令人鼓舞，围术期死亡率低于 5%。

## 四、预后

完全性大动脉转位生后 24 小时就可明确诊断，如未及时治疗，30% 因严重缺氧、酸中毒、充血性心力衰竭死于生后 1 周，90% 死于 1 岁以内。

# 第七节　心肌炎

心肌炎是心肌的炎性浸润伴邻近心肌细胞的坏死和（或）变性，其特征与冠状动脉病变有关的心肌缺血性损伤有关。能引起心肌炎的病原体很多，主要是病毒，还有细菌、支原体、原虫、真菌、衣原体，以及中毒、过敏等。本文介绍最为常见的病毒性心肌炎。

## 一、病因

可引起病毒性心肌炎的病毒常见的为腺病毒（特别是血清型 2 及 5）和肠道病毒（柯萨奇病毒 A 及 B 组、埃柯病毒、脊髓灰质炎病毒），其中以柯萨奇病毒 B 组（CVB）最为常见。其他可引起病毒性心肌炎的病毒包括：单纯疱疹病毒、水痘及带状疱疹病毒、巨细胞包涵体病毒、风疹病毒、流行性腮腺炎病毒、C 型肝炎病毒、登革热病毒、黄热病病毒、狂犬病病毒、呼吸道肠道病毒等。

国外学者认为心肌炎的发生率通常被低估。据报道死于创伤的青壮年的尸解显示通常的淋巴细胞型心肌炎的发生率为 4% ～ 5%，猝死儿童的发生率为 16% ～ 21%。在特发性扩张性心肌病成人患者，心肌炎的发生率为 3% ～ 63%。病毒性心肌炎通常散发，也可暴发流行，这多见于婴儿室的新生儿，且都与 CVB 有关。

## 二、发病机制

心肌炎的发病机制目前尚未完全阐明。加拿大学者 Liu 及 Mason 等根据近年的研究成果将心肌炎的发病过程分为三个阶段，即病毒感染阶段、自身免疫阶段及扩张性心肌病阶段。

近年的研究表明，哺乳动物存在柯萨奇病毒及腺病毒共同受体（CAR），CAR 可易化这些病毒与细胞接触后进入细胞内部，因而是病毒感染的关键步骤。补体弯曲蛋白衰减加速因子（DAF）及整联蛋白 αvβ3 及 αvβ5 有协助 CAR 的作用。病毒感染后免疫反应产生。一旦免疫系统激活，则进入自身免疫阶段。在这一阶段，T 细胞因分子的类似性将宿主细胞作为目标攻击，一些细胞因子及交叉反应自身抗体均能加速这一过程。T 细胞的激活与病毒肽段有关，相关细胞因子有肿瘤坏死因子 α，白细胞介素 -1 及白细胞介素 -6 等。在扩张性心肌病阶段，心肌发生重塑。Badorff 及 Knowlton 等研究显示柯萨奇病毒蛋白酶与心肌重塑有关。其他相关因子包括基质金属蛋白酶、明胶酶、胶原酶及弹性蛋白酶。这些酶的抑制剂的应用可明显减轻扩张性心肌病的程度。此外，病毒还可直接引起心肌细胞凋亡。

## 三、病理

病变以心肌为主，心包、心内膜常同时受累。动物实验柯萨奇 $B_3$ 心肌炎心肌的病理改变约持续 6 个月。

急性期心脏肥大、增重，心脏扩大以左心室为主。病变心肌松弛，严重者肉眼可见心肌有散在的小灶状土黄色坏死区。光学显微镜下的主要改变：心肌以变性为主，有时有坏死灶。病变散在分布，主要在左心室壁和室间隔，有时波及乳头肌及腱索。早期肌纤维模糊，失去横纹、肿胀、着色不良。继而心肌纤维凝聚、崩解，最后溶解，只剩肌纤维膜空壳。病变附近有肌束再生现象。间质以炎性细胞浸润为主，主要是单核细胞和淋巴细胞，混以少量中性和酸性粒细胞。细胞间混以少量纤维素渗出。间质病变较弥散，广泛分布于左、右心室，室间隔和心房。心内膜和心包也有不同程度的炎性细胞浸润，心包可有多少不等的渗液。

慢性期心脏肥大、增重明显，以左心室较重。心肌细胞肥大，形态不整，核染色不匀。间质少量淋巴细胞浸润和纤维素渗出。局部有瘢痕形成。可见新旧病变同在。心内膜可有弥漫性或局限性增厚，少量单核细胞浸润。心包可有炎性反应、积液，少数有粘连、缩窄。心室可有附壁血栓。

## 四、临床表现

病毒性心肌炎的临床特点为病情轻重悬殊，自觉症状较检查所见为轻。多数在出现心脏症状前二、三周内，有上呼吸道或消化道病毒感染史。有时病毒可同时侵犯其他系统如，肌肉、大脑等，并出现相应症状及体征。现分述病毒性心肌炎各期主要症状、体征。

1. 急性期　新发病，临床症状明显而多变，病程多不超过 6 个月。轻型症状以乏力为主，其次有多汗、苍白、心悸、气短、胸闷、头晕、精神食欲缺乏等。检查可见面色苍白、口周可有发绀、心尖部第一心音低钝、可见轻柔吹风样收缩期杂音、有时有期前收缩。中型较少见。起病较急，除前述症状外，乏力突出，年长儿常诉心前区疼痛。起病较急者可伴恶心、呕吐。检查见心率过速或过缓，或心律不齐。患儿烦躁、口周可出现发绀、手足凉、出冷汗。心脏可略大，心音钝、心尖部吹风样收缩杂音，可有奔马律和（或）各种心律失常。血压低、压差小，肝增大，肺有时有啰音。重型少见，呈暴发性，起病急骤，一、二日内出现心功能不全或突发心源性休克。患儿极度乏力、头晕、烦躁、呕吐、心前区疼痛或压迫感。有的呼吸困难、大汗淋漓、皮肤湿冷。小婴儿则拒食、阵阵烦闹、软弱无力、手足凉、呼吸困难。检查见面色灰白、唇绀、四肢凉、指趾发绀、脉弱或摸不到、血压低或测不到。心音钝，心尖部第一心音几乎听不到，可出现收缩期杂音，常有奔马律、心动过速、过缓或严重心律失常。肺有啰音、肝可迅速增大。有的发生急性左心力衰竭、肺水肿。病情发展迅速，如抢救不及时，有生命危险。

2. 迁延期　急性期过后，临床症状反复出现，心电图和 X 线改变迁延不愈，实验室检查有疾病活动的表现。病程多在半年以上。

3. 慢性期　进行性心脏增大，或反复心力衰竭，病程长达一年以上。慢性期多见于儿童，有的起病隐匿，发现时已呈慢性；有的是急性期休息不够或治疗不及时而多次反复，致成慢性期。常拖延数年而死于感染、心律失常或心力衰竭。

## 五、实验室检查

1. 心电图　急性期多有窦性心动过速。心律失常如期前收缩、异位心动过速等偶有所见，但心肌炎不可单凭期前收缩即下诊断。最为常见的心电图改变为 T 波平坦或倒置及 QRS 低电压、T 波改变可能因病变的心肌细胞复极异常所致，低电压可能与心肌水肿有关。心内膜下心肌如有广泛损害，可有 S－T段压低；重型病例可有心肌梗死样的 S－T 抬高。心电图上如出现新的 Q 波，或原有的 Q 波加深，反映该区有坏死和瘢痕形成。Q－T 间期可延长，各种程度的传导阻滞亦不少见。

2. 胸部 X 线检查　急性期可见心搏减弱、左心室延伸，心肌张力差时心影呈烧瓶形，或失去正常的弓形。病久者心影可轻至重度增大，呈普大型，左心室为主。心力衰竭时可见肺淤血或水肿。少数有心包积液。

3. 超声心动图　如有心力衰竭，左心室的舒张末期和收缩末期内径增大，缩短分数和射血分数减低，左心房内径增大。有时可见左心室游离壁运动不协调。轻者左心室不增大，但可能看到游离壁有局部的运动异常。

4. 其他检查　正常人血清中 CK 几乎全是 CK－MM，占94%～96%，CK－MB 约在5%以下。若血清中 CK－MB 明显增高则多提示心肌受累，与 CK 总活性相比，对判断心肌损伤有较高的特异性和敏感性。一般认为血清 CK－MB≥60%。（即 MB 占 CK 总活性的6%以上）是心肌损伤的特异性指标。心脏肌钙蛋白 T（cTnT）及心脏肌钙蛋白 I（cTnI）均为心肌所特有，因而其特异性较 CK－MB 高。心肌轻度损伤时血清 cTnT 就明显升高而 CK－MB 活性仍可正常，因此它对检测心肌微小病变的敏感性高于 CK－MB，这一点对诊断心肌炎有重要意义。此外 cTnT 及 cTnI 与 CK－MB 相比持续时间更长，存在着一个“长时间诊断窗”。恢复期血清病毒抗体滴度较急性期升高 4 倍以上。病程中血清抗心肌抗体常增高。

## 六、诊断

1999 年 9 月在昆明召开了全国小儿心肌炎、心脏病学术会议，经与会代表充分讨论，修订了 1994 年 5 月在山东威海会议制订的《小儿病毒性心肌炎诊断标准》。现将修订后的诊断标准刊出，供临床医师参考。对本诊断标准不能机械搬用，有些轻症或呈隐匿性经过者易被漏诊，只有对临床资料进行全面分析才能作出正确诊断。

### （一）临床诊断依据

（1）心功能不全、心源性休克或心脑综合征。

（2）心脏扩大（X 线、超声心动图检查具有表现之一）。

（3）心电图改变以 R 波为主的 2 个或 2 个以上主要导联（Ⅰ、Ⅱ、avF、$V_5$）的 ST－T 改变持续 4 天以上伴动态变化，窦房传导阻滞、房室传导阻滞，完全性右或左束支阻滞，成联律、多形、多源、成对或并行性期前收缩，非房室结及房室折返引起的异位性心动过速，低电压（新生儿除外）及异常 Q 波。

（4）CK－MB 升高或心肌钙蛋白（cTnI 或 cTnT）阳性。

### （二）病原学诊断依据

1. 确诊　指标自患儿心内膜、心肌、心包（活体组织检查、病理）或心包穿刺液检查，发现以下之一者可确诊心肌炎由病毒引起。

（1）分离到病毒。

（2）用病毒核酸探针查到病毒核酸。

（3）特异性病毒抗体阳性。

2. 参考依据　有以下之一者结合临床表现可考虑心肌炎系病毒引起。

（1）自患儿粪便、咽拭子或血液中分离到病毒，且恢复期血清同型抗体滴度较第一份血清升高或降低4倍以上。

（2）病程早期患儿血中特异性IgM抗体阳性。

（3）用病毒核酸探针自患儿血中查到病毒核酸。

### （三）确诊依据

（1）具备临床诊断依据2项，可临床诊断为心肌炎。发病同时或发病前1～3周有病毒感染的证据支持诊断者。

（2）同时具备病原学确诊依据之一，可确诊为病毒性心肌炎，具备病原学参考依据之一，可临床诊断为病毒性心肌炎。

（3）凡不具备确诊依据，应给予必要的治疗或随诊，根据病情变化，确诊或除外心肌炎。

（4）应除外风湿性心肌炎、中毒性心肌炎、先天性心脏病、结缔组织病以及代谢性疾病的心肌损害、甲状腺功能亢进症、原发性心肌病、原发性心内膜弹力纤维增生症、先天性房室传导阻滞、心脏自主神经功能异常、β受体功能亢进及药物引起的心电图改变。

### （四）分期

1. 急性期　新发病，症状及检查阳性发现明显多变，一般病程在半年以内。

2. 迁延期　临床症状反复出现，客观检查指标迁延不愈，病程多在半年以上。

3. 慢性期　进行性心脏增大，反复心力衰竭或心律失常，病情时轻时重，病程在1年以上。

## 七、治疗

1. 卧床休息　动物实验显示卧床休息可预防急性期心肌内病毒复制的增加。因此，急性期至少完全卧床8周，待心影恢复正常、心电图改变明显好转后，开始轻微活动；恢复期至少半日卧床6个月；心脏增大者卧床半年以上，至心脏明显缩小；有心力衰竭者严格卧床，至心力衰竭控制稳定、心脏检查明显好转，再开始轻微活动。

2. 针对心肌的治疗　高浓度大剂量维生素C对纠正休克、促进心肌病变恢复，效果明显，因而是临床上常用的治疗药物之一。日本京都大学内科动物试验证明，辅酶$Q_{10}$对受到心肌炎病毒感染的心肌细胞有保护作用，因此临床上也常应用。肌苷也是目前临床上常用的辅助药物之一。危重患儿抢救时，也可加用能量合剂或极化液，静脉滴注。

3. 肾上腺皮质激素和免疫抑制剂　肾上腺皮质激素主要作于抢救心源性休克和Ⅲ度房室传导阻滞，对其他治疗无效者也可试用。一般认为，为避免病毒感染扩散，发病10日内尽可能不用激素。免疫抑制剂在疑似及确诊的病毒性心肌炎患者的应用仍有争议。最近国外发表的心肌炎治疗试验显示，在硫唑嘌呤加强的松组、环孢霉素加强的松组及常规治疗组之间治疗结果无显著差异。尽管这一研究在成人中进行，但其结果可能适用于儿童。

4. 并发心力衰竭及心源性休克的处理　对并发心力衰竭及心源性休克者必须及时予以积极的处理。处理原则与一般心力衰竭及心源性休克相似，包括洋地黄的应用、血管扩张剂、磷酸二酯酶抑制剂、利尿剂及扩容纠正酸中毒等，但在洋地黄应用时应注意在病毒性心肌炎急性期，心肌对洋地黄敏感，易出现毒性反应，应避免快饱和，用药剂量也应适当减少。

5. 心律失常的治疗　心律失常必须积极治疗。室上性心动过速洋地黄治疗有效，室性心动过速可用利多卡因或胺碘酮静滴。如室性心律失常虽经积极治疗仍快速进展至室性纤颤（这种情况在小婴儿更易发生）应即刻予以直流电复律。如发生完全性房室传导阻滞，应安置心内膜起搏器。因心律失常可发生在心肌炎恢复后很长一段时间，因此，心肌炎患儿康复后需长期随访。

6. 其他治疗　近年来有静脉应用丙种球蛋白治疗儿童心肌炎的报道。Drucker等的研究表明丙种球蛋白应用后患儿在随访期左心室功能改善，一年的存活率更高。在一些病例可应用左心室辅助装置和主动脉球囊泵来支持心血管系统，而在另一些患儿还可应用体外膜氧合治疗。必要时，这些装置可挽救患儿生命，因而在年长儿可考虑为一种治疗选择。一些重症难治病例，心脏移植可作为最后治疗手段。

## 第八节 扩张性心肌病

心肌病为发生于心肌的疾病。该术语最初出现于 1957 年，当时指一组不能归因于冠状动脉病变的心肌病变。此后，心肌病的定义发生了变化。目前，心肌病的定义为心肌的结构或功能异常，且无高血压或肺动脉高压、无心脏瓣膜病变、无先天性心脏病而言。

以解剖与生理改变为依据，可将心肌病分为以下三型：①扩张（充血）型心肌病：此型左心室或双心室扩大，心肌收缩功能不同程度降低。一般其主要临床特征为收缩功能异常，表现为充血性心力衰竭的症状与体征。②肥厚性心肌病：先前称之为特发性肥厚性心肌病，以左心室肥厚为特征，可不对称。收缩功能通常正常，临床表现由左心室流出道梗阻、舒张功能障碍或心律失常引起，后者可致猝死。③限制型心肌病：心房显著扩大，一般心室大小及收缩功能正常，舒张功能损害，症状由肺及体循环静脉充血引起，也可出现晕厥。

### 一、病因

扩张性心肌病（DCM）在各种类型心肌病中最为常见，在美国及欧洲，其年发病率约为 2/10 万～8/10 万人口，据估计每 10 万人口中约有 36 人患有 DCM。最近的报道显示成人 DCM 患者中 47% 为特发性，12% 与心肌炎有关，11% 与冠状动脉病变有关，另有 30% 为其他原因。在另外两个不同年龄儿童 DCM 的研究表明其中 2%～15% 有活体组织检查证实的心肌炎，其余 85%～90% 的患儿原因不明。此外，20%～30% 的 DCM 患者为家族性的。扩张性心肌病的病因（表 11－1）。

**表 11－1 扩张性心肌病的病因**

| |
|---|
| 急、慢性心肌炎——柯萨奇病毒，腺病毒，HIV |
| 胶原血管病 |
| 药物——乙醇，拟交感药，蒽环类抗生素 |
| 终末期肥厚性心肌病 |
| 内分泌——生长激素缺乏，甲状腺功能亢进症，甲状腺功能减低症 |
| 低钙血症，糖尿病，嗜铬细胞瘤 |
| 遗传——常染色体显性，常染色体隐性，X 性链，线粒体内在代谢缺陷 |
| 缺血性——动脉硬化，川崎病，左冠状动脉起源异常 |
| 肌营养不良 |
| 营养缺乏——硒，卡尼汀，维生素 $B_1$ |
| 毒素——钴，铅 |

### 二、病理

扩张性心肌病病变以心肌纤维化为主，心肌肥厚不显著，心腔扩大明显，二尖瓣环和三尖瓣环增大，乳头肌伸长，常有心腔内附壁血栓，可累及心肌节律点及传导系统而引起心律失常。由于心肌纤维化，心肌收缩功能减弱，导致心力衰竭。

## 三、临床表现

本病起病及进展缓慢，症状轻重不一。主要表现为心脏增大，心力衰竭，心律失常，小动脉栓塞。患儿先出现心脏增大，但起初无症状，因此确定起病日期较困难，有时病儿已有射血分数下降，经数年仍无症状，以后在劳累后出现气喘、乏力、心悸、咳嗽、胸闷等症状，有的可有偏瘫。体格检查可见心尖搏动弥散或抬举，心浊音界向左扩大，心率增快，有时可有奔马律，可闻及Ⅱ/Ⅵ～Ⅲ/Ⅵ级收缩期杂音（心力衰竭控制后杂音减轻或消失），肝脏增大，下肢水肿等。

## 四、实验室检查

1. 胸部X线检查　心影扩大，由左心室、左心房扩大引起。常存在肺静脉充血，可发展为肺水肿。左肺部分区域可因左心房扩大压迫左支气管而致不张，也可出现胸腔积液。

2. 心电图及HOLTER　大多数患儿心电图上呈窦性心动过速。常见非特异性ST－T变化，左心室肥大，左右心房扩大及右心室肥大。46%的患儿HOLTER检查可发现心律失常。

3. 超声心动图　DCM患儿的超声心动图特征包括左心室、左心房扩大，缩短分数及射血分数减低，左心室射血前期与射血期比率增加等。

4. 心导管检查与活体组织检查　由于DCM可由超声心动图检查确定，心导管检查主要用于排除异常的左冠状动脉起源，因这一情况在超声心动图检查时易于漏诊，必要时活体组织检查帮助确定心肌病的病因。

## 五、治疗

扩张性心肌病的临床特征为心输出量减少、液体潴留及血管收缩活性增加，后者为神经体液因素作用以维持足够的灌注压。因此，治疗的目的就是处理以上这些问题。此外，如怀疑代谢缺陷，应不耽搁地予以经验性补充。

增强心肌收缩力的药物：

1. 第一类　为拟交感药物包括多巴胺、多巴酚丁胺及肾上腺素。多巴胺小剂量时可改善肾脏功能，剂量加大可增强对心脏的作用，但也可引起外周血管阻力增加，并有可能致心律失常。多巴酚丁胺致心律失常作用较弱，但有报道因可引起肺动脉楔压升高而致肺水肿。这两种药物通常联合应用。

2. 第二类　增强心肌收缩力的药物为双吡啶衍生剂包括氨力农及米力农，可通过抑制磷酸二酯酶增加细胞内钙的浓度，有强心及扩张外周血管的作用。其可能的不良反应为血小板减少、肝毒性及胃肠道刺激。

地高辛为可长期应用的经典心肌收缩力增强药物，但在危重病例，因心肌损害严重及肾功能减退，应减量慎用。

3. 利尿剂　改善液体内环境平衡在扩张性心肌病的治疗中至关重要。呋塞米（速尿）为首选的药物，但应注意监测电解质水平，尤其是血钾水平，必要时可适当补充钾盐，也可与螺内酯等类药物合用。其他可应用的利尿剂包括依他尼酸、布美他尼。

4. 血管扩张剂　硝普钠及肼屈嗪可有效扩张外周血管，从而降低后负荷，增加心输出量及减低充盈压。有效的口服降低后负荷制剂包括ACE抑制剂。在儿科，最常用的为卡托普利及依那普利。ACE抑制剂还有一定的抑制甚至逆转心肌病时的心室重塑作用。

5. 其他　治疗扩张性心肌病因心腔扩大，血流淤滞，有可能发生血栓形成。因而这些患儿应考虑应用华法林等类抗凝剂。如已明确有心腔内血栓，应积极以肝素治疗，最终过渡到长期华法林治疗。

急性病例应推荐卧床休息，限制水及钠盐摄入以帮助控制液体潴留。每日称体重有助于评估液体潴留情况及指导利尿。

如确定系心动过速诱导的心肌病，应予以抗心律失常药物治疗。药物的选择依心动过速的原因而定。普鲁卡因胺及β受体阻滞剂是有效的抗心律失常药物，但因其有负性肌力作用，在这种患儿应慎用。

6. 心脏移植　儿童心脏移植近年已增加，且改善了严重心肌病患儿的存活率。因此，重症心肌病患儿如积极的内科治疗无效，应考虑心脏移植。

# 第十二章

# 消化系统疾病

## 第一节　小儿厌食症

厌食，是指小儿长时期见食不贪，食欲减退或缺乏，甚至拒食，医学上称之为“小儿厌食症”。据调查资料表明，城镇中60%的学龄前儿童均有不同程度的厌食。随着独生子女的增多，小儿厌食症有增无减。究其原因，与饮食习惯和饮食方式有密切的关系。同时，与缺少某些微量元素也有一定的关系。

### 一、诊断

#### （一）病史

喂养不当，嗜食高蛋白高糖饮食史。

#### （二）症状及体征

（1）不思纳食，食之无味，甚或拒食，大便正常或干结。食量明显少于同年龄正常儿童。

（2）病程持续2个月以上。

（3）体重下降不增，毛发稀黄、干枯。

（4）并发症：严重者可并发中度以上贫血、营养不良、维生素D缺乏病、智力发育障碍、机体抗病能力降低而反复感染。

（5）排除其他外感染、内伤慢性疾病。

#### （三）辅助检查

D木糖吸收排泄率降低；尿淀粉酶降低；血、头发的锌、铜、铁等多种微量元素含量低。

### 二、治疗

#### （一）一般治疗

改变不规律的生活，尽可能改善或酌情改换生活环境。

#### （二）消化酶制剂

多酶片，每次0.3～0.6g，3次/天，饭后服。含淀粉酶、胰酶、胃蛋白酶，可促进糖类的消化。

#### （三）锌制剂

1. 葡萄糖酸锌　儿童服用量为，3岁以下5～10mg，4～6岁10～15mg，6岁以上15～20mg。以上均为锌的剂量，1天只需服1次，亦可以将1天量分2～3次服用。口服液：每瓶10mL，含锌10mg；冲剂：每袋10g，含葡萄糖酸锌70mg，相当于含锌10mg。

2. 甘草锌　儿童服用量按锌元素计算，1天每千克体重0.5～1.5mg，相当于80mg规格片剂的1/8～1/3。一般常用量为（80mg片剂）1～2片。

### （四）维生素

复合维生素 B，每次 1 片，2 ～ 3 次/天，饭后服。

## 第二节 功能性消化不良

功能性消化不良（FD）是指有持续存在或反复发作的上腹痛、腹胀、早饱、嗳气、厌食、胃灼热、泛酸、恶心及呕吐等消化功能障碍症状，经各项检查排除器质性疾病的一组小儿消化内科最常见的临床综合征。功能性消化不良的患儿主诉各异，又缺乏肯定的特异病理生理基础，因此，对这一部分患者，曾有许多命名，主要有功能性消化不良、非溃疡性消化不良（NUD）、特发性消化不良、原发性消化不良、胀气性消化不良以及上腹不适综合征等。目前国际上多采用前三种命名，而“功能性消化不良”尤为大多数学者所接受。

### 一、流行病学

FD 发病十分普遍，美国东北部郊区 507 名社区青少年调查发现，5% ～ 10% 的受调查者具有典型的消化不良症状。西伯利亚青少年消化不良调查表明，女性患病率为 27%，男性为 16%。意大利北部校园儿童研究表明 3.5% 存在溃疡样消化不良的表现，3.7% 存在动力障碍样消化不良，但本研究中未纳入 12 岁以上的青少年，所以患病率低。一项在儿科消化专科门诊进行的研究表明，4 ～ 9 岁功能性胃肠病患儿中，13.5% 被诊断为消化不良，10 ～ 18 岁中有 10.2% 有消化不良。

在我国此病有逐年上升的趋势，以消化不良为主诉的成人患者约占普通内科门诊的 11%、占消化专科门诊的 53%。国内儿科患者中功能性消化不良的发病率尚无规范的统计。

### 二、病因及发病机制

FD 的病因不明，其发病机制亦不清楚。目前认为是多种因素综合作用的结果。这些因素包括了饮食和环境、胃酸分泌、幽门螺旋杆菌感染、消化道运动功能异常、心理因素以及一些其他胃肠功能紊乱性疾病，如胃食管反流性疾病（GERD）、吞气症及肠易激综合征等。

#### （一）饮食与环境因素

FD 患者的症状往往与饮食有关，许多患者常常主诉一些含气饮料、咖啡、柠檬或其他水果以及油炸类食物会加重消化不良。虽然双盲法食物诱发试验对食物诱因的意义提出了质疑，但许多患儿仍在避免上述食物并平衡了膳食结构后感到症状有所减轻。

#### （二）胃酸

部分 FD 的患者会出现溃疡样症状，如饥饿痛，在进食后渐缓解，腹部有指点压痛，当给予制酸剂或抑酸药物症状可在短期内缓解。这些都提示这类患者的发病与胃酸有关。

然而绝大多数研究证实 FD 患者基础胃酸和最大胃酸分泌量没有增加，胃酸分泌与溃疡样症状无关，症状程度与最大胃酸分泌也无相关性。所以，胃酸在功能性消化不良发病中的作用仍需进一步研究。

#### （三）慢性胃炎与十二指肠炎

功能性消化不良患者中有 30% ～ 50% 经组织学检查证实为胃窦胃炎，欧洲不少国家将慢性胃炎视为功能性消化不良，认为慢性胃炎可能通过神经及体液因素影响胃的运动功能，也有作者认为非糜烂性十二指肠炎也属于功能性消化不良。应当指出的是，功能性消化不良症状的轻重并不与胃黏膜炎症病变相互平行。

#### （四）幽门螺杆菌感染

幽门螺杆菌是一种革兰阴性细菌，一般定植于胃的黏液层表面。幽门螺杆菌感染与功能性消化不良关系的研究结果差异很大，有些研究认为幽门螺杆菌感染是 FD 的病理生理因素之一，因为在成人中，功能性消化不良患者的胃黏膜内常可发现幽门螺杆菌，检出率在 40% ～ 70% 之间。但大量的研究却表明：FD 患者的幽门螺杆菌感染率并不高于正常健康人，阳性幽门螺杆菌和阴性幽门螺杆菌者的胃肠运动和胃排空功能无明显差异，且幽门螺杆菌阳性的 FD 患者经根除幽门螺杆菌治疗后其消化不良症状并不一定随之消失，进一步研究证实幽门螺杆菌特异性抗原与 FD 无相关性，甚至其特异血清型 CagA 与任何消化不良症状或任何原发性功能性上腹不适症状均无关系。目前国内学者的共识意见为幽门螺杆菌感染为慢性活动性胃炎的主要病因，有消化不良症状的幽门螺杆菌感染者可归属于 FD 范畴。

### （五）胃肠运动功能障碍

许多的研究都认为 FD 其实是胃肠道功能紊乱的一种。它与其他胃肠功能紊乱性疾病有着相似的发病机制。近年来随着对胃肠功能疾病在生理学（运动 - 感觉）、基础学（脑 - 肠作用）及精神社会学等方面的进一步了解，并基于其所表现的症状及解剖位置，罗马委员会制定了新的标准，即罗马Ⅲ标准。罗马Ⅲ标准不仅包括诊断标准，亦对胃肠功能紊乱的基础生理、病理、神经支配及胃肠激素、免疫系统做了详尽的叙述，同时在治疗方面也提出了指导性意见。因此罗马Ⅲ标准是目前世界各国用于功能性胃肠疾病诊断、治疗的一个共识文件。

该标准认为：胃肠道运动在消化期与消化间期有不同的形式和特点。消化间期运动的特点则是呈现周期性移行性综合运动。空腹状态下由胃至末端回肠存在一种周期性运动形式，称为消化间期移行性综合运动（MMC）。在正常餐后 4 ～ 6 小时，这种周期性、特征性的运动起于近端胃，并缓慢传导到整个小肠。每个 MMC 由 4 个连续时相组成：Ⅰ相为运动不活跃期；Ⅱ相的特征是间断性蠕动收缩；Ⅲ相时胃发生连续性蠕动收缩，每个慢波上伴有快速发生的动作电位（峰电位），收缩环中心闭合而幽门基础压力却不高，处于开放状态，故能清除胃内残留食物；Ⅳ相是Ⅲ相结束回到Ⅰ相的恢复期。与之相对应，在Ⅲ期还伴有胃酸分泌、胰腺和胆汁分泌。在消化间期，这种特征性运动有规则的重复出现，每一周期约 90 分钟左右。空腹状态下，十二指肠最大收缩频率为 12 次/分，从十二指肠开始 MMC 向远端移动速度为 5 ～ 10cm/min，90 分钟后达末端回肠，其作用是清除肠腔内不被消化的颗粒。

消化期的运动形式比较复杂。进餐打乱了消化间期的活动，出现一种特殊的运动类型：胃窦，十二指肠协调收缩。胃底出现容受性舒张，远端胃出现不规则时相性收缩，持续数分钟后进入较稳定的运动模式，即 3 次/分的节律性蠕动性收缩，并与幽门括约肌的开放和十二指肠协调运动，推动食物进入十二指肠。此时小肠出现不规则、随机的收缩运动，并根据食物的大小和性质，使得这种运动模式可维持 2.5 ～ 8 小时。此后当食物从小肠排空后，又恢复消化间期模式。

在长期的对 FD 患者的研究中发现：约 50% FD 患者存在餐后胃排空延迟，可以是液体或（和）固体排空障碍。小儿 FD 中有 61.53% 胃排空迟缓。这可能是胃运动异常的综合表现，胃近端张力减低、胃窦运动减弱以及胃电紊乱等都可以影响胃排空功能。胃内压力测定发现，25% 功能性消化不良胃窦运动功能减弱，尤其餐后明显低于健康人，甚至胃窦无收缩。儿童中，FD 患儿胃窦收缩幅度明显低于健康儿。胃容量 - 压力关系曲线和电子恒压器检查发现患者胃近端容纳舒张功能受损，胃顺应性降低，近端胃壁张力下降。

部分 FD 患者有小肠运动障碍，以近端小肠为主，胃窦 - 十二指肠测压发现胃窦 - 十二指肠运动不协调，主要是十二指肠运动紊乱，约有 1/3 的 FD 存在肠易激综合征。

### （六）内脏感觉异常

许多功能性消化不良的患者对生理或轻微有害刺激的感受异常或过于敏感。一些患者对灌注酸和盐水的敏感性提高；一些患者即使在使用了 $H_2$ 受体拮抗剂阻断酸分泌的情况下，静脉注射五肽胃泌素仍会发生疼痛。一些研究报道，球囊在近端胃膨胀时，功能性消化不良患者的疼痛往往会加重，他们疼痛发作时球囊膨胀的水平显著低于对照组。因此，内脏感觉的异常在功能性消化不良中可能起到了一定作用。但这种感觉异常的基础尚不清楚，初步研究证实功能性消化不良患者存在两种内脏传入功能障碍，一种是不被察觉的反射传入信号，另一种为感知信号。两种异常可单独存在，也可以同时出现于同一患者。当胃肠道机械感受器感受扩张刺激后，受试者会因扩张容量的逐渐增加而产生感知、不适及疼痛，从而获得不同状态的扩张容量，功能性消化不良患者感知阈明显低于正常人，表明患者感觉过敏。

### （七）心理－社会因素

心理学因素是否与功能性消化不良的发病有关一直存在着争议。国内有学者曾对 186 名 FD 患者的年龄、性别、生活习惯以及文化程度等进行了解，并做了焦虑及抑郁程度的评定，结果发现 FD 患者以年龄偏大的女性多见，它的发生与焦虑及抑郁有较明显的关系。但目前尚无确切的证据表明功能性消化不良症状与精神异常或慢性应激有关。功能性消化不良患者重大生活应激事件的数量也不一定高于其他人群，但很可能这些患者对应激的感受程度要更高。所以作为医生，要了解患者的疾病就需要了解患者的性格特征及生活习惯等，这可能对治疗非常重要。

### （八）其他胃肠功能紊乱性疾病

1. 胃食管反流性疾病（GERD）　胃灼热和反流是胃食管反流的特异性症状，但是许多 GERD 患者并无此明显症状，有些患者主诉既有胃灼热又有消化不良。目前有许多学者已接受了以下看法：有少数 GERD 患者并无食管炎，许多 GERD 患者具有复杂的消化不良病史，而不仅是单纯胃灼热与酸反流症状。用食管 24 小时 pH 监测研究发现：约有 20% 的功能性消化不良患者和反流性疾病有关。最近 SandLu 等报告，20 例小儿厌食中，12 例（60%）有胃食管反流。因此，有充分的理由认为胃食管反流性疾病和某些功能性消化不良的病例有关。

2. 吞气症　许多患者常下意识地吞入过量的空气，导致腹胀、饱胀和嗳气，这种情况也常继发于应激或焦虑。对于此类患者，治疗中进行适当的行为调适往往非常有效。

3. 肠易激综合征（IBS）　功能性消化不良与其他胃肠道紊乱之间常常有许多重叠。约有 1/3 的 IBS 患者有消化不良症状；功能性消化不良患者中有 IBS 症状的比例也近似。

## 三、临床表现及分型

临床症状主要包括上腹痛、腹胀、早饱、嗳气、厌食、胃灼热、泛酸、恶心和呕吐。病程多在 2 年内，症状可反复发作，也可在相当一段时间内无症状。可以某一症状为主，也可有多个症状的叠加。多数难以明确引起或加重病情的诱因。

1989 年，美国芝加哥 FD 专题会议将功能性消化不良分为 5 个亚型：反流样消化不良、运动障碍样消化不良、溃疡样消化不良、吞气症及特发性消化不良。目前采用较多的是 4 型分类：①运动障碍样型；②反流样型；③溃疡样型；④非特异型。

### （一）运动障碍样消化不良

此型患者的表现以腹胀、早饱及嗳气为主。症状多在进食后加重。过饱时会出现腹痛、恶心，甚至呕吐。动力学检查 50%～60% 患者存在胃近端和远端收缩和舒张障碍。

### （二）反流样消化不良

突出的表现是胸骨后痛，胃灼热，反流。内镜检查未发现食管炎，但 24 小时 pH 监测可发现部分患者有胃食管酸反流。对于无酸反流者出现此类症状，认为与食管对酸敏感性增加有关。

### （三）溃疡样消化不良

主要表现与十二指肠溃疡特点相同，夜间痛，饥饿痛，进食或服抗酸剂能缓解，可伴有反酸，少数患者伴胃灼热，症状呈慢性周期性。内镜检查未发现溃疡和糜烂性炎症。

### （四）非特异型消化不良

消化不良表现不能归入上述类型者。常并发肠易激综合征。

但是，2006 年颁布的罗马Ⅲ标准对 FD 的诊断更加明确及细化：指经排除器质性疾病、反复发生上腹痛、烧灼感、餐后饱胀或早饱半年以上且近 3 个月有症状，成人根据主要症状的不同还将 FD 分为餐后不适综合征（PDS，表现为餐后饱胀或早饱）和腹痛综合征（EPS，表现为上腹痛或烧灼感）两个亚型。

## 四、诊断及鉴别诊断

### （一）诊断

对于功能性消化不良的诊断，首先应排除器质性消化不良。除了仔细询问病史及全面体检外，应进行以下的器械及实验室检查：①血常规；②粪隐血试验；③上消化道内镜；④肝胆胰超声；⑤肝肾功能；⑥血糖；⑦甲状腺功能；⑧胸部 X 检查。其中①～④为第一线检查，⑤～⑧为可选择性检查，多数根据第一线检查即可基本确定功能性消化不良的诊断。此外，近年来开展的胃食管 24 小时 pH 监测、超声或放射性核素胃排空检查以及胃肠道压力测定等多种胃肠道动力检查手段，在 FD 的诊断与鉴别诊断上也起到了十分重要的作用。许多原因不明的腹痛、恶心及呕吐患者往往经胃肠道压力检查找到了病因，这些检查也逐渐开始应用于儿科患者。

### （二）功能性消化不良通用的诊断标准

（1）慢性上腹痛、腹胀、早饱、嗳气、泛酸、胃灼热、恶心、呕吐、喂养困难等上消化道症状，持续至少 4 周。

（2）内镜检查未发现胃及十二指肠溃疡、糜烂和肿瘤等器质性病变，未发现食管炎，也无上述疾病史。

（3）实验室、B 超及 X 线检查排除肝、胆、胰疾病。

（4）无糖尿病、结缔组织病、肾脏疾病及精神病史。

（5）无腹部手术史。

### （三）儿童功能性消化不良的罗马Ⅲ诊断标准

必须包括以下所有项。

（1）持续或反复发作的上腹部（脐上）疼痛或不适。

（2）排便后不能缓解，或症状发作与排便频率或粪便性状的改变无关（即除外肠易激综合征）。

（3）无炎症性、解剖学、代谢性或肿瘤性疾病的证据可以解释患儿的症状。

诊断前至少 2 个月内，症状出现至少每周 1 次，符合上述标准。

### （四）鉴别诊断

1. 胃食管反流　胃食管反流性疾病功能性消化不良中的反流亚型与其鉴别困难。胃食管反流性疾病具有典型或不典型反流症状，内镜证实有不同程度的食管炎症改变，24 小时食管 pH 监测有酸反应，无内镜下食管炎表现的患者属于反流样消化不良或胃食管反流性疾病不易确定，但两者在治疗上是相同的。

2. 具有溃疡样症状的器质性消化不良　包括：十二指肠溃疡、十二指肠炎、幽门管溃疡、幽门前区溃疡、糜烂性胃窦炎。在诊断功能性消化不良溃疡亚型前，必须进行内镜检查以排除以上器质性病变。

3. 胃轻瘫　许多全身性的或消化道疾病均可引起胃排空功能的障碍，造成胃轻瘫。较常见的原因有糖尿病、尿毒症及结缔组织病。在诊断功能性消化不良运动障碍亚型时，应仔细排除其他原因所致的胃轻瘫。

4. 慢性难治性腹痛（CIPA）　CIPA 患者 70% 为女性，多有身体或心理创伤史。患者常常主诉有长期腹痛（超过 6 个月），且腹痛弥漫，多伴有腹部以外的症状。大多数患者经过广泛的检查而结果均为阴性。这类患者多数有严重的潜在的心理疾患，包括抑郁、焦虑和躯体形态的紊乱。他们常坚持自己有严重的疾病并要求进一步检查。对这类患者应提供多种方式的心理、行为和药物联合治疗。

## 五、预防

并非所有的功能性消化不良的患儿均需接受药物治疗。有些患儿根据医生诊断得知无病及检查结果亦属正常后，可通过改变生活方式与调整食物种类来预防。如建立良好的生活习惯，避免心理紧张因素和刺激性食物，避免服用非甾体类消炎药。对于无法停药者应同时应用胃黏膜保护剂或 $H_2$ 受体拮抗剂。

## 六、治疗

### （一）一般治疗

一般说来，治疗中最重要的是在医生和患者之间建立一种牢固的治疗关系。医生应通过详细询问病史和全面细致的体格检查取得患者的信赖。经过初步检查之后，应与患者讨论鉴别诊断，包括功能性消化不良的可能。应向患者推荐合理的诊断和检查步骤，并向患者解释他们所关心的问题。经过诊断性检查之后，应告诉患者功能性消化不良的诊断，同时向他们进行宣教、消除疑虑，抑制“过分检查”的趋势，将重点从寻找症状的原因转移到帮助患者克服这些症状。

医生应该探究患者的生活应激情况，包括患者与家庭、学校、人际关系及生活环境有关的事物。改变他们的生活环境是不太可能的，应指导患者减轻应激反应的措施，如体育锻炼和良好的饮食睡眠习惯。

还应了解患者近期的饮食或用药的改变。要仔细了解可能使患者症状加重的食物和药物，并停止使用。

### （二）药物治疗

对于功能性消化不良，药物治疗的效果不太令人满意。目前为止没有任何一种特效的药物可以使症状完全缓解。而且，症状的改善也可能与自然病程中症状的时轻时重有关，或者是安慰剂的作用。所以治疗的重点应放在生活习惯的改变和采取积极的克服策略上，而非一味地依赖于药物。在症状加重时，药物治疗可能会有帮助，但应尽量减少用量，只有在有明确益处时才可长期使用。

下面介绍一下治疗功能性消化不良的常用药物。

1. 抗酸剂和制酸剂

（1）抗酸剂：在消化不良的治疗用药中，抗酸剂是应用最广泛的一种。在西方国家这是一种非处方药，部分患者服用抗酸剂后症状缓解，但也有报告抗酸剂与安慰剂在治疗功能性消化不良方面疗效相近。

抗酸剂（碳酸氢钠、氢氧化铝、氧化镁、三硅酸镁）：在我国常用的有碳酸钙口服液、复方氢氧化铝片及胃达。这类药物对于缓解饥饿痛、反酸及胃灼热等症状有较明显效果。但药物作用时间短，须多次服用，而长期服用易引起不良反应。

（2）抑酸剂：抑酸剂主要指 $H_2$ 受体拮抗剂和质子泵抑制剂。

$H_2$ 受体拮抗剂治疗功能性消化不良的报道很多，药物的疗效在统计学上显著优于安慰剂。主要有西咪替丁、雷尼替丁及法莫替丁等。它们抑制胃酸的分泌，无论对溃疡亚型和反流亚型都有明显的效果。

质子泵抑制剂奥美拉唑，可抑制壁细胞 $H^+-K^+-ATP$ 酶，抑制酸分泌作用强，持续时间长，适用于 $H_2$ 受体拮抗剂治疗无效的患者。

2. 促动力药物　根据有对照组的临床验证，现已肯定甲氧氯普胺（胃复安）、多潘立酮（吗丁啉）及西沙比利对消除功能性消化不良诸症状确有疗效。儿科多潘立酮应用较多。

（1）甲氧氯普胺：有抗中枢和外周多巴胺作用，同时兴奋 5－$HT_4$ 受体，促进内源性乙酰胆碱释放，增加胃窦－十二指肠协调运动，促进胃排空。儿童剂量每次 0.2mg/kg，3～4 次/日，餐前 15～20 分钟服用。因不良反应较多，故临床应用逐渐减少。

（2）多潘立酮：为外周多巴胺受体阻抗剂，可促进固体和液体胃排空，抑制胃容纳舒张，协调胃窦－十二指肠运动，松弛幽门，从而缓解消化不良症状。儿童剂量每次 0.3mg/kg，3～4 次/日，餐前 15～30 分钟服用。1 岁以下儿童由于血脑屏障功能发育尚未完全，故不宜服用。

（3）西沙比利：通过促进胃肠道肌层神经丛副交感神经节后纤维末梢乙酰胆碱的释放，增强食管下端括约肌张力，加强食管、胃、小肠和结肠的推进性运动。对胃的作用主要有增加胃窦收缩，改善胃窦－十二指肠协调运动。降低幽门时相性收缩频率，使胃电活动趋于正常，从而加速胃排空。儿童剂量每次 0.2mg/kg，3 ～ 4 次/日，餐前 15 ～ 30 分钟服用。临床研究发现该药能明显改善消化不良症状，但因心脏的不良反应，故应用受到限制。

（4）红霉素：虽为抗生素，也是胃动素激动剂，可增加胃近端和远端收缩活力，促进胃推进性蠕动，加速空腹和餐后胃排空，可用于 FD 小儿。

3. 胃黏膜保护剂　这类药物主要有硫糖铝、米索前列醇、恩前列素及蒙脱石散等。临床上这类药物的应用主要是由于功能性消化不良的发病可能与慢性胃炎有关，患者可能存在胃黏膜屏障功能的减弱。

4. 5－$HT_3$　受体拮抗剂和阿片类受体激动剂这两类药物促进胃排空的作用很弱，用于治疗功能性消化不良患者的原理是调节内脏感觉阈。但此类药在儿科中尚无用药经验。

5. 抗焦虑药　国内有人使用小剂量多虑平和多潘立酮结合心理疏导治疗功能性消化不良患者，发现对上腹痛及嗳气等症状有明显的缓解作用，较之不使用多虑平的患者有明显提高。因此，在对 FD 的治疗中，利用药物对心理障碍进行治疗有一定的临床意义。

## 第三节　胃食管反流

胃食管反流病（GERD）是最常见的食管疾病，是因食管下端括约肌的功能缺陷，引起胃液或胆汁从胃反流入食管，是婴幼儿顽固性呕吐和生长发育迟缓的重要原因。病因与发病机制有：①食管下端括约肌抗反流屏障破坏食管下端环状肌有括约肌功能，因此能防止胃食管反流发生，其抗反流功能受神经及消化道激素的调节，如胃泌素、前列腺素等，当其抗反流因素受到破坏时，反流量增加，因此产生胃食管反流。②食管酸扩清延缓正常情况下，食管本身具有以下防御功能——食管下端括约肌能阻止反流作用；食管的蠕动向远端清除进入食管的反流液；吞咽含碳酸氢钠的唾液、中和酸度及清洗刺激物。当上述功能受到损伤时，使酸清除延缓。

### 一、诊断

#### （一）病史采集

1. 婴儿　婴儿胃食管反流症有四大症状，即吐奶、体重不增、出血和肺部症状，其中以吐奶最常见。正常情况下，食管下端括约肌保持一定的张力，形成一个高压带，将胃和食管分隔开来，阻止胃内容物反流入食管，而且食管的蠕动波还能将反流物推回胃中。刚出生不久的婴儿食管下端括约肌还未发育完善，张力较低，5 ～ 7 周后才能建立起有效的抗反流屏障，并随年龄增长逐渐完善。此外，婴儿的食管下端括约肌到咽部的距离相对成人为短，卧位时间较长，哭闹时腹压升高。如果喂养不当，吞气过多，引起胃扩张，就容易发生胃食管反流。患儿出生后不久即出现反复呕吐，随年龄增大而加重，严重者甚至每次喂奶后均呕吐。呕吐多不费力，非喷射性，但也有部分为喷射性呕吐，平卧位和嗳气时更易出现。也有患儿不喂奶时也常呕吐。反复呕吐引起营养不良、体重不增或下降。由于胃食管反流，胃酸等腐蚀食管黏膜，还可造成食管炎，甚至引起食管黏膜血管破损、出血。此外，胃食管反流时，若胃内容误入气管则可引起肺部反复感染。

（1）呕吐：新生儿及婴儿患者 85% 生后第 1 周即呕吐，逐渐成为食后呕吐，呈喷射状，吐出物为胃内容物，偶有呕血。

（2）生长发育落后：由于呕吐造成长期热量摄入不足而致营养不良、生长发育缓慢、消瘦。亦可因反流性食管炎引起痉挛与狭窄，少数病儿有贫血症状。

（3）其他：呕吐物或反流物如吸入肺部可致肺部感染，久之形成肺纤维化，产生原发性肺间质纤维化。个别患儿对酸性反流液高度敏感，可诱发支气管痉挛，引起哮喘发作。反流液刺激咽喉者，反射性喉痉挛，可造成窒息，甚至猝死。

2. 较大儿童　年长儿可诉胸骨后烧灼痛、嗳气、上腹部不适、胃灼热、反流、非心源性胸痛和吞咽困难及一些肺部症状是GERD的常见表现。一旦出现上述症状时应首先想到GERD的可能，但GERD有时可有完全不同的临床表现。患儿有食管症状可伴或不伴食管黏膜损害，有或未证实病理性酸反流的量；另一些患儿有食管黏膜损害但不一定伴有反流症状；还有患儿表现为各种各样食管外表现，可无或很少伴有食管症状，因而给GERD的诊断带来一定的困难。在较大儿童直至成人患者，胃灼热和反流是GERD的主要症状，这2个症状对于GERD有很高的特异性。

（1）胃灼热：胃灼热伴或不伴有胃内容物反流至口腔是最突出的症状。胃灼热典型者为胸骨后烧灼感，向咽喉或口放射，最常见于餐后，由于平躺、躯体弯曲过度或猛烈的抬举而发生，常因急剧进餐、吃柑橘、辛辣食品、高脂肪餐和饮酒而诱发。胃灼热的严重性与食管炎的严重度无关。在Barrett's食管或有食管外表现的GRED患者，胃灼热可能很轻或缺如。

（2）反流：反流是指胃内容物反流入食管，且常反流入口，应与呕吐相区别。反流常伴有胃灼热，反流物为典型的酸性物，更为重要的是反流可引起食管外表现。

（3）吞咽困难：是GERD的常见症状，若患者尚能吞咽肉食（肉片、牛排）、带皮的蔬菜和硬面食品等，吞咽困难的存在将被怀疑。吞咽困难可为机械性梗阻或非机械性梗阻引起。机械性梗阻可能继发于与反流有关的狭窄、癌（如Barrett's食管引起腺癌或鳞状上皮癌）或食管环；非机械性梗阻吞咽困难可继发于蠕动功能障碍含有低幅度收缩和传递不良，或继发于反流引起敏感性蠕动收缩和食管痉挛，糜烂性食管炎的存在和严重性也是重要的决定因素，糜烂性或溃疡性食管炎患者进硬食常有吞咽困难，给充分治疗后GERD可消失。

（4）非器质性上消化道症状表现：如消化不良、腹胀、嗳气或不消化，当缺乏胃灼热或酸反流主要症状时，上述症状对GERD无特异性，有些患者仅诉胃灼热。

（5）食管外表现：①哮喘：最为常见，抗反流治疗可改善哮喘症状。虽1/3哮喘患者有食管功能障碍而无食管症状，但询问有关反流和胃灼热史在哮喘患者是重要的。哮喘时存在GERD的线索包括缺乏过敏原、哮喘开始在少年、哮喘前存在反流症状、夜间咳嗽、肥胖、哮喘发作前有胃灼热或激烈进食后胃灼热、对常用的哮喘治疗有对抗。②心绞痛样胸痛：又称为非心源性胸痛，是GERD的另一个突出表现。为位于胸骨下方烧灼样或压榨样痛，以下几点应考虑源于食管引起的胸痛：伴有食管症状，如胃灼热、吞咽困难或反流；疾病发生在餐后或仰卧位置；用抗酸剂疼痛减轻；疼痛持续几小时或几天而无心肺恶化。但值得注意的是不少冠心病和心源性胸痛患者常并存有食管症状，因此建议诊断食管源性胸痛时应首先排除心源性胸痛。③耳鼻喉疾病：有喉症状而缺乏典型食管症状或症状轻微的患者，内镜检查有低的食管炎检出率，少量的酸即可引起喉病理改变。牙糜烂是GERD最流行的口表现，牙糜烂和齿质丢失可引起颞下肌筋膜疼痛综合征，也可有口臭、口烧灼、舌过敏等表现。

3. 并发症　胃食管反流病的并发症包括食管炎、消化性食管狭窄、食管溃疡及Barrett's食管化生。食管炎常可引起吞咽痛及大量出血；消化性食管狭窄可出现对固体食物的进行性吞咽困难；食管消化性溃疡可发生与胃或十二指肠溃疡同样的疼痛，但其部位常局限于剑突区或高位胸骨后区，这些溃疡愈合慢，易复发，在愈合后常遗留狭窄。

### （二）体格检查

胃食管反流时由于酸性胃液反流，食管长期处于酸性环境中，可发生食管炎、食管溃疡、食管狭窄、反流物吸入气管可引起反复发作的支气管肺炎、肺不张，也可引起窒息、猝死综合征等。患儿常呕吐可出现体重不增、食管炎、食管糜烂或溃疡，表现为不安、激惹、拒食，重者呕血或便血，导致缺铁性贫血。反流物吸入后可有吸入症状，肺部并发症，呛咳、窒息、呼吸暂停、吸入肺炎，并伴精神运动发育迟缓。体格检查可见相应的体征。

### （三）门诊资料分析

1. 食管测压　食管测压仅用于对可疑GERD的开始评价，不用于GERD的肯定诊断，反流食管炎往往伴有 LES 压力降低［正常 15 ～ 30mmHg（2.0 ～ 4.0kPa）］，LES 松弛时间也较正常明显延长（正常 2 ～ 7 秒），胃食管屏降压［正常 11 ～ 19mmHg（1.5 ～ 2.5kPa）］明显降低，因此 LES 低压可作为 GERD 严重度的评价指标。

2. 放射线检查　患者垂头仰卧位所做的 X 线钡餐检查可显示钡剂从胃反流至食管，也可采取腹部加压法。但 X 线照相的方法通常不能敏感地诊断胃食管反流病。吞钡后所做的 X 线检查很容易显示食管溃疡和消化性狭窄，但对因食管炎所致的出血患者则诊断价值不大。上消化道吞钡检查可提供食管蠕动情况，并可发现憩室、裂孔疝和肿瘤等病变；气钡双重对比检查，食管炎时可见黏膜粗糙、溃疡等病变。为了评价 GERD 及其并发症，临床用食管钡造影和同位素检查，钡检查对于评价有吞咽困难的 GERD 以及准确地诊断裂孔疝、食管狭窄、食管环等极有价值。放射线检查证实黏膜呈网状改变可提出存在 Barrett's 食管。但与 PH 监测相比，钡检查对 GERD 诊断的敏感性低，居于这个原因吞钡检查用于评价 GERD 患者受到限制。

## （四）进一步检查项目

1. 食管镜检查　可对伴或不伴有出血的食管炎作出准确的诊断。食管镜结合细胞刷洗和直视下活检对鉴别食管的良性消化性狭窄和癌肿是必需的。疑有 GERD 患者一般进行内镜评价，检查指征包括：

（1）患者症状不明朗或有警报症状如出血、体重下降、吞咽困难征象，目的为排除其他疾病或并发病。

（2）有长期症状的患者，目的为排除 Barrett's 食管的筛选。

（3）用于食管炎的诊断和其严重度的评估。

（4）治疗目的：直接内镜治疗和预防慢性化。如果发现糜烂性食管炎或 Barrett's 食管，大部分 GERD 可通过内镜得到诊断，虽然糜烂性食管炎也可由感染或药物引起损伤所致。

内镜检查对于 GERD 的诊断缺乏可靠的敏感性，胃灼热患者内镜检查时仅 30% ～ 40% 证实有黏膜破坏，包括黏膜红斑、组织脆和柱状鳞状上皮联节损害等。内镜检查提示严重食管炎的存在可指导治疗，且有助于预报对治疗的反应、复发率和慢性化。内镜检查阴性患者食管黏膜活检病理改变有助于 GERD 的诊断。反流症状持续久的患者可通过内镜筛选 Barrett's 食管，如果看不到 Barrett's 食管化生，将来患者不再需要用内镜筛选；而内镜发现有 Barrett's 食管者建议患者首选质子泵抑制剂治疗直至症状消失、食管糜烂或溃疡改变轻微。

2. 食管测压法　是在下食管括约肌处测定压力，并显示其强度，可区分正常与闭锁功能不全的括约肌。

3. 24 小时食管 pH 监测　24 小时食管 pH 监测是当前一个广为应用的研究和临床工具，对食管暴露酸量的判定、对 GERD 的认识有很大提高，可提供胃食管反流病的直接证据，了解反流的病因和异常程度，有助于肯定 GERD 诊断。24 小时 pH 监测能很好地区别正常对照组和食管炎患者，pH 监测也有助于提高诊断有食管外表现存在的 GERD 患者。pH 监测受到各种限制，所有证实食管炎患者，25% 患者 24 小时 pH 监测在正常范围内，正常对照组与有反流症状的患者也有很大的重叠。一般以 pH < 4（正常食管 pH 为 5.0 ～ 7.0）至少持续 5 ～ 10 秒作为胃食管反流发生指标。现在国内多采用便携式食管 24 小时连续 pH 监测，监测期间一般规定 pH < 4 持续 5 秒或 10 秒以上判定为有胃食管反流，一般采用 6 个参数：①总 pH < 4 的时间百分率（%）（正常人为 1.2% ～ 5%）；②直立位 pH < 4 的时间百分率（%）；③卧位 pH < 4 的时间百分率（%）；④反流次数；⑤pH < 4 长于 5 分钟的次数；⑥最长反流持续时间。有认为正常人 pH < 4 长于 2 分钟的次数大于 3 次，而反流发作长时间大于 9 分钟即为病理性反流。24 小时 pH 监测表明，每天站立位有反流者食管炎较轻，夜间卧位有反流者食管炎较重，而白天、夜间均有反流者食管炎最重。反流和症状之间的相互关系对于决定症状由反流引起是有帮助的。相互关系是通过统计学处理得出的。此相互关系可能决定了总酸暴露时间，严格的反流和症状间隔时间是不明了，多数作者认为出现间隔时间为 2 ～ 5 分钟。反流和症状之间相互关系特别用于评价患者有不能解释的胸痛。

4. 双探针 pH 监测法　将一个探针置于食管下端括约肌上 5cm 处，另一个探针置于近端食管或咽下部，此种方法有助于评价 GERD 患者的食管外表现。有各种各样耳鼻喉症状的患者食管近端 pH 监测常有异常，如喉痛、声嘶表现反流性喉炎或酸后喉炎患者，双探针 pH 监测也用于检查大多数有发作性喉痉挛的反流异常者，有些患者有反流性咽炎而远端食管总酸暴露时间正常，在评价哮喘或慢性咳嗽患者近端食管 pH 监测的重要性很少建立，研究仍有矛盾的结果。

5. Bern - stein 试验　与症状性胃食管反流的存在密切相关，灌酸可使症状迅速出现，但可被灌注盐水所缓解。

6. 食管活检　显示鳞状黏膜层变薄，基底细胞增生，这些组织学变化可见于内镜下肉眼见不到食管炎的患者。

内镜或 X 线检查的结果如何，活检或 Bern - stein 试验的阳性结果与反流所致的食管炎症状具有密切关系。内镜下活检还是能连续观察 Barrett 化生柱状黏膜改变的唯一方法。

7. 试验治疗　试验治疗在 GERD 评价上是有吸引力的。英国胃肠学会资料显示其敏感性 81%，特异性 85%。尤其是对 pH 监测（-）或内镜（-）的患者若用试验治疗症状改善时也可考虑 GERD 的诊断。应当指出，单纯试验治疗也可能造成误诊，如消化性溃疡、卓 - 艾综合征用强酸抑制剂治疗症状也明显减轻。目前临床上普遍认为用质子泵抑制剂（PPI）试验诊断反流病准确性高，实用于临床。最近美国胃肠学会推荐凡有典型 GERD 症状的患者，在行内镜检查之前，应接受 PPI 治疗。另一些专家推荐在大多数病例中，将 PPI 试验放在 24 小时食管内 pH 监测之前进行，或者用其作为替代试验。

## 二、诊断对策

### （一）诊断

早期诊断对减少胃食管反流并发症，降低病死率有重要临床价值。详尽细致的病史有利于诊断。食管钡餐造影 X 线检查、内镜、食管测压、24 小时 pH 监测及 Bern - stein 灌酸试验有助于明确诊断和揭示可能发生的并发症（如 Barrett 食管）。较少应用的检查还有：①B 超检查：其优点是无损伤性，并能作长时间连续动态观察。②同位素扫描（$^{99m}Tc$）：此项检查是诊断胃食管反流的敏感方法之一，可以了解胃排空、食管廓清等情况，以及胃食管反流的发生与呼吸道症状间的关系。

### （二）临床类型

胃食管反流病可有典型表现（如上述）和食管外表现，其食管外表现尤应重视胃食管反流病常可伴有呼吸系统症状与疾病（如哮喘、咳嗽和纤维化），耳鼻喉科症状和体征，其他食管外症状和体征（如非心源性胸痛、牙腐蚀、鼻窦炎和睡眠呼吸暂停）等。

1. 呼吸系统表现　GERD 的食管外表现，以呼吸系统为最多见。由于反流的轻重、持续时间长短、反流物的刺激性以及个人致反流因素等具体情况不同，可有不同的表现。

（1）夜间阵咳及支气管炎：为反流物进入气道直接刺激所致。轻者，患者常于夜间或熟睡中突然出现阵咳或呛咳，需立即坐起。若长期反流、持续刺激，则可引起支气管炎，咳嗽增重，但以夜间为主。如引致气管炎的其他病因因素不明显，或抗菌治疗效果不好，要想到有 GERD 的可能。

（2）反复发作性肺炎及肺间质纤维化：反流较重、反复吸入，可导致反复发作的肺炎。患者可有反复发作的咳嗽、咳痰、气喘，尤以夜间为著，有的伴有夜间阵发性呛咳。有的患者可有胸闷、胸痛、发热等症状。胸部 X 线检查，可提示炎症征象。虽经正规抗生素治疗，症状及 X 线表现常无明显改善，或易于复发。极少数患者可并发肺脓肿或肺不张。长期、反复吸入刺激，个别患者可进一步发展为肺间质纤维化。

（3）支气管哮喘：有学者证实，高酸反流物进入气道，可引起支气管痉挛。食管滴酸试验阳性者，也能引起支气管痉挛，食管酸刺激传入神经感觉机制触发呼吸道反应，因此在食管少量酸即可引起支气管痉挛。咽喉部存在着对酸超敏感的丰富的化学感受器，受反流酸刺激，亦能引起支气管痉挛，出现哮喘。GERD 所的致哮喘，多于夜间发作，无季节性，常伴反流症状，亦可伴咳嗽、呛咳、声嘶，咽喉酸辣等症状。但约 1/3 的患者可无反流症状或不明显。解痉剂的应用常难奏效，甚至加重。此夜间哮喘须与心源性哮喘相鉴别。反过来，支气管哮喘也易诱发 GERD，这是因为：①支气管痉挛时，肺充气过度，使膈肌下降，致 LES 功能减低，抗反流作用减弱；②哮喘发作时，胸内负压增大，腹内压增高，胸膜压差增长，更利于胃食管反流；③支气管扩张剂的应用，可降低 LES 张力。如原有 GERD 者，支气管哮喘可使其加重。

（4）夜间睡眠呼吸暂停：反流性食管炎可能是夜间睡眠呼吸暂停的原因之一。反流物吸入的主要机制是膈和腹部呼吸肌的突发收缩，胃压突然增高，使胃内容物通过食管进入气管引起。呼吸暂停发生在睡眠时，少数发生在白天饭后 1 小时。

2. 非心源性胸痛　反流性食管炎或 GERD 是非心源性胸痛的主要原因。非心源性胸痛 80% 的患者是由胃食管反流引起。患者除了胸骨后、剑下疼痛的典型症状外，还可向胸骨两例、上胸、后背放射，甚至有的放射至颈部、耳部，个别还有表现为牙痛。易与心绞痛、胸膜炎、肺炎、肋软骨炎等相混。GERD 所致胸痛也可间歇发作，有的呈剧烈刺痛，酷似心绞痛。

3. 慢性咽喉炎　为反流物刺激咽喉所致的化学性炎症。患者常有咽喉部不适，疼痛、咳嗽、喉部异物感或堵塞感，亦可有声音嘶哑。咽部检查可见充血、肿胀、淋巴滤泡增生，偶尔可见溃疡形成。喉部检查可见喉部、声带水肿，偶尔见溃疡或声带结节形成，病变常限于声带后 1/3 和舌状软骨间区域。咽喉炎是夜间食管喉反流的结果。喉咽与胃液接触引起水肿和炎症。

4. 口腔表现　反流物刺激，可有唇舌烧灼感，个别患者出现口腔溃疡。有的患者可有口酸、口苦、口臭及味觉损害等。有的患者唾液分泌增多，可能是酸刺激食管，反射引起的酸清除的保护性反应。与此相关，干燥综合征时，由于唾液分泌减少，对食管酸的中和清除能力减低，易诱发或加重反流物对黏膜的损害。

5. 婴儿食管外表现　婴儿食管短，LES 尚未发育好，张力低下，且以流食为主，又多采取卧位，因而较易出现胃食管反流，也更易累及食管邻近器官，食管外表现更为突出。由于小儿不能主诉，如警惕性不高，易被忽略或误诊。常见表现为呼吸道症状，如夜间阵咳、哮喘、肺炎等。由于反流的痛苦，食管炎及食管外并发症的折磨，患儿亦可表现为哭闹、睡眠不好、拒食等。久之，可出现缺铁性贫血、营养不良及发育障碍。偶尔，患儿可出现间歇性斜颈或姿势怪异（Sandifer 综合征）。

### （三）鉴别诊断要点

1. 婴儿溢奶　婴儿在吃完奶后，变动体位或刚躺下，就会马上吐奶，这种情况为溢奶，是一种生理现象。是因为婴儿的胃成水平状，一变动体位，使胃无法保持水平位置，就会发生溢奶现象。待婴儿长到 6 个月以后，会自然好转。

2. 幽门痉挛　婴儿无论躺着或抱着，每次吃奶以后 10 分钟左右就会呕吐，这种现象大多由于幽门痉挛引起。幽门痉挛使乳汁不能顺利地流入十二指肠，就会出现呕吐。

3. 先天性幽门肥厚性狭窄　婴儿每次吃完奶，马上就呕吐，而且不论是改变体位，改变饮食，还是使用药物都不能使其症状得到缓解。体格检查在婴儿胃上中部偏右处，摸到像红枣大小的硬块，则可能是先天性幽门肥厚性狭窄，必须手术治疗。

4. 其他　GERD 所致非心源性胸痛易与心绞痛、胸膜炎、肺炎、肋软骨炎等相混。食管源性心绞痛样胸痛，多与体位有关，仰卧、弯腰易发生，坐起站立可缓解；冷饮或刺激性饮料食物亦可诱发等可资鉴别。

## 三、治疗对策

### （一）治疗原则

首选非手术疗法包括饮食控制、体位疗法和药物疗法，新生儿、婴儿胃食管反流经内科治疗绝大部分数月后可明显改善。若经上述治疗 6 个月后仍有吐奶或其他症状，可考虑手术治疗。

### （二）治疗计划

应根据婴儿胃食管反流的不同程度采取相应措施，无并发症者的治疗包括：

1. 饮食控制　饮食宜少量多次，选择质地柔软而营养丰富的食物，避免吃过热或过冷的食物。由于胃食管反流与胃的充盈度关系较大，因此，食品应稠厚，以减少容量。

2. 体位疗法　对轻、中度的胃食管反流婴儿，喂奶时应将婴儿抱在半直立位，喂奶后维持半卧位 1 小时左右，睡眠时床头抬高 20 ～ 30cm，保持头高脚低位。通常在 2 周内就可使呕吐减轻。重度患儿应 24 小时持续维持体位治疗，可让患儿睡在倾斜 30° 的床板上（头高脚低），取俯卧位（趴着睡），以背带固定，或抬高床头 20 ～ 30cm。

3. 药物治疗　目前用于胃食管反流的药物主要有 2 大类：①抗酸剂：不仅能中和胃酸，还可促进幽门窦胃泌素的产生，升高血清胃泌素的浓度，从而增加食管下端括约肌的压力；② $H_2$ 受体拮抗剂：如西咪替丁，其机制是抑制胃酸分泌，减少胃酸反流至食管，从而减轻症状。具体用药包括：

（1）制酸剂：餐后 1 小时和临睡时予以，可中和胃酸，并可能增加食管下段括约肌张力。

（2）应用 $H_2$ 阻滞剂：以降低胃液酸度（有时并发应用其他药物）。

（3）应用胆碱能激动剂：如氯贝胆碱、甲氧氯普胺餐前 30 分钟和临睡前口服。

（4）西沙比利。

（5）质子泵抑制剂：如奥美拉唑或兰索拉唑，是促进消化性食管炎快速愈合的最有效药物。研究证实有严重食管炎患者用质子泵抑制剂治疗可预防黏膜并发症尤其是狭窄的发生。奥美拉唑已被获准长期应用于腐蚀性食管炎再复发的预防。

4. 其他

（1）避免应用引起胃酸分泌的强刺激剂：如咖啡、酒精。

（2）避免应用降低下食管括约肌张力的药物：如抗胆碱能药物、食物（脂肪、巧克力）和吸烟（被动）。

5. 并发症的治疗　除大量出血外，由食管炎引起的出血无须紧急手术，但可复发。食管狭窄应采用积极的内科治疗，并反复扩张（如在内镜下采用气囊或探条）以达到和维持食管的畅通，若扩张恰当，不会严重影响患者的进食。奥美拉唑、兰索拉唑或抗反流手术（如 Belsey、Hill、Nissen 等）常用于有严重食管炎、出血、狭窄、溃疡或难治性症状的患者，而不管是否有裂孔疝的存在。该类手术也可应用电视辅助下的腹腔镜进行。内科或外科治疗对 Barrett 化生的效果并不一致，目前推荐内镜检查（每 1 ～ 2 年一次）以监视这种化生恶变的可能。

### （三）治疗方案的选择

1. 内科治疗

（1）体位：使病儿处于 45°～ 60° 半坐位，有的主张至少应保持在 60°，多数病儿呕吐即可消失。对较大儿童，轻者进食后 1 小时保持直立位；严重者可用 30° 倾斜的床上俯卧位，或 50° 角仰卧。

（2）喂养：饮食以少量多餐为主，喂稠厚乳汁防止呕吐。治疗期禁食酸果汁，食物用米糊调稠喂饲。

（3）药物：药物治疗主要是应用 $H_2$ 受体拮抗剂来抑制胃酸分泌。一般 1 ～ 2 周可缓解症状。并发有食管炎时，予西咪替丁每日 30 ～ 40mg/kg，分 4 次口服；可在食后 15 ～ 30 分钟加服抗酸药，同时用甲氧氯普胺每次 0.1mg/kg，每日 4 次。多潘立酮可使胃肠道上部的蠕动和张力恢复正常，促进胃排空，增强胃窦和十二指肠运动，协调幽门的收缩，还可增强食管的蠕动和食管下部括约肌的张力，因此对本病有较好疗效。儿童每次 0.6mg/kg，每日 3 ～ 4 次；不能口服者，可使用栓剂，6 个月以下小儿用时需密切监护。十六角蒙脱石可保护食管黏膜，促进受损上皮修复与再生，还因其对 $H^+$ 的缓冲作用，对胃蛋白酶的抵抗作用及对胆盐、胆酸的螯合作用等，亦可用于本病的治疗。

2. 外科治疗　经内科治疗 6 ～ 8 周无效者，有严重并发症、严重食管炎或缩窄形成的，可考虑手术治疗，一般采用胃底折叠术，效果良好。

# 第四节 胃炎和消化性溃疡

## 一、急性胃炎

### （一）概述

急性胃炎是指由物理性、化学性或生物性有害因子引起的胃黏膜急性炎症，其病变可仅局限于胃底、胃体或胃窦，也可弥漫分布于全胃。病变深度大多局限于黏膜层，严重时则可累及黏膜下层或肌层，甚至达到浆膜层。急性胃炎可因服用药物（如非甾类抗炎药、抗肿瘤化疗药、洋地黄、氯化钾等）、误服腐蚀性化学物质（如强酸、强碱等）、应激因素（严重创伤、大面积烧伤、大手术、中枢神经系统肿瘤和外伤、败血症等）、酒精、感染、十二指肠液反流、摄入由细菌及其毒素污染的食物、胃壁的机械损伤、各种因素所致的变态反应所引起。

### （二）诊断标准

1. 诊断依据

（1）有摄入细菌及其毒素污染的食物、服药、吞食腐蚀性化学物质、酗酒、应激和放射线照射等明显的诱因。

（2）急性上腹痛、恶心、呕吐和食欲减退。严重者可有呕血、黑便、电解质紊乱与酸碱平衡失调。可有原发病的临床表现，如严重烧伤、败血症、休克等，或在全身严重疾病基础上发生消化道出血。

（3）胃镜检查表现为胃黏膜的充血、水肿和糜烂。胃镜检查应尽早进行，否则待胃黏膜修复、病灶愈合后胃镜检查可为阴性。

（4）上消化道的气钡双重造影可用于急性胃炎的诊断，但由于本病的病变一般较表浅，上消化道X线钡餐检查多为阴性。

（5）以出血为主要表现者，大便潜血试验阳性；呕吐物潜血试验也可为阳性，血常规检查红细胞和血红蛋白均可降低。

具有上述第（1）、（2）项可临床诊断为急性胃炎，如同时具有第（3）项则可确诊。

2. 鉴别诊断

（1）消化性溃疡：消化性溃疡也可有上腹痛、恶心、呕吐等症状，但消化性溃疡者多有溃疡病的特殊症状，如上腹部的疼痛具有节律性、季节性、与进食有关等特点。一旦发生胃穿孔则会突然出现剧烈的上腹痛并迅速遍及全腹，体格检查时发现腹肌呈板状强直，全腹均有压痛及反跳痛。

（2）急性胰腺炎：有突然发作的上腹部剧烈疼痛，放射至背部及腰部，早期呕吐物为胃内容物，以后为胆汁。血清淀粉酶常增高，有时腹腔内可抽出血性液体。

（3）急性胆囊炎：本病特点是右上腹持续性疼痛，阵发性加重，可放射至右肩背部，Murphy 征阳性，B 超检查可协助诊断。

### （三）治疗方案

治疗原则为去除病因，保护胃黏膜，合理饮食，对症处理。

1. 一般治疗

（1）去除诱因：停用致病的药物，治疗相关疾病。

（2）饮食：以清淡流质饮食为主，多饮水，必要时酌情禁食。

（3）支持治疗：纠正因呕吐、腹泻导致的失水及水、电解质紊乱，一般用口服补液法，病情重者可静脉补液。

2. 基本药物治疗

（1）保护胃黏膜药物：硫糖铝（胃溃宁），每日 10 ～25mg/kg，分 4 次，饭后 2 小时服用，疗程 4 ～8 周。枸橼酸铋钾（德诺，胶体铋），每日 6 ～ 8mg/kg，分 3 次口服，疗程 4 ～6 周。蒙脱石粉

（思密达），每次 3g，每日 3 次，餐前空腹服用。

（2）$H_2$ 受体拮抗剂：西咪替丁（甲氰咪胍，泰胃美，cimetidine），每日 20 ～ 40mg/kg，分 4 次于饭前 10 ～ 30 分钟口服。雷尼替丁（呋喃硝胺，ranitidine），每日 3 ～ 5mg/kg，每 12 小时/1 次，或每晚 1 次口服；或将上述剂量分 2 ～ 3 次，用 5% ～ 10% 葡萄糖液稀释后静脉滴注，肾功能不全者剂量减半，疗程为 4 ～ 6 周。

（3）质子泵抑制剂：奥美拉唑（洛赛克），每日 0.7mg/kg，清晨顿服，4 ～ 6 周为一疗程。兰索拉唑（达克普隆），15 ～ 30mg，每日 1 ～ 2 次。

（4）促进胃蠕动：甲氧氯普胺（胃复安），每次 0.1mg/kg，每日 2 ～ 3 次，餐前半小时服（由于服用后部分患者可出现锥体外系的不良反应，现已少用）。多潘利酮（吗丁啉），每次 0.3mg/kg，每日 3 次，餐前半小时服。

（5）抗生素：一般不用抗生素，但若是由细菌引起，特别是伴有腹泻者，可用吡哌酸等。

（6）对症治疗：腹痛者可用解痉剂，如阿托品、丙胺太林、山莨菪碱等药物。

### （四）疗效评估

一般来说急性胃炎是一种可逆性疾病，经过治疗症状消失、无并发症者为痊愈。该病症状虽可在短期内消失，但组织学改变可能持续数月之久。偶尔也可出现持续的、危及生命的上消化道出血，这时须采取进一步措施加以治疗，这些措施包括胃左动脉栓塞或滴注血管加压素，或外科手术治疗。

### （五）预后评估

急性单纯性胃炎的预后好，病程短，可自限，症状多在数天内消失。急性腐蚀性胃炎可能会发生穿孔，出现急性腹膜炎，急性期过后往往出现食管瘢痕狭窄，此时可行食管扩张术或胃造瘘术。急性化脓性胃炎也可发生胃穿孔、休克和急性腹膜炎，一旦确诊，应立即给予手术，并用大剂量抗生素控制感染，治疗一定要积极，否则预后较差。

### （六）评述

急性胃炎除了胃镜检查外，主要靠患儿和家属提供的病史，因此必需详细询问病史，以防误诊和漏诊。为了预防急性胃炎，应注意饮食卫生，勿暴饮暴食，并慎用或忌用易损伤胃黏膜的药物和食物。

### （七）摘要

急性胃炎是胃黏膜的急性炎症，可因药物、误服腐蚀性化学物质、应激因素、食物、变态反应等引起。临床主要特征为上腹痛、恶心、呕吐、胃镜下见胃黏膜充血、水肿和糜烂。须与消化性溃疡、急性胰腺炎和急性胆囊炎进行鉴别。主要治疗包括去除病因、保护胃黏膜、合理饮食和对症处理。单纯性急性胃炎的预后好，急性腐蚀性胃炎可能会发生诸如穿孔、急性腹膜炎、食管狭窄等并发症。

## 二、慢性胃炎

### （一）概述

慢性胃炎是有害因子长期反复作用于胃黏膜引起损伤的结果，胃黏膜病变以淋巴细胞和浆细胞的浸润为主，中性粒细胞和嗜酸粒细胞可存在，但数量少。病变分布不均匀。本病是一种常见病，任何年龄都可发病，但随着年龄的增加发病率亦逐渐增加。小儿慢性胃炎中以浅表性胃炎最常见，约占 90% 以上，常与消化性溃疡伴发，胃窦炎占 70%，萎缩性胃炎极少。慢性胃炎的病因至今尚未完全明确，可能与以下因素有关：①胃黏膜损伤因子（机械性、温度、化学性、放射性和生物性损伤因子）长期反复损伤胃黏膜；②细菌、病毒或幽门螺杆菌感染；③自身免疫因素；④胆汁反流；⑤长期服用刺激性食物和药物；⑥精神神经因素；⑦遗传因素；⑧多种慢性病的影响，如慢性肾炎、糖尿病、类风湿性关节炎、系统性红斑狼疮、肝胆系统疾病等。

## （二）诊断标准

1. 诊断依据

（1）反复发作的中上腹不适、饱胀、钝痛、烧灼痛，疼痛无明显规律，一般进食后加重。常见食欲不振、反酸、嗳气、恶心等。有胃黏膜长期少量出血者可引起缺铁性贫血，并可出现头晕、心慌、乏力等症状，大便隐血试验阳性。

（2）有时可有上腹轻压痛，严重时可有舌炎和贫血。胃窦炎的症状有时与消化性溃疡相似，除偶有上腹部压痛外无其他明显阳性体征。

（3）胃镜检查可见：①黏液斑；②充血；③水肿；④微小结节形成；⑤糜烂；⑥花斑；⑦出血斑点（前5项中符合1项即可诊断，第⑥、⑦项须结合胃黏膜病理学检查诊断）。

（4）X线气钡双重造影很好地显示胃黏膜相，可见胃窦部激惹征、黏膜增粗、迂曲、锯齿状。

（5）幽门螺杆菌检测阳性，目前有6种方法检测幽门螺杆菌，包括胃黏膜直接涂片后革兰染色后镜检、胃黏膜切片后免疫组化法染色、胃黏膜培养、尿素酶快速试验、血清幽门螺杆菌抗体测定和13C尿素呼气试验。

（6）血清胃泌素的增高与胃黏膜屏障受损有关。

具有上述（1）（2）项，同时具有（3）或（4）项，伴或不伴（5）（6）项，排除消化性溃疡等疾病后，可确诊为慢性胃炎。

2. 鉴别诊断

（1）胃溃疡：两者的症状有某些相似之处，但胃溃疡患者的上腹痛多有节律性、周期发作特点，进食后疼痛减轻，胃镜检查或X线钡餐检查可发现溃疡征象。

（2）胃癌：小儿少见。早期胃癌可无临床症状或虽有症状但无特异性，容易与慢性胃炎混淆。胃癌常与慢性胃炎同时存在，胃镜检查是最好的鉴别方法。

（3）肠蛔虫症：常有不固定的腹痛、偏食、异食癖、恶心、呕吐等症状，且有全身过敏症状，往往有大便排出蛔虫虫体或虫卵史，粪便中找到蛔虫卵即可确诊。

（4）肠痉挛：婴儿多见，可出现反复发作的阵发性腹痛，排气、排便后可缓解。

（5）腹型癫痫：反复发作的不固定腹痛，腹部无异常体征，脑电图多有异常改变。

## （三）治疗方案

1. 一般治疗

（1）积极寻找病因：有鼻腔和口咽部慢性感染灶的应予以清除，慢性支气管炎者应避免将痰液咽下。避免服用对胃有刺激的药物。

（2）饮食：饮食宜软、易消化，避免进食过于粗糙或过热的食物。进食要养成细嚼慢咽的习惯，以减少对胃的刺激。要少食盐渍、烟熏、不新鲜食物。

2. 基本药物治疗

（1）加强屏障功能、促进上皮生长：硫糖铝（胃溃宁），每日10～25mg/kg，分4次，饭后2小时服疗程4～8周。枸橼酸铋钾（德诺，胶体铋），每日6～8mg/kg，分3次口服，疗程4～6周。

（2）促进胃蠕动、减少肠液反流：甲氧氯普胺（胃复安），每次0.1～0.2mg/kg，每日3次，餐前半小时服（由于服用后部分患者可出现锥体外系的不良反应现已很少使用）。多潘立酮（吗丁啉），每次0.3mg/kg，每日3次，餐前半小时服。

（3）制酸剂和碱性药物：①$H_2$受体拮抗剂：西咪替丁（甲氰咪胍，泰胃美，cimetidine），每日10～15mg/kg，分4次于饭前10～30分钟口服，或按每次0.2g，用5%～10%葡萄糖液稀释后静脉滴注。雷尼替丁（呋喃硝胺，ranitidine），每日3～5mg/kg，每12小时1次，或每晚1次口服；或将上述剂量分2次用5%～10%葡萄糖液稀释后静脉滴注，肾功能不全者剂量减半，疗程为4～6周。②质子泵抑制剂：奥美拉唑（洛赛克），每日0.7mg/kg，清晨顿服，4～6周为一疗程。③碱性药物：氢氧化铝，5岁以上小儿0.15～0.3mg/kg，每日3次，餐后1小时服。此外还可应用复方氢氧化铝片（胃舒平）、铝碳酸镁片（达喜）或复方碳酸咀嚼片（罗内）。

（4）消除幽门螺杆菌感染：可同时使用枸橼酸铋钾、抗生素和甲硝唑 3 种药治疗，合用 2 周为一疗程。

（5）其他：缺铁性贫血者可补充铁剂，有大细胞贫血者可使用维生素 $B_{12}$。有些研究发现慢性萎缩性胃炎患者血清中的微量元素锌、硒等含量均降低，可适当给予补充。

### （四）疗效评估

对慢性胃炎疗效的评价应以临床症状缓解或消失与否为主，不应以胃黏膜病理检查中病变程度轻重为唯一标准。经治疗症状消失，随访 3 年无复发者为治愈。由于幽门螺杆菌与慢性胃炎的发生有关，应注意清除幽门螺杆菌以改善组织学的变化。

### （五）预后评估

一般情况下慢性胃炎的预后较好，儿童的慢性胃炎患者其病变主要累及胃窦，如不治疗则影响到全胃，这个变化过程估计需要 20 年以上。伴有中度、重度不典型增生者的慢性胃炎，至成人阶段后其胃癌发生率比普通人群高，因此须长期随访复查。

### （六）评述

慢性胃炎的诊断主要依靠胃镜和胃黏膜活检进行组织学检查，同时应注意排除胃的其他疾病（如胃溃疡）和胃外疾病（如慢性胆囊炎）。慢性胃炎的发病率很高，一般来讲，凡有上消化道症状者，在做胃镜检查后都可得到慢性胃炎的诊断，因为胃壁每日在不断地接受食物刺激和受到咽下的细菌侵入，其存在一些轻度炎症和小的糜烂是理所当然之事，胃黏膜每日就处在这种损伤和修复的动态平衡之中。因此对无症状或症状轻微的慢性胃炎可以不加治疗。

### （七）摘要

慢性胃炎是一种常见病，任何年龄都可发病，小儿以浅表性胃炎最常见。临床主要特征为中上腹不适、饱胀、疼痛和出现消化不良症状，有胃黏膜长期少量出血者可引起缺铁性贫血。胃镜检查和胃黏膜组织病理学检查是诊断慢性胃炎最可靠的手段。本病须与胃溃疡、肠蛔虫症、肠痉挛和腹型癫痫鉴别。主要治疗为清除致病因素、强固屏障功能、促进胃蠕动以减少肠液反流等，并可使用抑酸剂和碱性药物，若并发有幽门螺杆菌感染者应消除幽门螺杆菌。儿童期本病的预后良好。

## 三、消化性溃疡

### （一）概述

消化性溃疡是一种常见的消化系统疾病，凡是能与胃酸接触的胃肠道任何部位均可发生溃疡，但主要还是胃和十二指肠这两处的溃疡，两者占全部消化性溃疡的 98%。消化性溃疡的发病机制较为复杂，一般讲本病是因致溃疡因素（胃、十二指肠黏膜损害）和黏膜抵抗因素（黏膜保护）之间失去平衡所致。致溃疡因素包括胃酸 - 胃蛋白酶的消化作用、情绪应激、胃泌素和胃窦部滞留、幽门螺杆菌（Hp）的存在、胃和十二指肠的炎症、遗传因素、饮食失调及药物等；黏膜抵抗因素则包括黏液 - 黏膜屏障、黏膜血流量、前列腺素、表皮生长因子及细胞更新等。本病分布于全世界，发病率较高，一般认为人群中的 10% 在其一生中曾患过本病。十二指肠溃疡较胃溃疡多见，两者之比约为 3 ∶ 1。10% ～ 15% 的消化性溃疡患者可终身无症状，称为“沉默性溃疡”，此类患者以胃溃疡多见。各年龄均可发病，婴幼儿多为继发性溃疡，年长儿则多为原发性溃疡，以十二指肠溃疡多见，男孩多于女孩，男女之比约为 2 ∶ 1。胃溃疡和十二指肠溃疡的发病率相近。消化性溃疡的发作有季节性，秋末冬初或冬末春初的发病远比夏季常见。

### （二）诊断标准

1. 诊断依据

（1）症状：①剑突下有烧灼感或饥饿痛；出现反复发作、进食可缓解的上腹痛，夜间和凌晨症状明显；可伴反酸、嗳气、呕吐、食欲不振等，病史可达数年。②发作时上腹部疼痛呈节律性，进食、饥饿、气候变化及精神紧张均可诱发；发作呈周期性，缓解期与发作期相互交替。③有原因不明的呕血、便血、胃或十二指肠穿孔。④有些患儿的家族中有类似的消化性溃疡患者。

（2）体征：①上腹部的局限性压痛，压痛的部位基本反映溃疡的位置；②当十二指肠球部溃疡发生后壁穿孔时，可在胸椎$_{10、11、12}$棘突两侧出现压痛点，即 Boss 压痛点；③发生胃肠道穿孔、幽门梗阻等并发症时，可出现腹膜炎体征、上腹部振水音及胃型，患者可因出血而有面色苍白或心率增快。

（3）胃镜检查：查见溃疡，根据部位分为胃溃疡、十二指肠溃疡、复合性溃疡。胃镜下将溃疡分为活动期、愈合期和瘢痕期，各期又可分为两个阶段。疑有 Hp 感染可做胃黏膜直接涂片、革兰染色后镜检，胃黏膜切片后免疫组化法染色，胃黏膜细菌培养。

（4）上消化道钡餐检查：以气钡双重对比造影为佳，其直接征象有龛影和浓钡点，间接征象包括十二指肠球部的变形、缩小、激惹、球部大弯侧的痉挛性切迹、幽门管移位等。

凡具有上述症状中之一和（或）体征中之一者，同时具有第（3）或第（4）项，可确诊为消化性溃疡。

2. 并发幽门螺杆菌（Hp）感染的诊断标准

（1）细菌培养阳性。

（2）组织切片染色见到大量典型细菌者。

（3）组织切片见到少量细菌、尿素酶试验、BC 尿素呼气试验、血清 Hp - IgG 或 Hp 核酸，任意 2 项阳性。

2 周内服用抗生素者，上述检查可呈假阴性。2 周未服用抗生素者，具有上述 3 项之一可诊断为并发幽门螺杆菌感染。

3. 鉴别诊断

（1）其他腹痛疾病：应与肠痉挛、蛔虫症、腹腔内脏器感染、胆管结石等鉴别。

（2）其他呕血疾病：新生儿和小婴儿呕血可见于新生儿自然出血症、食管裂孔疝、败血症等；年长儿须与肝硬化所致食管静脉曲张破裂出血和全身出血性疾病鉴别。

（3）慢性胃炎：本病常有上腹痛和其他消化不良症状，易与消化性溃疡相混淆，两者的鉴别主要依靠胃镜检查。

（4）急性坏死性肠炎：血便呈暗红色糊状便或赤豆汤样便，具有特殊的腥臭味，同时伴有高热。

（5）肠套叠：本病的典型症状有阵发性哭闹、呕吐、腹部包块、果酱样大便或血便。

（6）钩虫病：钩虫寄居于十二指肠，可引起十二指肠炎、渗血甚至黑便，症状可酷似十二指肠球部溃疡。胃镜下在十二指肠降部可见到钩虫和出血点。凡来自农村而有消化不良及贫血的儿童，应常规做粪便检查以寻找钩虫卵，阳性者应做驱虫治疗。

## （三）治疗方案

治疗目的在于缓解症状，促进溃疡愈合，预防复发，防止并发症。

1. 一般治疗

（1）休息：急性期要注意休息，培养良好的生活习惯，避免过度疲劳，保持乐观情绪。

（2）饮食：避免食用具有刺激性、对胃黏膜有损害的食物和药物，如含咖啡因的饮料、非甾类抗炎药、糖皮质激素等。

（3）去除病因：继发性溃疡应积极治疗原发病。

2. 基本药物治疗　治疗原理为抑制胃酸分泌、强化黏膜防御能力和抗 Hp 治疗。

（1）抗酸和抑酸剂：①$H_2$ 受体拮抗剂（$H_2RA$）：治疗中选用一种，疗程 6 ～ 8 周，此后改为维持治疗。西咪替丁（甲氰咪胍，泰胃美，cimetidine），每日 10 ～ 15mg/kg，分 4 次于饭前 10 ～ 30 分钟口服，或按每次 0.2g，用 5% ～ 10% 葡萄糖液稀释后静脉滴注。雷尼替丁（呋喃硝胺，ranitidine），每日 3 ～5mg/kg，每 12 小时 1 次，或每晚睡前 1 次口服，或将上述剂量分 2 ～ 3 次，用 5% ～ 10% 葡萄糖液稀释后静脉滴注，肾功能不全者剂量减半。法莫替丁，每日 0.9mg/kg，睡前 1 次日服，疗程 2 ～ 4 周。

其他尚有尼扎替丁、罗沙替丁。②质子泵抑制剂（PPI）：奥美拉唑（洛赛克，omeprazole），每日 0.6～0.8mg/kg，清晨顿服，2～4 周为一疗程。其他尚有兰索拉唑、泮托拉唑、雷贝拉唑。③中和胃酸药：目前多采用复合制剂，以加强疗效和减少不良反应，剂型以液态和粉剂较好，片剂欠佳。片剂宜嚼（或研）碎后服用。氢氧化铝，5 岁以上小儿 0.15～0.3mg/kg，每日 3 次，餐后 1 小时服。此外还可应用复方氢氧化铝片（胃舒平）、铝碳酸镁片（胃达喜）或复方碳酸咀嚼片（罗内）。④前列腺素拟似药：米索前列醇（喜克溃，misoprostol），不良反应多，用于正在服用非甾类抗炎药者，预防和治疗胃溃疡。⑤G 受体拮抗剂：丙谷胺，可用于 PPI 等停药后的维持治疗，抑制胃酸反跳，防止复发。

（2）胃黏膜保护剂：①硫糖铝：每日 10～25mg/kg，分 4 次，饭后 2 小时服，疗程 4～8 周。②枸橼酸铋钾（德诺，胶体铋，CBS）：每日 6～8mg/kg，分 3 次口服，疗程 4～6 周。③呋喃唑酮：每日 3～5mg/kg，分 3 次口服，疗程 2 周。④柱状细胞稳定剂：麦滋林－S、替普瑞酮、吉法酯等。

（3）抗幽门螺杆菌治疗：①药物与剂量：枸橼酸铋钾（CBS），每日 6～8mg/kg 口服。阿莫西林，每日 30～50mg/kg 分 2～3 次口服。甲硝唑（灭滴灵），每日 15～20mg/kg 口服。替硝唑，每日 10mg/kg 口服。呋喃唑酮，每日 3～5mg/kg 口服。克拉霉素，每日 15～20mg/kg 口服。②初期治疗：幽门螺杆菌的初期治疗目前强调联合用药，即上述药物加 PPI 或 $H_2RA$。常用的有以下几种，初期治疗应选用有 PPI 或 $H_2RA$ 的方案。a. CBS（4～6 周）＋$H_2RA$（4～8 周）＋一种抗生素（阿莫西林 4 周、甲硝唑 2 周、替硝唑 2 周、呋喃唑酮 2 周或克拉霉素 2 周）。b. PPI（2～4 周）＋阿莫西林（4 周）或克拉霉素（2 周）＋甲硝唑或替硝唑（2 周）。c. CBS（4～6 周）＋阿莫西林（4 周）或克拉霉素（2 周）＋甲硝唑或替硝唑（2 周）。d. $H_2RA$（4～8 周）＋阿莫西林（4 周）或克拉霉素（2 周）＋甲硝唑或替硝唑（2 周）。③维持治疗：停用抗酸药后可用柱状细胞稳定剂、丙谷胺维持治疗。对以下患者可继续用 PPI 或 $H_2RA$ 维持治疗：a. 多次复发；b. 症状持续不缓解；c. 有并发症；d. 并发危险因素如胃酸高分泌、持续服非甾类抗炎药、Hp 感染未根治。

3. 外科治疗　如有以下情况者可考虑外科治疗：①上消化道大出血内科治疗无效；②合并有胃肠道急性穿孔；③器质性幽门梗阻；④复发较频繁的难治性溃疡。

## （四）疗效评估

消化性溃疡的治疗目的，在于消除病因、控制症状、促进溃疡愈合、预防复发和避免并发症。经过治疗，十二指肠球部溃疡可在 4～6 周愈合，胃溃疡可在 8 周愈合，经胃镜或上消化道钡餐检查证实溃疡愈合后，继续药物治疗 1 年，经随访 3 年无复发者治愈。

## （五）预后评估

本病的预后良好，关键问题不在于溃疡能不能愈合，而在于是不是会复发。不论用何种药物治疗，溃疡的复发率均可高达 70% 左右，这是一个尚未完全解决的难题。当前预防溃疡复发的主要措施是口服抗溃疡药物维持量，即当溃疡愈合后继续服药半年或 1 年。

## （六）评述

消化性溃疡基本上是一种内科疾病，绝大多数患者在药物的治疗下溃疡即可愈合，不需要外科治疗，特别是 $H_2$ 受体拮抗剂和质子泵抑制剂应用于临床后，溃疡病的内科治疗又有了突破性的进展。在内科治疗中要特别注意抗溃疡药物的不良反应，一旦发现不良反应出现应立即停药并对症治疗。常见的不良反应包括因服用大量可吸收的碱性药物的同时长期进食牛奶而引起高钙血症与代谢性碱中毒；长期服用西咪替丁可出现白细胞减少、男性乳房发育等；抗胆碱能药物可引起口干、心悸、排尿困难等。还应注意一些特殊类型溃疡，这些患儿的临床特点缺乏规律，治疗也较困难，如胃和十二指肠复合性溃疡、幽门管溃疡球后十二指肠溃疡等。

## （七）摘要

消化性溃疡主要发生于胃及十二指肠，各年龄均可发病，但以学龄儿童多见，婴幼儿则以继发性溃疡多见。常因致溃疡因素和黏膜抵抗因素失衡所致。临床特点为出现反复发作、呈周期性和节律性的上腹部疼痛，胃镜检查可明确诊断。鉴别诊断应考虑肠痉挛、蛔虫症、钩虫病、腹腔内脏器感染、胆管结石、食管裂孔疝、慢性胃炎、功能性消化不良等。治疗原则为消除病因、控制症状、促进溃疡愈合、预防复发和避免并发症。本病预后良好。

## 第五节 肝脏和胰腺疾病

### 一、肝脓肿

肝脓肿是指细菌进入肝脏引起的局限性化脓性病灶，在儿童中不常见，男多于女。随着医疗条件改善，发病率逐年下降。主要的致病菌为金黄色葡萄球菌、大肠杆菌、链球菌，溶组织阿米巴也可引起此病，真菌和结核引起肝脓肿很少见。感染途径多为血源性，逆行性感染以胆管为主，亦可通过肝门静脉或淋巴系统感染，另可通过附近感染组织直接播散至肝。新生儿时期病菌经脐静脉入肝。

#### （一）诊断要点

1. 临床表现 主要症状有张弛热，伴有寒战，部分患儿表现长期低热、厌食、呕吐、腹泻、消瘦。右上腹腹痛和压痛，季肋部及肝区有明显叩击痛，肝脏肿大并有触痛。肝脓肿向上方增大，刺激膈肌引起咳嗽、胸痛和呼吸困难，感染也可直接累及或破入右侧胸腔及肺。偶见黄疸或腹腔积液。

2. 实验室及辅助检查

（1）血常规：白细胞计数增高，少数可出现类白血病反应，分类以中性粒细胞为主。

（2）血清谷丙转氨酶和胆红素升高。

（3）X 线检查：可见右膈升高和活动受限，及反应性胸膜炎。

（4）B 超检查：当病灶 > 1cm 时，可见到典型回声暗区及脓肿液平面，诊断阳性率高达 85%～100%。

（5）CT 或 MRI 检查：能显示 1cm 以下的病灶，准确确定脓肿所在的位置，MRI 的诊断价值更高，但价格较贵，只有当 B 超诊断不清时才考虑应用。

（6）选择性动脉造影：为有创检查，当与肝癌难以鉴别时，有较高的价值。

（7）B 超引导下穿刺：能帮助明确诊断，亦是一种治疗措施，脓液培养有助于治疗。但对多发性脓肿此方法不适用。

#### （二）治疗

1. 内科治疗

（1）支持疗法：注意给予高蛋白、高热量、富含维生素的食物。适量输注白蛋白、血浆、氨基酸。纠正水、电解质紊乱及酸碱平衡失调。注意补充维生素，尤其是 B 族维生素。

（2）合理使用抗生素：选用抗生素的原则是针对性强、剂量充足、疗程完整。如考虑为金黄色葡萄球菌、链球菌等革兰阳性细菌感染，可选用新型青霉素以及第三、第四代头孢菌素；如为肠道革兰阴性杆菌感染，可选用阿莫西林 + 克拉维酸，氨基糖苷类抗生素，第三、第四代头孢菌素以及氟喹诺酮类抗生素；如疑为厌氧菌感染可使用甲硝唑、利福平等。一般抗生素疗程为 6 ～ 8 周。

2. 外科治疗 在内科治疗的基础上，对反复积脓的脓肿，全身中毒症状严重，或脓肿已破或有穿破可能时，应选择外科治疗。其方法有：脓肿抽吸、经皮穿刺引流、经腹腔切开引流、肝脏部分或肝叶切除。

### 二、急性胰腺炎

急性胰腺炎是指胰腺的急性炎症及胰腺以外的器官的急性损害。在儿童中比较少见，在婴幼儿中罕见，因此，在临床研究和诊治过程中常参考成人的诊治经验。

导致儿童急性胰腺炎的病因较多，主要因素有：①腹部外伤。②系统性疾病：如 SLE、川崎病、溶血尿毒综合征。③药物及毒素：如磺胺咪唑硫嘌呤、6 - 巯基嘌呤、天门冬酰胺。④感染：如腮腺炎病毒、甲型肝炎病毒、柯萨奇病毒、巨细胞病毒、水痘病毒、HIV、支原体。⑤先天性畸形：如胆总管囊肿、重复胰腺、奥狄括约肌运动障碍、胰胆管畸形。⑥阻塞性疾病：如胰管结石、胆囊或胆管结石、ERCP 术后。⑦代谢性疾病：如高钙血症、高脂血症、尿毒症、抗胰蛋白酶缺乏。急性胰腺炎按病理变化分为水肿型、出血型、坏死型；按临床表现分为亚临床型、轻型和重型。

## （一）诊断要点

1. 临床表现　为突发的腹部剧痛，呈持续性或阵发性加重，以上中腹和脐周为主，可放射到背、下腹或胸部；呕吐，呕吐物为胃内容物或胆汁，疼痛和呕吐可因进食后加重；无继发感染时体温一般不超过 39℃；严重病例可出现消化道出血。腹部体征主要有压痛、反跳痛、腹胀，严重病例可出现腹膜刺激征、移动性浊音、Cullen（脐周皮肤出现蓝色瘀斑）征和 Greyturner 征（两侧或左侧腰部出现蓝 - 绿 - 棕色瘀斑）。胰外器官损害的表现有烦躁不安、精神异常、嗜睡、谵妄，严重病例昏迷、神志不清、呼吸增快、心动过速、心律失常或心源性休克；部分可出现黄疸、皮下广泛出血点或片状瘀斑，可能发展为 DIC；在补液充分的情况下出现少尿或无尿，可能是肾功能损害的表现。

2. 实验室及辅助检查

（1）酶学检查：血尿淀粉酶的测定，约 90℃患者升高。病后血淀粉酶于 6 ～ 8 小时增高，持续 4 ～5天，增高达 3 倍时具有诊断意义。而尿淀粉酶在病后 24 小时增高，可持续 1 ～ 2 周；此外，腹腔积液和胸腔积液淀粉酶升高提示胰腺出血性坏死。血脂肪酶在病后 24 小时升高，持续 8 ～ 14 天，其对急性胰腺炎的诊断价值较淀粉酶高。血清胰弹性蛋白酶 - 1、粪便弹性蛋白酶、磷脂酶 A2 及尿胰蛋白酶原 - 2 的检测对诊断有一定的帮助，其价值有待于进一步研究。

（2）血常规：白细胞计数、红细胞压积、血小板计数对病情判断具有重要的意义。

（3）血电解质、酸碱平衡及血生化检查：病后 2 ～ 3 天出现低血钙症，可持续 2 周左右；血气分析、血糖、尿素氮、肌酐、肝功能等检查可反映胰腺炎的严重程度。

（4）影像学检查：B 超是诊断胰腺炎最方便的方法，如发现胰腺肿大、胰周积液即可诊断为急性胰腺炎，由于胃肠道影响，其阳性率为 70% ～ 80%。腹部 CT 是诊断急性胰腺炎较为准确的方法，其阳性率为 80% ～ 90%。近年来，国外报道经内镜逆行胰胆管造影（ERCP）诊断急性胰腺炎，尤其是对胰胆管畸形及阻塞所致胰腺炎、复发性胰腺炎、移植后胰腺炎、外伤后胰腺炎的诊断具有较高的价值，但国内关于儿童的尚未见报道。

## （二）治疗

1. 非手术治疗

（1）一般治疗：禁食，胃肠减压，补液，纠正水、电解质及酸碱平衡紊乱，应用止痛药。

（2）抑制胰腺分泌：过去常用药物有抑肽酶、胰高血糖素、5 - FU、胰酶抑制剂，现在使用生长抑素合成衍生物，主要有八肽的奥曲肽及十四肽的施他宁，其主要作用机制：①抑制胰腺分泌、胰腺外分泌、胰腺的促分泌素、胃液分泌，阻止血小板活化因子产生后引起的毛细血管渗漏综合征。②刺激肝、脾及循环中网状内皮细胞系统的活性。③松弛奥狄括约肌。④保护胰腺细胞。

（3）对症处理：改善微循环、静脉高营养、促进胃肠蠕动、减少胃肠道细菌。

（4）胰外器官损害的治疗：循环系统、呼吸系统、肾脏、肝脏损害及胰性脑病的治疗。

2. 手术治疗　急性胰腺炎无坏死时非手术治疗，多可治愈。坏死性胰腺炎早期可采用非手术治疗，如有下列情况则应行手术治疗：①继发感染或形成脓肿。②消化道梗阻、腹腔出血、消化道瘘。③较大的假性囊肿。近年来国外在成人中开展内镜治疗，但儿童方面经验很少。

# 第六节 急性坏死性肠炎

急性坏死性肠炎是以小肠为主的急性炎症，主要症状为腹痛、腹泻、便血、呕吐和毒血症等，严重者出现感染性休克。好发于 4 ～ 10 岁小儿，夏秋季多见，农村发病率高。

## 一、病因

目前尚不明确。有人认为与肠道产气荚膜杆菌及其所产生的肠毒素有关。同时胰蛋白酶能破坏肠毒素，而蛋白质营养不良，胰蛋白酶分泌减少；长期食用玉米、甘薯等含有丰富抑肽酶的食物，可使肠内胰蛋白酶活性降低；使小儿易于发病。这可解释为什么本病在农村贫困地区发病率高。

## 二、病理

典型病理变化为坏死性炎症改变。从食管到结肠均受累，但多见于空肠和回肠。病变呈散在灶性或节段性，与正常肠段分界清楚。肠管多积气，黏膜表面有散在的坏死灶，脱落后形成浅表溃疡。镜下见充血、水肿、出血、坏死，小动脉壁纤维蛋白样坏死，血流停滞、血栓形成和炎症细胞浸润。病变恢复后不遗留慢性病变。

## 三、临床表现

### （一）症状

起病急，常以腹痛开始，呈持续性钝痛，伴阵发性加剧。早期上腹部及脐周疼痛明显，晚期常涉及全腹。发病不久即开始腹泻，初为黄色稀便，少量黏液，以后呈暗红色糊状或呈赤豆汤样血水便，有特殊腥臭味。常伴恶心、呕吐，为胃内容物及黄绿色胆汁，甚至呈咖啡样物。多有不同程度的腹胀。发病早期即有不同程度的毒血症症状，如寒战、高热、疲倦、嗜睡、面色发灰、食欲不振等。部分患儿在起病 1 ～ 3 天内出现严重中毒症状，甚至休克。病程一般为 7 ～ 14 天。

### （二）腹部体征

早期和轻症患者腹稍胀、柔软，轻压痛、但无固定压痛点，肠鸣音亢进，晚期肠鸣音减弱或消失。当病变累及浆膜或肠穿孔时，出现腹膜炎体征，腹肌紧张、压痛和反跳痛、肝浊音界消失。

## 四、实验室检查

### （一）血常规

白细胞和中性粒细胞增多，有核左移，中毒颗粒，血小板减少。

### （二）粪便

镜检有大量红细胞和少量白细胞，隐血试验强阳性。涂片可见革兰阳性粗短杆菌。厌氧菌培养可见产气荚膜杆菌生长。

## 五、诊断

根据病史，临床表现，实验室、X 线检查（局限性小肠扩张，直立位散在短小液平，肠壁增厚，肠间隙宽度 >5mm 为诊断本病的主要征象。肠壁积气“双轨征”对新生儿坏死性肠炎的诊断十分重要。）即可作出诊断。对不典型病例，应严密观察病情变化以明确诊断。

## 六、治疗

（1）禁食：为主要治疗措施。疑诊本病即应禁食。必要时可行胃肠减压。待腹胀缓解，无肉眼血便，粪便潜血试验阴性方可逐渐恢复饮食。

（2）支持疗法：及时补充水和电解质。病程长应注意补充营养，如葡萄糖和复方氨基酸溶液及维生素等。便血多者，可予以输血。

（3）抗休克。

（4）抗生素：选用甲硝唑、氨苄西林、头孢菌素类等药物静脉滴注。

（5）胰蛋白酶：每次 0.1mg/kg，每天 3 次。以破坏产气荚膜杆菌的肠毒素。

（6）抗毒血清：产气荚膜杆菌抗毒血清静脉注射。

（7）对症治疗：腹痛剧烈而腹胀不明显可肌内注射山莨菪碱或针刺足三里、合谷、内关。腹胀严重应早做胃肠减压。出血量多，静脉注射维生素 C 或口服云南白药等。高热可用物理降温或解热药。

（8）手术治疗：如出现腹膜炎、休克加重、明显肠梗阻，疑有肠穿孔、肠坏死者应考虑手术。

# 第十三章

# 泌尿系统疾病

## 第一节　遗传性家族性肾病

### 一、Alport 综合征

Alport 综合征是以血尿、感音神经性耳聋、眼部病变和进行性肾功能减退为临床特点的一类遗传性肾小球肾炎。该病发病机制与基底膜Ⅳ型胶原的缺陷相关。Alport 综合征是最常见的遗传性肾病。目前虽无人群确切的发病率资料，但来自欧美的资料显示发生该病的基因频率为 1/5 000 ～ 1/10 000。不同的资料还显示 Alport 综合征占肾活检病例的 1.6% ～ 4%，占儿童慢性肾衰竭患者的 1.8% ～ 3%，占各年龄接受肾移植患者的 0.6% ～ 2.3%。

#### （一）遗传方式及发病机制

该病致病基因均是编码Ⅳ型胶原不同 α 链的基因。Ⅳ型胶原与层粘连蛋白、巢蛋白、蛋白聚糖及其他糖蛋白分子是肾小球基底膜的主要分子成分。目前已证实参与Ⅳ型胶原分子结构的 α 链至少有 6 条，分别命名为 α1 ～ α6 链。编码Ⅳ型胶原不同 α 链的基因突变，导致Ⅳ型胶原 α 链表达异常，进而影响到基底膜的主要结构成分Ⅳ型胶原，导致基底膜结构、功能改变而引起临床疾病。

本病遗传方式有以下 3 种。

1. X 连锁显性遗传　约占 85%，由致病基因 COL4A5 突变所致，少数患者由 COL4A5 和 COL4A6 两个基因突变所致。这两个基因均位于 Xq22，编码Ⅳ型胶原 α5 链。因致病基因位在 X 染色体上，所以遗传方式与性别相关。母传子亦传女，子女得病机会均为 1/2；父不传子，但传给所有女儿。故家系中女性患者多于男性，病情男重于女。

2. 常染色体隐性遗传　约占 15%，为编码Ⅳ型胶原 α3 链的基因 COL4A3 突变和编码Ⅳ型胶原 α4 链的基因 COL4A4 突变所致。此型致病基因位于第 2 号染色体长臂。父母皆为致病基因携带者，子女患病概率为 1/4，纯合子显出疾病。

3. 常染色体显性遗传　罕见报道，确定的突变位于 COL4A3 和 COL4A4 基因。父母一方也是患者，子女患病概率均为 1/2。

另有约 18% 的 Alport 综合征患者没有家族史，可能因新突变所致。

#### （二）病理

1. 光学显微镜检查　肾组织光镜下无特异性改变。有学者报道，可见肾间质泡沫细胞或系膜及毛细血管壁损伤，如节段或弥漫系膜细胞增生，系膜机制增多，局灶性包曼囊增厚，灶状毛细血管壁硬化等，但均不是 Alport 综合征特异的病理改变。

2. 免疫荧光检查　常规免疫荧光学检查无特异性变化，有时甚至完全阴性。

3. 电子显微镜检查　特征性的病理改变只有在电子显微镜下才可以观察到，典型病变为肾小球基底膜广泛的增厚、变薄以及致密层的分裂。肾小球基底膜超微结构最突出的异常是致密层不规则的外观，还可见到致密层中直径为 20 ～ 90nm 的电子致密颗粒。目前仍认为肾小球基底膜出现弥漫性的增厚、撕裂为诊断 Alport 综合征的病理依据，其他病理变化，如薄肾小球基底膜等，则要结合家族史、基底膜中Ⅳ型胶原 α 链的表达以及遗传学信息予以诊断。

### （三）临床表现

1. 肾脏表现　以血尿最常见，多为肾小球性血尿。受累男性患者常表现为持续性镜下血尿，50% 的患者有肉眼血尿发作，常于上呼吸道感染或劳累后出现。蛋白尿在小儿或疾病早期不出现或极微量，但随年龄增长或血尿的持续而出现，甚至发展至肾病水平。受累女性患者因多为杂合子，可表现为间歇性血尿，无或仅轻度、间断发作的蛋白尿。肾功能改变因性别及遗传型而异，X 连锁显性遗传的男性患者几乎全部发展至终末期肾病（ESRD）。携带 Alport 综合征基因的女性少有 ESRD 发生。若 Alport 综合征的女童发生 ESRD，提示常染色体遗传型。

2. 听力障碍　约 50% 的患者伴有感音神经性聋，聋为进行性，可以不完全对称，但尚无报道聋为先天性。

3. 眼部病变　Alport 综合征伴有眼部异常者占 15% ～ 30%，多为男性患者。最特征的是圆锥形晶状体，并非出生时已有，而是随着年龄增长渐显现。其他眼部异常包括黄斑周围点状或斑点状视网膜病变及视网膜赤道部视网膜病变等。

4. 其他　血液系统可有巨血小板减少症、粒细胞或巨噬细胞内包涵体（Dohle 包涵体）等。另弥漫性平滑肌瘤可累及食管、气管和女性生殖道。

### （四）实验室检查

1. 免疫荧光学检查　应用抗Ⅳ型胶原不同 α 链的单克隆抗体，在肾活检以及简单易行的皮肤活检组织进行免疫荧光学检查，可用于诊断 X 连锁型 Alport 综合征患者，也可帮助筛查基因携带者，还可用于鉴定 Alport 综合征的常染色体隐形遗传型。

值得注意的是：①若皮肤基膜不与抗 α5（Ⅳ）单抗反应，可以确诊为 X 连锁型 Alport 综合征。②由于某些确诊的 X 连锁型 Alport 综合征患者或基因携带者，可有基膜 α5（Ⅳ）链的正常表达，因而基底膜与抗Ⅳ型胶原 α5 链抗体反应呈阳性时，并不能除外 Alport 综合征的诊断。③无症状的基因携带者，通常皮肤的免疫荧光学检查正常。

2. 分子遗传学分析　筛查、分析 COL4A5 基因，可以提供确切的遗传学信息，有助于产前诊断，也是目前唯一诊断无症状基因携带者的方法。

### （五）诊断与鉴别诊断

典型的 Alport 综合征根据临床表现、阳性家庭史以及电镜下肾组织的特殊病理变化可作出诊断，其中肾组织的电镜检查一直被认为是确诊该病的重要和唯一的依据。Flinter 等认为如果血尿或慢性肾衰竭或二者均有的患者，再符合如下 4 项的 3 项便可诊断。①血尿或慢性肾功能衰竭家族史；②肾活检电镜检查有典型病变；③进行性感音神经性耳聋；④眼病变。

该病应注意与薄基底膜肾病相区别，后者无进行性肾功能减退，肾活检提示肾小球基底膜变薄。还需与其他遗传性肾病鉴别。

### （六）治疗

目前尚无特殊治疗方法，发展至 ESRD 的患者则需透析或移植。尽管有报道应用环孢霉素或血管紧张素转换酶抑制药以期延缓其肾功能减退，但因缺少严格的实验对照，对其疗效尚无定论。

此外，国外报道有 3% ～ 4% 的 Alport 综合征患者在肾移植后发生抗肾基底膜肾炎，致使移植失败。

## 二、薄基底膜肾病

薄基底膜肾病（TBMN）是指临床表现为良性家族性血尿，病理以肾小球基底膜弥漫性变薄为特征的遗传性肾病。另外，以往依临床症状诊断为“良性家族性血尿”的患者，肾活检镜超微结构多显示为肾小球基底膜变薄，因而有些作者认为两者实质上为一种疾病。本病并不少见，来自移植肾供体的研究显示，TBMN 的发病率约为 5.2%。

### （一）病因及发病机制

多数学者认为该病为常染色显性遗传，另一些患者伴明显的散发性，可能为新的突变或非外显性血尿。近来基因连锁分析发现薄基膜肾病与编码基底膜Ⅳ型胶原 α3/α4 链的 COL4A3/COL4A4 基因连锁，突变分析显示仅存在杂合突变，没有复合杂合和纯化突变，并只有部分家系检测到基因突变，无明显突变热点。因此目前还不清楚该病全部的遗传方式以及确切的发病机制。

### （二）临床分型

1. 光镜检查　没有特异性的病理变化。有些有非特异性病变，如系膜细胞轻度增生、基质增多等。

2. 免疫荧光检查　常为阴性。偶见系膜区有微弱的 IgM 沉积或肾小动脉和系膜区极弱的 C3 沉积。

3. 电子显微镜检查　观察到肾小球基底膜弥漫性变薄是该病最重要的病理变化。但在确定基底膜变薄的标准各家报道悬殊较大（123 ～ 300nm）。因此，在超微病理诊断中需注意以下两点。①肾小球基底膜的正常厚度因年龄而异：1 岁平均为 220nm（100 ～ 340nm），以后随年龄而增长直至 7 岁左右，平均厚度达到 310nm（180 ～ 440nm）；也有些作者报道 1 岁男孩平均厚度为 261nm，女孩为 220nm，以后随年龄增长直至 40 岁。②方法学问题：如肾组织标本固定、处理过程、测量方法、被测部位的选择等。尽管如此，各家报道基底膜厚度在薄基底膜肾病组均明显低于各自的对照组（范围 186 ～ 405nm）。

### （三）临床表现

持续性镜下血尿是本病普遍和典型的临床表现，但也有肉眼血尿发作的报道。患儿通常无或仅有微量蛋白尿，肾功能正常。除肾表现外，多无其他肾外症状。有些学者报道，少数患者可有耳聋（约 10%），听力检查显示为高频区听力障碍。但不同于 Alport 综合征，薄基底膜肾病患者的耳聋多较轻，不呈进行性加重。

### （四）诊断与鉴别诊断

临床表现为持续性镜下血尿、有血尿家族史，可以怀疑为本病，但确诊需依赖肾活检电镜测量到肾小球基膜弥漫性变薄。

鉴别诊断中需要注意与以下疾病鉴别。①Alport 综合征：应详细询问家族中耳聋及肾功能减退史，必要时以抗Ⅳ型胶原 α 链的单克隆抗体行皮肤或肾组织的免疫荧光检查以鉴别，薄基膜肾病者正常。②IgA 肾病：多同时有蛋白尿，甚或肾功能改变。但近来发现少数薄基底膜肾病并发 IgA 肾病，二者关系尚待进一步阐明。

### （五）治疗

尽管薄基底膜肾病为遗传性疾病，但其预后好，因而无需特殊药物治疗。但宜避免剧烈运动，定期检测血压及肾功能。

## 三、先天性肾病综合征

先天性肾病综合征通常是指出生时或出生后 3 个月内发生的肾病综合征。通常分为两大类。①原发性：包括芬兰型肾病综合征、法国型肾病综合征、微小病变、局灶节段性硬化。②继发性：可继发于甲髌综合征、Denys－Drash 综合征以及因新生儿感染等。此节将主要介绍芬兰型肾病综合征。

芬兰型肾病综合征因最初报道均来自芬兰，故而以之命名。在芬兰其发病率占新生儿 1/8 000，现已有来自世界各地非芬兰人病例的报道。

### （一）病因及发病机制

芬兰型肾病综合征为常染色隐性遗传性疾病，目前已确定了致病基因为 NPHS1。NPHS1 位于第 19 号染色体长臂 19q13.1 区域，长 26kb，共 29 个外显子。其编码蛋白为 nephrin，是组成肾小球裂隙膜的重要蛋白分子。研究表明，nephrin 对裂隙膜的形成极为重要。在芬兰，94% 的 NPHS1 基因突变为 Fin 主要型和 Fin 次要型。NPHS1 基因突变导致 nephrin 表达缺失，引起严重的临床症状。

### （二）病理

芬兰型肾病综合征患儿肾较大，肾单位也明显增多。光镜下没有特异性病变，常见近曲小管扩张，甚至皮质小管的囊性改变和增生性肾损害。免疫荧光学检查无特异性变化。电镜下可见肾小球上皮细胞足突广泛融合，裂隙膜缺失。

### （三）临床表现

多数患儿生后3个月已表现出典型的肾病综合征：大量蛋白尿、低蛋白血症、高胆固醇血症和水肿，其中大量蛋白尿为最突出和特征性表现。芬兰型肾病综合征患儿常有早产史或胎儿窘迫史，常见臀位，大胎盘（胎盘重量 > 胎儿体重的25%）。部分患儿可有特殊面容、塌鼻梁等。

随着年龄增长，肾功能逐渐减退，多数患儿3岁时已需透析或移植。

### （四）实验室检查

（1）尿液检查，除大量蛋白尿以外常有镜下血尿。可见轻度氨基酸尿和糖尿。

（2）血生化，血浆蛋白降低，血浆胆固醇可高或不高。

（3）血清C3正常。

（4）母血和羊水中甲胎蛋白阳性。

### （五）诊断

芬兰型的诊断主要依据阳性家族史，大量蛋白尿（开始于宫内、出生时已可检测到），巨大胎盘，出生6个月内肾功能正常，必要时应结合肾活检。本病发病早（3个月内）这一特点有助于诊断。检查孕妇血中或羊水中 α - 胎儿蛋白浓度增高，尤其对有阳性家族史的孕妇很有诊断意义。此外，已应用某些遗传标记物进行产前诊断。

临床鉴别首先应除外已知病因继发者，并与其他类型先天性肾病综合征相鉴别。

1. 继发性先天性肾病综合征　①先天性梅毒伴肾病综合征：发生在生后1～2个月。青霉素治疗对先天性梅毒及肾病均有效，不宜用激素治疗。②伴有生殖器畸形的肾病综合征：如 Denys - Drash 综合征、Frasier 综合征等。③肾胚胎瘤及肾静脉栓塞。

2. 其他原发性先天性肾病综合征　①法国型：在出生后至1岁以内发病，有典型的肾病综合征表现。肾活检病理表现为弥漫系膜硬化。治疗无效，常在1～3年内发展为肾衰竭而死亡。②微小病变型和局灶节段硬化型：起病在1岁以内，但常见于后半年，偶有3个月以内起病者。对肾上腺皮质激素和免疫抑制药治疗敏感。

### （六）治疗

糖皮质激素和免疫抑制药治疗无效，肾移植是最佳选择。但在移植前应尽可能改善营养状况，控制水肿，防治感染，纠正高凝状态等，以提高肾移植成功率。

## 四、指甲 - 髌骨综合征

指甲 - 髌骨综合征（NPS），也称作遗传性指甲骨关节发育不全，是一种常染色体显性遗传性疾病，累及来源于外胚层及中胚层的器官，对称性累及指甲、骨骼、眼及肾。该病比较少见，国外报道该病发病率为22/10万，男女患病率相近。

### （一）发病机制

指甲 - 髌骨综合征为常染色体显性遗传性疾病。目前已确定该病的致病基因是 LMXIB。已有多个 LMX1B 杂合突变被发现与 NPS 相关。LMX1B 可调节Ⅳ型胶原 α3 链、α4 链的表达。NPS 患者 LMX1B 功能异常，从而影响了基底膜的正常发育。但是目前尚缺乏 LMX1B 基因突变类型与表型严重程度相关性的数据。

### （二）病理

光镜下没有特异性病变。免疫荧光检查也无特异性表现，可见灶状 IgM，有时也有 IgG 或补体沉积。电镜表现具有诊断意义。电镜下可见肾小球基底膜不规则增厚，增厚的区域常有灶状的电子透亮区，致密层有不规则的胶原纤维束沉积，为本病特征性表现。

### （三）临床表现

1. 指甲和骨骼　指甲发育不良最为常见，约占98%，可出生时即存在，三角形的新月体是其特征性的指甲变化，指甲变薄、纵行突脊、勺状甲亦可见。多为双侧，以拇指病变为重，趾甲较少受累。髌骨发育不良或无发育是本病的另一特征。也可并发其他骨骼受累，如骨盆、肘及足。

2. 肾　约一半患者伴有肾受累，主要表现为单纯性蛋白尿和镜下血尿，少数人蛋白尿达到肾病综合征水平。2%～15%的患者发展至终末期肾病。

### （四）诊断

家族史结合典型的指甲、关节表现，可诊断本病。对有尿检异常的患者行肾活检，有助于诊断，但必须依赖电镜的检查。

### （五）治疗

对于本病目前尚无特异性的治疗。肾病变若发展至终末期肾病，可给予透析治疗乃至肾移植。

## 五、Fabry 病

Fabry 病是一种全身性遗传性代谢缺陷病，是由于溶酶体中 α－半乳糖苷酶 A（α－Gal A）缺乏，导致鞘糖脂［主要成分为三聚己糖神经酰胺（Gb3）］堆积而引起多系统受累的疾病。临床以特征性皮肤改变（血管角质瘤）、感觉异常及肾衰竭为主要表现。Fabry 病比较罕见，男性发病率为1/4万～1/6万，女性患者临床变异较大。

### （一）病因及发病机制

Fabry 病为 X 连锁隐性遗传性疾病。α－半乳糖苷酶 A 基因 GLA 位于 X 染色体长臂（Xq22.1），已发现多种突变（包括基因重排、外显子缺失或插入、剪切位点突变、错义突变以及无义突变等）。GLA 基因突变，引起 α－半乳糖苷酶 A 缺乏，导致鞘糖脂代谢异常并积聚于各种组织中，进而出现相应症状。

### （二）病理

该病特征性的病理改变是溶酶体受累，有 Gb3 累积，以肾病变为例。

1. 光镜　肾病变早期即可出现，主要在肾小球，而肾小管和间质血管病变次之。肾小球脏层上皮细胞病变最突出，表现为胞呈均匀的空泡或蜂巢状，是由于在常规固定石蜡包埋切片中，经过二甲苯处理，鞘糖脂溶解所致。此病变也可累及壁层上皮细胞、内皮和系膜细胞。随着疾病的进展，肾小球也会出现节段性或球性硬化。肾小管上皮细胞（包括远曲小管和髓襻），动脉和小动脉的内皮细胞以及中层平滑肌细胞也出现空泡化，呈现泡沫状外观。

2. 免疫荧光　一般为阴性。但当肾小球病变进展，如出现节段性硬化时，IgM、C3 也可呈颗粒状的节段性分布于毛细血管壁和系膜区。

3. 电镜　特征性改变为胞内含有圆形或椭圆形、致密的嗜锇致密小体，呈洋葱皮样，有间隔40～50埃（A）的暗和亮层，称为髓鞘体或斑马体，即 Gb3 的累积。

### （三）临床表现

本病有多器官受累，大多5～6岁后起病，多以肾外症状起病。

1. 肾外症状

（1）皮肤血管角质瘤：为本症特征性改变。典型的血管角质瘤由表皮上扩张的静脉组成的紫红色斑丘疹，并覆盖有过度角化的表皮，大小不一，压之不褪色。虽有报道初生即可见，但多于青春期前后出现，主要分布于躯干中部“坐浴区”，即下背、脐周、臀部、生殖器以及大腿根部。偶见于口腔黏膜。

（2）神经系统：周围神经、自主神经及中枢神经均可受累。周期性发作性疼痛多为首发症状，多于儿童期发病，常因发热、紧张和运动等诱发。自主神经受累常表现为少汗，瞳孔收缩障碍，唾液和泪液形成减少，雷诺现象等。中枢神经受累多见于40岁以后，可由血栓形成引起惊厥，有时出现一过性缺血发作，甚至脑卒中。

（3）眼部病变：可见角膜浑浊，晶状体前、后被膜浑浊，视网膜和结膜血管的扩张及扭曲以及眼底水肿。角膜病变几乎见于全部患者。

（4）心脏：缺血性心脏病，如心绞痛发作和（或）心肌梗死。此外，还有瓣膜病、心律失常和肥厚性非梗阻性心肌病。

（5）其他：偶有肺浸润、呼吸道梗阻；消化系统出现恶心、腹泻、小肠穿孔；血液系统出现溶血性贫血、血小板聚集加强等。

2. 肾脏表现　最常见的肾表现是轻至中度蛋白尿，多于30岁左右出现，一般较少达肾病水平。即使在肾病水平蛋白尿时，也较少发生低清蛋白血症及高脂血症。此外，可伴有肾小管功能受损表现，偶可见镜下血尿。常于40岁后进展为慢性肾衰竭。肾衰竭和心脏受累是本病死亡的两大主要因素。

### （四）实验室检查

1. 尿液检查　除蛋白尿外，尿沉渣镜检可见泡沫细胞，内含有双折光性的卵圆形脂肪体。

2. 血α-Gal A　血浆中、白细胞或皮肤成纤维细胞中α-Gal A活性慢性下降。血中α-Gal A底物鞘糖脂增高。

3. 皮肤、肾活检　可见沉积的Gb3，如前病理所述。

4. 产前诊断　可经羊膜腔穿刺，测羊水细胞中的α-Gal A有助于产前诊断。

### （五）诊断

对于有皮肤病损、角膜晶状体浑浊、不明原因蛋白尿及进行性肾功能减退者应考虑Fabry病。有阳性家族史容易诊断，疑似患者应行α-Gal A活性测定，GLA基因突变检测及皮肤、肾和结膜活检有助于诊断。

### （六）治疗

1. 对症治疗　包括缓解疼痛、减少蛋白尿、控制高血压等。血浆置换仅能暂时性减少循环中的Gb3。对于肾衰竭患者可考虑透析或肾移植，但同时需给予酶替代治疗，以保护移植肾。

2. 酶替代治疗　目前已有两种酶可用于α-Gal A的替代治疗。接受酶替代治疗中虽然可以产生酶的抗体，但是并不影响疗效。酶替代治疗应尽早开始，以减少鞘糖脂沉积带来的脏器损害。

# 第二节　急性肾小球肾炎

急性肾小球肾炎是由细菌或病毒等多种病因引起的免疫性疾病。尤以A组β溶血性链球菌至肾炎菌株引起者多。该菌的M蛋白内链球菌素或该菌产生的一种阳离子蛋白使人体B细胞产生相应的抗体，通过循环免疫复合物或原位免疫复合物在补体参与下使肾小球产生弥漫性炎症，主要是毛细血管内皮细胞和系膜细胞增生，肾小球内多核及单核细胞浸润，严重者可至毛细血管阻塞，从而使肾小球微循环障碍，影响肾小球的滤过膜的功能和器质性异常。临床上以水肿、血尿、高血压少尿为主要临床表现。

## 一、病因

（1）感染因素：主要与A组β溶血性链球菌至肾炎菌株感染有关。该菌的所有致肾炎菌株均有共同的致肾炎抗原性，包括菌壁上的M蛋白内链球菌素和肾炎菌株协同蛋白，使人体B细胞产生相应的抗体，通过循环免疫复合物使肾小球产生弥漫性炎症，主要是毛细血管内皮细胞和系膜细胞增生，肾小球内多核及单核细胞浸润，严重者可至毛细血管阻塞，从而使肾小球微循环障碍，影响肾小球的滤过膜的功能和器质性异常。此外，某些链球菌株通过神经氨酸苷酶的作用或产物与机体免疫球蛋白（IgG）结合，改变其抗原性，产生自身抗体和免疫复合物而致病；还有人认为链球菌抗原与肾小球基膜糖蛋白间具有交叉抗原性可使少数病例呈抗肾抗体型肾炎。其他如绿色链球菌、金黄色葡萄球菌、伤寒杆菌、流感杆菌，柯萨奇病毒 $B_4$ 型、ECHO 病毒 9 型、EB 病毒、麻疹病毒、腮腺炎病毒、乙型肝炎病毒、疟原虫、弓型虫等寄生虫、钩端螺旋体、肺炎支原体等感染也可引起肾炎。

（2）非感染因素：某些全身性疾病如系统性红斑狼疮、过敏性紫癜等也可通过免疫反应导致急性肾小球肾炎。

## 二、诊断

1. 临床表现

（1）发病年龄 5 ～ 10 岁为多，发病前 1 ～ 4 周有猩红热、扁桃体炎、脓疱疮等链球菌感染病史；亦可有病毒或其他微生物感染史。

（2）水肿及少尿水肿呈轻、中度，多在眼睑、面部及下肢，呈非凹陷性，水肿时伴少尿，严重时无尿；如有胸腔积液、腹腔积液或阴部水肿为高度水肿。

（3）血尿几乎每例均有血尿，肉眼血尿约为 30%，余为镜下血尿。如尿呈酸性时则呈棕色或暗黑色。

（4）高血压血压升高是肾炎早期征象，以轻、中度高血压居多，血压超过相应年龄正常血压的 2. 66kPa。

（5）严重病例在起病 1 周内表现下列并发症：①循环充血状态：因水钠潴留，细胞外液容量增大所致。临床表现为气促，平卧呼吸困难，心率增快，收缩期杂音和（或）奔马律，肺底湿啰音，肝脏增大，少数可出现急性肺水肿表现，一般 1 ～ 2 周内上述症状消退。②高血压脑病：一般认为在全身性高血压基础上，脑血管痉挛，导致脑缺氧、脑水肿，出现剧烈头痛、惊厥，甚至昏迷等神经系统症状，持续 1 ～ 2 周可完全缓解。③急性肾功能不全：少尿时可出现暂时性氮质血症，持续少尿可发生肾功能不全，此时出现电解质紊乱、酸中毒、血尿素氮（BUN）及肌酐（SCr）升高。呕吐、恶心、抽搐或昏迷等症状。

2. 辅助检查

（1）尿常规镜检：红细胞增多，可见管型；尿蛋白 + ～ + +；病初 1 ～ 2 周内可见少量白细胞，但找不到细菌。

（2）血液检查：白细胞轻度上升，可有轻度贫血；血沉增快，一般 2 ～ 3 个月恢复正常。

（3）链球菌感染的免疫检查：抗链球菌 DNA 酶 B 抗体阳性率可达 90% 以上；二磷酸吡啶核苷酸酶抗体在咽部感染时阳性率较高；透明质酸酶抗体则在皮肤感染时阳性率较高。抗链球菌溶血素“O”（ASO）增高，因皮肤感染发病者可不高，$C_3$ 下降，一般 1 ～ 2 个月恢复正常。

（4）血清补体：测定 IgG 及 IgA 增高。

（5）肾功能检查：肾小球滤过率（GFR）均有所下降，但 BUN 及 SCr 不一定升高。

链球菌感染经 1 ～ 3 周无症状间歇期，有高血压、血尿或水肿，伴有 $C_3$ 动态变化即可诊断急性肾小球肾炎，病程不超过 0. 5 年，应除外慢性肾炎急性发作及继发性肾炎等。

3. 鉴别诊断

（1）IgA 肾病：该病以血尿为主要症状，表现为反复发作性肉眼血尿，无水肿、高血压、血 $C_3$ 正常，多在上呼吸道感染后 24 ～ 48 小时出现血尿；确诊靠肾活检免疫病理诊断。

（2）特发性肾病综合征：具有肾病综合征表现的急性肾炎易与特发性肾病综合征混淆，前者有后者的表现，但患儿起病急，有明确的链球菌感染的证据，血清 $C_3$ 降低，肾活检为毛细血管内增生性肾炎。

## 三、治疗

1. 一般治疗

（1）休息：严重病例应卧床休息 1 ～ 2 周。

（2）饮食：少尿、水肿时应限制水、钠摄入。

2. 药物治疗

（1）抗生素：选用青霉素或头孢氨苄静脉注射，用 1 ～ 2 周。

（2）利尿剂：轻症患儿不用，如少尿，水肿明显者，给予呋塞米每次 1 ～ 2mg/kg。

（3）循环充血状态：硝普钠循环充血伴有高血压者首选。硝普钠 10 ～ 20mg 加入 5% 葡萄糖 100mL，以 1 ～ 2μg/（kg · min）静脉滴注，最大不超过 8μg/（kg · min）（注意避光）。一般连用 3 ～ 5 日。还可选用酚妥拉明每次 0. 1 ～ 0. 2mg/kg 加入 5% 葡萄糖 10 ～ 20mL，10 分钟内缓慢静注；烦躁者，给予地西泮；心力衰竭时给予强心药。

（4）高血压及高血压脑病治疗：①降血压：卡托普利每次 0. 5 ～ 1mg/kg，每日 2 ～ 3 次口服，血压正常后 3 日停药；高血压脑病首选药物，利血平 0. 02 ～ 0. 04mg/（kg · d），分 3 次口服，或每次 0. 02 ～ 0. 07mg/kg 肌内注射，最大量不超过 1. 5mg，二氮嗪（低压唑）3 ～5mg/kg 静脉滴注；心痛定片（硝苯地平）每次 5 ～ 10mg，每日 3 次口服，一般疗程 2 ～ 3 周；特拉唑嗪初始剂量 1mg 晚睡前服，以后渐增每日1 ～5mg，清晨服。注意测血压，预防体位性低血压，血压正常后停药；硫酸镁每次 0. 1 ～ 0. 15g/kg，配成 5% ～ 10% 液体静脉滴注，注意血压、呼吸、脉搏、神经反射变化。备钙剂 1 支急用。上述药可任选 1 ～ 2 种。②抗惊厥：应给予苯巴比妥钠肌内注射，每次 5 ～ 10mg/kg，最大量不超过 200mg 或 10% 水合氯醛灌肠，每次 0. 5 ～ 1mL/kg，最大量不超过 10mL。③降颅压：呋塞米每次 1 ～ 2mg/kg 静脉滴注；20% 甘露醇 0. 5 ～ 1g/kg 快速静脉滴注，必要时 4 ～ 6 小时可重复。

（5）急性肾功能不全的处理：控制水、钠的入量。合理饮食，蛋白质应限制在 0. 5 ～ 0. 75g/（kg · d）。应用改善微循环的药物。控制高血钾：根据患儿情况和条件可以进行直肠、腹膜及血透析。控制氮质血症合理饮食：氧化淀粉是淀粉与碘酸钠的一种聚合物，在肠内溶解无毒性。1g 可以结合尿素约 50mg。抗凝疗法：无论是肾炎还是肾病，有高凝倾向时或急进性肾炎病情较重，均可试用抗凝疗法。

# 第三节　肾病综合征

肾病综合征（NS）是由多种原因诱发的肾小球基膜通透性增高，导致血浆内大量蛋白从尿中丢失的临床综合征的一种免疫性疾病。临床主要表现为水肿、蛋白尿、高脂血症和低蛋白血症。本节重点叙述原发性肾病综合征、单纯性肾病，肾炎性肾病。

## 一、病因

原发性肾病病因目前尚不明确，今年研究已证实下列事实。

（1）球毛细血管壁结构或电化学的改变可导致蛋白尿。

（2）非微小病变型常见免疫球蛋白和/或补体成分沉积，局部免疫病理过程可损伤滤过膜正常屏障作用而发生蛋白尿。

（3）微小病变型肾小球未见以上沉积，其滤过膜的电屏障损伤原因可能与细胞免疫失调有关。

（4）T 淋巴细胞异常参与本病的发病。

## 二、诊断

### （一）单纯性肾病

1. 临床表现

（1）多见于3～7岁小儿，起病多较缓慢，面色苍白，精神萎靡，食欲不振。

（2）高度水肿，呈凹陷性水肿，与体位有关，可伴有胸腔积液、腹腔积液、阴部水肿。

2. 辅助检查

（1）尿蛋白定性+++～++++；24小时尿蛋白总量>0.05～0.1g/kg；血清总蛋白及白蛋白降低，后者可<30g/L，血清蛋白电泳白蛋白降低，$\alpha_2$球蛋白增高，γ球蛋白降低。

（2）血浆胆固醇增高>5～7mmol/L。

（3）血沉增快，IgG降低，肌酐清除率及尿素氮正常。具备临床表现高度怀疑本病，加尿及血脂改变可确诊。

### （二）肾炎性肾病

1. 临床表现

（1）具备单纯性肾病表现。

（2）反复出现高血压，学龄儿童>17.33kPa/12.00kPa，学龄前儿童，血压>16.00kPa/10.67kPa，并排除糖皮质激素因素所致。

2. 辅助检查

（1）持续性氮质血症，BUN>10.7mmol/L，并排除血容量不足所致者。

（2）持续性低补体血症，$C_3$或血总补体（$CH_{50}$）下降。

（3）持续血尿，尿RBC>10个/HP，超过0.5个月。

具备单纯性肾病表现加血压及辅助检查中任1条或多条即可确诊。

3. 鉴别诊断

（1）肾炎性肾病：该病属急性肾小球肾炎的一个类型，虽然有肾病综合征的表现，但多见于溶血型链球菌感染后，有非指凹性水肿、高血压。

（2）狼疮性肾炎：该病可有肾病综合征的表现，但主要表现为水肿、蛋白尿、血尿及氮质血症，常伴有发热、皮疹、关节痛、贫血，血清抗核抗体抗双链DNA抗体阳性。

## 三、治疗

1. 一般治疗

（1）注意休息，无须卧床，以防血管栓塞。

（2）水肿严重时低盐饮食，一般不限制盐、水。本病不宜高蛋白饮食。

（3）积极预防和控制感染。

（4）利尿剂用双氢克尿噻1mg/kg，每日2～3次口服，若2日内水肿不消可增至2mg/kg，并加用螺内酯，如仍无效可改用呋塞米等强利尿剂；对利尿剂无效且血浆蛋白过低者以低分子右旋糖酐5～10mL/kg先扩容，内加多巴胺2～3μg/（kg·min），滴后再给呋塞米1～1.5mg/kg，重度水肿可用5～10日，每日1次；白蛋白仅在利尿措施无效及血白蛋白<15g/L时给予，并随后予以呋塞米。

（5）输血浆每次5～10mL/kg。

2. 泼尼松治疗

（1）泼尼松短程疗法：全疗程8～10周，国内很少采用。

（2）泼尼松中、长程疗法：泼尼松2mg/（kg·d），分3～4次口服，若4周内尿蛋白转阴，自转阴日起，改隔日2mg/kg，晨顿服4周，之后每2～4周减量1次，至停药。若开始治疗后4周内尿蛋白未转阴，继续服至尿蛋白转阴后2周，一般不超过10周，再改隔日2mg/kg，顿服，4～6个月后均匀递减，直至停药。总疗程6个月为中疗程，9个月为长疗程。

（3）对复发和反复病例的治疗方案

1）复发病例：尿蛋白已转阴，停用激素4周以上，尿蛋白又++以上即为复发。泼尼松短程或中长程疗法初次复发或多次非频繁发作，可重新试用中长程疗法；经正规中长程疗法治疗后，发生频繁复发和治疗中频繁反复者，可考虑使用免疫抑制剂。

2）反复病例：反复指在治疗过程中尿蛋白转阴后又出现蛋白尿。在中、长程治疗过程中反复的病例，要查找原因，在除外感染后，可适当增加泼尼松剂量或暂时改为多次口服，待尿蛋白转阴后酌情减量，也可将疗程延长。如尿蛋白持续在2～3周内未好转或尿蛋白量增加，甚至出现血生化改变，即应重新开始另一中、长程治疗。在治疗中频繁反复或呈现激素耐药情况，可考虑加用免疫抑制剂联合治疗。中、长程治疗过程中，隔日顿服逐渐减量时呈现激素依赖者，也可找出维持缓解的最小隔日量长期服用。

（4）泼尼松的不良反应及观察：每周测体重1次；每周测血压2次；口服维生素 $D_2$ 3万～10万单位/周，口服，防止肾性骨病发生；用药前及以后每0.5个月查血清钙、血磷、碱性磷酸酶。用药前及改隔日口服时，测骨质密度或摄右手、右前臂、右半侧骨盆正位像。

3. 免疫抑制剂治疗　适用于对泼尼松初治有效，复发后再治无效或初治即无效病例；对频繁反复或复发者及对激素依赖者等难治性肾病应用免疫抑制剂。

（1）雷公藤多苷片：剂量1～1.5mg/（kg·d），分3次口服，疗程2～4个月，每周查白细胞1次。

（2）环磷酰胺（CTX）：剂量2mg/（kg·d），分3次口服，疗程2～3个月，累积量不超过300mg/kg。不良反应有恶心、呕吐，血白细胞下降，脱发，出血性膀胱炎，性腺损伤。

（3）苯丁酸氮芥（瘤可宁）：剂量0.2mg/（kg·d），分3次口服，剂量不超过0.3mg/（kg·d），疗程不超过12周。

（4）左旋咪唑：剂量2.5mg/（kg·d），隔日1次口服连用1～1.5年。

# 第十四章

# 神经系统疾病

## 第一节　脑积水

### 一、定义

脑积水是指过多的脑脊液在脑室和蛛网膜下隙内积聚。其原因是脑脊液的产生和吸收之间失去平衡所致的脑室系统或蛛网膜下隙扩大而积聚大量脑脊液。通常是由于脑脊液循环通道上的阻塞，使脑脊液不能达到其吸收部位或吸收部位发生障碍，极为罕见的是由于脉络丛乳头状瘤等所引起的脑脊液分泌过多所致。如果大量脑脊液积聚在大脑半球表面蛛网膜下隙，则称为硬膜下积液。脑室系统内过多的液体积聚称为脑室内脑积水。儿童脑积水多见于新生儿及婴儿，常伴有脑室系统扩大，颅内压增高及头围增大。

### 二、分类

1. 按颅内压高低分类　按照颅内压高低可分为高压力性脑积水及正常压力性脑积水。前者又称进行性脑积水，是指伴有颅内压增高的脑积水；后者又称低压力性脑积水或脑积水性痴呆，虽有脑脊液在脑室内积聚过多或脑室扩大，但颅内压正常。

2. 按脑积水发生机制分类　按照脑积水发生机制分为梗阻性脑积水及交通性脑积水两类。前者又称非交通性脑积水，是由于脑脊液循环通路发生障碍，即脑室系统及蛛网膜下隙不通畅引起的脑积水；后者又称特发性脑积水，脑室系统与蛛网膜下隙通畅，而是由于脑脊液的产生与吸收平衡障碍所致。

3. 按脑积水发生的速度分类　按照脑积水发生的速度分为急性和慢性脑积水两类。急性脑积水是由突发的脑脊液吸收和回流障碍引起，急性脑积水常见于脑出血、脑室内出血、感染或颅内占位性病变所致中脑导水管及第三、第四脑室的迅速梗阻。慢性脑积水是最常见的脑积水形式，当引起脑积水的因素为缓慢发生且逐渐加重时，均可发生慢性脑积水。在梗阻引起脑积水数周后，急性脑积水可转变为慢性脑积水。

### 三、发病率

据 WHO 在 24 个国家的统计结果，新生儿脑积水的发病率为 0.87/1 000，在有脊髓脊膜膨出史的儿童中，脑积水的发生率为 30% 左右。

### 四、病因

脑积水可以由下列三个因素引起：脑脊液过度产生；脑脊液的循环通路梗阻以及脑脊液的吸收障碍。先天性脑积水的发病原因目前多认为是脑脊液循环通路的梗阻。造成梗阻的原因可分为先天性发育异常与非发育性病因两大类。在先天性脑积水中，先天性发育异常约占 2/5，而非发育性病因则占 3/5。

（1）先天性发育异常

1）大脑导水管狭窄、胶质增生及中隔形成：以上病变均可导致大脑导水管的梗死，这是先天性脑积水最常见的原因，通常为散发性，性连锁遗传性导水管狭窄在所有先天性脑积水中仅占2%。

2）Arnold Chiari 畸形：因小脑扁桃体、延髓及第四脑室疝入椎管内，使脑脊液循环受阻引起脑积水，常并发脊椎裂和脊膜膨出。

3）Dandy Walker 畸形：由于第四脑室中孔及侧孔先天性闭塞而引起脑积水。

4）扁平颅底：通常并发 Arnold - Chiari 畸形，阻塞第四脑室出口及环池，引起脑积水。

5）其他：无脑回畸形、脑穿通畸形、软骨发育不良、Dandy - Walker 综合征及第五、第六脑室囊肿等均可引起脑积水。

（2）非发育性病因

1）新生儿缺氧和产伤所致的颅内出血、脑膜炎继发粘连是非发育性先天性脑积水的常见原因。

2）新生儿颅内肿瘤和囊肿，尤其是颅后窝肿瘤常导致脑积水。

3）各类颅脑损伤导致的颅内出血都有可能使脑脊液的循环通路阻塞，从而出现继发性脑积水。

（3）脉络丛乳头状瘤可使脑脊液分泌异常增多，也可产生脑积水。

（4）由于脑脊液吸收障碍而形成的脑积水在儿童较为罕见。

## 五、病理

主要表现为脑室系统由于脑脊液的积聚而扩张，室管膜细胞的侧突肿胀、伸长，随着脑室壁的进一步受牵拉，室管膜逐渐消失，脑室周围呈星形细胞化或胶质瘢痕形成。脑室进一步扩大，可使脑脊液进入室周组织而引起白质水肿。这时即使行脑脊液分流术，使脑室恢复到正常大小，脑组织在组的织学上的改变已不能恢复。

在大体解剖上，当脑脊液容量增加时，脑组织的弹性减少。若脑积水进一步发展，大脑皮层受压变薄，继发脑萎缩。第三脑室的扩张可使下丘脑受压而萎缩，中脑受压则使眼球垂直运动发生障碍，出现临床所见的“日落”征。第四脑室受阻的病例，可出现脊髓中央管扩大，脑脊液可经终池流入脊髓蛛网膜下隙。

## 六、症状

1. 婴儿期表现

（1）头颅形态的改变：表现为在婴儿出生后数周或数月内头颅进行性增大，前囟也随之扩大和膨隆。头颅的外形与脑脊液循环的阻塞部位紧密相关。中脑导水管阻塞时，头颅的穹隆扩张而后颅窝窄小，蛛网膜下隙阻塞时整个头颅对称性扩大，第四脑室的出口阻塞，常引起后颅窝的选择性扩大。头颅与躯干的生长比例失调，由于头颅过大过重而垂落在胸前。颅骨菲薄头皮有光泽，浅静脉怒张。头颅与脸面不相称，头大面小，前额突出，下颌尖细。

（2）神经功能缺失：随着脑积水的进一步发展，可使第三脑室后部的松果体上隐窝显著扩张，压迫中脑顶盖部或由于脑干的轴性移位，产生类似帕里诺眼肌麻痹综合征，即上凝视麻痹，使婴儿的眼球上视不能，出现所谓的“日落”征。第六对脑神经的麻痹常使婴儿的眼球不能外展。由于脑室系统的进行性扩大，使多数病例出现明显的脑萎缩，在早期尚能保持完善的神经功能，到了晚期则可出现锥体束征、运挛性瘫痪、去脑强直等。智力发育也明显比同龄的正常婴儿差。

（3）颅内压增高：随着脑积水的进行性发展，颅内压增高的症状逐渐出现，尽管婴儿期的颅缝具有缓冲颅内压力的作用，但仍然是有限度的。婴儿期颅内压力增高的主要表现是呕吐，由于婴儿尚不会说话，常以抓头、摇头、哭叫等表示头部的不适和疼痛，病情加重时可出现嗜睡或昏睡。

2. 儿童期表现　儿童期由于骨缝的闭合，脑积水的临床表现与婴儿期迥然不同，根据脑积水发生的速度，可分为急性脑积水、慢性脑积水、正常颅内压脑积水和静止性脑积水四种。

（1）急性脑积水：脑脊液循环通路的任一部位一旦发生梗阻，最快者可在数小时内出现颅内压增高的症状，主要表现为双侧额部疼痛、恶心、呕吐等。有的可出现短暂或持久性视力障碍。由于患儿颅缝已经闭合，且处于急性发作期，颅内的代偿能力差，较易出现意识障碍，若不及时抢救可发生脑疝而死亡。

（2）慢性脑积水：脑积水发生的速度较缓慢颅内尚有一定的代偿能力，例如通过需缝分离、脑组织的退缩和脑室系统的扩大，使颅内能容纳更多未被吸收的脑脊液，因此，临床表现以慢性颅内压增高为其主要特征，可出现双侧颜部或全颅疼痛、恶心、呕吐、视神经盘水肿或视神经萎缩，智力发育障碍等。随着脑室的进行性扩张，使脑室周围的皮层脊髓束的传导纤维牵拉受损，出现步态和运动功能障碍。若第三脑室过度膨胀扩张，可使垂体、下丘脑及松果体受压，因而出现内分泌异常，包括幼稚型、脑性肥胖症和性早熟等。

（3）正常颅内压脑积水：属于慢性脑积水的一种状态。其特点是脑脊液压力已恢复至正常的范围，但脑室和脑实质之间继续存在着轻度的压力梯度（压力差），这种压力梯度可使脑室继续扩大并导致神经元及神经纤维的损害。临床的主要表现为：①头围在正常值的局限或略超过正常值；②精神运动发育迟缓；③智力下降、学习能力差；④轻度痉挛性瘫痪。

（4）静止性脑积水：是脑积水发展到一定程度之后自动静息的一种状态。主要特点是脑脊液的分泌与吸收趋于平衡已恢复正常，脑室和脑实质之间的压力梯度已消失，脑室的容积保持稳定或缩小，未再出现新的神经功能损害，精神运动发育随年龄增长而不断改善。

## 七、体征

小儿脑积水的临床特点是头围增大，正常新生儿头周围径 33 ～ 35cm，6 个月为 44cm，1 岁为 46cm，2 岁为 48cm，6 岁为 50cm。当头围明显超出其正常范围或头围生长速度过快时应高度怀疑脑积水的可能。头围测量的方法是取前额平眉与枕外粗隆之间的周边长度。若出生后一年中的任何一个月内，头围增长的速度超过 2cm 者，应高度怀疑脑积水。头部叩诊常可听到破壶音（Macewea 征），头颅透光试验可见广泛的透光区。若头围迅速增大，头与脸面不相称，前囟隆起，并出现“日落”征者，诊断即可成立。对于较大的儿童，若出现视神经盘水肿，同时伴有头痛和呕吐等颅内压增高的症状时，也应高度怀疑脑积水，但必须与颅内肿瘤引起的颅内压增高鉴别，后者常可出现定位体征。

较大患儿可表现为精神不振、易激惹、抽风、眼球震颤、共济失调、四肢肌张力高或四肢轻瘫等。重度脑积水中，视力多减退，甚至失明，眼底可见视神经继发性萎缩。晚期可见生长停顿、智力下降、锥体束征、痉挛性瘫痪、去脑强直、痴呆等。

部分患儿由于极度脑积水大脑皮层萎缩到相当严重的程度，但其精神状态较好，呼吸、脉搏、吞咽活动等延髓功能无障碍，视力听力及运动也良好。

少数患儿在脑积水发展到一定时期可自行停止，头颅不再继续增大，颅内压也不继续增高，称为“静止性脑积水”。但自然停止的机会较少，大多数是症状逐渐加重，只不过是有急缓之差。最终往往由于营养不良全身衰竭并发呼吸道感染等并发症而死亡。

先天性脑积水可并发身体其他部位的畸形，如脊柱裂、脊膜膨出及颅底凹陷症等。

## 八、辅助检查

脑积水的辅助检查有许多种，包括：头颅 X 线片、前囟穿刺、侧脑室 - 腰穿双重穿刺试验、脑脊液酚红试验、脑室或气脑造影、颈动脉造影、放射性核素扫描等。但是，由于上述检查的局限性和有创性，自从 CT 问世以来，已逐步为临床医师所放弃。特别是对于儿童，更加不主张进行有创检查。所以，在临床上脑积水的辅助检查首选头颅 CT，有条件的行头颅 MRI 检查更好。

1. 颅脑 CT　颅脑 CT 能准确地观察有无脑积水、脑积水的程度、梗阻部位、脑室周围水肿等，且可反复进行动态观察脑积水的进展情况。为判断疗效及预后提供必要的客观指标。颅脑 CT 判断有无脑积水以及脑积水的程度目前尚无统一的可靠指标。1979 年 Vassilouthis 提出采用脑室 - 颅比率为侧脑室前角后部（尾状核头部之间）的宽度与同一水平颅骨内板之间的距离之比，若脑室 - 颅比率小于 0. 15

为正常，若脑室－颅比率在0.15～0.23为轻度脑积水，若脑室－颅比率大于0.23为重度脑积水。

颅脑CT能够明确许多后天性梗阻病因：

（1）脑室内梗阻性脑积水：一侧室间孔阻塞（室间孔闭锁）而引起单侧脑积水或不对称性脑积水时，则导致该侧脑室扩张。当双侧室间孔或三脑室孔阻塞而引起对称性脑积水时，则双侧脑室扩张。

（2）若导水管阻塞（导水管狭窄）可引起侧脑室和第三脑室扩张，而第四脑室的大小和位置一般正常。

（3）第四脑室出口处梗阻（侧孔和正中孔闭锁）则引起全脑室系统特别是第四脑室扩张，如第四脑室囊性变以及Dandy－Walker囊肿。

2. 颅脑MRI检查　磁共振检查是目前最理想的诊断方法。除具备CT检查的一切优点和功能外，还可看颅内一切结构的清晰图像，使一些脑积水的病因和病理状态一目了然。

脑积水的MRI表现为脑室系统扩大，其标准与CT相同。在MRI上可根据以下表现来判断有无脑积水：①脑室扩大程度与蛛网膜下隙的大小不成比例；②脑室额或颞角膨出或呈圆形；③第三脑室呈气球状，压迫丘脑并使下丘脑下移；④胼胝体升高与上延；⑤脑脊液透入室管膜的重吸收征等。

## 九、诊断

诊断典型的先天性脑积水，根据病史、临床表现、头颅增大快速等特点结合头颅CT或MRI等影像学表现，一般诊断不难。但对于早期不典型脑积水，需要与下列病症相鉴别：

（1）慢性硬膜下积液或血肿：常有产伤史，病变可为单侧或双侧，常有视盘水肿，落日征阴性。前囟穿刺硬膜下腔吸出血性或淡黄色液体即可明确诊断。

（2）新生儿颅内肿瘤：新生儿颅内肿瘤常有头围增大或继发性脑积水，头颅CT扫描及MRI可确诊。

（3）佝偻病：头围可增大呈方形颅，前囟扩大，张力不高。

（4）先天性巨颅症：无脑积水征，落日征阴性，脑室系统不扩大，无颅内压增高，CT扫描可确诊。

## 十、治疗

脑积水的治疗主要是手术治疗。除了少数病例系因肿瘤阻塞脑脊液通路需行肿瘤切除外，国内外历来的手术方法都是针对脑脊液的循环而设计的。

先天性脑积水的手术适应证目前尚无统一标准。但多数学者都认为应早期采取手术治疗。患儿大脑皮质厚度不应小于1cm，并发其他脑与脊髓严重先天畸形者应谨慎手术。术前应明确脑积水的类型、梗阻部位等。脑积水的外科治疗迄今已超过一个世纪，手术方法各种各样，大致可分为以下三种类型：

（1）病因手术治疗：针对引起脑积水的病因手术，例如大脑导水管狭窄或形成扩张术。Dandy－Walker畸形行第四脑室正中孔切开术，扁平颅底和Arnold－Chiari畸形行后颅窝和上颈髓减压术，脉络丛乳头状瘤切除术等。

（2）脉络丛电灼术：1922年Dandy提出应用脑室内镜行脉络丛电灼术，以后Puteman、Stkey、Scarff和北京儿童医院的张金哲等都应用过此术式，并有相应的改良。但因总的效果不稳定，到20世纪50年代后即不再应用。

（3）脑脊液分流术：即将脑脊液通路改变或利用各种分流装置将脑脊液分流到颅内或颅外其他部位去。脑脊液分流术又分为颅内分流术和颅外分流术两类。颅内分流主要用于脑室系统内阻塞引起的脑积水，颅外分流术适用于阻塞性或交通性脑积水。

## 十一、脑脊液分流手术

脑脊液分流手术是治疗各种类型脑积水的有效方法。一百余年来，各国学者尝试了许多种分流方法，如侧脑室－枕大池分流术、第三脑室造瘘术、大脑导水管成形术或扩张术、侧脑室－环池造瘘术、侧脑室－胼胝体周围脑池分流术、侧脑室－腹腔分流术、侧脑室－蛛网膜下隙分流术、侧脑室－输卵管分流术或腰蛛网膜下隙－输卵管分流术、腰蛛网膜－大网膜囊分流术、侧脑室/腰蛛网膜下隙－右心房/上腔静脉分流术、侧脑室－淋巴管分流术、侧脑室－胸膜腔分流术、侧脑室－静脉窦分流术等。但是，由于许多种分流方式在理论上可行，而应用到临床则面临着手术打击大、成功率低、并发症多、手术死亡率高等问题，难为广大临床医生所接受。

目前，实际效果最佳，死亡率及并发症都最低的为“侧脑室－腹腔分流术”。随着分流装置及手术的改进，国内、外临床医师已普遍采用侧脑室－腹腔分流手术治疗各种类型的脑积水。

## 十二、侧脑室－腹腔分流术

1905 年 Kamek 首先施行侧脑室－腹腔分流术，但未成功。1908 年 Cushing 对 12 例脑积水患者进行腰蛛网膜下隙－腹腔分流术，其中 2 例发生肠套叠而死亡。1910 年 Hartwell 首先报道 1 例侧脑室－腹腔分流术治疗脑积水获得成功。1914 年 Heile 首先报道采用静脉和橡胶管作为分流材料，但未获成功。1929 年 Davidoff 在实验中采用自体移植皮管作腰蛛网膜下腔－腹腔分流术，但未应用于临床。

半个多世纪前由于缺乏单向引流的分流装置，手术效果均不佳，直到 50 年后高分子医用材料研制成功，才使脑室－腹腔分流术取得成功。1963 年 Scarff 总结 230 例此类手术，55% 脑积水得以控制，但 58% 的患者分流管阻塞，死亡率为 13%。近年来侧脑室－腹腔分流术 1 年以上良好效果者达 70% 以上。手术死亡率已降至 0 ～ 4.7%。

随着分流管及手术技术的改进，如抗虹吸阀门的设计能防止颅内压过度下降；腹腔导管置于肝脏上以防止导管被大网膜和小肠阻塞；微孔过滤器的应用以防止肿瘤通过脑脊液播散等，使手术死亡率大大降低，近年来已降低近于零。

侧脑室－腹腔分流术是将带有活瓣分流装置的脑室管插入侧脑室枕角或额角，腹腔管的插入借助于隧道套管探针，经头皮切口皮下由头、颈、胸，最后到达腹部的皮下隧道，将导管末端置于腹腔的肝脏表面或直肠膀胱凹内。

侧脑室－腹腔分流术的并发症发生率为 24% ～ 52%，其中各种并发症如下：

（1）分流管阻塞：发生率为 14% ～ 58%，是分流失败的最常见的原因，脑室端阻塞多为脑组织、血块及脉络丛引起。腹腔端阻塞主要因大网膜包绕、管端周围炎症及异物等在这种情况下，多需要再次手术更换分流管。

（2）感染：发生率 12%，包括腹膜炎、分流管皮下通道感染、脑脊液漏继发感染等。1975 年 Leibrock 曾报道 1 例在分流术后，发生表现极似阑尾炎的腹膜炎。文献报道的大多数致病菌为表皮葡萄球菌和金黄色葡萄球菌。目前，对于分流感染尚未令人满意的处理方法，大多数神经外科医师承认必须除去已经感染的分流装置。常见公认的治疗方法包括除去感染的分流装置，并立即重新插入新的分流装置或除去感染的分流装置，施行脑室引流，感染控制后随即插入新的分流装置。

（3）分流装置移位：最常见的是腹腔导管自腹部切口外脱出其次有分流装置进入胸部、头皮下、硬膜内或脑室内。

（4）腹部并发症：侧脑室－腹腔分流术的腹部并发症较多。文献报道导管脐孔穿出、腹腔积液、脐孔漏、导管进入阴囊内、胸膜积液、腹痛、大网膜囊肿扭转、腹腔假性囊肿、假性肿瘤、阴道穿孔、小肠穿孔、结肠穿孔、肠扭转、肌内囊肿、导管散落、肠套叠等。

（5）颅内血肿：Aodi（1990）报告 120 例脑室－腹腔分流术中，发生大块颅内血肿及脑室内出血 3 例（2.5%），慢性硬膜下血肿（1.7%），硬膜下血肿在带阀门分流管的病例中，发生率为5%，无阀门者更高。

（6）裂隙脑室综合征：发生率为 1.6%，多发生在没有抗虹吸装置的分流病例中因直立时脑室内压低于大气压，导致分流过度，造成引流管周围脑室塌陷，其结果造成分流系统不可逆的梗阻，使颅内压急剧升高。裂隙状脑室没有满意的处理办法，调换中等压的分流瓣膜为高压分流瓣膜，或颜下减压可有帮助。

(7) 颅脑不称（比例失调）：分流术后脑室缩小，致使膨隆的颅盖和脑的凸面之间形成无效腔，该腔常常由脑脊液填充。由颅脑不对称面构成的无效腔，随着颅缝和囟门以及脑的逐渐增长，此腔逐渐缩小。

(8) 孤立性第四脑室：当脑室系统邻近的导水管萎陷，而四脑室仍保持扩张，孤立性的扩张被认为是由导水管和四脑室出口的炎性梗阻所致。脑脊液引流只来自幕上的分隔间隙，形成双分隔间隙的脑积水，可出现小脑上蚓部突然向上涌入小脑幕切迹的危险。在这种情况下，或者另外插入一个分流管进入四脑室（双分流），或者四脑室开口，用强制性的措施对孤立性四脑室减压。

(9) 分流后颅缝早闭：在分流术后几个月之后，头围减少，直到脑生长充满由颅脑不称引起的无效腔。如在脑生长到最大之前行分流术，可发生颅缝早闭，特别是矢状缝的骨性联合和增厚。

### 十三、预后

脑积水的预后和手术治疗的效果取决于有否并发其他异常。单纯性脑积水（不存在其他畸形的脑积水）比伴有其他畸形的脑积水（复杂性脑积水）的预后要好。通常伴有脑积水的畸形包括：脑穿通畸形，胼胝体发育不全，脑叶发育不全，积水性无脑畸形，小脑幕发育不全，Chiari 畸形，Dandy - Walker 畸形，前脑无裂畸形，蛛网膜囊肿，Galen 静脉的动脉瘤等。患单纯性脑积水的婴儿，如果在生后 3 ～ 6 个月内进行分流手术，一般效果较好。近年来，随着分流装置的不断发展及手术技术的不断提高，越来越多的先天性脑积水患儿已经能够和健康儿童一样正常地学习、生活。

## 第二节　颅内出血

颅内出血（ICH）又称为出血性脑血管病或出血性卒中，系因脑血管破裂使血液外溢至颅腔所致。根据出血部位的不同，ICH 可分为脑出血、蛛网膜下隙出血和硬膜下出血等。国外文献报道 15 岁以下儿童脑出血和蛛网膜下隙出血的发病率为 2.5/10 万。无论何种原因所致的小儿 ICH，其临床表现有颇多相似之处，但预后则视不同病因而有很大差异，且诊断与治疗是否及时也是直接影响预后的关键因素。

### 一、病因

许多血液病、脑血管发育异常及颅内外其他病变均与小儿 ICH 的发生有关，其病因可以是单一的，亦可由多种病因联合所致。

1. 脑血管畸形　脑动静脉畸形是儿童时期 ICH 的常见原因之一，可分为先天性、感染性与外伤性。先天性脑血管畸形包括血管瘤和动静脉瘘，前者系因血管壁中层发育缺陷所致，见于末梢小动脉分叉处，直径达 6 ～ 15mm 的动脉瘤易发生破裂出血；后者系因动、静脉系统间毛细血管发育缺陷使动、静脉间直接吻合而成短路，以致病区动脉扩大而成动脉瘤样畸形，并压迫其周围脑组织，易破裂出血，以 Galen 静脉畸形多见。感染性脑动静脉畸形如颅内细菌性或真菌性动脉瘤，系感染性心内膜炎的感染栓子所致；人类免疫缺陷病毒感染也可导致小儿颅内动脉瘤的发生。外伤性脑动静脉畸形较少见，仅发生于海绵窦，因颈内动脉位于此处，故外伤可致颈动脉 - 海绵窦瘘。

其他类型的脑血管畸形有毛细血管扩张、海绵状血管瘤、软脑膜静脉及毛细血管的畸形、脑底异常血管网（Moyamoya 病）等。

2. 血液病　血液病是小儿脑血管病的重要病因，在尸检的血液病例中有 50% 发现自发性脑出血。血友病患儿中 2.2% ～ 7.4% 发生 ICH。小儿特发性血小板减少性紫癜病例中发生 ICH 者占 10%。其他如白血病、再生障碍性贫血、溶血性贫血、弥散性血管内凝血、凝血障碍等血液病，以及抗凝疗法的并发症，均可发生 ICH。

3. 颅内其他原因　包括颅脑外伤，颅内肿瘤，脑动脉炎，中毒性脑病等。

4. 颅外其他原因　包括维生素 K 缺乏症，维生素 C 缺乏症，肝病，高血压，感染或结缔组织病等其他各种原因所致的 ICH。

5. 新生儿颅内出血原因　新生儿颅内出血（NICH）有其特殊的病因，主要发病因素为两大方面，即产伤及缺氧引起，前者正逐渐减少，后者有增加趋势。NICH 的发病率依不同的检测及统计方法不同而不同，其中在孕周 <34 周、出生体重 <1 500g 的未成熟儿高达40%～50%。

6. 其他　尚有部分小儿 ICH 的原因不明。找不到病因的脑出血称为小儿特发性脑出血。有文献报道尸检发现小儿特发性脑出血系由微小动脉瘤样血管畸形破裂所致，因此并非真正的原因不明。只是因这种动脉瘤太小，用 CT 扫描和脑血管造影等神经影像学检查不能发现而已。

## 二、临床表现

1. 脑出血　系指脑实质内血管破裂所致的出血。常见于大脑半球，幕下脑出血（小脑或脑干）较少见。发病前可有外伤以及过度兴奋等诱因。起病较急，常见表现有突发头痛，呕吐，偏瘫，失语，惊厥发作，视物模糊或偏盲，感觉障碍，血压、心率及呼吸改变，意识障碍等。重症患儿一般均有明显的生命体征的改变，并易伴发消化道出血、心肺功能异常以及水电解质紊乱，特别严重者可伴发脑疝死亡。血肿破入蛛网膜下隙者常有明显的脑膜刺激征。脑室出血常表现为深昏迷，四肢软瘫，早期高热，双瞳孔缩小，去脑强直样发作。

2. 原发性蛛网膜下隙出血　原发性蛛网膜下隙出血是指非外伤性原因所致的颅底或脑表面血管破裂，大量血液直接流入蛛网膜下隙；而继发性者是由于脑出血后，血流穿破脑组织而蔓延至脑室及蛛网膜下隙所致。小儿蛛网膜下隙出血比成人少见。因动脉瘤以及动静脉畸形等血管异常所致者以 6 岁以上年长儿较多见，且有随年龄增长而逐渐增多的趋势。

常起病急剧，主要表现为血液刺激或容量增加所致的脑膜刺激征和颅内高压症，如颈项强直、剧烈头痛以及喷射性呕吐等。半数以上病例出现意识障碍、面色苍白和惊厥发作。病初 2 ～ 3 日内常有发热。大脑凸面血管破裂所致的蛛网膜下隙出血，若病变部位靠近额叶及颞叶时，常可出现明显的精神症状，可表现为胡言乱语、自言自语、模仿语言和摸空动作等。可伴发血肿或脑梗死而出现局灶性神经体征，如肢体瘫痪及颅神经异常等。眼底检查可见玻璃体下出血。

3. 硬膜下出血　婴幼儿多见。通常分为小脑幕上和小脑幕下两种类型，前者最常见，多因大脑表面的细小桥静脉撕裂出血所致；后者多由于小脑幕撕裂所致。硬膜下出血所形成的血肿大多发生于大脑顶部，多数为双侧，但出血程度可不对称。临床表现差异很大。位于大脑半球凸面的硬膜下出血，若出血量很小，可无明显症状；若出血量较大，则可出现颅内压增高、意识障碍、惊厥发作或偏瘫、斜视等局灶体征，甚至继发脑疝导致死亡。幕下硬膜下血肿通常出血较多，往往迅速出现昏迷、眼球活动障碍、瞳孔不等大且对光反射消失、呼吸不整等脑干受压症状，病情进展极为迅速，多在数小时内呼吸停止而死亡。

4. NICH　主要包括脑室周围至脑室内出血、小脑出血、原发性蛛网膜下隙出血和硬膜下出血四种类型。脑室周围至脑室内出血主要发生于胎龄较小的未成熟儿，源于室管膜下的生发层毛细血管破裂所致，多于生后 24 ～ 48 小时内发病，多数起病急骤，进行性恶化，生后不久即出现深昏迷、去脑强直与惊厥，多于数小时内死亡；但少数开始时症状亦可不典型，可有意识障碍、局限性“微小型”惊厥、眼球运动障碍以及肢体功能障碍等，症状起伏，时轻时重，多能存活，但易并发脑积水。小脑出血可因压迫脑干而出现四肢瘫痪、呼吸浅表以及反复窒息发作等，均于病后 36 小时内死亡。新生儿蛛网膜下隙出血临床表现与出血量有关，轻微出血时可无任何症状与体征，仅有血性脑脊液，常见于早产儿；出血较多时，常于生后 2 ～ 3 天出现嗜睡和惊厥，可致出血后脑积水，多见于足月儿；大量出血较罕见，病情严重，生后不久即死亡。新生儿硬膜下出血临床表现与前面所谈到的硬膜下出血相类似。

## 三、诊断

任何小儿出现上述临床表现时均应考虑到 ICH 的可能性。如有出血性疾病史或有外伤等诱因，而无明显颅内感染表现，更应注意本病。应及时选择以下辅助检查确诊。

1. 一般检查　ICH时可有贫血，血沉加快，周围血白细胞数增加，如为白血病所致时可见幼稚细胞。任何原因所致的脑出血，均可出现一过性蛋白尿、糖尿及高血糖等变化。

2. 颅脑CT　是确诊ICH的首选检查，可精确判断出血部位及范围，并可估计出血量及查见出血后的脑积水。唯脑干的少量出血可出现假阴性。

3. 颅脑B超　适用于前囟未闭的婴幼儿。对ICH的诊断率较高，且可在床边进行，具有方便、安全、经济等优点，并可进行动态观察，以随时了解血肿及脑室大小的变化。

4. 磁共振血管成像或脑血管造影　是明确出血原因和病变部位最可靠的方法。尤其是脑血管造影即可确定诊断，还可进行介入治疗。但需搬动患者，检查时间也较长，一般于病情稳定后进行，或适用于病情危重、需急诊手术者的术前检查。

5. 脑电图　脑出血时行脑电图检查可发现出血侧有局限性慢波灶，但无特异性。

6. 脑脊液检查　适用于蛛网膜下隙出血的诊断，如发现均匀血性脑脊液，除外穿刺损伤即可明确诊断。鉴别方法可将穿出的脑脊液连续分装三个试管静置数分钟，如观察到脑脊液颜色均匀一致而无凝块，其上清液变黄，隐血试验阳性，提示腰穿前即有出血，非腰穿时损伤所致。在新生儿尚可借助脑脊液内有无含铁血黄素巨噬细胞而予以区别，若有则为新生儿蛛网膜下隙出血。血性脑脊液可持续1周左右，离心后上清液的黄染逐渐加重。另有脑脊液压力增高，蛋白多增多，糖正常或稍低。但如有严重颅内高压表现，或临床怀疑其他部位的ICH，则应暂缓腰穿检查，以免诱发脑疝。

7. 硬膜下穿刺检查　适用于幕上硬膜下出血的诊断，对新生儿和前囟门尚未闭合的婴幼儿在前囟的侧角进行硬膜下穿刺即可确诊。在正常情况下，针头进入硬膜下腔，无液体流出或只能流出几滴澄清的液体。若有硬膜下血肿则可流出含有大量蛋白质的、红色或黄色的水样液体。为明确硬膜下血肿是否为双侧性，对前囟门的两侧均应穿刺。对新生儿穿刺后流出0.5mL以上的液体即有诊断意义。

8. 病因学检查　应结合病史与临床表现进行相应检查，如血象、凝血功能以及骨髓穿刺等，以鉴别出血原因。

## 四、治疗

ICH治疗原则是迅速控制出血，适时进行外科手术治疗，预防并发症与后遗症。治疗选择通常分为三类：使病情稳定的综合治疗，尽力治疗出血本身，以及降低再出血风险的方法。

1. 稳定治疗　稳定治疗措施包括优化呼吸管理、控制体循环高血压、防治癫痫发作和针对颅内压增高的医学管理等。脑水肿的处理可用肾上腺皮质激素，如颅内压增高较明显可静脉推注脱水剂或利尿剂。ICH急性期应绝对卧床，保持安静，不宜搬动，避免引起血压增高和颅内压增高的因素。如因特殊情况如急诊检查和手术治疗等，需要搬动患者，应保持头部固定。还应保持水电解质平衡及足够的热量供给。

另外，针对蛛网膜下隙出血患儿来说，控制血管痉挛后可能收到一定的疗效。因为蛛网膜下隙的血液和血凝块可引起脑动脉的炎症反应和脑水肿，可释放促血管痉挛物质而引起血管痉挛。

2. 手术治疗　早期手术清除血肿，适用于出血量大，有严重脑实质损害症状或出现脑疝危险症候的病例。而对于一般出血病例，需要待患者病情稳定后再实施手术治疗，包括清除血肿和对局部畸形血管的处理等，通常以发病后2周左右为宜。目前尚无明显证据显示幕上实质内血肿外科手术摘除术对任何年龄都有效。Mendelow及其同事研究显示，在1 033名非外伤性幕上出血的成人随机试验中，在血肿发生24小时内进行血肿取出术对患者无明显受益。另外一项小样本研究，给予了较早（小于4小时）血肿取出术的11名病例中，有4例因为再出血给予了暂停早期血肿清除手术。也有无对照研究证据显示，在选择人群中血肿清除可能缓解脑疝发生。这种外科手术对于小脑出血以及大脑半球较大范围出血病灶患者可能获益更多。

反复腰穿放脑脊液适用于脑室及蛛网膜下隙出血患者，可减少脑积水的发生，并可迅速缓解蛛网膜下隙出血所引起的颅内高压，减轻脑膜刺激症状。但如果患儿头痛剧烈、呕吐频繁或极度烦躁，甚至已出现脑疝的早期征象，则应禁忌腰穿，以免诱发脑疝。

硬膜下穿刺适用于硬膜下出血的治疗，前囟未闭时尤为适用。一般可每日或隔日穿刺 1 次，穿刺成功后应让液体自动流出，不应抽吸，每次引流量不宜过大，一般不超过 15mL，否则可能诱发再出血。可穿刺 10 ～ 15 次，液体量不多者逐渐延长间隔并停止穿刺。

3. 病因治疗　纠正出血的危险因素能够减少额外出血。脑血管畸形的手术处理可以防止再次破裂出血。动脉瘤和动静脉畸形采用外科或血管内闭塞治疗对于许多患者来说是非常有效的，但是放射外科学针对儿童 AVMs 病灶太小或很难用外科手术方法解决的病例，应用越来越多。数个较大的回顾性研究报道，放射外科学是非常安全而且对于治疗儿童 AVMs 是明显有效的。

对凝血缺陷和血液系统疾病的治疗可减少继发性出血的危险。血小板计数在 $200 \times 10^9$/L以上时脑出血很少发生。即使血小板数很低，在没有创伤的情况下，自发性颅内出血极少见。获得性同种免疫血小板减少症患者的脑出血通常伴有全身性病毒感染，可能是由于感染刺激机体产生大量的抗血小板抗体，导致血小板减少。对于血小板减少症患者应及时输注血小板或新鲜血，避免服用阿司匹林或其他抗血小板药物，或是避免可能导致头部外伤的刺激。同样，Ⅶ因子缺乏患儿通过补充Ⅶ因子可减少或预防外伤性颅内出血。对于血友病患者应输注Ⅷ因子，晚发性维生素 K 缺乏应输注维生素 K 和凝血因子复合物或新鲜血等。

4. 康复治疗　ICH 患儿在病情好转后即应进行医学康复训练，包括物理治疗、作业治疗和语言治疗等。还应辅以针灸、推拿、理疗以及高压氧等，以减轻神经损害后遗症。同时可给予心理支持和行为治疗。在康复治疗过程中，患儿和家长都应参加。

### 五、预后

ICH 的预后与其发病年龄、病因、出血部位及出血量大小等有关。脑动静脉畸形易反复出血，复发者病死率较高；如血液流入脑室系统与蛛网膜下隙后，易致脑脊液循环通路阻塞，吸收障碍，产生脑积水。脑动脉瘤破裂常产生脑实质内出血，80% 以上的病例于早期死亡，幸存者多留有神经系统后遗症。继发于全身性疾病的 ICH 预后与原发病、出血部位及其产生的病理反应有关。

NICH 预后与其出血类型有关。脑室周围 - 脑室内出血的近期预后与出血量大小有关，出血量越大，并发脑积水的发生率或病死率越高；远期随访，出血量大者多发生严重智能减退和运动功能障碍等。小脑出血预后差，出生后不久即死亡。新生儿蛛网膜下隙出血主要系静脉破裂所致，出血量较小，大多预后良好；少数也可因先天性颅内动脉瘤破裂所致，病情多危重，预后较差，病死率高达 40%。幕上硬膜下出血预后相对较好，而幕下硬膜下出血预后差。

## 第三节　脑脓肿

脑脓肿是中枢神经系统局灶性化脓感染相对常见的类型之一，特别是社会经济状况欠佳的人群，仍然是一个严重问题。脑脓肿在任何年龄均可发病，以青壮年最常见。脑脓肿中 1/4 发生于儿童，发病高峰为 4 ～ 7 岁。新生儿革兰阴性菌和 B 组溶血性链球菌脑膜炎伴发脑脓肿较多见，婴幼儿脑脓肿相对少见。在某些高危群体发病率明显增加，如先天性心脏病、免疫缺陷或邻近感染者。随着影像诊断技术的进步，临床对这类局灶感染的认识越来越深入。本病治疗虽很困难，但经过及时而恰当的治疗，仍可能获得较好的预后。而诊断或治疗不当会导致严重的不良后果，甚至死亡。

### 一、病因

大多数微生物（如细菌、真菌或寄生虫）均可引起中枢神经系统局灶性化脓性感染。引起脑脓肿的最常见的细菌是链球菌、葡萄球菌、肠道细菌和厌氧菌。多数脑脓肿为混合性感染。链球菌和革兰阴性细菌，例如枸橼酸杆菌、沙门菌、沙雷菌属、变形杆菌、肠菌属和脆弱类杆菌属等，是引起新生儿脑脓肿的常见细菌。新生儿 B 组溶血性链球菌和枸橼酸杆菌脑膜炎时伴发脑脓肿的可能性非常高，故对于治疗不顺利的病例一定要常规进行 CT、MRI 或 B 超检查，以除外脑脓肿。在慢性中耳炎或粒细胞缺乏症的患者，绿脓杆菌感染的发病率增加。

在先天性或获得性中性粒细胞缺陷、骨髓移植术后或 HIV 感染的患者，脑脓肿的发生率明显增加，大多数由真菌引起。常见的真菌是念珠菌和曲霉菌；隐球菌通常引起脑膜炎，但也可引起脑脓肿。芽生菌、组织脑浆菌和球孢子菌等也偶可引起脑脓肿。其他可引起脑脓肿的致病微生物包括溶组织阿米巴、棘阿米巴、血吸虫、并殖吸虫和弓形体。各种蠕虫蚴体，如粪性圆线虫、旋毛虫以及豚囊虫等也偶可移行至中枢神经系统引起脑脓肿。

不同部位和类型的脑脓肿病原体有所不同。额叶脑脓肿常见病原是微需氧葡萄球菌、厌氧菌和肠杆菌。头颅创伤引起的脑脓肿常见的病原是金黄色葡萄球菌和链球菌。中耳乳突炎并发的颞叶脑脓肿，以及隐源性脑内小脓肿（直径在 1 ～ 1.5cm 以下，常见于顶叶），常见病原包括厌氧菌、需氧链球菌和肠杆菌。先天性青紫型心脏病、心内膜炎、化脓性血栓性静脉炎、败血症以及骨髓炎等血行播散引起的脑脓肿大多沿大脑中动脉分布，致病菌包括微需氧链球菌、厌氧菌及金黄色葡萄球菌等。

## 二、发病机制

脑脓肿的形成按其机制，可分为血行播散、邻近感染灶蔓延和隐源性感染几类。

1. 血行弥散　是儿童脑脓肿的常见原因。心、肺及皮肤等部位的感染灶均可通过血循环波及脑部。青紫型先天性心脏病常伴血液浓缩，易发生血栓或脓栓，是小儿血源性脑脓肿的最常见诱因，尤以法洛四联症引起的多见。感染性心内膜炎患儿也易于发生血源性脑脓肿。慢性化脓性肺部疾病，如肺脓肿、脓胸和支气管扩张症也是重要的诱因。菌血症的严重程度和持续时间是是否发生脑脓肿的重要因素。脑脓肿可作为外周化脓性感染（如骨髓炎、牙齿、皮肤及消化道等）引起的菌血症或败血症的转移灶出现。隐源性脑脓肿找不到原发感染灶，实际上也多属于血源性。

2. 邻近组织感染灶的直接蔓延　邻近感染灶（常见如中耳、鼻窦、眼眶和头面皮肤）的蔓延是脑脓肿的第二个常见诱因。中耳、乳突炎和鼻窦感染是邻近蔓延的最常见感染部位，以耳源性脑脓肿尤为多见。大多数病例的邻近感染蔓延是通过早已存在的解剖通道蔓延，但也可通过血栓性静脉炎或骨髓炎扩散。细菌性脑膜炎患者在发生严重的组织损伤时也可能导致脑脓肿的形成。脑部手术或脑室内引流偶可并发脑脓肿。头颅穿通伤，因骨碎片或异物进入脑部可引起局部感染。

3. 隐源性感染　实质上是血源性脑脓肿的隐匿型，原发感染灶不明显，机体抵抗力弱时，脑实质内隐伏的细菌逐渐发展为脑脓肿。

成人脑脓肿以邻近组织感染灶的直接蔓延为主，尤以耳源性最多见，约占 2/3。继发于慢性化脓性中耳炎及乳突炎。脓肿多见于额叶前部或底部。血源性脑脓肿约占脑脓肿的1/4。多由于身体其他部位感染，细菌栓子经动脉血行播散到脑内而形成脑脓肿。脑脓肿多分布于大脑中动脉供应区、额叶及顶叶，有的为多发性小脓肿。外伤也是成人脑脓肿常见原因。多继发于开放性脑损伤。

脑脓肿的发生过程大致可分三期：①急性脑炎期：感染波及脑部引起局灶性化脓性脑炎，局部脑组织出现水肿、坏死或软化灶；②化脓期：炎性坏死和软化灶逐渐扩大、融合，形成较大的脓肿，脓腔外周形成不规则肉芽组织，伴大量中性粒细胞浸润，脓肿周围脑组织重度水肿；③包膜形成期：病变逐渐局限形成包膜，一般在病程 1 ～ 2 周即可初步形成，3 ～ 8 周形成较完整。在婴幼儿由于对感染的局限能力差，脓肿常较大而缺乏完整的包膜。脑脓肿如破入脑室则形成化脓性脑室炎，引起病情突然恶化，高热、昏迷，甚至死亡。

## 三、临床表现

脑脓肿临床症状受许多因素影响。脓肿的部位不同可出现不同的症状和体征。通常额叶或顶叶脓肿可长时间无症状，只有在脓肿增大产生明显占位效应或波及关键脑功能区（如感觉及运动皮质）时才会出现症状和体征。致病菌的致病力和宿主机体的免疫状态也可影响脑脓肿临床表现的急缓和轻重。脑脓肿的临床表现主要包括感染中毒表现、颅内压增高症状和局灶体征。在急性脑炎期主要表现为感染中毒症状，常见高热、头痛、呕吐、烦躁、易激惹和惊厥发作。如并发脑膜炎则症状尤著，并有典型脑膜刺激征。化脓期和包膜形成期主要表现为颅内压增高症候或局灶体征，体温正常或有低热。常见剧烈或持续性头痛、喷射性呕吐、意识障碍、血压升高、心率增快、视盘水肿、头围增大或前囟膨隆以及局灶性惊厥发作等。局灶体征与脓肿部位有密切关系。额叶脓肿常见情感异常、淡漠或性格改变、失语；额顶叶脓肿可有对侧偏瘫或感觉障碍，局灶性惊厥发作常见；小脑脓肿可见共济失调、眼球震颤、眩晕以及肌张力低下等。

脑内小脓肿，即直径在1～1.5cm以下的脑脓肿，常见于顶叶，临床表现大多轻微。多数病例以局灶性感觉或运动性癫痫发作起病，个别可有颅内压增高表现，局灶性体征少见。

## 四、辅助检查

1. 常规检查　血常规检查对中枢神经系统局灶性化脓性感染的诊断通常无特殊意义。大约50%的脑脓肿患儿外周血白细胞轻度增多，伴发脑膜炎的患者白细胞明显增高（$>20\times10^9/L$），可有核左移（杆状核超过7%）。C反应蛋白对于鉴别颅内化脓性疾病（如脑脓肿）和非感染性疾病（如肿瘤）有一定的价值。C反应蛋白升高较白细胞增多或血沉加快对颅内脓肿的提示更敏感，但无特异性。血培养阳性率较低（约10%），但如阳性则对诊断有特异性意义。

2. 脑脊液检查　稳定期脑脓肿脑脊液多无明显异常，可有蛋白轻度升高，白细胞稍高或正常，糖轻度降低，压力多数升高。在病程早期，特别是并发脑膜炎症明显者，脑脊液可有显著异常。由于脑脓肿大多并发颅内压增高，腰椎穿刺引起的并发症明显增加；因此不应将腰椎穿刺列为脑脓肿的常规检查。如临床怀疑脑脓肿，应首先行神经影像学检查确诊。在除外颅内压增高之前，禁忌腰椎穿刺。脑脊液培养阳性率不高，在同时存在脑膜炎或脑脓肿破溃至蛛网膜下隙时培养的阳性率增高。

3. 神经影像学检查　CT和MRI是诊断脑脓肿的首选检查。可使病变早期诊断，准确定位，并直接用于指导治疗。随着CT和MRI的应用，脑脓肿的死亡率下降了90%。一般脑脓肿的典型CT表现是：①脓腔呈圆形或类圆形低密度区；②脓肿壁可呈等密度或稍高密度环状影，增强扫描呈环状强化，壁厚一般5～6mm；③脓肿周围脑组织水肿，呈广泛低密度区，多表现为不规则指状或树叶状；④脓肿较大者见占位效应。脓肿直径一般为2～5cm。值得注意的是尽管上述表现可高度怀疑脑脓肿，但其他病变（如肿瘤、肉芽肿，吸收中的血肿或梗死）也可有类似的CT表现。此外，CT异常一般在出现临床症状后数天表现，病初CT正常并不能排除脑脓肿，对高度怀疑者应复查。

MRI比CT更敏感，更特异，病变可更早被检出，有些CT检测不到的微小病灶MRI亦可清晰显示，并可准确地鉴别脑脊液和脓液，可协助判断脓肿破裂。因此MRI被认为是鉴别颅内化脓性感染的首选诊断性检查。此外，MRI对随诊治疗效果也能提供帮助，获得脑脓肿治疗是否有效的CT信息需1年时间，而MRI的变化在2个月内即可确定。

## 五、诊断与鉴别诊断

如患儿有外周化脓性病灶，特别是中耳炎、乳突炎、皮肤感染或败血症，或有青紫型先天性心脏病或感染性心内膜炎，或有开放性颅脑损伤等病史，一旦出现中枢神经系统症状，即应考虑脑脓肿的可能性，及时进行CT或MRI检查可明确诊断。隐源性脑脓肿由于缺少上述外周感染史，临床诊断较为困难，确诊仍依赖神经影像学检查。

脑内小脓肿多表现为局灶性癫痫发作，因此对于原因不明的局灶性癫痫患儿，应常规进行增强CT扫描，有条件者行MRI检查，以排除脑内小脓肿的可能性。脑内小脓肿的诊断要点是：①隐匿起病，多无明确感染史；②无明显感染中毒症状；③以局灶性癫痫发作为首发及主要症状，常无明显局灶体征；④脑脊液化验多属正常，或仅有压力或蛋白轻度升高；⑤CT平扫脓腔显示不清，脓腔与周围脑水肿界限模糊，表现为2～5cm大小的不规则低密度区，CT值5～27HU。增强扫描后呈团块状强化，少数呈环状，强化影直径<1.5cm，多数居于低密度区周边；⑥多数位于幕上近皮层区，以顶叶最为多见，大多为单发。

需要与脑脓肿鉴别的疾病很多，包括感染性和非感染性两类疾病。许多颅内感染性疾病的临床和实验室表现与脑脓肿相似，例如脑膜炎、脑炎（大多由病毒引起）、脑外脓肿、（如硬膜下或硬膜外脓肿）以及颅内静脉窦感染。颅骨骨髓炎的症状和体征也可与脑脓肿相似。结核性脑膜炎、结核瘤或结核性脓肿。中枢神经系统内多发性结核瘤可无症状，也可仅表现为局灶性癫痫发作，与脑内小脓肿相似。偶见结核瘤液化形成脓肿，此时很难与脑脓肿鉴别。单发或多发团块状病变的另一病因是脑囊虫病，酷似脑脓肿或小脓肿，应予鉴别。应与脑脓肿鉴别的非感染性疾病包括脑血管意外、静脉窦血栓以及中枢神经系统肿瘤等。

## 六、治疗

脑脓肿的治疗包括内科或外科疗法，确诊后应尽快决定治疗方案。多数病例需行内、外科联合的治疗方法。

1. 内科治疗　单纯内科治疗的适应证包括：①病情稳定，无严重颅压增高的体征；②脓肿大小在 2 ～3cm 以内；③病程在 2 周以内，CT 或 MRI 检查提示脓肿包膜尚未形成；④多发性脓肿；⑤有手术禁忌证，如脓肿深在或位于危险区，或患儿身体状况不适合手术等。

内科治疗系指以抗生素应用为核心，包括对症治疗、支持治疗和病情监护等措施在内的综合性疗法。治疗原则与其他类型的中枢神经系统感染相同，以下重点介绍抗生素的应用。

治疗脑脓肿的抗生素选择主要依据可能的致病菌及其对所采用的抗生素是否敏感，以及抗生素在感染部位是否能达到有效浓度等因素。既往青霉素（或氨苄西林）加氯霉素或甲硝唑常用于治疗与青紫型先天性心脏病、中耳炎及鼻窦炎有关的脑脓肿。近年临床经验表明，头孢曲松或头孢噻肟加甲硝唑可能是治疗与中耳炎、乳突炎、鼻窦炎或青紫型先天性心脏病有关的脑脓肿的最好的经验性联合用药。如果怀疑葡萄球菌（如头颅穿透伤、脑室腹膜分流术以及瓣膜修复术并发心内膜炎引起的脑脓肿），主张选用万古霉素加第三代头孢菌素（也可用甲硝唑）。对于证实有绿脓杆菌感染或有免疫功能缺陷的患者，建议使用头孢噻甲羧肟加万古霉素作为初始的经验治疗。如果原发病是脑膜炎，由于抗青霉素的肺炎球菌的增多，一般使用万古霉素加头孢曲松治疗。

在新生儿，由于肺炎球菌感染很少见，建议首选头孢曲松加氨苄西林。

抗生素治疗的疗程个体差异很大。如为单发性脓肿，经外科完全切除或引流效果较好，大多数病例经 3 ～4 周治疗即可。如果临床和放射学检查示病情改善较慢，建议全身应用抗生素至少 4 ～6 周。

2. 外科治疗　对不符合上述单纯内科治疗标准的患者应进行外科治疗以取得尽可能好的结果。外科治疗常用两种方法：脑立体定向穿刺抽脓或脓肿切除。在 CT 引导下穿刺抽脓一般安全、准确、快速且有效，并发症和死亡率低。引流脓液病原学检查可快速明确致病菌并进行药敏试验，从而避免经验选用抗生素的潜在危险。缺点是某些病例需要反复吸脓，这样会造成更多的组织损伤和出血。手术切除脑脓肿的适应证如下：①真菌或蠕虫脓肿，患者对药物治疗无效；②后颅窝脓肿；③多腔性脓肿；④穿刺吸脓效果不佳。

虽然脑脓肿最经典的治疗是单纯的抗生素治疗或外科手术切除，但临床有很多选择，应根据脓肿的部位、大小、分期、囊壁厚度及全身情况等综合考虑，确定最适宜的治疗方案。在外科治疗方面，多数专家认为手术切除治疗较穿刺和引流术的平均死亡率和并发症（尤其是继发性癫痫）明显降低。对于一般状况良好，能安全地度过脑脓肿的脑炎期、化脓期和包膜形成早期者，主张行显微外科切除术，包括那些位于功能区和多发的脑脓肿患儿。综合评价，定位准确，选择适当的手术入路，精细操作，能安全、完全的切除病灶，达到治愈的目的。

## 七、预后

由于早期诊断和治疗水平的提高，儿童脑脓肿的死亡率由既往的 30% 下降至 5% ～ 15% 。大约 2/3 的脑脓肿患者可完全恢复而不留后遗症，存活者中 10% ～ 30% 并发癫痫发作。其他神经后遗症包括偏瘫、脑神经麻痹（5%～10%）、脑积水、智力或行为异常等。

# 第四节　化脓性脑膜炎

化脓性脑膜炎以下简称化脑，是由化脓菌引起的脑膜炎症。本病常为败血症的一部分或继发于败血症，但也可作为一种局部感染而存在。主要发生在儿童时期，是常见的危害生命的感染性疾病之一，迄今仍具有较高的死亡率与致残率。早期诊断以及及时合理的抗生素治疗决定患儿的预后。

## 一、概述

化脓性脑膜炎发病率与年龄、社会经济状况、地理分布和免疫接种状况有关。近年来由于抗生素的广泛使用，本病的发病率已有所下降。发达国家的发病率现为4/10万～5/10万，而发展中国家仍高达40/10万～50/10万。不同病原脑膜炎的发病随着免疫接种的实施而改变。随着新生儿加强监护技术的应用和生存率的提高，由院内感染引起的新生儿败血症和化脓性脑膜炎逐渐增多，成为其发病的主要原因。

在发达国家，新生儿化脑的主要病原菌仍是B群链球菌（CBS），其次为革兰阴性肠杆菌。在发展中国家，虽然革兰阴性肠杆菌及金黄色葡萄球菌仍是主要致病菌，但CBS脑膜炎的发病率也在逐渐增加。院内感染的细菌主要有克雷白杆菌、沙门杆菌、肠杆菌、绿脓杆菌、黄质菌以及沙雷菌等。2006年在复旦大学附属儿童医院进行的化脑病原学流行病学研究，最后提出肺炎链球菌、B型流感嗜血杆菌及脑膜炎奈瑟菌仍是上海地区化脑儿童的主要病原菌。

## 二、病因病理

化脓性脑膜炎发病的高危因素：①有明显感染病灶：如脐炎、肺炎、肠炎、皮肤脓疱病以及中耳炎等。②围产因素：如早产儿、新生儿窒息、羊水早破或污染、母亲有产时感染或发热等。③解剖异常：解剖异常及脑脊液鼻漏等。

新生儿以及低龄儿童的免疫功能尚不成熟，血脑屏障通透性大，补体浓度低，中性多形核粒细胞吞噬及趋化功能差，血液循环相对旺盛，病原菌极易通过血脑屏障。大多数脑膜炎病例是由血行播散引起。也可由脑脊膜膨出、神经管缺损、先天性窦道、胎儿头皮采血标本穿透伤或因胎内心电图监测致邻近播散所引起。另外少数是由病原菌直接侵入脑膜引起，如肺炎链球菌脑膜炎。

细菌进入脑膜，蛛网膜、软脑膜普遍受累，充血、水肿等炎性渗出。在脑组织表面和底部有脓性液体。同时可见血管炎、脑室内膜炎及脑实质炎症。因炎症后粘连，阻塞脑室孔，产生脑积水。炎症侵犯视神经、面神经及听神经，可致失明、面瘫和耳聋。

## 三、临床表现

一般在发热等感染症状的同时，出现神经系统受累征象时要警惕细菌性脑膜炎的可能。注意不同年龄不典型的临床表现。

新生儿化脓性脑膜炎临床表现常不典型，尤其是早产儿，一般表现包括面色苍白、反应欠佳、少哭少动、拒乳或吮乳减少、呕吐和发热或体温不升等。特殊表现有：①神志改变：烦躁易激惹、惊跳、突然尖叫和嗜睡、神萎等。②颅内压增高：前囟紧张、饱满或隆起、骨缝分离，由于新生儿颈肌发育很差，颈项强直较少见。③惊厥：表现不典型，可仅见双眼凝视、斜视、眼球上翻及眼睑抽动，面肌小抽如吸吮状，也可阵发性青紫及呼吸暂停，一侧或局部肢体抽动。④败血症的表现：如黄疸、肝大、腹胀及休克等。

婴儿出现：①尖叫、烦躁、激惹、嗜睡及昏睡。②惊厥。③前囟紧张、饱满或隆起。④皮肤出现紫癜。2岁以上小儿出现：①发热、头痛。②惊厥、意识改变。③脑膜刺激征或神经局灶症状，均应考虑化脑的可能。

## 四、并发症

1. 硬脑膜下积液　治疗过程中脑脊液检查好转，而体温持续不退，临床症状不消失；病情好转后又出现高热、抽搐及呕吐。前囟饱满或隆起；硬脑膜下穿刺有黄色液体 >1mL；颅骨透照及头颅 CT 有助诊断。

2. 脑室炎　年龄愈小、化脑的诊断和治疗愈延误者则发病率愈高。临床可有以下表现：化脓性脑膜炎患儿经常规治疗后，疗效和化验结果不见好转；病情危重，频繁惊厥，出现呼吸衰竭或脑疝；脑脊液培养出少见细菌（大肠杆菌、流感杆菌，以及变形杆菌等）；颅内压增高，已排除硬脑膜下积液及化脓性脑膜炎复发者。确诊必须行脑室穿刺术取脑脊液检查。

3. 脑性低血钠　由于炎症累及下丘脑和神经垂体（垂体后叶），可发生抗利尿激素不适当分泌，临床出现低钠血症及血浆渗透压降低，可使脑水肿加重而产生低钠性惊厥和意识障碍加重，甚至昏迷。

4. 脑积水　炎性渗出物阻碍脑脊液循环，可导致交通与非交通性脑积水，头颅 CT 扫描可以证实。

5. 脑脓肿　中毒症状与颅高压征象明显、神经系统局灶定位体征出现，神经影像学检查帮助诊断。

6. 其他　脑神经受累可产生耳聋、失明。脑实质病变可致继发性癫痫及智力发育障碍。

## 五、诊断

主要根据上述临床表现及辅助检查。

1. 周围血常规　白细胞计数和中性粒细胞升高，严重病例白细胞降低到 $4\times10^9/L$ 以下，血小板计数减少。测定血清 C 反应蛋白，有条件进行血清降钙素原测定，协助诊断。

2. 血培养和病灶分泌物的培养　血培养阳性率可达 45% ～ 85%，尤其是早发型败血症和疾病早期未用过抗生素治疗者较高，尿培养、皮肤或病灶分泌物的培养有时也可阳性。

3. 脑脊液检查　临床怀疑化脑，没有临床禁忌，应及早作腰椎穿刺取脑脊液检查；临床征象提示颅内压升高明显或腰穿导致脑疝可能、生命体征不稳定者，诊断性腰穿推迟。

（1）常规：外观混浊或毛玻璃样，也可血性，少数可清晰；白细胞计数婴儿 $>20\times10^6/L$，儿童 $>10\times10^6/L$，多形核细胞所占百分值 >60%；压力新生儿 >0.69 ～ 1.96kPa（70 ～ 200mm$H_2O$），儿童潘氏实验常阳性。

（2）生化：蛋白 >1.5g/L，若 >6g/L，则脑积水的发生率高；葡萄糖 <1.1 ～ 2.2mmol/L，或低于当时血糖的 50%；氯化物 <100mmol/L；乳酸脱氢酶（LDH） >1 000U/L，其中 $LDH_4$、$LDH_5$ 升高，$LDH_1$、$LDH_2$ 降低。

（3）涂片及培养：大肠埃希菌和 GBS 涂片易找到细菌，阳性率分别可达 61% ～ 78% 和 85%，培养阳性有助于确诊。

（4）免疫学检测：用已知抗体检测相应抗原，如乳胶凝集（LA）试验、对流免疫电泳（CIE），以及免疫荧光技术的应用等。

（5）聚合酶链反应（PCR）：最近有报道表明 PCR 可为新生儿化脓性脑膜炎提供较为精确的病原菌诊断依据。

4. 颅骨透照、头颅 B 超和 CT 的检查　可以帮助诊断脑室炎、硬脑膜下积液、脑脓肿，以及脑积水等。

5. 放射性核素脑扫描　对多发性脑脓肿有价值。

6. 磁共振（MRI）　对多房性及多发性小脓肿价值较大。

## 六、治疗

### （一）抗生素治疗

遵循以下原则使用抗生素：尽早规则、静脉使用大剂量抗生素。对不同病原菌所致的脑膜炎采取不同足量疗程的抗生素治疗。致病菌不明 10 ～ 14 天；革兰阴性杆菌及金黄色葡萄球菌脑膜炎的疗程 21

～28 天，而革兰阳性菌的脑膜炎的疗程至少 2 周。

1. 病原菌尚未明确的脑膜炎　采用经验性用药：过去常用氨苄西林[300mg/（kg · d）]加氨基糖苷类，由于后者的有效血浓度与中毒浓度比较接近，又不易进入脑脊液，且有耳和肾毒性。根据目前国内检出病原（肺炎链球菌、脑膜炎双球菌及流感杆菌为主），首选头孢曲松或头孢噻肟，头孢曲松[100mg/（kg · d），分 2 次]，具有广谱、高效、半衰期长、对革兰阴性杆菌作用效果好以及使用方便等优点，已成为治疗婴幼儿化脓性脑膜炎的常用药物，但其可与胆红素竞争白蛋白，有增加核黄疸的危险，在新生儿黄疸时少用。对其过敏者，用美罗培南替代治疗。

2. 病原菌明确的脑膜炎　可参照药敏试验结合临床选用敏感的抗生素。CBS 首选氨苄西林或青霉素；葡萄球菌可选新青霉素Ⅱ或万古霉素；耐氨苄西林的 $G^-$ 菌可选第三代头孢菌素，如头孢噻肟或头孢曲松；绿脓杆菌首选头孢他啶，次选头孢哌酮钠；厌氧菌可选甲硝唑和青霉素。

3. 硬脑膜下积液　明确硬脑膜下积液时，应进行硬脑膜下穿刺放液，每次不超过 15mL，穿刺无效时可考虑手术治疗。

4. 脑室膜炎　因新生动物实验表明病菌从脉络丛进入侧脑室再扩散至蛛网膜下隙。由于脑脊液循环由上至下单向流动，鞘内注射药物不易到达脑室，故现多不再甩鞘内给药，可放保留导管于侧脑室注入抗生素。较多的国内外报道显示脑室内给药可提高治愈率，减少后遗症，每次可用庆大霉素或阿米卡星 1 ～ 5mg，氨苄西林 10 ～ 50mg。

### （二）降颅压

颅内压明显增高时可用呋塞米每次 1mg/kg 静推，20% 甘露醇每次 0.5 ～ 1g/kg 快速静脉滴注，两者可交替应用，但不主张多用，因多次使用易使脑脊液黏稠，增加炎症后的粘连。

### （三）肾上腺皮质激素的应用

近来有研究表明，当应用抗生素治疗化脑时细菌大量溶解可刺激机体产生更多的炎性介质，而加用地塞米松治疗可抑制上述炎性介质的产生，从而减轻炎症，减少细菌性脑膜炎的后遗症和病死率。一般选用地塞米松每次 0.1 ～ 0.2mg/kg，首剂最好在开始抗生素治疗前15 ～20 分钟应用，以后每 6 ～ 8 小时 1 次，维持 2 ～ 4 天。建议：①流感嗜血杆菌脑膜炎推荐使用。②大于 6 周龄的肺炎链球菌脑膜炎患儿，权衡利弊再考虑使用。③由其他病菌引起的脑膜炎，不建议常规使用高剂量地塞米松。④部分治疗后脑膜炎，耐 β 内酰胺酶的肺炎链球菌脑膜炎以及小于 6 周龄的化脑均不宜使用糖皮质激素治疗。

### （四）支持疗法

1. 维持水、电解质平衡　不能进食时静脉补液，早期严格控制输液量（一般可用 70% 的维持量），因病初常因抗利尿激素分泌过多引起液体潴留而导致稀释性低钠血症，且常伴有脑水肿。

2. 新鲜血或血浆　每次 10mL/kg，根据重症病情可少量多次应用。

3. 丙种球蛋白　有资料表明静脉输注丙种球蛋白在治疗化脓性脑膜炎有一定疗效，推荐的剂量为 500mg/（kg · d），共 3 ～ 5 天。可能的作用机制如下：①提高血清和呼吸道 IgG 水平。②激活补体系统。③加强吞噬功能和 Fc 介导的黏附作用。④对细菌感染引起的免疫缺陷状态有调节作用。⑤通过调理及抗原物异性抗体，增强患儿对细菌的免疫反应。静脉输注丙种球蛋白的不良反应有皮肤潮红、恶心、呕吐、头痛以及呼吸短促等过敏反应，通常发生在输液早期，而且与静注速度有关。

# 第五节　病毒性脑炎

## 一、概述

急性病毒性脑炎简称急性病脑，是病毒感染引起的急性脑实质炎性疾病。其临床表现轻重不一，轻者预后良好，重者可留有后遗症甚至导致死亡。病原学上绝大多数为肠道病毒，夏秋季多见，大多见于 2 ～ 6 岁小儿。单纯疱疹病毒所致的脑炎一年四季散发，可见于所有年龄儿童。

## 二、诊断思路

### （一）病史要点

1. 现病史　询问病儿发病前有无呼吸系统或消化系统症状，如发热、流涕、鼻塞、咽痛、咳嗽，或呕吐、腹泻、胸痛、肌痛等。询问患儿有无头痛、呕吐、嗜睡、意识障碍、精神行为异常、抽搐、步态不稳、言语不清、吞咽困难、肢体瘫痪等。

2. 过去史　询问有无麻疹、水痘、风疹、流行性腮腺炎患者的接触史，有无结核病接触史，出生时有无窒息史，有无抽搐史、颅内肿瘤、颅脑外伤史。

3. 个人史　询问出生时有无窒息史、喂养史中应注意是否母乳喂养，添加辅食情况，有无服用维生素 D 制剂。预防接种史中注意麻疹、风疹、流行性腮腺炎疫苗的接种。

4. 家族史　家族中有无癫痫、遗传性疾病史。

### （二）查体要点

1. 全身情况及生命体征　注意体温、心率、呼吸、血压、精神反应情况、意识状态、行为的变化。有无发热、皮疹、口唇疱疹、角膜疱疹、腮腺肿大等。

2. 神经系统检查　注意有无颈抵抗、脑膜刺激征阳性、前囟饱满或隆起、脑神经病变，检查是否伴失明、失聪、失语、肢体瘫痪、肌力下降。检查各种深浅反射、瞳孔大小与对光反射。轻症脑炎一般意识清楚，部分嗜睡；重症脑炎病儿意识模糊、谵妄，甚至昏迷。精神异常表现为烦躁、兴奋、胡言乱语、苦笑无常、自虐、幻听或幻视。

### （三）辅助检查

1. 常规检查

（1）血常规：白细胞计数和中性粒细胞比例正常。

（2）脑脊液检查：蛋白质、糖正常，细胞数正常或稍增多，一般不超过 $200\times10^6/L$。脑脊液涂片、培养均无细菌发现。可进行脑脊液单纯疱疹病毒、柯萨奇病毒、风疹病毒、ECHO 病毒等 IgM 抗体测定，或应用免疫学方法检查病毒抗原，或应用分子生物学方法检查病毒核酸。

2. 其他检查

（1）血清学检查：可进行柯萨奇病毒、风疹病毒、ECHO 病毒、EB 病毒等 IgM 抗体测定。

（2）脑电图表现为弥漫性 θ 波，重症脑炎出现弥漫性不规则高幅 δ 波，也可表现有局灶性 θ、δ 波或为尖波、尖慢波、棘慢波，与临床的一侧偏瘫或抽搐一致。

（3）可进行头颅 CT 或 MRI 检查，以排除颅内血管性病变或占位性病变，也可显示早期脑水肿和恢复期的低密度改变。

### （四）诊断标准

（1）轻者仅有头痛、呕吐表现而无阳性体征；重者可伴有发热、惊厥、昏迷、脑膜刺激征阳性、局限性神经系统体征。

（2）脑脊液检查：可见蛋白质、糖正常，细胞数正常或稍增多，一般不超过 $200\times10^6/L$，脑脊液涂片、培养均无细菌发现。脑脊液细胞学检查病初 1 ～ 2 日可有中性粒细胞，以后以淋巴细胞为主。

（3）排除经治性化脓性脑膜炎、结核性脑膜炎等中枢神经系统疾病。

（4）血清特异性病毒抗体 IgM 阳性或 IgG 恢复期时 4 倍增高。脑脊液中分离出病毒或检测到病毒特异性抗原或抗体，或检出病毒核酸。

（5）脑电图有明显弥漫性慢波改变。

具有上述第 1 ～ 3 项，伴或不伴第 5 项，可临床诊断为本病，如同时具有第 4 项可做病原学确诊。

### （五）诊断步骤

诊断步骤见图 14－1。

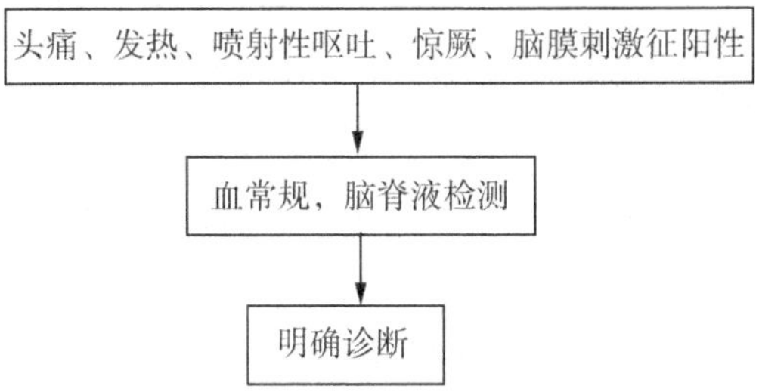


**图 14－1　急性病毒性脑炎诊断流程图**

### （六）鉴别诊断

1. 经治性化脓性脑膜炎　临床表现可轻可重，脑脊液常规可类似病毒性脑炎，但脑脊液细胞学中性粒细胞增多可资佐证，抗生素治疗有效。

2. 颅内肿瘤　小儿颅内肿瘤好发于脑中线部位及后颅窝。常引起脑脊液循环障碍，颅内压明显增高，但局限性神经系统损害症状较少见。脑脊液细胞学有时可见髓母细胞。头颅 CT 或 MRI 影像学检查有助诊断。

3. 猪囊尾蚴病　脑脊液细胞学检查可有嗜酸粒细胞出现，血清学寄生虫特异性抗原或抗体阳性有助明确诊断。

4. 其他　根据病毒性脑炎脑脊液特点，可与化脓性脑膜炎、结核性脑膜炎、真菌性脑膜炎区别。

## 三、治疗措施

### （一）经典治疗

1. 一般治疗　充分营养供给，保持水电解质平衡，纠正酸碱代谢紊乱，昏迷患儿可鼻饲或静脉营养，要注意褥疮护理。保持呼吸道通畅，维持呼吸、循环功能；必要时气管插管、机械通气。并积极降低颅内压。不能排除细菌性脑膜炎时，应给予经验性抗生素治疗。

2. 药物治疗

（1）对症治疗：控制惊厥，发作时可予地西泮（安定），每次静脉推注 0.05～0.1mg/kg，总量不超过 4mg，维持量用苯巴比妥，每次 5mg/kg，每日 2～3 次，疗程控制在 1 周内。恢复期可用神经营养药物如脑活素、胞二磷胆碱、弥可保、1，6－二磷酸果糖、ATP、辅酶 A、维生素 C、神经生长因子、神经节苷脂等。

（2）抗病毒治疗：一般病毒性脑膜炎和病毒性脑炎有自限性，不必特殊用药。肠道病毒所致中枢神经系统感染可用利巴韦林（病毒唑）静脉滴注，剂量宜用足，每日 15mg/kg。如有单纯性疱疹病毒、水痘－带状疱疹病毒感染证据，首选阿昔洛韦，每次 10mg/kg，每 8 小时静脉滴注一次，每次应在 1 小时内滴完，疗程 1～2 周。单纯性疱疹病毒、EB 病毒感染可用更昔洛韦每日 6～8mg/kg，分 2 次静脉滴注，疗程 2 周。巨细胞病毒感染可用更昔洛韦或膦甲酸钠，更昔洛韦每日 10mg/kg，分 2 次静脉滴注，用 14 天后改为每日 5mg/kg，每日 1 次静脉滴注，用 6 周。严重巨细胞病毒感染可用磷甲酸钠，每日 180mg/kg，分 3 次静脉滴注，用 14 天改为每日 90mg/kg，每日 1 次静脉滴注，用 6 周。其他抗病毒药可用干扰素、阿糖腺苷等。对严重患儿可同时应用免疫球蛋白，每日 400mg/kg，静脉滴注，用 3～5 天。

3. 恢复期治疗　对恢复期患儿或有后遗症者，可进行康复治疗。根据具体情况及时进行主动或被动功能锻炼、针灸、按摩、高压氧治疗等。

### （二）治疗步骤

治疗步骤见图 14－2。

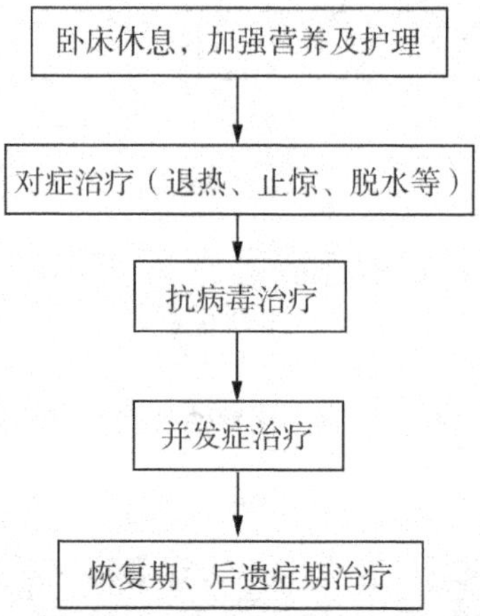


**图 14－2　急性病毒性脑炎治疗流程图**

## 四、预后

病毒性脑炎轻重不一，大多数属轻型，康复后不遗留任何后遗症。少数单纯性疱疹病毒脑炎症状较重，预后差。重型有脑神经或运动神经永久损伤表现，少数有癫痫发作和智力减退。

## 五、预防

除注意体格锻炼外，注射各种减毒病毒疫苗（麻疹、流行性腮腺炎、风疹疫苗等）是预防病毒性脑炎的根本途径。

# 第六节　小儿癫痫

## 一、概述

癫痫为小儿最常见的神经系统疾病，全球约有 1 050 万活动性癫痫儿童及青少年，而在中国估计有超过 500 万的儿童及青少年患有癫痫。在过去十五年间，随着临床与脑电图诊断、病因诊断水平的不断提高，特别是随着影像学技术的不断发展，小儿癫痫的诊断和治疗水平不断提高。

据估计世界范围内 15 岁以下儿童占全球癫痫人群的 25%，热性惊厥占到了所有儿科疾病的 2%。每年新发癫痫病例 350 万，40% 为 15 岁以下，且 80% 在发展中国家。人口流行病学资料显示发展中国家癫痫年发病率为 61/10 万人～124/10 万人，发达国家为 41/10 万人～50/10 万人，出生第一年发病率 150/10 万，至 9 岁以后发病率持续下降，直至 15 岁为止，累积有 1.0%～1.7% 的儿童有过至少 1 次惊厥。0.8% 为反复惊厥发作。

在儿童，经历首次不明原因的全身性或部分性惊厥发作的患儿，经过 8 年的随访，其累积复发率为 42%，而其中 5 年后的复发率仅为 3%。多因素研究显示，复发的危险因素包括症状性原因、脑电图异常、清醒状态下发作、有热性惊厥史以及发作后瘫痪。抗癫痫治疗不能改变复发率，约 64% 有惊厥发作史的儿童在成人时可以自行缓解，在这些患者中，仅 16% 的患儿仍在继续服药。若除外特殊的癫痫综合征和病因，约 75% 的患者在服用抗癫痫药物之后可以得到缓解，控制 3 年后撤药后的复发率为 25%，且不同的癫痫综合征的复发率差异很大：颞部－中央区良性局灶性癫痫为 0，儿童失神 12%，症状性局灶性癫痫 29%，青少年肌阵挛则为 80%。

## 二、诊断思路

### （一）病史要点

病史采集很重要，须根据年龄和神经系统状态进行综合采集，包括发育历程、用药史、患儿及家庭惊厥史；对大一些的患儿，直接对其询问将更能了解其主观症状。惊厥的描述应首先关注发作的起始表现，包括整个发作过程以及发作后的表现，发作的环境及其促发因素等。可让患儿家长模仿发作或用家庭摄像机记录发作，临床体检还须包括神经系统、皮肤、头围、视听觉检查等。

### （二）查体要点

1. 全身性癫痫　原发性全身性癫痫在小儿常见，常于婴儿期和青少年期起病，与遗传有关。神经影像检查正常，且不存在皮质形态学异常，由于不同原发性全身性发作之间相互重叠，所以各种表现都包含在内，且社会适应力正常，仅少数病例有行为或学习困难。

惊厥主要表现失神、肌阵挛、强直－阵挛，发作间期脑电图可出现两半球弥漫对称同步发放 3Hz/s 的棘慢波或多棘慢波。

儿童失神占到儿童癫痫的 12%，起病多在 5 ～ 7 岁，与遗传有一定关系。发作频繁（每天可上百次），持续 10 秒左右，伴有两半球弥漫对称同步发放 3Hz/s 的棘慢波或多棘慢波。90%，的儿童失神常于进入成年之前消失，并不伴其他发作类型。如果失神持续存在，则会出现全身性强直－阵挛性发作，早发和晚发（4 岁或 9 岁）、首选药物耐药、光敏感癫痫提示预后不佳。青少年失神于 10 ～ 12 岁起病，部分与青少年肌阵挛重叠，在清醒状态下发作，睡眠剥夺常促发全身强直－阵挛性发作（80%），光敏感性发作 20%，长期预后不清楚。

肌阵挛站立不能性癫痫，是指一类原发性全身性癫痫伴有显著地肌阵挛发作，这些患儿在发作前为健康儿童。肌阵挛发作占儿童癫痫的 20%，多在 2 ～6 岁起病，肌阵挛发作和失张力跌倒发作每日发作数次，并常出现非惊厥性持续状态和全身强直－阵挛发作。起初发作间期脑电图可正常，之后出现异常。预后不定。几个月或几年后可缓解，且不影响认知能力，即使是前期发作严重的病例，但有 30% 的儿童会发展成为癫痫性脑病，而留有长久的认知功能损害且发作不能控制。

一小部分肌阵挛站立不能癫痫有 SCNLA 和 GABRG2 基因的突变，父母有热性惊厥附加症，有全身性发作。但肌阵挛站立不能癫痫遗传性很复杂，没有临床对照性研究。

2. 部分性癫痫　原发性部分性癫痫为儿童期最常见的癫痫综合征，病程与年龄密切相关，并且家庭中其他成员也可发病，抗癫痫药物治疗效果好但不清楚是否能改变疾病预后。卡马西平和丙戊酸为首选。

中央区－颞中部棘波的良性儿童癫痫占儿童癫痫的 8% ～ 23%，多在 3 ～ 13 岁期间起病，预后很好，青少年时期达到缓解。典型发作为睡眠中一侧脸部收缩、口齿不清、流涎伴呼噜音，可不伴有意识丧失，有时累及同侧肢体抽搐，可并发继发性全身性发作，发作间期脑电图示典型的双相中央区－颞叶棘波，睡眠中可为双侧，发作频率不定，一些患儿常常可以避免药物治疗。有时脑电图不典型，常与伴发失张力发作或其他并发情况同时发生，如由卡马西平治疗脑电图加重等。儿童良性枕叶癫痫发作为原发性部分性癫痫，起病年龄在 6 ～ 17 岁之间，伴有视觉症状，发作后常有头痛，发作间期脑电图表现单侧或双侧枕叶棘慢波发放，闭眼时易诱发，这种发作类表现不到 1%，这一类型在儿童更多表现在 2 ～8 岁起病，很少与睡眠相关，眼强直伴头向一侧歪斜，呕吐以及半侧阵挛抽搐，须与急性症状性癫痫、急腹症以及枕叶癫痫相鉴别，大多数患儿不需特殊治疗。

症状性部分性癫痫占儿童癫痫的 40%，根据惊厥症状来确定起源部位，有时与多个脑叶有关，惊厥可表现单一症状，或多种症状表现，发作表现可与发作起源和泛化后波及的部位相关，初期的发作往往来自于癫痫起源病灶，意识改变是判断复杂部分性发作的要素，在简单部分性发作中无意识障碍，亦可为惊厥进一步泛化而无明确定位。发作后嗜睡为儿童癫痫发作后的常见表现，有利于鉴别诊断，头皮脑电图有时会误诊，当神经影像检查正常时，明确癫痫起源十分困难，除非有一系列特征性发作症状出现。

中颞叶癫痫最容易明确，大多数有症状的患儿均有海马硬化，并在 MRI 上有表现，40% 的患儿幼时有长程热性惊厥史。典型表现多为 5 ～ 10 岁起病或更早，有腹部上涌的感觉，伴有恐惧、口部自动症（咀嚼、吞咽、咂唇等），并有意识障碍如凝视、发作后混沌。当累及主大脑半球时，还可表现失语。在婴幼儿，动作减少可能是最突出的症状，可没有明显的自动症（运动减少性惊厥）。发作间期脑电图可以表现正常或单侧或双侧颞叶异常，药物耐受常见，前颞叶切除术或其他选择性切除术，在 80% 的患儿中治疗有很好的疗效。额叶癫痫在儿童中相对常见，惊厥持续时间短（数秒至数分钟），并与睡眠有关，同一患者发作形式单一，表现从梦中惊醒，继而睁眼，受惊吓样表情常为发作起始表现，不同程度的意识模糊但很快恢复。主观症状很难确定，在躯体不对称强直之后随即出现运动发作或运动亢进性自动症，许多患儿表现近端肢体的一系列动作（运动过度性惊厥）。癫痫样夜间胡言乱语可在睡眠醒来后持续 2 ～ 3 分钟，并可伴有尖叫或逃逸的动作。在清醒状态下，额叶癫痫发作可引起患儿剧烈的跌倒发作，发作间期及发作期脑电图常可正常，或表现单侧或局限性异常。

在儿童，枕叶癫痫起源难以诊断，因惊厥泛化而掩盖了起始症状，发作初起的幻视（有色团状物、闪光）与周围视野缺损（偏盲）为典型发作，眼球向一侧侧向运动时有发生，围生期缺氧缺血损伤和皮质发育畸形是常见病因，其他病因包括 Sturge - Weber 综合征、腹部疾病、Lafora 病以及线粒体病等。发作间期脑电图在闭眼时容易诱发。

3. 癫痫性脑病　癫痫性脑病是指由于惊厥或（和）癫痫样发作所导致的大脑功能的进行性减退。儿童常见的癫痫性脑病见表 14 －1。出生后 3 岁之前的所有癫痫中癫痫性脑病约占 40%。癫痫性脑病的诊断有利于癫痫综合征的分类和诊断，一些癫痫综合征如婴儿痉挛、严重肌阵挛癫痫、睡眠持续棘慢波发放癫痫、Lennox - Gastaut 综合征等，无论病因如何或脑电图异常严重程度如何，常常表现为癫痫性脑病；而一些癫痫综合征则预后良好，如良性运动性癫痫，病情也可能发生进展，当出现睡眠严重的棘慢波发放时，则会出现如学习和语言功能障碍。同样，局灶性持续性棘慢波发放与相应部位大脑皮质功能障碍有关。肌阵挛 - 站立不能型癫痫很难预测其是发展为癫痫性脑病，抑或是很快缓解不伴有任何认知问题，不管其一开始时的临床和脑电图表现如何。目前还不清楚是哪些因素（包括临床和脑电图）与这类病例病情预后有关系。最后，儿童癫痫性脑病的一些特定情况，具有高致痫性癫痫活动扩散至远端皮质，导致这些区域的大脑皮质功能受损。

**表 14 －1　儿童常见的癫痫性脑病**

| |
|---|
| 婴儿痉挛 West syndrome and Infantile spasms |
| 大田原综合征 Ohtahara syndrome |
| 婴儿严重肌阵挛癫痫 Dravet's syndrome |
| 获得性癫痫性失语 Landau - Kleffner syndrome |
| Lennox gastaut 综合征 |
| 慢波睡眠持续性棘慢波癫痫综合征（CSWS） |
| 半侧惊厥偏瘫癫痫综合征（H - H - E 综合征） |
| 婴儿恶性迁移性局灶性惊厥 malignant migrating focal seizures in infancy |
| 严重部分性发作 severe focal epilepsies |
| 非进展性脑病肌阵挛状态 myoctonie status in non - progressive encephalopathy |
| 半侧巨脑回 hemimeg alencephaly |
| Surge - Weber 综合征（三叉神经脑面血管瘤病） |
| 特殊的染色体异常综合征 specific chromosomal abnormality syndromes |
| 吡哆醇依赖 pyridoxine dependency |

虽然对癫痫性脑病在早期即给予积极的治疗，大多数病例仍需要长期治疗，也主要根据经验选择药物，手术治疗只对选择的适合病例有效。仅仅对一些癫痫综合征在早期药物治疗有效时可以判断其长期预后。对大多数病例来说，潜在病因比单纯确定认知功能要重要得多。

（1）婴儿痉挛（West 综合征）：典型的婴儿痉挛通常在婴儿期起病，常常对传统抗癫痫药物耐药，并伴有发育迟滞或进行性减退，脑电图表现为高峰失律。在 West 综合征中，这些表现集于一身，而婴儿痉挛则不一定有典型脑电图表现或发育迟滞。在美国，累积发病率活产儿为 2.9/万，10 岁时年龄特异性患病率为 2.0/万。癫痫痉挛发作在较大年龄儿童中少见，婴儿痉挛表现为频繁而短暂（0.5 ～ 2 秒）的丛集性发作，以颈部屈曲或伸展伴上肢外展或内收，每天重复发作数次或成串发作，数次发作后伴疲倦、嗜睡。不对称性发作往往提示一侧大脑病损，单侧病损有时也可表现对称性发作。可伴有其他发作类型，70% 的患儿在发作前即有发育迟滞，环境适应和应人能下降，缺乏视觉跟踪，其病时常能观察到孤独性退缩表现。

在严重脑病变的患儿，脑电图中常缺乏典型的高峰失律表现，如结节性硬化、无脑回畸形。临床常误诊为肠痉挛、惊恐、拥抱反射或耸肩等，痉挛发作的延续时间差别很大，取决于治疗效果和缓解趋势以及演变为其他发作类型等因素，自发性缓解罕见，约 50% 患儿在 3 岁之前发作停止，90% 的患儿 5 岁之前发作停止。

原发性或隐原性痉挛可出现在看似正常的婴儿，症状性痉挛见于发育迟滞或有脑部病变的婴儿，特别是缺氧缺血脑病和大脑发育畸形。家族聚集性发作罕见。预后更多取决于病因而非治疗。预后不良因素包括：症状性、起病早（出生 3 个月内）、已有其他惊厥发作、脑电图为非对称性表现和治疗后复发。预示预后良好的因素包括：隐原性、头颅 MRI 正常、典型高峰失律、药物治疗很快控制、起病后无明显发育减退。约 80% 的患儿留有认知或行为障碍，而在隐原性婴儿痉挛病例中仅有 1/3。约 50% 伴有其他的发作类型。文献报道死亡率在 5% ～ 31%，累积死亡率或长期随访的患者死亡率更高。

婴儿痉挛需与一些早期发作预后不佳的少见疾病相鉴别：如早期婴儿癫痫性脑病、早期肌阵挛性脑病。

（2）Lennox－Gastaut 综合征：临床主要表现强直发作、失张力发作、不典型失神发作，脑电图显示广泛棘波和慢波发放。占所有儿童癫痫的 2.9%，发病高峰年龄在 3 ～ 5 岁，认知能力和精神障碍常见，30% 的病例起病前发育正常，多由神经移行性疾病和缺氧性脑损伤引起。约 40% 的患儿之前有婴儿痉挛发作，睡眠中强直性发作常见，清醒时可因强直发作和失张力发作而跌倒，不典型失神可呈非惊厥持续状态，认知能力进行性减退。80% 的患儿发作持续终身，为症状性，起病越早，预后越差。长期随访研究报道死亡率在 17% 以上。

（3）Dravet 综合征：也叫婴儿严重肌阵挛癫痫，占儿童癫痫的 1%，起病表现为发热情况下出现重复和长程单侧或全身性阵挛发作，生长发育可以正常，之后出现无热发作，并可表现不典型失神、肌阵挛发作或部分性发作。约 25% 的病例为光敏感性癫痫或自我诱发。认知能力进行性减退在起病后的第二至第三年出现，最终停滞。大多数患儿没有语言功能，并有注意力缺陷和多动。神经影像学可以正常，EEG 开始可以正常，之后表现全面或多灶性异常，死亡率在 16% 左右，猝死和意外为主要死因。惊厥可持续至成人，60% 的患儿有 SCNLA 基因突变。

（4）获得性癫痫性失语（landau－kleffner 综合征）：为少见但严重的致残性疾病，常隐匿起病或突然起病，丧失语言理解能力（听觉性认识不能），随后出现进行性或波动性语言表达能力，起病年龄在 3 ～ 7 岁之间，60% 的患儿以部分性发作作为首发症状，但有 25% 没有惊厥发作，在儿童期常被忽视，EEG 主要表现在双侧或一侧颞顶部异常，EEG 异常放电干扰正常听觉诱发电位，提示癫痫导致听觉功能障碍，关于失语的预后尚不确定，5 岁之前起病、听觉区 EEG 持续异常则提示预后不良。患儿语言功能可恢复或遗留永久的轻到重度缺陷。尽管有少量病损报道，但确切病因尚不清楚。

（5）慢波睡眠持续性棘慢波癫痫综合征（CSWS）：对于慢波睡眠持续性棘慢波癫痫综合征，EEG 表现睡眠相关的持续痫样放电，可持续数月至数年，认知能力进行性减退，可见于原先正常的患儿或生长发育迟滞的患儿，大脑病损，特别是多小脑回畸形和脑穿通畸形可见于 30% ～ 50% 的病例。起病隐匿，3 ～ 5 岁始出现惊厥，表现夜间局限性发作，类似于运动性发作，数月后，持续性棘慢波发放伴有不典型失神或失张力失神。智能水平显著下降，伴有注意力缺陷和多动，有时可伴有语言障碍和孤独症表现。长期随访癫痫发作可以改善，但大多数患儿认知功能持续异常。长程的慢波睡眠持续棘慢波发放为预后不良的主要因素，良性不典型部分性癫痫综合征与该综合征表现相似。

4. 光敏感性癫痫　是由环境光刺激促发的惊厥，发病年龄高峰为 11 岁，光敏感性仅仅指利用光刺激诱发脑电图异常，在 4% 的健康儿童或青少年亦可发生，光诱导性失神发作、肌阵挛发作，以及全身强直－阵挛性发作，可见于原发性全身性癫痫和 Dravet 综合征，在打游戏机或看电视时（特别是 50Hz 屏幕时）发生单次或重复发作，可以没有既往发作病史。发作可呈全身强直－阵挛性发作或长时间的视觉症状和呕吐，有时可有自我感应，表现在光源前凝视或眨眼，或在对比度大的图像前出现发作，可以是失神发作或肌阵挛发作。

对视觉刺激过于敏感，是与视皮质不能通过正常的皮质放大控制来对高亮度或对比度大的信号传入进行处理所致的。对发作不频繁的患儿只需给予预防即可，在观看 50Hz 屏幕电视时，可通过调亮周围环境光线，并距离 2.5 米观看以降低其刺激，100Hz 屏幕电视较少促发。视频游戏应避免，若需治疗，可选用丙戊酸，偏光眼镜或屏幕滤光器对严重发作的患儿有帮助。

5. 热性惊厥　是指在急性发热情况下出现的惊厥，在 3 个月至 5 岁的发病率为 2%～4%，遗传方式涉及常染色体显性遗传和多基因遗传。大多数热性惊厥患儿伴有急性呼吸道感染。另外，在注射白喉－百日咳－破伤风三联疫苗后 24 小时以及接种麻疹、腮腺炎、风疹后 8～14 天，亦可出现惊厥。

当热性惊厥为单次全身性发作，惊厥持续时间 <15 分钟时，称为单纯性热性惊厥，若惊厥为部分性发作、反复发作、惊厥持续 15 分钟以上，则称为复杂性热性惊厥，常伴有神经系统异常，今后发生癫痫的危险性大，对脑膜刺激征阳性或 18 个月以下的婴幼儿应行腰穿检查，对发作后长时间无反应或有局限异常表现的患儿应做神经影像学检查，绝大多数热性惊厥发作时间短暂，对于发作持续时间较长的患儿，应给予地西泮（安定）肛栓止痉，热性惊厥复发率为 30%～40%，预防性治疗仅限于长程发作的病例，新发病例首先采用地西泮肛栓，继而给予丙戊酸或苯巴比妥。不提倡发热期的预防用药。约 3%～6% 的热性惊厥会发展为癫痫，主要为原发性全身性癫痫。

6. 进行性肌阵挛性癫痫　是指一组癫痫综合征，包括：拉夫拉病、翁－伦病、肌阵挛癫痫伴破碎红纤维综合征、蜡样脂褐质沉积症及唾液酸沉积症。临床表现为多灶或全身性肌阵挛、全身强直－阵挛发作或阵挛－强直－阵挛发作，光敏感性、认知功能减退以及小脑或锥体外系体征。不同综合征的确定依据起病年龄、进展快慢而定，多数可发现基因异常。

7. 癫痫持续状态　为儿科急症，是指惊厥反复发作持续 30 分钟以上，发作间期中枢神经系统基本功能不能恢复。70% 的患儿以癫痫持续状态为首发，超过 27% 的患儿有 1 次以上发作。根据发作有无运动表现将癫痫持续状态进行分类（表 14－2），以利患病率和治疗选择的判断。惊厥性癫痫持续状态主要表现全身性或部分性惊厥状态，即使仅有局限性的抽搐或眼球的痉挛也较部分性发作严重。病因决定癫痫持续状态的预后，不同年龄病因有所不同，热性惊厥状态（20%～30% 的病例）常发生于婴儿和小年龄儿童，无惊厥史或中枢神经系统感染。原发性癫痫持续状态（16%～40% 的病例）发生在无任何病损的原发性癫痫患儿。症状性癫痫持续状态（14%～23% 的病例）常发生在儿童，伴有皮质发育不良或癫痫性脑病。急性症状性惊厥性癫痫持续状态（23%～50% 的病例）常伴发有急性中枢神经系统病变，占了 1 岁以下癫痫持续状态的 75% 和 3 岁以上的 28%。急性症状性癫痫持续状态死亡率可高达 20%，在发展中国家，小婴儿中枢神经系统感染引发的癫痫持续状态常被忽视，其次为外伤、缺氧缺血脑损害、代谢性疾病、电解质紊乱等。突然撤药也常诱发癫痫持续状态。同样，药物选择不当或异常反应亦可导致癫痫持续状态。部分性癫痫持续状态以部分性运动发作，发作不易控制，常常因脑部病变引发，如皮质发育不良。Rasmussen 综合征，一种慢性大脑半球炎症，表现进行性癫痫部分发作持续状态和半侧偏瘫伴张力障碍和认知功能减退，一侧大脑出现萎缩。

**表 14－2　癫痫持续状态分类**

| 惊厥性癫痫持续状态 | 非惊厥性癫痫持续状态 |
|---|---|
| 全身性 | 失神发作 |
| 　强直 | 　典型失神 |
| 　强直－阵挛 | 　不典型失神 |

| 惊厥性癫痫持续状态 | 非惊厥性癫痫持续状态 |
| --- | --- |
| 阵挛 | 部分性发作状态 |
| 肌阵挛 | 伴发感觉症状 |
| 部分性 | 伴发精神症状 |
| 部分性发作 | 复杂部分性发作持续状态 |
| 部分性发作继发全身性发作 | 慢波睡眠持续棘慢波癫痫 |
| 部分性发作持续状态 | |

代谢或中毒所导致的惊厥性癫痫持续状态与神经系统损伤有关，特别是在海马 CA1 区和 CA3 区、杏仁核、小脑皮质、丘脑和大脑新皮质。

若癫痫持续状态不能通过临床病史明确原因，或表现局限性体征，则应做头颅 CT 检查。发热病例应考虑中枢神经系统感染，应做腰穿检查。对婴儿期原发性的耐药的癫痫持续状态应常规使用 100mg 吡哆醇。由于单侧大脑畸形所致的癫痫持续状态应予以手术治疗。

全身性非惊厥性癫痫持续状态主要表现完全的意识丧失或反应下降、流涎以及不能维持步态平衡（不典型失神状态），多见于癫痫性脑病，被认为是昏迷的原因之一，约占昏迷患者的 8%，临床无惊厥发作，在儿童，特别是发育障碍的患儿，常常不被认识，EEG 往往显示持续的、弥漫性的棘慢波发放。部分性非惊厥性癫痫持续状态不常见，可以表现为意识改变伴精神症状，有时很难与全身性非惊厥性癫痫持续状态相鉴别。EEG 对诊断至关重要，在 Angelman 综合征和环状 20 号染色体综合征中，可以表现特殊的非惊厥性癫痫持续状态。非惊厥性癫痫持续状态虽然不常危及生命，但仍需在脑电图监护下给予迅速有效的治疗，并除外有可能危及生命的病因。

总的死亡率在 6%，而惊厥性癫痫持续状态为 16%，急性症状性癫痫持续状态以及持续状态并发进行性癫痫脑病为死亡的主要原因。在急性症状性癫痫持续状态后癫痫继续发作的危险性为 41%，特别是在以癫痫持续状态为首发症状或症状性的患儿，应给予维持治疗。

### （三）辅助检查

1. 常规检查

（1）脑电图检查：脑电图可能提示发作性异常，脑电图有发作性的棘波或尖波、棘慢波或尖慢复合波、高幅波等，但应注意在 5%～8% 的健康儿童中可以出现发作间期脑电图异常。睡眠脑电图可以将常规脑电图 60% 的阳性率提高至 90%。间歇性光刺激和过度换气试验在儿童脑电图检查中是必要的，视频脑电图配合实时肌电图、心电图和眼动电流图，对于鉴别各类临床复杂情况具有重要价值。长程动态脑电图对捕捉惊厥发作以及量化发作具有重要意义。当临床有明确发作史时，正常发作间期脑电图并不能排除癫痫诊断，因头皮电极仅能反映近头皮的浅表皮质的电活动，而不能描述颞中叶或深部皮质的电活动。

（2）影像学检查：CT 扫描可显示小的钙化、骨质和结构，急诊 CT 指征包括惊厥持续状态、了解头颅外伤等，虽然小儿单纯性热性惊厥和典型的原发性癫痫不需要 MRI 检查，但对于非原发性部分性癫痫是做 MRI 的指征。惊厥症状学和脑电图检查可指导影像学检查。

皮质发育异常是引起儿童症状性癫痫最常见的原因，在出生后前 6 个月里，需要做 $T_2$ 加权像来明确有无皮质发育异常，而 $T_1$ 加权像主要对发现大脑成熟度更有帮助，如了解髓鞘形成的情况。高 $T_1$ 加权像强化反差显像以及水抑制反转显像，可在随访和判断预后方面有帮助。选择 1.5mm 3D 序列显像对海马结构和皮质发育区域有帮助。

功能性神经影像主要针对癫痫需手术的患儿，并以尽量减少创伤性检查为目的，特别是颅内脑电图检查和异戊巴比妥钠试验，氕磁共振质子波谱能显示异常 N－乙酰天冬氨酸和肌酐比值或两者的值，可发现神经元功能不良和神经胶质增生。功能 MRI 可用于显示皮质功能区，并研究与癫痫起源病灶的关系，这一技术因需要良好的技术和配合，因此只能用于 7～8 岁以上的患儿。

2. 其他检查　正电子体层扫描（PET），通过2－脱氧－2（$^{18}F$）荧光－D－葡萄糖测定大脑葡萄糖和氧代谢。局灶性低能量可能与癫痫起源病灶相一致，这在磁共振中不能看到，利用PET追踪氟奋乃静，后者能与GABAA亚单位受体结合，从而更为敏感且清晰地显示癫痫起源灶。

SPECT（单光子发射计算体层扫描），利用$^{99m}Tc$测定局部脑血流，癫痫起源病灶在发作期显示血流增加而在非发作间期显示血流减低。

### （四）诊断标准

1. 癫痫的诊断分为四个步骤　首先是判断临床发作是否为癫痫发作。许多非癫痫性的发作在临床上需与癫痫发作相鉴别（表14－3）。

第二步是在诊断为癫痫发作的基础上根据临床发作和脑电图表现，对癫痫发作类型进行分类。在进行脑电图和影像学检查后，有2/3病例可在早期进行分类，余下1/3，在起病2年内可以进行分类。

**表14－3　儿童常见的非癫痫性发作**

| 躯体性 | 心理性 |
|---|---|
| 晕厥/猝倒 | 心理障碍 |
| 脑血管病（TIA，偏头痛） | 情感性擦腿，屏气发作 |
| 阵发性内分泌障碍 | 发作性习惯性抽动， |
| 睡眠障碍：夜惊，梦魇，梦游，遗尿 | 发怒，惊恐 |
| 睡病 | 癔病性发作 |
| 呼吸暂停 | 头痛，腹痛，过度换气 |
| 多发性抽动 | 精神病性发作 |
| 胃食管反流 | 非癫痫性强直发作 |

第三步是就患儿的临床发作、脑电图特征、神经影像学、年龄、预后等因素，对癫痫的病因进行分析，并对癫痫综合征、癫痫相关疾病以及癫痫性脑病等进行诊断；最后还应对患儿的全身发育和相关脏器功能以及心理、生长发育等进行检查和整体评估。国际抗癫痫联盟将诊断划为5个部分或5个诊断轴：描述发作期症状（轴1）；描述癫痫发作的类型（轴2）；癫痫综合征（轴3）；与癫痫或癫痫综合征相关的常见疾病（轴4）；WHO国际功能、残障与健康分类标准对损伤状况进行评估（轴5）。

2. 病因诊断　引起癫痫的病因很多，临床分为原发性、继发性和隐原性。

（1）原发性（特发性）癫痫：致病原因尚未发现或仅与遗传相关。

（2）继发性（症状性）癫痫：为具有特殊病因的癫痫，其癫痫发作为器质性脑损伤的症状之一。其中局部和脑部疾病包括：①先天性异常：如结节性硬化、脑三叉神经血管瘤病、神经纤维瘤病、脑发育缺陷（脑积水、脑膨出、小头畸形、巨脑畸形、脑穿通畸形）等，多在婴儿和儿童期起病。②外伤：产伤、新生儿颅内出血及任何年龄的颅脑外伤。③炎症：包括各种原因的宫内感染，颅内细菌、病毒、真菌、寄生虫感染。④母孕期疾病：母亲孕期用药、中毒、放射损害等。⑤颅内原发性或继发性肿瘤。⑥脑血管病：脑动脉瘤、脑动静脉畸形、脑动脉炎、脑梗死、脑出血等。⑦变性性疾病、胆红素脑病、各种原因引起的脑萎缩。全身或系统性疾病包括：①脑代谢障碍：低血糖、低血钙、苯丙酮尿症、甲状旁腺功能减退、半乳糖血症、脂质代谢病等，严重水电解质紊乱、尿毒症、肝性脑病、维生素缺乏和依赖。②各种全身感染所致的中毒性脑病、脑水肿、颅内压增高等。③中毒：金属中毒、药物中毒、食物中毒、一氧化碳中毒等。

（3）隐原性癫痫：指怀疑有病因，但通过现有的检测未能明确的。

### （五）诊断步骤

诊断步骤见图 14 －3。

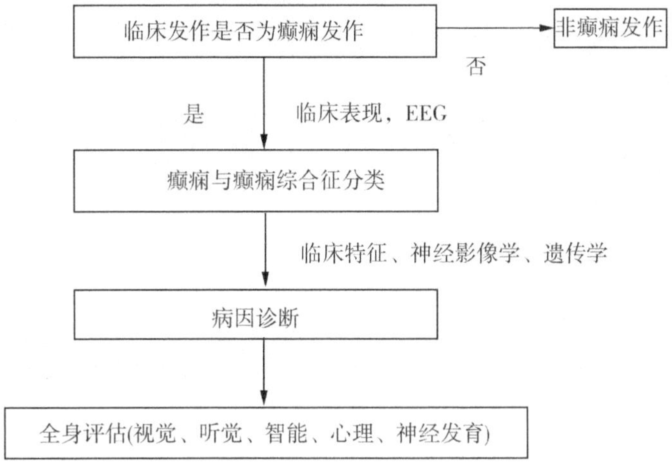


**图 14 —3　癫痫诊断流程图**

### （六）鉴别诊断

1. 屏气发作　婴幼儿较多见，多发生在 6 ～ 18 个月，有自限性，4 ～ 5 岁自行缓解。发作必须有诱因，如发怒、哭闹、疼痛刺激、跌倒。本病有青紫型和苍白型两种发作形式。屏气发作时很像强直－阵挛发作，有的甚至可出现角弓反张、尿失禁，发作后一切正常，发作时脑电图也正常。

2. 晕厥　多发生在持久站立、排尿或咳嗽时，发作有短暂意识丧失及上肢短促阵挛，须与失神发作鉴别。晕厥发作前有自主神经系统功能不稳定的症状如出虚汗、苍白、头昏和黑矇，脑电图正常。血管抑制性晕厥多发生在持久站立后，平卧后恢复。由平卧体位迅速转成直立体位可有一过性低血压变化而晕厥。

3. 睡眠障碍　夜惊多发生在 3 ～ 5 岁的儿童入睡后不久，眼球运动处于快动相时，外界的弱刺激可引起强反应，惊醒、突然坐起，呈恐怖相，次日不能回忆，有自限性，进入学龄期而自行缓解。

4. 习惯性阴部摩擦　小儿在无意中下肢交叉摩擦外生殖器引起快感，日后形成习惯，主动频繁摩擦，可出现两颊潮红，两眼凝视，额部微微出汗。多发生在单独玩耍时。女孩较男孩多见。脑电图正常，须与颞叶癫痫的早期相鉴别。

5. 低血糖发作　多发生于早晨空腹，面色苍白、多汗、恶心、饥饿感，严重者可抽搐。婴幼儿低血糖发作很少有典型表现，但肌张力低。口服糖水并平卧后恢复。空腹血糖低，脑电图正常。

6. 癔病性抽搐　发作与精神因素刺激有关，昏厥时慢慢倒下不受伤，四肢抽动杂乱无规律，虽然呼之不应但意识清楚，给予恶劣气味、针刺后可大声喊叫，无神经系统阳性体征，脑电图正常。

## 三、治疗措施

癫痫治疗的目的是控制或减少发作、消除病因，减少脑损伤，维持正常的神经精神功能。

### （一）一般治疗

应尽量保证癫痫患儿的正常的日常生活，饮食与正常儿童相同，保证充足睡眠，允许入学并参加各种正常活动，对有智力低下或行为障碍的患儿应进行特殊安排和教育。对发作未完全控制的患儿，应限制爬高、骑车、游泳等，应避免各种诱发因素，如：饮食过量、睡眠不足、过度兴奋或劳累、情绪波动等。对婴幼儿癫痫患儿，一般可按时进行预防接种，但对发作频繁未能很好控制的，则需在医生指导下进行。

### （二）药物治疗

对大多数抗癫痫药物来说，其临床作用谱已基本明确，但机制尚不完全清楚，中枢神经系统兴奋性神经传导递质为谷氨酸，通过三种受体发挥作用：N－甲基－天门冬氨酸、红藻氨酸盐/α－氨基羟甲基恶唑丙酸 AMPA、促代谢型受体。主要的抑制性神经递质有：γ－氨基丁酸，通过两种受体起作用：激活 GABA－A 受体可激活氯离子通道，产生膜电位超极化和快速抑制反应，GABA－A 受体对苯二氮䓬类和苯巴比妥敏感，可调节离子通道开放的频率和时间。GABA－B 受体兴奋则激活促代谢受体使钾离子通透性增加，从而减慢传导。动物实验已证实了抗癫痫药物 GABA 能强化作用以及谷氨酸能的致痫作用，使得 GABA 能药物不断发展，但癫痫起源神经网络的神经解剖组织学还不清楚，这也许能解释为什么同一种药物对不同癫痫类型起相反作用。

应根据不同综合征选择抗癫痫药物。了解抗癫痫药物的主要的作用机制和作用谱，对癫痫综合征进行正确的诊断，才能正确指导选择药物。药物的疗效和安全性的研究提供了不同的证据，然而由临床试验所获得的结果难以解读，不同的癫痫综合征以及不同病因交织在一起，临床试验的设计很难做到，在对两种或多种药物的比较中发现药物作用差别不大，不能排除所有药物均无效的可能性，以及发作自行缓解或不断改善等结局。抗癫痫药物在儿童中的安全性缺乏足够的研究，常常在成人药物应用明确之后，因此在儿童中的应用常常滞后。对于分类不清的患儿，广谱而又价格低廉的药物如丙戊酸、卡马西平推荐作为首选。新的抗癫痫药物在安全性较好而疗效相当，需要进一步研究其安全性、药动学和药物监测等，并与传统药物相比较。

当开始单药治疗后出现药物耐药时，可更换另一种药物单药治疗或添加另一种抗癫痫药物，由单药治疗相互转换的过程中需要一定的药物调整期。

决定开始治疗需因人而异，许多患儿单次不明原因的惊厥、热性惊厥、良性部分性发作或青春期孤立发作等，并不增加之后发生惊厥的危险性，因此不必治疗。同样，患儿伴有明显的发育障碍，而癫痫发作轻微，对整个疾病病程无明显影响，而药物治疗增加了不良反应，则也不必抗癫痫治疗。惊厥性癫痫持续状态或症状性癫痫有发育畸形时，很容易再发，需积极治疗。由于严重癫痫发作所导致的死亡应该重视，特别是在神经系统受损时。在惊厥持续状态初期，静脉用劳拉西泮被认为是最佳选择，因为其作用时间长、安全且心肺抑制危险性小，很多常规提出即使是癫痫持续状态发作得以控制，也需要后续给予抗癫痫药物治疗，如静脉应用磷苯妥英，1.5mg 的磷苯妥英相当于 1mg 的苯妥英，如果惊厥持续 30～50 分钟，则应在 ICU 监护下给予全身麻醉。并进行 EEG 监护。咪达唑仑在治疗顽固性癫痫持续状态方面有优势。

当临床出现细小发作或临床下发作造成认知能力下降时，亦应积极治疗。对于对药物敏感的癫痫发作和耐药的复杂癫痫来说，治疗目的可能完全不同，对于药物敏感性癫痫来说，以达到惊厥控制并且无明显不良反应、单药治疗、所花费用最低为目标，药物选择差别不大。而对复杂且耐药的癫痫的治疗，其主要目的并非惊厥完全控制，否则将会出现多药联合治疗并大大增加不良反应，这种不良反应和对患儿造成的不良影响则远远大于惊厥本身。多药联合治疗也可能加剧惊厥发作的可能性。减少惊厥发作仅作为疗效的结果之一，更重要的是生活质量的改善，因此要平衡好药物不良反应与惊厥发作程度与频率之间的关系。

临床治疗随访主要观察药物镇静等不良反应，血药浓度监测并不作为常规随访监测内容，但有专家指出一些特定药物或特定情况下应进行血药浓度监测，特别是对于了解苯妥英钠（非线性代谢）、卡马西平（治疗指数窄），血药浓度监测同样可以评估并发症、临床怀疑药物中毒和药物之间相互作用。在儿童，若单药治疗临床无惊厥发作情况下，即使血药浓度水平在有效治疗范围以下，也不必调整药物剂量。相反，对难治病例，药物剂量有时可以调整到耐受范围以上，而不必考虑血药浓度。有时血药浓度对某些药物没有临床价值，并很难说明问题，特别是在药物相互作用、不同蛋白结合率、药物本身对代谢的诱导作用等。

通常，发生在儿童中的认知损害，原因之一可能与抗癫痫药物有关，大量与剂量相关的认知方面的影响，均来自与自身对照研究，儿童中很少进行对照研究，在对苯巴比妥治疗的儿童研究发现：认知影响大多表现在智商降低以及 P300 波潜伏期增加，电生理研究提示认知信息处理的速度减慢，但这些作用在停药后可以恢复，学习能力改善，提示治疗期用药并非影响后期的智能认知水平。

卡马西平并不影响智商，但对儿童的记忆有轻微影响，苯妥英钠可轻度影响智商，但对学习的影响尚不清楚。丙戊酸对记忆的影响较苯妥英和卡马西平轻微，但还需深入研究。在儿童，尚无很好的针对新型抗癫痫药物对神经心理方面影响的研究。在一项对照研究中，丙戊酸可以改善脾气暴躁和情绪不稳。拉莫三嗪、加巴喷丁、左依拉西坦有促使攻击行为发生的危险性，特别是对于有认知障碍的患儿，但还需要做有效的前瞻性对照研究。

对临床症状缓解的病例进行撤药，其最佳时机很难确立，随机对照临床试验的结果表明，治疗持续至惊厥控制至少需要 2 年以上，而对于特殊的癫痫综合征，因其缓解率低，另外部分性发作的患儿脑电图异常或减量后脑电图又出现异常，将增加复发的危险性。目前，尚无足够的证据来确定全身性发作患儿的撤药时机。对于容易发生撤药癫痫复发的药物，如苯二氮䓬类、苯巴比妥，减量过程至少需要 3 ～ 12 个月以上。

## （三）酮源饮食治疗

在两项有关酮源饮食治疗儿童癫痫的开放性前瞻性研究表明，酮源饮食对于难治性癫痫有效，但尚无对照研究的资料。没有对特殊癫痫综合征治疗有效的证据，需要对其疗效和安全性进行进一步评价。酮源饮食治疗的机制尚不清楚，富含脂肪、长期维持酮症、维持高的酮体水平与惊厥的控制有关。由于饮食严格限制，因此会导致腹泻、维生素缺乏、肾结石等不良反应，严重者可引起致死性心肌病。

## （四）手术治疗

一些对药物耐药的难治性癫痫应用手术治疗可能有效，手术治疗包括切除治疗和迷走神经刺激术。目前主张早期手术评估和干预。切除手术旨在切除癫痫起源病灶，而姑息性或功能性手术则主要为了预防或局限惊厥活动的扩散而非控制发作。

手术治疗必须确定药物治疗无效，而且是在合理选择和应用的基础上，根据每个患儿的临床资料，惊厥相关的病变必须进行完整的评估，一旦明确，即应尽快进行术前评估。

1. 切除性手术　手术切除的范围和程度应根据癫痫起源病灶，包括癫痫发作期病灶（如神经电生理获得的惊厥起始皮质），但这不一定与癫痫起源病灶相符，切除致癫痫源性病灶，可以使大部分患儿惊厥控制，描记并切除整个致癫痫区，或至少切除发作期起源灶。会提高病灶切除的疗效，当 MRI 摄片显示正常时，只有在欲切除区域以外无独立的致癫痫区，或不导致其他神经系统损害时方能进行手术。通过临床表现、视频脑电图监测、神经心理评估、高分辨率 MRI 可以对癫痫起源进行定位。在选择病例中，MRI 光谱、EEG 实时功能磁共振显像、发作期和发作间期 SPECT 检查、PET 检查，可为手术方案制定提供有利依据。发作间期脑电图描记在定位有疑问或决定切除范围时有帮助。植入深部电极或硬膜下网格电极可以在术前进行癫痫起源和扩散的评估。

儿童癫痫手术效果取决于合适病例的选择和疗效的评判指标和方法。许多癫痫中心仅仅采用简单的惊厥改善评分。而儿童手术疗效的判断应包括：运动发育状况、认知能力、行为等诸多方面，以及术后需要用药的情况。虽然近期有关于大脑半球切除术后认知水平和行为能力的研究报道，但没有疗效方面的统一标准和最佳指标。在小儿，颞叶切除后惊厥控制无发作占 78%，而颞叶外或多病灶切除的术后惊厥控制率仅 54%，儿童肿瘤切除后癫痫无发作率在 82%，皮质发育异常的术后无发作率在 52%，对于术前资料有限、无明确病灶的儿童，手术预后不佳，对继发性获得性病灶，半侧大脑半球切除术后惊厥控制可达 82%，而进展性疾病仅 50% 惊厥能得以控制，发育畸形仅为 31%，有报道手术可部分改善认知和行为能力。对一些术前已有偏瘫和视觉障碍的患儿，虽然绝大多数患儿最终无法改善，甚至加剧，但一些患儿中偏瘫症状仍能得到不同程度的改善。

2. 姑息性手术　胼胝体切除术为大脑中线切断，主要为了抑制由于大脑半球间的惊厥传播所导致的双侧大脑半球同步电发放，为了避免断开综合征，常常只切断胼胝体的前 2/3，只有在前部胼胝体切除无效时才考虑完全切除术。术后可发生部分性发作，但跌倒发作可以减少。

多处软脑膜下横切术已成功应用于位于大脑皮质重要区域的局灶惊厥，特别是当癫痫电活动扩散导致邻近或远端皮质区功能障碍时，例如，若癫痫活动扩散至水平纤维，正常皮质功能通过垂直神经元柱起作用，则经多处软脑膜下横切术后，使水平纤维切断，从而保证垂直柱结构的完整性。

迷走神经刺激术作为联合治疗药物难治性癫痫，刺激电极放置于皮下，并置于左侧迷走神经，对于儿童来说，严重癫痫且没有手术指征的患儿可以应用，但对癫痫综合征的疗效较好，不良反应包括声嘶、咳嗽和疼痛，一般可以忍受。

### （五）心理治疗

癫痫除了注意其体格健康，更应注意其心理健康，包括精神活动和情绪反应，对患儿采取不歧视、不溺爱，不应让其产生自卑心理，并作好长期治疗的准备。同时对治疗过程之中出现的心理问题应予以高度关注，及时诊治。

## 四、预后

绝大部分癫痫儿童的预后可分为四类：

1. 良性癫痫　如良性运动性癫痫（占 20%～30%），这类患儿在几年后常可自行缓解，甚至不需要药物治疗。

2. 药物敏感性癫痫　绝大多数儿童为失神癫痫（占 30%），这类患儿药物控制容易，几年后可自行缓解。

3. 药物依赖性癫痫　如青少年肌阵挛以及许多症状性部分性癫痫（占 20%），这类患儿药物治疗可以达到发作控制，但撤药后易复发，需要终身治疗。

4. 药物耐药性癫痫　为难治性癫痫，预后不佳（占 13%～17%），药物耐药可通过对选择合理的首选药物耐药而早期预测。

虽然良性癫痫和绝大多数药物敏感性癫痫在起病早期即可确定，但对于许多部分性症状性癫痫或怀疑为症状性癫痫的患儿，以及一些原发性全身性癫痫而言，药物敏感或耐药的确立常常是回顾性的。药物应用初期 3 个月，发作达到 75%～100% 控制，可以作为提示预后良好的预测指标。另外，原发性或隐原性癫痫的缓解率是症状性癫痫的 3 倍。

# 第十五章

# 血液系统疾病

## 第一节　营养性贫血

营养性贫血是指体内缺乏铁、维生素 $B_{12}$、叶酸、铜、锌等物质，导致循环血液中的红细胞数、血红蛋白、红细胞的比容明显低于正常标准的一种血液病。临床上主要表现为苍白、乏力、头晕、萎靡、纳差、易感染、肝脾轻度肿大，重者可出现心力衰竭症状。

### 一、营养性缺铁性贫血

营养性缺铁性贫血是由于体内铁缺乏，导致血红蛋白减少所致，临床上主要表现小细胞低色素贫血、血清铁蛋白减少、铁剂治疗有效为特点。

#### （一）病因

（1）小儿生长发育迅速，需铁量多，如未能及时添加含铁丰富的食品则产生贫血；某些慢性病造成铁吸收不良或食物搭配不合理；钩虫病、肠息肉等疾病导致铁丢失过多；食品含铁量低又未及时添加含铁高的食品；早产、多胎等原因导致的铁储备不足；均是导致缺铁性贫血的原因。

（2）铁是合成血红蛋白的主要原料，缺铁红细胞内血红蛋白含量不足，则细胞变小；铁可使多种含铁酶的活性下降，这些酶大多与组织呼吸、生物氧化、神经介质分合成和分解有关，从而造成细胞功能紊乱出现乏力、易疲劳、表情淡漠、注意力不集中，组织器官异常如口腔黏膜异常角化、舌炎反甲等。

#### （二）诊断

1. 病史　多发生于6个月～2岁的婴幼儿（常有早产、双胎史），可因未及时添加富含铁的辅食、消化道吸收障碍、铁丢失过多等引起。

2. 临床表现

（1）症状：发病缓慢，面色苍白，易疲乏，精神不振，烦躁不安，注意力不集中，智力发育落后或停滞，食欲减退，异嗜癖，有时腹泻、呕吐。

（2）体征：皮肤、黏膜，甲床及手足掌苍白，头发干枯稀黄，肝脾和淋巴结轻度肿大，贫血严重时可有心率增快，心脏扩大，有收缩期杂音，重度贫血可有心力衰竭体征。

3. 辅助检查

（1）血常规：红细胞及血红蛋白降低，血红蛋白降低比红细胞降低更明显，呈小细胞低色素性贫血，即红细胞形态大小不等，平均红细胞的血红蛋白浓度（MCHC）低于31%，平均红细胞的血红蛋白量（MCH）低于26pg，平均红细胞的容积（MVC）低于80fl，以小细胞为主，中心淡染区扩大，重者呈环状，网织红细胞正常或偏低。

（2）骨髓象：骨髓会出现活跃的增生现象，其中尤其以红细胞系增生明显，各期红细胞均较正常小，胞浆量少，不规则，呈毛刺状，嗜碱性强，核小而细密，表现为细胞浆成熟落后于细胞核，即所谓

"老核幼浆"现象，铁粒幼红细胞低于15%以下，细胞外铁消失或极少。

（3）铁代谢检查：①血清铁蛋白：在储铁缺乏期即减少，正常值 $<3$ 个月患儿为194～238μg/L，$>3$ 个月患儿为18～91μg/L，$<12$μg/L视为铁缺乏。②红细胞游离原卟啉：正常值为0.09～0.9μmol/L（5～50μg/dL），如 $>0.9$μmol/L则表示生成红细胞的铁缺乏。③血清铁、总铁结合力：血清铁 $<9.0$～10.7μmol/L（50～60μg/dL），总铁结合力增高 $>62.7$μmol/L（350μg/dL），血清转铁蛋白饱和度降低 $<15\%$，可考虑缺铁。

具备临床表现应高度怀疑本病；加血常规结果可临床诊断；确诊尚需铁代谢检查和骨髓象。

4. 鉴别诊断　营养性巨幼红细胞性贫血：该病血色素也降低，临床常有神经精神症状，外周血红细胞体积增大，骨髓中出现巨幼红细胞。用维生素 $B_{12}$ 及叶酸治疗有效。

### （三）治疗

1. 病因治疗　药物治疗期间，同时逐渐增加富含铁的辅食，并去除引起缺铁的各种原因。

2. 对症治疗　重度贫血血红蛋白 $<30$g/L可输血，尤其贫血而引起心功不全或者并发感染时，应及时输血。输血量可按10mL/kg，输血要注意输血量及速度，预防发生心力衰竭，贫血越重，每次输血量应越少。可多次输。极重患者可用浓缩红细胞换血。

3. 药物治疗

（1）硫酸亚铁剂量30～50mg/（kg·d），分3次进食期间口服，同时服用维生素C和稀盐酸，疗程至血红蛋白正常后2个月。

（2）3%铁维合剂剂量30～40mg/（kg·d），分3次进食期间服用。

（3）多糖铁复合物儿童6岁以上100～150mg/d，6岁以下50mg/d，成人150mg/d。

## 二、营养性巨幼红细胞性贫血

叶酸、维生素 $B_{12}$ 是导致营养性巨幼红细胞性贫血重要因素，又称大细胞性贫血，主要临床上主要表现为面色苍白、肝脏肿大、神经精神发育减退、红细胞数目减少，骨髓中出现巨幼红细胞。

### （一）病因

缺乏维生素 $B_{12}$ 及叶酸是本病的主要原因，维生素 $B_{12}$ 主要存在于肝、牛肉、肾脏、米糠、麦胚中；叶酸主要存在于绿色蔬菜中，肝肾酵母等含量也较丰富，母亲或小儿摄入上述食品较少即可造成缺乏维生素 $B_{12}$ 及叶酸。另外维生素C缺乏也可影响叶酸的形成。

### （二）诊断

1. 病史　多见于6～18个月的婴儿，生后未及时添加辅食、辅食中含维生素 $B_{12}$ 和叶酸少、单纯羊奶喂养、有偏食及胃肠道疾病影响吸收等原因，均可引起。

2. 临床表现

（1）症状：进行性贫血貌，运动和智力发育缓慢，声音嘶哑，哭时无泪，少哭不笑，嗜睡，反应迟钝，表情呆滞，甚至出现"倒退现象"。

（2）体征：面色苍黄或蜡黄，口唇和手足掌苍白，虚胖，头发稀黄，干枯无光泽，手、足、舌及头部颤动，舌系带溃疡，肝脾轻度肿大；心率快，心脏扩大，可听到收缩期杂音，甚至发生心力衰竭；皮肤可见针尖大小出血点，重者肌张力增强和腱反射亢进。

3. 辅助检查　①血常规：红细胞和血红蛋白减少，红细胞数减少更明显，MCV $>94$fl，MCH $>32$pg，MCHC正常。白细胞数可减少，粒细胞早期可见分叶增多，少数可见血小板减少，网织红细胞正常或稍减少。②骨髓象：骨髓增生活跃，以红系增生为主，红系巨幼变，各阶段红细胞体积大，核染色质疏松，显示细胞核发育落后于细胞浆，呈现"老浆幼核"现象。粒细胞可见胞体增大，巨核细胞可见分叶过多，血小板体积大。③血清维生素 $B_{12}$ 缺乏的检查：维生素 $B_{12}$ 定量，正常值为200～800ng/L，$<100$ng/L为维生素 $B_{12}$ 缺乏。血清叶酸定量正常值为5～6μg/L，$<3$μg/L为维生素 $B_{12}$ 缺乏。血清

乳酸脱氢酶明显增高，尿甲基丙二酸增高也是诊断维生素 $B_{12}$ 缺乏的一个可靠指标。根据临床表现、病史，需高度怀疑为营养性巨幼红细胞性贫血；同时辅助血常规检查，则可以进行辅助临床诊断；加骨髓结果及血清维生素 $B_{12}$ 缺乏的检查即可确诊。

4. 鉴别诊断　该病精神神经症状比较突出，需与脑发育不全鉴别，巨幼红细胞性贫血首先表现为贫血，外周血中血红蛋白降低，红细胞减少，而且有典型的中央淡染的大红细胞足以鉴别。

### （三）治疗

1. 一般治疗　随着精神和食欲的好转，逐渐添加富含叶酸、维生素 $B_{12}$、蛋白质和铁的饮食，直至达到人体所需要的饮食量为止。

2. 对症处理　震颤严重者，可给少量镇静剂；有感染者，应积极治疗；注意口腔护理；贫血严重者或贫血并有感染可给予输血治疗。

3. 药物治疗

（1）对神经症状重者，肌内注射维生素 $B_{12}$，剂量为每次 100μg，每周 2 ～ 3 次；震颤严重者可每日 1 次，每次 100μg，连续 2 ～ 4 周，或至血常规恢复正常为止。

（2）对叶酸缺乏者，口服叶酸 5mg，每日 3 次，连续用 2 ～ 3 周后改为每日 1 次，至血常规恢复正常。同时服用足量维生素 $B_6$ 能加速神经症状的恢复。治疗后期需加铁剂，持续用 1 个月左右。

（3）对单纯维生素 $B_{12}$ 缺乏者，不宜用叶酸治疗，以防加重神经症状；对于维生素 $B_{12}$ 吸收不良者，需长期肌内注射维生素 $B_{12}$，每月 1mg。

（4）对于抗叶酸制剂致病者可用亚叶酸钙治疗；对于叶酸缺乏者，予叶酸 5mg，每日 3 次口服，加服维生素 C；对先天性叶酸吸收障碍者，口服叶酸量每日可达 15 ～ 50mg 才能有效。

## 三、营养性混合性贫血

具有营养性缺铁性贫血和营养性巨幼红细胞性贫血两种贫血的原因及临床特点。

### （一）病因

参考营养性缺铁性贫血和营养性巨幼红细胞性贫血。

### （二）诊断

1. 临床表现　有引起铁、维生素 $B_{12}$ 及叶酸缺乏的原因。皮肤蜡黄色，有神经系统症状。可因缺铁、缺乏维生素 $B_{12}$ 及叶酸，程度不同，表现不同。贫血程度多较重，少数患儿可见皮肤有出血点。

2. 辅助检查

（1）血常规：血红蛋白和红细胞可呈平行降低，红细胞呈现明显大小不等，大红细胞呈中空淡染的特征，MCHC $<32\%$，WBC 有体积变大和分叶增多，白细胞和血小板减少。

（2）骨髓象：骨髓增生活跃，以红系增生为主，红细胞巨幼变，胞质疏松，胞浆嗜碱性增强，白细胞有体积变大，具有两种贫血的特点，成熟的红细胞大小不等。

具备临床表现应高度怀疑；加辅助检查可临床诊断；确诊尚需维生素 $B_{12}$、叶酸及血清铁定量检查。

### （三）治疗

铁剂和维生素 $B_{12}$ 或叶酸并发使用。输血指征同缺铁性贫血。改善饮食喂养，增加富含铁、维生素 $B_{12}$ 和叶酸的饮食。加强护理，预防感染，积极治疗急慢性感染。

# 第二节　再生障碍性贫血

再生障碍性贫血，简称再障，是一种全血细胞减少综合征，主要因骨髓造血功能衰竭所致，病因复杂，与多种因素有关。临床上主要表现为贫血、出血、发热、全血细胞减少，多无脾及淋巴结肿大。

## 一、病因

（1）本病有一定遗传倾向，部分患者存在对某些致病因素诱发的特异性异常免疫反应易感性增强及“脆弱”骨髓造血功能倾向。

（2）造血干/祖细胞内在早缺陷，包括量的减少和质的异常，特别是 CD+34 细胞减少程度与病情严重性呈正相关。

（3）异常免疫反应损伤造血干/祖细胞；造血微循环支持功能缺陷，均能导致再障性贫血。

## 二、诊断

### （一）急性型（重型再障Ⅰ型）

1. 临床表现

（1）发病急，病程短，1～7个月，进展快，贫血呈进行性加剧且重。

（2）常伴有难以控制的严重感染。

（3）出血严重，常有内脏及颅内出血，肝、脾、淋巴结无肿大。

2. 辅助检查

（1）正细胞正色素性贫血，血常规有重度贫血；中性粒细胞绝对值 $<0.5\times10^9/L$；血小板 $<(10\sim20)\times10^9/L$；网织红细胞 $<1\%$，绝对值 $<15\times10^9/L$。

（2）骨髓小粒中非造血细胞明显增多，骨髓象多部位增生明显减低，存在明显的三系造血细胞数目减少。

临床表现为急性贫血，外周血三系造血细胞数目减少，则应怀疑本病，并根据骨髓检测结果进行确诊。

### （二）慢性型

1. 临床表现　起病缓慢，病程长，1～4年以上；贫血、出血及感染较轻。

2. 辅助检查

（1）血常规：常有全血细胞减少，呈正细胞正色素性贫血，红细胞形态轻度异常，多见椭圆形红细胞，网织红细胞 $<1\%$，偶有白细胞 $<4.0\times10^9/L$，淋巴细胞相对升高。

（2）骨髓象：骨髓增生不良，亦可有灶性增生，如增生良好，红系中晚幼红炭核细胞增多，巨核细胞明显减少，非造血细胞增多，常 $>50\%$。

（3）重型再障Ⅱ型为慢性型治疗过程中病情恶化所至，临床症状、血常规及骨髓象与急性再障相同。

（4）中性粒细胞碱性磷酸酶染色积分值多增高。

（5）骨髓造血干细胞培养显示粒单细胞集落、突发粒单集落及红系集落均减少。

本病诊断依据骨髓象检查结果。

## 三、鉴别诊断

1. 小儿白血病　该病也有全血细胞减少，但周围血中可发现大量幼稚细胞，骨髓穿刺涂片可鉴别。

2. 阵发性血红蛋白尿　该病也可出现全血细胞减少，但反复进行尿液检查可出现血红蛋白尿，网织红细胞虽然可明显减低，但波动较大。

## 四、治疗

1. 一般疗法

（1）病因治疗：查找病因并及时去除。停止接触或口服可能致病药物、化学毒品、避免放射线照射。

（2）加强护理，保证营养供给，防止出血及感染，一旦感染，选择两种以上有效抗生素联合治疗。

2. 对症治疗　颅内出血及失血性休克时，应输新鲜血和血小板；对决定进行骨髓移植的患儿，移植前尽量避免输血，以免增加排斥反应的发生。

3. 急性再障的治疗

（1）免疫疗法：①抗胸腺细胞球蛋白（ATG）或抗淋巴细胞球蛋白（ALG）的应用：马 ATG 或猪 ATG，剂量 15mg/（kg·d），[ALG 20～40mg/（kg·d）]，如用兔 ATG，剂量为 3～5mg/（kg·d），连续静滴 5 日；用前需做过敏试验。注意血清病和血小板减少等不良反应，必要时反复输新鲜血或血小板悬液，防止出血及感染。②大剂量泼尼松：剂量为 30mg/（kg·d），连续静滴 3 日后，减量，一般每周减量一半，直至 1mg/（kg·d）后停药。③环孢素 A：剂量 10～20mg/（kg·d），使血浓度达 500～800ng/mL 后，逐渐减量到 1～5mg/（kg·d），维持 3 个月以上。④大剂量丙种球蛋白：静脉滴注剂量按 1g/kg，每 4 周 1 次，6 个月可缓解。

（2）骨髓移植：应用组织相容性一致的供者骨髓做同种异体骨髓移植。

（3）胚胎肝输注：用胚胎肝单个核细胞悬液，可以连续数次，可改善症状。

4. 慢性再障的治疗

（1）雄激素：能够增加血清中促红细胞生成素含量，使骨髓中粒单系祖细胞、红系祖细胞增加，促进定向干细胞进入增殖周期。

以上药物应用至少 2～3 个月后网织红细胞先上升，然后血红蛋白逐渐上升，继之白细胞回升，血小板回升最慢，半年后才回升。应长期用药，但应注意肝功能损害等不良反应。

（2）糖皮质激素：可减轻雄激素的不良反应，防止长骨骨化和早期融合，可减少出血倾向，一般常用泼尼松 0.5～1mg/（kg·d）分次口服。

（3）改善造血微环境药物：包括神经刺激或血管扩张药，可通过兴奋骨髓神经，扩张骨髓血管，改善骨髓造血微环境，从而刺激和滋养造血祖细胞增生。①硝酸士的宁：5 日疗法：分别以 1mg、1mg、2mg、2mg、3mg 连续肌内注射 5 日，间隔 2 日，重复应用。10 日疗法：分别以 1mg 2 日，2mg 5 日，3mg 3 日，连续肌内注射，间隔 4 日，重复应用，直至缓解。20 日疗法：剂量 2～3mg/d，连续肌内注射 20 日，间隔 5 日，重复应用。②一叶萩碱：剂量 8mg/d 肌内注射，每日 1 次，一般用药 1.5～2 月见效，疗程不少于 4 个月，与司坦唑醇合用较单用疗效好。③山莨菪碱（654-2）：0.5～2mg/（kg·d），每日 2 次，静脉滴注。

（4）其他药物：氯化钴、碳酸锂、植物血凝素（PHA）、左旋咪唑、胸腺肽、多抗甲素等均可试应用。

（5）胎肝输注：用于慢性再障较急性再障疗效好。

（6）脐血输注：脐血中含有较多的造血干细胞及较高水平的造血刺激因子，输注后近期内可改善血常规，稳定病情，减少输血次数。

（7）脾切除：骨髓增生接近正常，有红细胞寿命缩短的证据，内科疗法 0.5 年以上无效的较重病例，可考虑脾切除。

（8）造血生长因子的应用：文献中已应用了重组粒系集落刺激因子（rhCSF-G），重组单系集落刺激因子（rhCSF-GM）。

（9）骨髓移植：急性型再障或慢性重型再障于诊断后 2～3 周内可进行骨髓移植。

## 第三节　原发性血小板减少性紫癜

原发性血小板减少性紫癜，急性型发病前多有病毒感染史，机体在病毒感染后产生相关抗体，血小板因血小板膜、抗体可以发生交叉反应而受到破坏；在病毒感染后，机体内形成的抗原抗体复合物，可血小板表面附着，导致单核-巨噬细胞系统能够很容易将血小板清除，进而导致了血小板的寿命缩短，以及表现为血小板的数目降低；而慢性型者除免疫因素外，还与肝、脾作用有关。临床主要表现为皮肤、黏膜自发性出血、血小板减少，骨髓巨核细胞正常或增多，但产生血小板的成熟巨核细胞减少或缺如，出血时间延长，血块收缩不良。

## 一、病因

（1）目前发现该病发病前均有病毒感染史，机体在病毒感染后产生相应的抗体，并和血小板膜发生交叉反应，然后可被单核－巨噬细胞系统所清除。

（2）病毒感染后，抗原－抗体复合物再体内形成，并在血小板表面附着，这样单核－巨噬细胞系统很容易清除血小板。

（3）患者血清中血小板抗体水平含量较大，多和血小板数量表现为一定负相关。

（4）巨核细胞与血小板有共同抗原性，骨髓中巨核细胞也可与抗血小板抗体相作用，致使巨核细胞的成熟出现紊乱，最终影响巨核细胞的生成、释放等。

## 二、诊断

1. 临床表现

（1）急性型发病急，发病前1～3周多有病毒感染史，如上感、风疹、水痘和流行性腮腺炎等。预防接种也可发生。以皮肤黏膜自发性出血点、出血斑和鼻衄，牙龈出血最多见，也可有便血、呕血和尿血，青春期女孩月经过多，少数患者可发生颅内出血。出血重的可有贫血，病程一般在6个月以内。

（2）慢性型起病较缓慢，出血症状一般较轻。重者也可发生瘀斑和血肿。可有颅内出血。病程超过6个月。缓解与发作可以交替称反复发作型。

2. 辅助检查

（1）血常规检查：血常规中红细胞及白细胞基本正常，如出血重而发生失血性贫血时网织红细胞也可增高；血小板数量降低，急性型常达$20\times10^9/L$以下，慢性型一般为（30～80）$\times10^9/L$，血小板形态可较大，在慢性型较明显；出血时间延长，凝血时间正常。血块收缩不良，毛细血管脆性试验阳性。

（2）骨髓检查：骨髓细胞增生活跃，粒红系一般正常。巨核细胞数增多或正常，但产生血小板的成熟巨核细胞减少甚至缺如。巨核细胞胞浆少，颗粒少和空泡变性等。

（3）血小板抗体检查：血小板表面相关免疫球蛋白（PAIg）80%以上阳性，其他的PAIgM、PAIgA或血小板相关补体（PAC）阳性，血清抗体阳性率较低。

具备临床表现应高度怀疑本病，加血常规检查除外过敏性紫癜等可临床诊断；确诊需骨髓和血小板抗体检查。

3. 鉴别诊断

（1）过敏性紫癜：该病可出现出血性斑丘疹，呈对称分布，成批出现，多见于下肢及臀部，但外周血血小板数目正常，容易鉴别。

（2）急性白血病：该病皮肤也可出现瘀点，本病混淆，但临床上有肝脾淋巴结肿大，外周血及骨髓检查可见幼稚白细胞足以鉴别。

## 三、治疗

### （一）急性型

1. 一般对症治疗　起病急、出血重、血小板过低者，要卧床休息，避免外伤，控制感染，加强鼻腔和口腔护理，鼻衄时填塞止血，防止创伤及自发性颅内出血。

2. 药物治疗

（1）糖皮质激素抑制单核巨噬细胞系统对血小板的吞噬破坏，抑制抗体产生和免疫反应，减轻毛细血管通透性。泼尼松剂量1～2mg/（kg·d）。急重症者，可用氢化可的松5～10mg/kg或地塞米松2～4mg静脉滴注，每日1次，可连续7～14日。好转后改为口服，疗程4～6周。

（2）止血药及生血药维生素 C、芦丁片、氨肽素片、卡巴克洛片口服；三磷腺苷、辅酶 A、酚磺乙胺等静脉滴注。

（3）大剂量丙种球蛋白静脉滴注，可能通过封闭单核巨噬细胞系统，减少对血小板的吞噬破坏。剂量 0.4g/（kg·d），连续 5 日，或 0.1 ～ 0.2g/（kg·d）连续 5 日，均有效。适用于急重病例抢救。

3. 脾切除　仅在发生危及生命的大出血或颅内出血、内科疗法无效时才可考虑紧急切脾。或输血小板和红细胞，但必需同时使用大剂量糖皮质激素。

### （二）慢性型

1. 一般疗法　基本同急性型。学龄儿童无明显出血倾向时可继续上学，避免外伤，注意防止上呼吸道感染。

2. 对症治疗　血小板 $<25\times10^9/L$，出血严重，可输新鲜血按 10mL/kg 或输血小板 2 ～ 4 单位。

3. 药物治疗

（1）糖皮质激素：首选泼尼松，剂量 1 ～ 2mg/（kg·d），分次口服，连用 4 ～ 6 周后减量，每 1 ～ 2周用量减 1/4，并改为隔日 1 次，清晨口服，以减少不良反应，如治疗 3 ～ 4 周无效，宜停药，改用其他疗法。如有效，血小板 $>50\times10^9/L$，可以小量维持，以不出血及无明显不良反应为度。

（2）止血和生血药：详见急性型药物治疗，用氨肽素和利血生等。

（3）免疫抑制剂：激素无效时可试用，也可用于脾切除无效者。①长春新碱每次 0.025mg/kg，每周 1 次缓慢静脉滴注，连用 7 ～ 8 次。②环磷酰胺 2.5 ～ 3mg/（kg·d），分 2 ～ 3 次口服。③硫唑嘌呤 2.5mg/（kg·d），分 2 ～ 3 次口服。一般数月后见效，疗程可达 1 年以上。④上述 3 药联合应用，4 周为 1 疗程。

（4）输大剂量丙种球蛋白。

（5）抗 - D 免疫球蛋白，25 ～ 50μg/（kg·d），静脉注射，连用 5 日。

（6）达那唑 10 ～ 15mg/（kg·d），分 3 ～ 4 次口服，连用 2 ～ 4 月。大剂量维生素 C 0.2g/（kg·d），加入等渗葡萄糖液中静滴，20 日为 1 疗程。干扰素 1 ～ 5 单位/kg，皮下或肌内注射，疗程 12 日。

4. 其他治疗　病程在 1 年以上，血小板持续 $<50\times10^9/L$，出血较重，激素无效或依赖者，年龄在 4 岁以上，可考虑切脾，有效率可在 65% ～ 85%。

# 第四节　急性白血病

白血病是造血组织中某一血细胞系统过度增生，浸润到各组织和器官，从而引起一系列临床表现的恶性血液病。据调查，我国 <10 岁小儿白血病的发生率为 3/10 万～4/10万，在 <15 岁的恶性肿瘤患病构成的调查中约占 35%；是我国最常见的小儿恶性肿瘤。男性发病率高于女性。急性白血病占 90% ～ 95%，慢性白血病仅占 3% ～ 5%。

## 一、病因

尚未完全明了，可能与下列因素有关。

1. 病毒因素　多年研究已证明属于 RNA 病毒的逆转录病毒（retrovirus，又称人类 T 细胞白血病病毒，HTLV）可引起人类 T 淋巴细胞白血病。其他病毒（如 EB 病毒）与白血病的关系也引起关注。

2. 物理和化学因素　电离辐射能引起白血病。小儿对电离辐射较为敏感，在曾经放射治疗胸腺肥大的小儿中，白血病发生率较正常小儿高 10 倍；妊娠妇女照射腹部后，其新生儿的白血病发病率比未经照射者高 17.4 倍。苯及其衍生物、氯霉素、保泰松、乙双吗啉和细胞毒药物等均可诱发急性白血病。

3. 遗传素质　白血病不属遗传性疾病，但在家族中却可有多发性恶性肿瘤的情况；少数患儿可能患有其他遗传性疾病，如 21 - 三体综合征、先天性睾丸发育不全症、先天性再生障碍性贫血伴有多发畸形（Fanconi 贫血）、先天性远端毛细血管扩张性红斑症以及严重联合免疫缺陷病等，这些疾病患儿的白血病发病率比一般小儿明显增高。此外，同卵孪生儿中一个患急性白血病，另一个患白血病的概率为20%，比双卵孪生儿的发病率高12倍。以上现象均提示白血病的发生与遗传素质有关。

## 二、诊断

### （一）临床表现

各型急性白血病的临床表现基本相同，主要表现如下：

1. 起病　大多较急，少数缓慢。早期症状有：面色苍白、精神不振、乏力、食欲低下，鼻衄或齿龈出血等；少数患儿以发热和类似风湿热的骨关节痛为首发症状。

2. 发热　多数患儿起病时有发热，热型不定，可低热、不规则发热、持续高热或弛张热，一般不伴寒战。发热原因之一是白血病性发热，多为低热且抗生素治疗无效；另一原因是感染，常见者为呼吸道炎症，齿龈炎，皮肤疖肿，肾盂肾炎、败血症等。

3. 贫血　出现较早，并随病情发展而加重，表现为苍白、虚弱无力、活动后气促等。贫血主要是由于骨髓造血干细胞受到抑制所致。

4. 出血　以皮肤和黏膜出血多见，表现为紫癜、瘀斑、鼻衄、齿龈出血，消化道出血和血尿。偶有颅内出血，为引起死亡的重要原因之一。出血的主要原因是由于骨髓被白血病细胞浸润，巨核细胞受抑制使血小板的生成减少。血小板还可有质的改变而致功能不足，从而加剧出血倾向。白血病细胞浸润肝脏，使肝功能受损，纤维蛋白原、凝血因子和第Ⅴ因子等生成不足，亦与出血的发生有关。感染和白血病细胞浸润使毛细血管受损，血管通透性增加，也可导致出血倾向。此外，当并发弥散性血管内凝血时，出血症状更加明显。在各类型白血病中，以 $M_3$ 型白血病的出血最为显著。

5. 白血病细胞浸润引起的症状和体征

（1）肝、脾、淋巴结肿大：白血病细胞浸润多发生于肝、脾而造成其肿大，这在急性淋巴细胞白血病尤其显著。肿大的肝、脾质软，表面光滑，可有压痛。全身浅表淋巴结轻度肿大，但多局限于颈部、颌下、腋下和腹股沟等处，其肿大程度以急性淋巴细胞白血病较为显著。有时因纵隔淋巴结肿大引起压迫症状而发生呛咳、呼吸困难和静脉回流受阻。

（2）骨和关节浸润：小儿骨髓多为红骨髓，易被白血病细胞侵犯，故患儿骨、关节疼痛较为常见。约25%患儿以四肢长骨、肩、膝、腕、踝等关节疼痛为首发症状，其中部分患儿呈游走性关节痛，局部红肿现象多不明显，并常伴有胸骨压痛。骨和关节痛多见于急性淋巴细胞白血病。骨痛的原因主要与骨髓腔内白血病细胞大量增生、压迫和破坏邻近骨质以及骨膜浸润有关。骨骼X线检查可见骨质疏松、溶解，骨骺端出现密度减低横带和骨膜下新骨形成等征象。

（3）中枢神经系统浸润：白血病细胞侵犯脑实质和（或）脑膜时即引起中枢神经系统白血病（CNSL）。由于近年联合化疗的进展，使患儿的寿命得以延长，但因多数化疗药物不能透过血脑屏障，故中枢神经系统便成为白血病细胞的“庇护所”，造成CNSL的发生率增高，这在急性淋巴细胞白血病尤其多见。浸润可发生于病程中任何时候，但多见于化疗后缓解期。它是导致急性白血病复发的主要原因。

常见症状为：颅内压增高，出现头痛、呕吐、嗜睡、视盘水肿等；浸润脑膜时，可出现脑膜刺激征；浸润脑神经核或根时，可引起脑神经麻痹；脊髓浸润可引起横贯性损害而致截瘫。此外，也可有惊厥，昏迷。检查脑脊液可以确诊：脑脊液色清或微浊，压力增高；细胞数 $>10\times10^6/L$，蛋白 $>0.45g/L$；将脑脊液离心沉淀作涂片检查可发现白血病细胞。

（4）睾丸浸润：白血病细胞侵犯睾丸时即引起睾丸白血病（TL），表现为局部肿大、触痛，阴囊皮肤可呈红黑色。由于化疗药物不易进入睾丸，在病情完全缓解时，该处白血病细胞仍存在，因而常成为导致白血病复发的另一重要原因。

（5）绿色瘤：是急性粒细胞白血病的一种特殊类型，白血病细胞浸润眶骨、颅骨、胸骨、肋骨或肝、肾、肌肉等，在局部呈块状隆起而形成绿色瘤。此瘤切面呈绿色，暴露于空气中绿色迅速消退，这种绿色素的性质尚未明确，可能是光紫质或胆绿蛋白的衍生物。绿色瘤偶由急性单核细胞白血病局部浸润形成。

（6）其他器官浸润：少数患儿有皮肤浸润，表现为丘疹、斑疹、结节或肿块；心脏浸润可引起心脏扩大、传导阻滞、心包积液和心力衰竭等；消化系统浸润可引起食欲不振、腹痛、腹泻、出血等；肾脏浸润可引起肾肿大、蛋白尿、血尿、管型尿等；齿龈和口腔黏膜浸润可引起局部肿胀和口腔溃疡，这在急性单核细胞白血病较为常见。

## （二）辅助检查

为确诊白血病和观察疗效的重要方法。

1. 血常规　红细胞及血红蛋白均减少，大多为正细胞正血色素性贫血。网织红细胞数大多较低，少数正常；偶在外周血中见到有核红细胞。白细胞数增高者约占50%以上，其余正常或减少，但在整个病程中白细胞数可有增、减变化；白细胞分类示原始细胞和幼稚细胞占多数。血小板减少。

2. 骨髓象　骨髓检查是确立诊断和评定疗效的重要依据。典型的骨髓象为该类型白血病的原始及幼稚细胞极度增生；幼红细胞和巨核细胞减少。但有少数患儿的骨髓表现为增生低下，其预后和治疗均有特殊之处。

3. 组织化学染色　常用以下组织化学染色以协助鉴别细胞类型。

（1）过氧化酶：在早幼阶段以后的粒细胞为阳性；幼稚及成熟单核细胞为弱阳性；淋巴细胞和浆细胞均为阴性。各类型分化较低的原始细胞均为阴性。

（2）酸性磷酸酶：原始粒细胞大多为阴性，早幼粒以后各阶段粒细胞为阳性；原始淋巴细胞弱阳性，T细胞强阳性，B细胞阴性；原始和幼稚单核细胞强阳性。

（3）碱性磷酸酶：成熟粒细胞中此酶的活性在急性粒细胞白血病时明显降低，积分极低或为0；在急性淋巴细胞白血病时积分增加；在急性单核细胞白血病时积分大多正常。

（4）苏丹黑：此染色结果与过氧化酶染色的结果相似：原始及早幼粒细胞阳性；原淋巴细胞阴性；原单核细胞弱阳性。

（5）糖原：原始粒细胞为阴性，早幼粒细胞以后各阶段粒细胞为阳性；原始及幼稚淋巴细胞约半数为强阳性，余为阳性；原始及幼稚单核细胞多为阳性。

（6）非特异性酯酶（萘酚酯NASDA）：这是单核细胞的标记酶，幼稚单核细胞强阳性，原始粒细胞和早幼粒细胞以下各阶段细胞为阳性或弱阳性，原始淋巴细胞阴性或弱阳性。

## （三）溶菌酶检查

血清中的溶菌酶主要来源于破碎的单核细胞和中性粒细胞，测定血清与尿液中溶菌酶的含量可以协助鉴别白血病细胞类型。正常人血清含量为4～20mg/L；尿液中不含此酶。在急性单核细胞白血病时，其血清及尿液的溶菌酶浓度明显增高；急性粒细胞白血病时中度增高；急性淋巴细胞白血病时则减少或正常。

## （四）鉴别诊断

1. 再生障碍性贫血　本病血常规呈全血细胞减少；肝、脾、淋巴结不肿大；骨髓有核细胞增生低下，无幼稚白细胞。

2. 传染性单核细胞增多症　本病肝、脾、淋巴结常肿大；白细胞数增高并出现异型淋巴细胞，易与急性淋巴细胞白血病混淆。但本病病程经过一般良好，血常规多于1个月左右恢复正常；血清嗜异性凝集反应阳性；多数病例血清EB病毒DNA阳性，可血清EB病毒抗原IgM阳性；骨髓无白血病细胞形态学改变。

3. 类白血病反应　为造血系统对感染、中毒和溶血等刺激因素的一种“应激”反应，以外周血出现幼稚白细胞或/和白细胞数增高为特征。当原发疾病被控制后，血常规即恢复正常。此外，根据：血小板数多正常；白细胞中有中毒性改变，如中毒颗粒和空泡形成；中性粒细胞碱性磷酸酶积分显著增高等，可与白血病区别。

4. 风湿性关节炎　有发热、关节疼痛症状者易与风湿性关节炎混淆，需注意鉴别。

## 三、治疗

急性白血病的治疗主要是以化疗为主的综合疗法，其原则是：要早期诊断、早期治疗；应严格区分患儿的白血病类型，按照类型选用不同的化疗药物和相应的药物剂量联合治疗；采用早期连续适度化疗和分阶段长期规范治疗的方针。同时要早期防治中枢神经系统白血病和睾丸白血病，化疗的同时给予积极的支持治疗。ALL（急性淋巴细胞性白血病）者于完全缓解后予维持治疗，总治疗时间为 2.5 ～ 3.5 年；ANLL（急性非淋巴细胞性白血病）者则为高强度短疗程的化疗，不需维持治疗；总治疗时间为 6 ～ 8 个月。

### （一）支持疗法

1. 防治感染　在化疗阶段，保护性环境隔离对降低院内交叉感染具有较好效果。用抗生素预防细菌性感染，可减少感染性并发症。并发细菌性感染时，应首选强力的抗生素以控制病情，根据不同致病菌和药敏试验结果选用有效的抗生素治疗。并发真菌感染者，可选用抗真菌药物如二性霉素 B、伊曲康唑、伏立康唑或卡泊芬净等治疗；并发病毒感染者可用阿昔洛韦或更昔洛韦治疗；怀疑并发卡氏囊虫肺炎者，应及早采用复方新诺明治疗。

2. 输血和成分输血　明显贫血者可输给红细胞；因血小板减少而致出血者，可输浓缩血小板。有条件时可酌情静脉输注丙种球蛋白。

3. 集落刺激因子　化疗期间如骨髓抑制明显者，可予以 G－CSF、GM－CSF 等集落刺激因子。

4. 防治高尿酸血症　在化疗早期，由于大量白血病细胞破坏分解而引起高尿酸血症，导致尿酸结石梗阻、少尿或急性肾功能衰竭，故应注意“水化和利尿”。为预防高尿酸血症，可口服别嘌呤醇。

5. 其他　在治疗过程中，要增加营养。有发热、出血时应卧床休息。要注意口腔卫生，防止感染和黏膜糜烂。并发播散性血管内凝血时，可用肝素等治疗。

### （二）化学药物治疗

目的是杀灭白血病细胞，解除白血病细胞浸润引起的症状，使病情缓解以至治愈。急性白血病的化疗通常按下述次序分阶段进行。

1. 诱导治疗　诱导缓解治疗是患儿能否长期无病生存的关键。在 MICM 分型结合治疗反应等确定临床分型的前提下，选择合适的化疗强度，是现代诱导治疗小儿白血病的理念。柔红霉素（DNR）和门冬酰胺酶（L－ASP）是提高急性淋巴细胞白血病（ALL）完全缓解率和长期生存率的两个重要药物，故大多数 ALL 诱导缓解方案均为包含这两种药物的联合化疗，如 VDLP 等。而阿糖胞苷（Ara－C）则对治疗急性非淋巴细胞白血病至关重要。$M_3$ 型常选用全反式维 A 酸（ATAR）或三氧化二砷（$AS_2O_3$）进行“诱导分化”治疗。

2. 巩固治疗　强力的巩固治疗是在缓解状态下最大限度地杀灭微小残留白血病（MRD）的有力措施，可有效地防止早期复发，并使在尽可能少的 MRD 状况下进行维持治疗。ALL 一般首选环磷酰胺（C）、Ara－C（A）及 6－巯基嘌呤（M），即 CAM 联合治疗方案；ANLL 常选用有效的原诱导方案 1 ～ 2 个疗程。

3. 预防髓外白血病　由于大多数药物不能进入中枢神经系统、睾丸等部位，如果不积极预防髓外白血病，则 CNSL（中枢神经系统白血病）在 3 年化疗期间的发生率可高达 50% ～ 70%；TL（睾丸白血病）的发生率在男孩中亦可有 5% ～ 30%。CNSL 和 TL 均会导致骨髓复发、治疗失败，因此有效的髓外白血病的预防是白血病特别是急性淋巴细胞白血病患儿获得长期生存的关键之一。ALL 通常首选大剂量甲氨蝶呤＋四氢叶酸钙（HDMTX＋CF）方案，配合甲氨蝶呤（MTX）、Ara－C 和地塞米松（Dex）三联药物鞘内注射治疗。

4. 维持治疗和加强治疗　为了巩固疗效、达到长期缓解或治愈的目的，ALL 应在上述疗程后进行维持治疗或/和加强治疗：对 ALL 一般主张用 6－巯基嘌呤（6－MF）＋MTX 维持治疗；国内方案强调维持期间定期用原诱导缓解方案或其他方案强化，但 I－BFM 方案则采用一直维持治疗 74 ～ 77 周的策略，总疗程2.5～3年；ANLL常选用几个有效方案序贯治疗，研究已经证实：ANLL的维持治疗不能降低复发率，故总疗程为6～8个月。

### （三）中枢神经系统白血病的防治

CNSL是造成白血病复发或者死亡的重要原因之一，在治疗过程中一定要重视CNSL的防治。

1. 预防性治疗　常用方法有以下3种，依据白血病的类型和病情选择应用。

（1）三联鞘内注射法（IT）：常用甲氨蝶呤、阿糖胞苷、地塞米松3种药物联合鞘内注射，不同类型白血病的用法稍有不同。

（2）大剂量甲氨蝶呤-四氢叶酸钙（HDMTT-CF）疗法：只用于急淋，每10～14天为1疗程。每疗程MTX剂量为2～5g/$m^2$（剂量根据分型而定），其中1/10～1/5量（<500mg）作为突击量，在30分钟内快速静脉滴入，余量于23.5小时内匀速滴入；突击量MTX滴入后0.5～2小时内行三联鞘内注射1次；于开始滴注MTX后36小时进行第一次CF解救，剂量为每次15mg/$m^2$，首剂静脉注射，以后每6小时口服或肌内注射，共6～8次。>3g/$m^2$者应常规监测血浆MTX浓度，以调整CF用量和次数；无监测者MTX不宜>3g/$m^2$，但HR型或IR的T细胞型者远期复发的可能性增加。HDMTX治疗前、后3天口服碳酸氢钠1.0g，每日3次，并在治疗当天给5%碳酸氢钠3～5mL/kg静脉滴注，使尿pH>7.0；用HDMXT当天及后3天需水化治疗，每日液体总量3 000mL/$m^2$。在用HDMTX同时，每天口服6-MP 25mg/$m^2$。

（3）颅脑放射治疗：颅脑放射治疗适用于：>3岁的高危ALL，诊断时白细胞数>100×$10^9$/L、有t（9；22)或t（4；11）核型异常、有CNSL、因种种原因不宜HDMTX-CF治疗者。通常在完全缓解后6个月时进行，放射总剂量为18Gy，分15次于3周内完成；或总剂量为12Gy，分10次于2周内完成。

2. 中枢神经系统白血病的治疗　初诊时已发生CNSL者，照常进行诱导治疗，同时给予三联鞘内注射，第1周3次，第2和第3周各2次，第4周1次，共8次。一般在鞘内注射化疗2～3次后CSF常转为阴性。在完成诱导缓解、巩固、髓外白血病防治和早期强化后，作颅脑放射治疗，剂量同上。颅脑放疗后不再用HDMTX-CF治疗，但三联鞘内注射必需每8周1次，直到治疗终止。完全缓解后在维持巩固期发生CNSL者，也可按上述方法进行，但在完成第5次三联鞘注后，必需作全身强化治疗以免骨髓复发，常用早期强化治疗的VDLDex和VP16+Ara-C方案各一疗程，然后继续完成余下的3次鞘内注射。紧接全身强化治疗之后应作颅脑放射治疗。此后每8周三联鞘内注射1次，直到终止治疗。

### （四）睾丸白血病（TL）治疗

初诊时已发生TL者，先诱导治疗到完全缓解，双侧TL者做双侧睾丸放射治疗，总剂量为24～30Gy，分6～8天完成；单侧者可行切除术，亦可作双侧睾丸放射治疗（无单侧放疗）；与此同时继续进行巩固、髓外白血病防治和早期强化治疗。在缓解维持治疗期发生TL者，按上法予以治疗，紧接着用VDLDex和VP16+Ara-C方案各一疗程。

### （五）造血干细胞移植（HSCT）

联合化疗是目前根治大多数ALL和部分ANLL的首选方法。鉴于HSCT是一种高风险（移植相关并发症及死亡），高投入（经济承受力）的医疗手段，即使移植成功，仍存在着复发的可能性。因此，要严格掌握移植时机：①高危型（HR）ALL首次缓解后，中危型（MR）或者标危型（SR）ALL化疗期间复发，经重新化疗第2次缓解；②除外$M_3$，$M_2b$，$M_4EO$的ANLL第1次完全缓解；③$M_3$治疗1年后融合基因仍持续阳性，且复发者。

# 第五节　骨髓增生异常综合征

骨髓增生异常综合征（MDS）是一组临床表现为难治性贫血、感染和出血，外周血常规表现为血细胞减少，骨髓为活跃或明显活跃增生，三系有病态造血，或原始细胞和早期细胞增多的综合征。各年龄组均可发病。1953 年 Block 等首先称之为白血病前期，简称“白前”。但并非所有的“白前”均转化为白血病，“白前”的诊断仅合适于已转化为白血病的回顾性诊断，因此 1976 年巴黎会议建议将这一组疾病称之为骨髓增生异常综合征，并渐被广泛接受。

Hasle 等报告丹麦 1980—1991 年 <15 岁的儿童 MDS 年发病率为 4/100 万，婴幼儿 MDS 的年发病率显著高于年长儿童，近 1/3 患儿伴发先天性或遗传性异常。

## 一、分类

2003 年 Hasle 等参照成人 MDS 的 WHO 诊断分型标准提出了一个儿童 MDS 的 WHO 分型标准（表 15 —1），并提出了儿童 MDS 的最低诊断标准，认为至少符合以下四项中的任何两项方可诊断为 MDS。

（1）持续性不能解释的血细胞减少（中性粒细胞减少、血小板减少或贫血）。

（2）至少二系有发育异常的形态学特征。

（3）造血细胞存在获得性克隆性细胞遗传学异常。

（4）原始细胞增高（≥5%）。

**表 15 —1　儿童骨髓增生异常和骨髓增殖性疾病的诊断分类**

| |
|---|
| Ⅰ骨髓增生异常/骨髓增殖性疾病 |
| 幼年型粒单核细胞白血病（JMML） |
| 慢性粒单核细胞白血病（CMML）（仅为继发性） |
| BCR－ABL 阴性慢性粒细胞白血病（Ph－CML） |
| Ⅱ Down 综合征（DS）疾病 |
| 短暂性异常髓系造血（TAM） |
| DS 髓系白血病 |
| Ⅲ骨髓增生异常综合征（MDS） |
| 难治性血细胞减少（RC）（外周血原始细胞 <2%，骨髓原始细胞 <5%） |
| 难治性贫血伴原始细胞过多（RAEB）（外周血原始细胞 2%～19%，骨髓原始细胞 5%～19%） |
| 转化中的 RAEB（RAEB－T）（外周血或骨髓原始细胞 20%～29%） |

按 FAB 标准诊断的儿童难治性贫血（RA）患儿与成人 RA 患者相比具有以下几点主要区别：①外周血贫血（Hb <100g/L）所占比例较低（46%），主要表现为中性粒细胞绝对值（ANC）减少（其中 ANC <$0.5\times10^9$/L 比例为 27%）和/或血小板数减低（<$150\times10^9$/L 比例为 75%）；②骨髓增生减低比例较高（43%）；③粒细胞系统和巨核细胞系统发育异常的细胞形态学改变与疾病演进和预后无相关性。

因此，采用难治性血细胞减少（RC）的定义而非 RA。RC 的确诊，特别是无克隆性染色体核型异常患儿，有时显得较困难。首先需能除外感染、代谢性疾病、营养缺乏症、药物。

## 二、临床表现

### （一）MDS 的临床表现

通常起病隐匿，症状轻重取决于贫血、白细胞和血小板减少的程度和速度。有头晕、乏力、衰弱、食欲减退和长达数月至数年的贫血症，部分病例体重减轻。并发症以出血和感染多见，在未转变为急性白血病的病例中，大多死于这两个原因，两者的发生率约分别为 20% 和 39%。出血常表现为皮肤黏膜瘀点和瘀斑，重者反复鼻衄、牙龈渗血、血尿、消化道出血，甚至颅内出血，有出血表现者占 MDS 患者的60%～80%。感染中以下呼吸道感染为多见，占60%～70%，其他可表现为肛门、会阴部感染，脓疱症和败血症等。肝、脾大者较多见，但淋巴结增大者不多，5%～20%。还可有四肢骨关节酸痛。MDS的病程长短不一，最短者2个月，较长者8～10年，个别可达20年，但大多在2年以下。

### （二）儿童MDS FAB亚型的特异表现

儿童MDS与成人不同，以外周血细胞减少的增生低下型MDS多见，幼稚细胞增多向白细胞转化的MDS相对少见。幼年型慢性粒单核细胞白血病（juvenile myelo monocytic leukemia，JMML）是儿童特有的MDS亚类。MDS有原发和继发于治疗相关MDS之分，儿童原发性MDS可进一步分为难治性血细胞减少症（RC）、难治性贫血伴幼稚细胞增多（RAEB）、难治性贫血伴幼稚细胞增多向白细胞转化（RAEBT）。新的WHO MDS分型是否适合于儿童患者一直受到质疑。

1. JMML　也称JCMML在临床血液学、细胞生物学和分子学等方面与成人慢性髓系白血病（CML）明显不同。JMML主要发生在4岁以下的婴幼儿，男性较女性多见。皮肤损害症状明显，特别是面部皮疹是常见而重要的体征之一，多数患儿脾大，部分患儿肝脏和淋巴结增大。外周血中白细胞计数及单核细胞绝对数增多，贫血、血小板减少，血液中胎儿血红蛋白（HbF）持续性的明显增高，常>10%，骨髓增生明显活跃，原始细胞及单核细胞增多，巨核细胞减少，病态造血的特征常不明显，6%～24%的患儿表现有7号染色体单体（-7），体外培养CFU-GM呈自发性生长，对GM-CSF刺激敏感性增高，患儿对化疗反应不敏感，生存期短，但急性白血病转化率相对较低，多数患儿死于骨髓衰竭并发症。

2. 7号染色体单体　是儿童MDS较多见的染色体异常变化。占原发性儿童MDS的40%，伴发先天性或遗传异常的儿童MDS常出现7号染色体单体（-7）。男孩多见，男女比为4.7：1。外周血白细胞和单核细胞增多，贫血，血小板减少，常见幼稚红细胞和幼稚粒细胞，骨髓呈增生性特征。患儿经常发生感染，肝、脾、淋巴结增大，多很快转化为AML。7号染色体单体（-7）在MDS发病中的作用机制尚不明。

3. 约1/3儿童MDS存在先天或遗传异常　如Down综合征、Fanconi综合征、神经纤维瘤Ⅰ型（NF-1）、Bloom综合征、先天性中性粒细胞减少、血小板储存池病、家族性-7综合征、线粒体细胞病、非特异性免疫缺陷以及不能分类的其他先天性异常等，这些患儿发病年龄大多大于2岁，AML的转化率较原发性儿童MDS为低。

成人WHO MDS诊断分型标准中按骨髓原始粒细胞比例将RAEB再分为RAEB-Ⅰ（骨髓原始细胞5%～9%）和RAEB-Ⅱ（骨髓原始细胞10%～19%）两型，此外，将MDS和AML骨髓原始细胞的分界降低为0.20，取消了RAEB-t亚型，但现有资料表明这并不适合儿童MDS。如果患者有原发性AML特有的染色体及其融合基因异常，如t（8；21）/AML1-ETO，t（15；17）/PML-RARa，Inv（16）/CBFβ-MYH11，t（9；11）/MLL-AF9等，不管原始细胞比例是多少均应诊断AML。对于那些骨髓原始细胞比例在20%～30%的患儿，如无临床和儿童MDS特征性7号染色单体异常或前述原发性AML特征性染色体核型异常，应在几周后重复骨髓检查，如果骨髓原始细胞比例超过30%则诊断为AML，如果骨髓原始细胞比例保持稳定则诊断为RAEB-t。

## 三、诊断

1. 外周血常规　常表现为一系或一系以上血细胞减少，部分患儿网织红细胞百分率有增高。贫血一般呈正细胞、正色素性，红细胞大小不一，可见单个核或多核有核红细胞及卵形大红细胞。粒系形态变化较明显，核浆发育不平衡，可出现Pelgen-Huet畸形（分叶减少的中性粒细胞），也可伴分叶过多畸形，或中性粒细胞胞质中颗粒减少，或无颗粒以及其他的形态异常表现。单核细胞常可见增多。血小板及其颗粒常减少，可见大型血小板或形态异常，电镜下可呈空泡形成，糖原减少，微小管缺乏，小管系统扩张等变化。有些患儿血小板计数可正常，但有出血倾向，血小板对胶原、ADP等诱导的聚集作用异常，黏附性降低。

2. 骨髓涂片　MDS的骨髓象呈现病态造血的现象。1/2～3/4患儿骨髓有核细胞增生亢进或正常，约1/4左右患儿骨髓增生减低，尤其是继发性MDS骨髓增生常低下，而骨髓增生活跃时常伴有纤维化，因此常出现骨髓不易抽出（“干抽”现象）。红系病态造血表现为，红系增生过多（>60%）或过少（<5%），多数患儿的幼红细胞有巨幼样改变，出现环状铁粒幼红细胞、多核红细胞、核分裂、核凹陷以至核分叶、胞质染色不均匀、多嗜性红细胞及点彩红细胞，尤其 MDS 转变为白血病前，上述变化为较突出的表现。粒系病态造血表现为，颗粒减少或缺如或过大，成熟粒细胞胞质仍嗜碱，呈核浆发育不平衡表现，细胞核分叶过少（Pelger－Huet 异常）或过多。巨核系病态造血表现为巨核细胞减少，出现小巨核细胞、大单个核巨核细胞、多核巨核细胞、胞质中颗粒加大或形态异常。小巨核细胞及巨大血小板偶尔出现在外周血中。

3. 骨髓活检　除了观察骨髓中细胞学改变之外，还可见到下列主要的组织学变化红系前体细胞成熟过程障碍，常形成分化在同一阶段的幼红细胞岛，伴有早幼红细胞增多，骨髓中原粒细胞和早幼粒细胞离开骨小梁附近呈中心性簇生，这些异位的原粒和早幼粒细胞形成聚集（>5 个粒系前体细胞）或小簇（3～5 个粒系前体细胞），称为异位的不成熟前体细胞（ALIP），巨核细胞形态异常，表现为体积有显著的大小不一，细胞核呈低分叶的鹿角样和不规则的过多分叶，小型巨核细胞（体积仅为正常的 1/6）普遍多见。骨髓组织内细胞增生活跃者（造血组织 >50%）60%～70%，部分患者增生正常（造血组织 30%～50%），少数患者骨髓造血细胞增生减低（<30%）。还可见骨髓组织中硬蛋白纤维增多的现象，但没有胶原纤维增多。上述变化中，尤其是 ALIP 不仅有诊断价值，而且对估计 MDS 的预后有价值，有 ALIP 的患儿约有 40% 可发展成急性粒细胞白血病，平均生存期约 16 个月，无 ALIP 的 MDS 患儿仅 10% 发展成急性粒细胞白血病，平均生存期为 33 个月。

4. 细胞遗传学　较常见的染色体异常有 5q－，－7，+8，+21，7q－，假二倍体，亚二倍体，超二倍体，21－4 体及－5 等。极少数可出现 ph 染色体。5q－综合征患儿均有第 5 号染色体长臂缺失（其断裂点位置常在 2 区或 3 区）。细胞遗传学改变对 MDS 预后方面有以下共同特点：①正常核型者比异常核型者好；②单一异常者比多种异常者好（－7 或 7q－例外）；③核型稳定者比核型演变者好。

5. 造血干细胞培养　一般采用 Pike 和 Robinson 建立的造血干细胞培养技术。MDS 时有明显的粒细胞，单核细胞集落形成单位（CFU－GM）形成障碍。凡在琼脂中生长形成 3～20 个细胞的细胞团称为小簇，形成 21～40 个细胞者称为大簇，形成 41 个以上细胞者称为集落。正常人 CFU－GM 体外培养形成中性粒细胞、单核、巨噬细胞或粒细胞性混合集落，细胞分化和形态均正常。MDS 的 CFU－GM 体外培养结果往往集落数低下，细胞集落和细胞簇中细胞成熟度及两者间比例显著低于正常对照组，为急性白血病相似的集落形成和细胞分化障碍。

6. MDS 患者机体免疫功能　有多种变化，有体液免疫异常和细胞免疫异常的各种表现，但无特异性，提示有免疫功能紊乱，主要以体液免疫和细胞免疫功能降低为主。

## 四、治疗

支持疗法是 MDS 最基本的治疗措施，贫血严重者输血或少浆红细胞，感染时用相应的抗生素。造血干细胞移植是目前唯一可以根治 MDS 的治疗方法。

1. 造血干细胞移植　因造血干细胞移植唯一能使 MDS 治愈，如患儿一般情况好，应积极考虑作造血干细胞移植治疗，争取治愈。

大约 50% 的患者可以通过造血干细胞移植得到治愈，但不同的 MDS 亚型移植时机是不一样的，伴有幼稚细胞增多的 MDS 因为随时可能向白血病转化，且一旦转化成白血病治疗难度是很大的，所以应该尽早移植。不伴有幼稚细胞增高的 MDS 一般病情进展缓慢，有较长的稳定期，研究发现早移植与晚移植的疗效是没有差别的，所以一般不需要马上移植，只有当病情进展到反复输血依赖时才需要尽早移植。对于伴有－7 染色体异常的 MDS，因为其病情进展比较快，所以也应该尽早移植。

作为儿童 MDS 的特有亚型－JMML，造血干细胞移植前患者往往伴有明显肝脾大，对于巨大的脾脏是否移植前需要切脾有一定的争议，虽然切脾有助于植入、有助于减少血小板的输注，但来自欧洲 EWOG－MDS 100 例儿童 JMML 移植资料提示切脾并不能提高疗效，所以推荐移植前不必要切脾。

RAEBT 患者移植前是否需要化疗就有很大争议，临床实践中往往从两个方面可以帮助我们做出决定，第一我们可以看看这些患者有否非随机的染色体异常，如：t（8，21）或 inv16，如果伴有这样的染色体异常，即使幼稚细胞比例没有达到 30%，也已经是经典的 AML 了，也可以在严密观察下随访等待看幼稚细胞是否马上升高。第二就是看 RAEB、RAEBT 患者移植前化疗是否有助于提高疗效，来自欧美的研究并未发现这些患者在移植前接受化疗能提高疗效。因此目前一般认为伴有幼稚细胞增高的 MDS 患者不必要接受化疗，应该直接移植。

因为移植治疗是 MDS 患者获得治愈的唯一希望，其移植指针应该比任何类型的白血病还要强，所以一旦诊断明确，应积极寻找供体准备移植，为了防止病情变化，RAEB、RAEBT 患者不能花更多时间在选择供体上，即使是配型条件较差的非血缘相关供体甚至半相合供体都应积极考虑，以争取时间。

2. 化学治疗

（1）小剂量阿糖胞苷：剂量为 10～20mg/m$^2$，每日 1～2 次，皮下注射 10 日至 10 月，完全缓解者约 30%，部分缓解者约 30%，似乎延长存活期。

（2）小剂量三尖杉酯碱：0.5～1mg 静滴，每日或隔日 1 次，10～15 次为一疗程，休息 5～10 日，再接下一疗程。不良反应是骨髓抑制。

（3）联合化疗：常用联合化疗方案有 HOAP、HA、VP－16＋Arc－C、COAP、DA 等。但联合化疗后骨髓抑制持续的时间比急性白血病化疗后骨髓抑制时间长，且不易恢复，病态造血也难以纠正，容易并发致死性的严重感染，故宜慎重。

3. 其他　包括免疫抑制药（环孢霉素、ATG）和 DNA 甲基化酶抑制药［5－氮杂胞苷（5－AC）和地西他滨（DAC）］，除有 ATG 治疗儿童 MDS 的小系列报道外，其他药物极少有用于儿童 MDS 的研究报道。全反式维 A 酸对 MDS 剂量为每日 20～60mg/m$^2$，疗程 1～9 个月。不良反应为皮肤黏膜干燥，ALT 增高，颅压增高等。

## 第六节　造血干细胞移植

### 一、概述

造血干细胞移植（HSCT）是指患者经化疗和（或）放疗后，在造血或免疫功能极度低下的情况下，移植自体的或同种异体的造血干细胞；从而达到重建造血与免疫功能的一种新的治疗技术。

1. 造血干细胞移植分类

（1）造血干细胞来源：分为骨髓移植（BMT）、外周血干细胞移植（PBSCT）、胎肝造血干细胞移植（FLT）、脐血干细胞移植（CBT）、纯化的 CD34$^+$细胞移植。

（2）预处理方案：分为清髓性造血干细胞移植、非清髓性造血干细胞移植（又名小移植）。

（3）供者来源：分为自体和异体或异基因移植，异体移植的供者大致可分为：HLA 全相合的孪生同胞；HLA 全相合的同胞；HLA 全相合的其他有血缘关系的供者；HLA 1～2 位点不相合和半相合有血缘关系供者；HLA 全相合的无血缘关系供者；HLA 不相合的无缘供者。

2. 造血干细胞移植适应证

（1）恶性肿瘤：急性淋巴细胞白血病（ALL）、急性髓性白血病（AML）、慢性粒细胞性白血病（CML）、骨髓增生异常综合征、霍奇金病（HD）、非霍奇金淋巴瘤（NHL）、多发性骨髓瘤（MM）、脂肪瘤、卵黄囊瘤、神经母细胞瘤和其他实体瘤等。

（2）红细胞性疾病：再生障碍性贫血、先天性纯红细胞再生障碍性贫血、先天性血细胞减少、先天性再生障碍性贫血、镰状细胞性贫血、地中海贫血、范科尼贫血、阵发性睡眠性血红蛋白尿症、埃文斯综合征、Kostmann 综合征、血栓囊血细胞减少（AMT）等。

（3）先天性代谢异常：肾上腺白质障碍、赤裸淋巴球综合征、先天性胰岛功能不良、家族性噬红细胞、遗传性神经原蜡球脂褐质化、白细胞黏着不足、石骨症、戈谢病、黏多糖病、黏脂贮积病、Gunter 病、婴儿遗传性脑白质萎缩、朗格汉斯细胞组织细胞增生症、Lesch－Nyhan 病等。

（4）免疫缺陷病：重症联合免疫缺陷病、X－连锁淋巴增殖症、腺苷脱氨酶缺陷、湿疹－血小板减少性免疫缺陷综合征、高 IgM 综合征等。

（5）其他良性病：系统性红斑狼疮、类风湿关节炎、免疫性血小板减少症伴出血者、系统性硬化症、多发性硬化症、淀粉样变性等。

对于先天或后天的造血干细胞缺陷，只有采用异基因 BMT，用正常的造血干细胞取代有缺陷的造血干细胞才有治愈的可能。而对于一些自身免疫性疾病，行自体 HSCT 亦可获得良好的效果。

而恶性疾病，如 AML、ALL、CML、MDS、HD、NHL、NB、MM 和其他实体瘤等，可采用 allo－HSCT 或 auto－HSCT 的方法。近二十年来，儿童 ALL 的化疗效果有了显著的提高，经标准化疗后 80%～90% 的儿童 ALL 达到完全缓解（CR），而近 80% 可治愈，因此 HSCT 对于非高危儿童不是首选治疗方案。儿童 ALL 在第一次完全缓解后无需做 HSCT，多数儿童 ALL 患者可通过化疗达到治愈，而非常高危或复发患儿或有其他不良预后因素的患儿，如染色体核为 t（9；22）（有 BCR－ABL 融合基因）或染色体核为 t（4；11）（有 MLL－AF4 融合基因）或染色体复杂核型者、年龄≤12 个月的婴儿白血病、泼尼松诱导失败、第 33 天微小残留（MRD）>10－3，应尽早考虑 HSCT，如能在第一次缓解后做 HSCT，则疗效较佳。对儿童 CML，HSCT 为治愈本病的最佳途径；于慢性期做 allo－HSCT，长期无病存活可达 60% 以上。

3. 人类白细胞抗原（HLA）　异基因造血干细胞移植供者的选择非常重要，主要是依据人类白细胞抗原的表型进行选择，而此却极为复杂。HSCT 成功的关键在于供受者间的 HLA 表型的相合性。二者的免疫学差异是引起排斥和移植物抗宿主病（GVHD）的原因。人类发现 HLA 有Ⅰ类抗原 A、B、C 与Ⅱ类抗原 D、DR、DP、DQ 共 7 个位点，其等位基因抗原的总和近 150 个。配型时，首先用微量淋巴细胞毒试验测 A、B、C 和 DR 位点，再以混合淋巴细胞培养测 D 位点，二者均相合时，移植才有较大的成功把握。在家庭的同代同胞中，相合的概率为 25%。依概率大小，首先应寻找同卵孪生，次为兄弟姐妹，对仍无相合者，可考虑无关供髓者或只有单倍体相同的半相合者。目前 HLA 配型已发展到 HLA Ⅰ类（HLA A、B）低分辨率与中分辨率分型，HLA Ⅱ类（DRB1）PCR SSP 低分辨率与高分辨率分型。对于同胞供者 HLA 配型，HLA Ⅰ类血清学分型，Ⅱ类低分辨率分型即可；而对于非同胞供者 HLA 配型，HLA Ⅰ中分辨率分型，Ⅱ类高分辨分型是必要的，全相合成功率高。

## 二、造血干细胞移植的程序

1. 预处理　分清髓性预处理与非清髓性预处理两种。

（1）清髓性预处理：在开始移植前，患者需要接受大剂量化学治疗或加全身照射（TBI），达到以下两个目的：清除体内和骨髓内残留的恶性细胞或有缺陷的干细胞，以求根治原发病和抑制受者体内免疫活性细胞，预防排斥反应。预处理的具体方案大致可分为化疗加用或不用 TBI 两大类，如环磷酰胺（CTX）+TBI，CTX 60mg/（kg·d）共 2 天（－5、－4 或－4、－3 天），TBI 750～1 575cGy，1 次照射或在 2～7 天内分次照射，后者可减轻远期肺、肝和眼的不良反应。多项预处理方案均包括 TBI，是因为可穿透 CNS 和睾丸等化疗药物不易到达的部位，起到较好的抗肿瘤效果。也有单用化疗做预处理，如 BuCy1 方案：马利兰 1mg/kg 每 6 小时一次，共 4 天（－9～－6），CTX 50mg/（kg·d），共 4 天（－5～－2）。其他方案有采用阿糖胞苷（Ara－C），足叶乙苷或以马法兰取代 CTX 者。

（2）非清髓性预处理：传统的清髓性干细胞移植的预处理方案，最大限度地杀灭受体肿瘤细胞及免疫功能，以便造血干细胞植入及减少复发。但不可避免地带来了甚至致死性的不良反应，尤其限制了年龄较大患者及重要脏器器质性损伤患者的移植。小移植的观念是利用移植物抗白血病（GVL）作用减低复发率，使原本不能耐受常规预处理的患者能够移植。常用的预处理方案有：氟达拉滨＋去甲氧柔红霉素＋Ara－C，氟达拉宾＋马利兰＋抗胸腺细胞球蛋白（ATG），国内艾辉胜报道 CTX＋Ara－C＋ATG 或 CD3 单克隆抗体方案，取得了较好疗效。新近 Shimon Slavin 报道小移植后利用供者淋巴细胞回输过继性免疫治疗，达到一个“平台”作用，即有 GVL 作用，少 GVHD 作用，可能会使小移植的适应证增宽。

2. 造血干细胞的采集和输注

（1）骨髓的采集和输注

1）采集时机：allo－BMT 正常供者术前须分次采血 800mL 备骨髓采集术中用，按计划 0 天采集；auto －BMT 患者采集须在化疗达 CR 后，巩固强化治疗 3 ～6 个月，血常规正常后进行。

2）方法：在全身麻醉或硬膜外麻醉下，经多次髂骨穿刺，用肝素化针头抽吸后，将骨髓血放入肝素化的培养液中。骨髓血经不锈钢细丝网过滤，取得单细胞悬液并去除骨与组织颗粒。在患者 TBI 后 4 小时后和停化疗药两个半衰期后由静脉输入受者体内，其总量成人为 1 000mL，小儿 10 ～15mL/kg，保证输入有核细胞为（1 ～8） $\times 10^8$/kg（有核细胞最低量：auto－BMT 为 $1 \times 10^8$/kg，allo－BMT 为 $2 \times 10^8$/kg)。由于取出的骨髓仅占供者骨髓总量的 20%，故不会出现血液或免疫学损害。如供受者 HLA 相匹配而 ABO 血型不合时，可用羟乙基淀粉除去红细胞。

（2）外周造血干细胞的采集和输注

1）采集时机：allo－PBSCT 正常供者经 G－CSF ± GM－CSF 动员 5 天后采集；auto－PBSCT 患者采集须在化疗达 CR 后，巩固强化治疗 3 ～6 个月后进行，动员方案为化疗加 G－CSF ± tGM－CSF，外周血 $CD34^+$ 细胞达 1% 左右时采集。

2）方法：原理是外周血中含少量造血干细胞，经应用动员剂后，干细胞数量可明显增加，经用血细胞分离机（Cs 3 000plus 或 COBE）从外周血中采集足够量的单个核细胞（含干细胞），经冷冻贮存或置于体外培养系统，在患者预处理后由静脉回输体内。保证输入单个核细胞（MNC）为（1 ～8） $\times 10^8$/kg（MNC 量低量：auto－PBSCT 为 $1 \times 10^8$/kg，allo－PBSCT 为 $2 \times 10^8$/kg)；$CD34^+$ 细胞为（1 ～8） $\times 10^6$/kg（$CD34^+$ 最低量：auto－PBSCT 为 $1 \times 10^6$/kg，allo－PBSCT 为 $2 \times 10^6$/kg)。采集循环速率 50mL/min，循环量 4 000 ～7 000mL/d，连续 1 ～3 天，被采集者体重轻时，体外循环可加白蛋白、照射血浆或新鲜全血。

3. 植入证据及表现

（1）自体移植植入成功表现在移植 2 ～4 周后，外周血白细胞，单核细胞上升，成熟粒细胞出现。移植第 60 ～90 天，血常规可恢复正常。单核与巨噬细胞出现异常迅速，使细胞毒效应得以尽快恢复。但在移植后 4 ～5 个月内，患者细胞与体液免疫仍有缺陷，需在以后逐步恢复正常，有患者留有持续性 B 或 T 细胞功能减低，T 辅助细胞活性下降和 T 抑制细胞活性增强。

（2）异体移植直接植入证据可通过染色体检查、红细胞血型、红细胞同工酶、HLA 分型、DNA 指纹图等明确；间接植入证据包括造血恢复、急性移植物抗宿主病（aGVHD）等。

## 三、单倍型造血干细胞移植

1. 概述　人类白细胞抗原相合的亲缘相关或无血缘关系供者是 allo－HSCT 合适的供者。仅 25% ～30% 患者能找到 HLA 相合的亲缘供者，在无血缘关系者中找到 HLA 相合供者的概率仅为 1/10 万～ 1/5 万。由于我国计划生育政策的实施，独生子女家庭逐渐增多，70% ～80% 的患者因无 HLA 相合供者而失去 HSCT 的机会。近十年来，随着免疫学、分子生物学及细胞生物学理论和技术的进步和新型药物的诞生，使得亲缘间供受者 HLA 单倍型相合 HSCT 得到飞速的发展，近 100% 的患者能找到 HLA 单倍型相合供者，而获得 HSCT 的机会。HLA 单倍型相合 HSCT 是找 HLA 一条单体型相合的供者造血干细胞（BM、PBSC、CB）移植给受者，即供受者间至少具有一条完全的单模标本。

2. 特点　单倍型造血干细胞移植的优势在于：①大部分患者均至少存在一名 HLA 单倍型相合的供者，随时且容易获得供者，极少出现供者拒绝捐献的现象；②可通过 HLA 配型、年龄、NK 细胞异体免疫性来选择最佳供者；③当移植后需进行细胞治疗以治疗或预防复发时，或当植入失败或植入不良需进行二次移植时，再次获得供者来源的细胞较容易；④可能存在较强的移植物抗白血病（GVL）效应。但其最大的困难和困扰其广泛应用的因素是：植入困难和严重的 GVHD。过去通过纯化 $CD34^+$ 细胞去除 T 细胞的方法可减少严重的 GVHD，但使得移植排斥发生率升高了近 50%，通过提高预处理强度、体内去除 T 细胞、增加 $CD34^+$ 细胞的回输数量可降低移植排斥发生率。虽然 GVHD 发生率和复发率明显下降，但由于免疫重建时间延长，使得约40%的非复发死亡患者死于机会感染。后来发现供者细胞中的自然杀伤细胞（NK细胞）可提高单倍型移植的效果和安全性，是由于异源反应性NK细胞有助于在预处理后清除体内残留的肿瘤细胞、受者淋巴细胞和抗原提呈细胞（APCs），并可预防移植物排斥反应和GVHD，且NK细胞是抗病毒的重要免疫细胞，使得移植后感染性并发症大大下降。后来发现移植后早期使用大剂量环磷酰胺（CTX）、他克莫司、吗替麦考酚酯可明显减轻GVHD。而抗人胸腺淋巴细胞球蛋白、阿仑单抗（CD52单抗）等一些体内去除T细胞的药物问世后，被广泛应用于体内去除供受者的淋巴细胞，以促进植入、预防和治疗GVHD，经此单倍型移植的植入率、GVHD发生率可达到与同胞相合、无关相合供者移植相当的水平。

3. 供者的选择　大部分患者都有不止一位的半相合供者，但如何综合各种因素以选择最适合的供者呢？综合以下几个方面进行：①杀伤免疫球蛋白样受体［killer immunoglobulin（Ig）-like receptors，KIR］不合：大量研究发现供受者之间的KIR不合可提高单倍型移植的效果。②母体HLA抗原不合：临床观察发现在怀孕期间母体与胎儿间产生的免疫耐受可长期下调两者间的免疫反应，从而影响移植后的效果，否则即使为母亲供子女的移植，而不相合的单倍型为母源性，或是两个非遗传性母体HLA抗原与非遗传性父体HLA抗原间的同胞供受者之间的移植也不能达到较好效果。母体供者较父体供者单倍型HSCT获得更高的长期生存率和更低的aGVHD与cGVHD发生率及移植相关死亡率。③供受者间HLA不合的数量：一项大型的多因素研究发现，3～4个抗原或等位基因不合的HSCT比全相合的HSCT复发率更低。而我国最近一项回顾性研究发生移植后使用CTX可使得单倍型HSCT的移植与全相合HSCT相当。

## 四、造血干细胞移植相关并发症

造血干细胞移植可引发一系列并发症，大体分以下几种：

1. 预处理毒性反应　由预处理所使用的药物导致的毒性反应，包括黏膜炎如口腔和胃肠道溃疡，可引起腹泻，在一部分含TBI的预处理中甚至可能发生放射性肠炎而导致大量水样或血便。肝损害可表现为肝静脉阻塞病（VOD），见于10%～30%的allo-HSCT患者。临床表现肝大、液体潴留、腹腔积液、黄疸、腹疼和脑病等，病死率可达30%。其他如急性心肌炎，多与应用蒽环抗生素和CTX有关。颅脑照射偶可能使小儿发生脑白质病。18%～80% TBI患者可发生白内障。速发型出血性膀胱炎由CTX代谢产物丙烯醛引起膀胱黏膜损伤所致，多发生于移植后2周内。预防措施：①水化、碱化尿液及利尿；②应用美司钠：剂量为每日CTX的160%，CTX后0、3、6、9小时，CTX结束后再用一天。

2. 感染　由于预处理后发生骨髓抑制和免疫重建迟缓，尽管应用输血、抗生素和全环境保护，仍有相当多的患者死于感染。预防感染最有效、最简单的方法就是严格隔离。5%以上患者于移植后2周内发生细菌或霉菌感染，应用白细胞过滤器可减少感染的机会。有感染迹象时，在病原学证实之前，首先用足量的广谱抗生素。$G^+$菌感染常为葡萄球菌，可用万古霉素。对$G^-$菌败血症或肺炎，应迅速联合应用抗生素，半合成青霉素或头孢菌素加氨基糖苷类较为有效。如有移植物抗宿主疾病（GVHD），感染机会增至10%～40%。当造血重建伴随粒细胞增高，感染的威胁随之下降。allo-HSCT后3～4个月内常发生严重的病毒感染，如单纯疱疹或带状疱疹病毒感染，用无环鸟苷有效。巨细胞病毒（CMV）、卡氏肺囊虫感染见间质性肺炎章节。对于粒细胞缺乏期的感染，广谱抗生素治疗效果不佳的，可考虑使用粒细胞输注以促进抗感染。

3. 间质性肺炎（IP）　allo-HSCT术后IP发生率高达10%～30%，巨细胞病毒（CMV）相关性间质性肺炎（CMV-IP）占近一半，卡氏肺囊虫引起IP约占10%，儿童移植卡氏肺囊虫引起IP所占比例略高，其他原因不明，主要与原发疾病、既往化疗，尤其是马利兰等药使用史，预处理方案中全身照射肺部剂量，照射率及其他特殊类型的感染有关。坚持HSCT术后长期用复方新诺明可避免卡氏肺囊虫引起的IP，由于CMV-IP病死率高达50%～80%，重点在预防及早期治疗上，主要包括：①输血、血小板时使用白细胞过滤器；②供者CMV阳性、受者CMV阴性者，使用抗CMV病毒药（更昔洛韦或磷甲酸钠）早期预防；③有活动性CMV感染及CMV病时，用抗CMV药积极治疗，主要为抗CMV药联合大剂量丙种球蛋白。活动性 CMV 感染的诊断指标有：①CMV IgG 滴度比原有滴度增加≥4 倍；②CMV IgM（+）；③CMV 特异性抗原（如 CMVpp65 等）或 DNA 监测阳性；④活组织标本找到 CMV 包涵体或电镜下找到 CMV 结构；⑤分泌物及组织培养分离出 CMV 病毒。CMV 病主要有：CMV 呼吸道感染、CMV 肺炎、CMV－IP、CMV 肠炎、CMV 肝炎、CMV 视网膜炎、CMV 脑膜炎等。CMV－IP 主要临床症状是无诱因引起的进行性呼吸困难，血气分析开始时多为Ⅰ型呼吸衰竭，胸片及胸部 CT 提示肺纹理增粗，甚至"毛玻璃样"改变，加上病原学阳性，可明确诊断。

4. 急性 GVHD（aGVHD）　aGVHD 是一种特殊的免疫现象，发生于免疫抑制的患者在接受有活性的淋巴细胞之后，常见于 allo－HSCT 后或艾滋病患者。此时患者不能排斥输入的组织相合的细胞，后者停留于淋巴组织并增殖，进而对宿主的抗原刺激发生反应。宿主本身的淋巴细胞被刺激而广泛增生，导致淋巴结和肝脾肿大，进而萎缩、纤维化和淋巴细胞减少。目前认为病理诊断是 aGVHD 最可靠的诊断，并且需排除其他非 GVHD 导致的皮肤、肝脏、肠道损伤。即使病理诊断有很高的特异性，但敏感性仅约 60%，因此最终的 aGVHD 诊断和治疗的确定需要综合各方面的临床资料。广义的 aGVHD 包括：①经典的 aGVHD 发生在移植后 100 天内和供者白细胞输注后，表现为黄斑、丘疹、红斑皮疹、肠道症状和淤胆型肝炎；②持续性/周期性/晚期 aGVHD 发生于移植后 100 天后或供者白细胞输注后。临床表现：aGVHD 所累及的靶器官主要是皮肤、肠道和肝脏，有时可侵犯关节，临床表现主要为皮疹、黄疸及腹痛、腹泻。皮疹常于植入时开始出现，即发生在移植后 10～28 天。先为细小红斑，见于手掌、足底和头部，渐波及全身。重者发展为剥脱性皮炎。消化道症状为黏膜炎，腹痛、腹泻伴吸收不良和出血。黄疸由小胆管炎性改变引起，伴血清碱性磷酸酶增高和轻度肝细胞酶升高。目前有两种 aGVHD 的临床分级方法被广泛应用：一种为 Keystone 于 1994 年总结的共识（分Ⅰ～Ⅳ度），另一种为 CIBMTR 共识（分 A～D 度）。供受者相匹配的allo－HSCT 发生 aGVHD 占 20%～50%，常伴有严重的免疫缺陷，易发生感染。轻至中度的 aGVHD，通过抗白血病细胞正常或肿瘤特异性抗原的作用，实际上起到抗白血病效应。GVHD 的出现还可间接作为一种植入的证据。GVHD 的预防有两种方法：应用细胞毒药物的免疫抑制作用，如环孢素 A、CTX、甲氨蝶呤和皮质激素等。还可应用不同的技术去除骨髓中的 T 细胞。如能将 T 细胞减少 1～5 对数级，则 GVHD 明显减少，但却使排斥和白血病复发的机会增多。aGVHD 的治疗包括甲泼尼龙、环孢素 A（CsA）、抗胸腺细胞球蛋白、抗 T 细胞单克隆抗体、普乐可复（FK506）、骁悉等。

5. 慢性 GVHD（cGVHD）　BMT 后长期存活 6 个月以上者，有 25%～45% 发生慢性 GVHD，常在移植后 2～15 个月出现。cGVHD 的诊断主要也是临床诊断，按美国国立卫生研究院共识认为至少每个靶器官需要有 1 个确诊症状而且此症状仅可见于 cGVHD，或至少 1 个特异症状再加上同一器官或其他器官的实验室检测、病理或其他检测结果。其临床表现类似于胶原血管病，如皮肤色素紊乱、红斑、硬皮病等，还可发生肢体挛缩、眼干燥综合征。消化道损害包括口腔黏膜炎、食管炎、浆膜炎，常并发细菌感染，一半患者有体重下降。cGVHD 可分为两种：①经典 cGVHD，包括只能用 cGVHD 解释的临床表现；②急慢性 GVHD 重叠综合征，其特点为 aGVHD 与 cGVHD 共同存在。过去 cGVHD 的严重程度仅用"局限型"和"广泛型"来区分，但这种分类不能表现各受累器官的数量、器官功能的紊乱程度及严重程度等；而新的 cGVHD 临床分级系统可描述特定时间内受累器官或部位的严重程度和功能异常，使用轻度、中度、重度的分级方法来代替过去的"局限－广泛"分级，从而能更细致、更严谨、更客观的定义 cGVHD 的程度。慢性 GVHD 的治疗以泼尼松或泼尼松加 CsA 为主，加用其他强的免疫抑制剂如硫唑嘌呤、CTX 等并不增加生存率，因为联合使用增加了感染的可能性，此外反应停，全淋巴区照射等方法对泼尼松治疗差的患者可能有效。

6. 恶性病复发　原有恶性病的复发仍为移植失败的重要原因。除少数为供者型复发外，绝大多数（>95%）为受者型复发，主要原因是 HSCT 时恶性细胞清除不彻底，体内残留恶性细胞较多及移植后无 GVL 作用或 GVL 作用不强有关。预防复发的措施有：auto－HSCT 术后进行 1～2 年的小化疗或二次移植及免疫治疗，如树突状细胞，CTL 细胞的治疗；对 allo－HSCT，allo－PBSCT 有可能降低复发率，对高复发预后的病例，早期供者淋巴细胞输注（DLI）亦有帮助，但有可能增加 GVHD。复发后治疗：

①停用免疫抑制剂，CsA 等；②化学药物再诱导治疗；③二次 HSCT（多为 allo - HSCT）；④DLI 或 G - CSF 动员后的供者外周血造血干细胞及淋巴细胞输注；⑤免疫调节剂治疗，如干扰素及白细胞介素 2 等。对于分子水平的复发，如 CML，allo - HSCT 术后 bcr - abl 融合基因阳性，DLI 可使 90% 以上患者转阴，故 HSCT 后 MRD 的检测及研究，对恶性疾病早期复发的预测及早期治疗十分重要。

## 五、造血干细胞移植方法比较

1. 自体骨髓移植（auto - BMT）　是指白血病、淋巴瘤或其他肿瘤患者，在缓解时采集自身骨髓后贮存，经过不同的预处理后，再将自身的骨髓回输体内，达到治疗的目的。有时在骨髓回输前，先以针对肿瘤相关抗原的单克隆抗体、补体、免疫毒素或化学制剂等处理，以净化骨髓内残存的肿瘤细胞。对 ANLL，在第一次缓解后做自体 BMT，2 年存活率为 45%，第二次缓解后移植则为 30%，结果与异基因 BMT 相近。成功的关键在于 BMT 的预处理比常规化疗更能有效地根除白血病细胞，也可避免 GVHD 并发症。

2. 自体外周血干细胞移植（auto - PBSCT）　近年来发展较快，其原理是外周血中含少量造血干细胞，经应用动员剂后，干细胞数量可明显增加，经用血细胞分离机从外周血中采集足够量的单个核细胞（含干细胞），经冷冻贮存或置于体外培养系统，在患者预处理后回输体内。

与 auto - BMT 相比，auto - PBSCT 优点是：①患者痛苦小，无需采集骨髓、无需麻醉，避免了麻醉意外，易于接受；②植入概率高、造血重建快，节约了移植费用；③对骨盆已接受放射治疗或骨髓已受肿瘤细胞浸润的患者，提供了干细胞的来源；④对某些肿瘤，如淋巴瘤，肿瘤细胞污染少。

3. 异基因骨髓移植（allo - BMT）　与异基因外周血干细胞移植（allo - PBSCT）相比，allo - PBSCT 优点是：①供者痛苦小且无需麻醉，避免了麻醉意外，易于接受；②植入概率高、造血重建快，节约了移植费用；③移植物抗白血病作用强，复发率低。缺点是慢性移植物抗宿主病发生率高，程度较重，条件致病菌感染率较高，部分患者生活质量差。

4. 脐血造血干细胞移植　20 世纪 80 年代末，法国 Gluckman 和 Bromeyer 首次为一例 5 岁的范科尼贫血男孩，做了 HLA 相合的脐血细胞移植。在其胞妹出生时，收集其脐带血冷冻保存。患儿接受与 BMT 相同的预处理方案，将脐血复温后直接由静脉输入（脐血有核细胞 $0.4 \times 10^8$/kg），经 120 天骨髓恢复正常，移植成功。这一结果为造血细胞移植开辟了一条新途径。除 HLA 配型外，脐血有核细胞数亦是移植的关键，有核细胞数 > (3 ～ 5) $\times 10^7$/kg 移植后血小板易恢复，年龄 <2 岁最佳，2 ～ 17 岁次之，17 岁以上最差，陆道培报道经主动脉输注，可提高植入效率。

5. 纯化的 $CD34^+$ 细胞移植　近年来发展的新方法，在体外利用 $CD34^+$ 细胞纯化富集，对自体移植，主要用于肿瘤细胞表达 $CD34^-$ 的移植，可达到体外净化的作用；对异体移植，$CD34^+$ 纯化可降低 aGVHD 发生率，提高 HLA 不相合移植成功率。

6. 造血干细胞宫内移植　根据胎儿期免疫耐受性强的特点，对一些产前能诊断的疾病如 SCID、β - 地中海贫血等，用胎肝造血干细胞、脐血干细胞或父亲 $CD34^+$ 细胞，在 4 ～ 6 月胎龄时行腹腔或脐静脉注射，即可植入。已有成功报道。

7. 胎肝细胞移植（FLT）　研究表明在 4 ～ 5 个月胎龄的胎肝中，CFU - GM 的总量和产率可以满足造血干细胞移植的要求，且 T 细胞含量低，不会发生严重的 GVHD，是一个重要的造血干细胞来源。国内外在 80 年代曾做过一定的基础及临床研究。但来源因受伦理影响，以及植入率低、GVL 弱，现临床少用。

# 第十六章

# 内分泌系统疾病

## 第一节　生长激素缺乏症

### 一、概述

身材矮小是指身高低于正常儿童生长曲线第 3 百分位数或者身高低于同性别、同年龄、同种族个体正常身高 2 个标准差（s）以上，且在相似生活环境下。身高受到内分泌的生长激素（GH）的影响，如果生长激素缺乏，将导致儿童矮小，即生长激素缺乏症，以前又称为垂体性侏儒症。GH 缺乏症是儿科临床常见的内分泌疾病之一，大多为散发性，少部分为家族性遗传。

特发性 GH 缺乏症在英国、德国和法国人群中的发病率约为 18/100 万～24/100 万人，瑞典的发病率约 62/100 万人，美国报道的发病率最高，约 287/100 万人。各国发病率的不同与诊断标准差异有关。在 20 世纪 80 年代末，北京协和医院调查了 103 753 名年龄在 6 ～15 岁的中小学生身高，发现 202 人低于第 3 百分位数，其中 12 例诊断生长激素缺乏症，发病率为 115/100 万人。

### 二、病因病理

#### （一）病因分类

根据下丘脑 - GH - IGF 生长轴功能的缺陷，可将病因分为单纯性 GH 缺乏症或多种垂体激素缺乏、原发性及继发性 GH 缺乏症。

1. 原发性

（1）遗传：正常生长激素功能的维持，需要下丘脑 GHRH 的分泌到生长激素、IGF - 1 的分泌，受体效应都要完整，目前已经发现，在下丘脑 - 垂体 - IGF - 1 轴中存在多个基因的突变，并导致该通路轴的功能发生障碍，其中以垂体发育有关的基因、生长激素、IGF - 1 的编码基因和受体基因等均存在不同程度的缺陷，例如 PROP - 1、POUIF1、GHRH、GHRH 受体、GH、GH 受体、IGF - 1 以及 IGF - 1 受体等。

（2）特发性：下丘脑功能出现异常，神经递质 - 神经激素信号的传导途径出现功能障碍。

各种先天原因引起的垂体不发育、发育不良，空蝶鞍及视中隔发育异常等。

2. 继发性

（1）肿瘤：下丘脑、垂体或颅内其他肿瘤，例如颅咽管瘤、神经纤维瘤以及错构瘤等可影响生长激素的合成和分泌，导致生长激素的缺乏。

（2）放射性损伤：垂体、下丘脑肿瘤在经过放疗后，有一大部分存在生长激素缺乏，患急性淋巴细胞白血病的儿童，接受预防性头颅照光者也属于这一类。放疗和化疗引起典型的生长缓慢见于治疗 1 ～2 年后，由于 GH 缺乏，患者身高逐渐偏离正常。除 GH 缺乏外，亦可有 TSH 和 ACTH 缺乏发生。

（3）头部创伤：任何疾病损伤下丘脑、垂体柄及腺垂体均可导致垂体激素缺乏。由于这种病变是非选择性的，常存在多种垂体激素缺乏，例如在产伤、手术损伤以及颅底骨折等情况发生时。其他创伤主要有儿童出血性梗死、缺氧、牵引产、受虐待等损伤下丘脑、垂体及垂体柄所致。

## （二）病理生理

1. 生长激素基因　由腺垂体嗜酸性粒细胞分泌生长激素，属非糖基化蛋白质激素，分子量 22kD，含 191 个氨基酸，由基因 GH1 的表达产生，生长激素的半衰期为 15 ～ 30 分钟。定位于第 17 号染色体的长臂 q22 ～ 24 区带，人类生长激素基因由 4 个内含子和 5 个外显子组成。GH 基因突变包括错义突变、无义突变及移码突变等。

2. GH 的分泌　垂体在胎龄 3 个月内不分泌生长激素，随后血中的生长激素含量逐步提升。生长激素的血浓度在 12 周时能够达到 60μg/L，生长激素的血浓度在 30 周时能够达到 130μg/L，但随后生长激素的浓度开始逐渐降低。在出生时生长激素的浓度大约为 30μg/L，随后可逐步降低。生长激素的分泌多呈现脉冲式释放，且存在昼夜波动大的特点，一般在夜间深睡眠后的早期分泌最高，而在分泌低峰时，常常无法检测到。在血循环中，生长激素结合蛋白（GHBP）和大约 50% 的生长激素结合，并以两者的复合物作为主要的存在形式。

3. GH 的分泌调节　在垂体生长激素细胞中，三种下丘脑激素对 GH 基因的表达产生影响：Ghrelin 的调节作用，生长抑素对 GH 释放产生抑制作用，生长激素释放激素（GHRH）对生长激素的释放产生促进作用。GHRH 和生长抑素的交替性分泌可以解释 GH 的节律性分泌。GH 的分泌高峰发生在 GHRH 的分泌高峰，同时又是生长抑素分泌的低谷。GH 分泌呈脉冲式，其高峰在睡眠期间。Ghrelin 由下丘脑的弓形核产生，胃部也产生较大量的 Ghrelin。GH 的释放受下丘脑 - 垂体 - 门脉循环和体循环的 Ghrelin 水平的影响，饥饿能刺激 Ghrelin 释放入体循环，而进食能抑制 Ghrelin 释放入体循环。

4. 生长激素与受体的结合　GH 通过与靶细胞表面的受体分子相结合而发挥作用。GH 受体是一个具有 620 个氨基酸的单链分子；GH 受体有细胞外区，单体的跨膜区以及胞浆区。细胞外区的蛋白水解片段，循环于血浆中，充当为一种 GH 结合蛋白。与细胞因子受体族的其他成分一样，GH 受体的胞浆区缺乏内在的激酶活性，而 GH 的结合，可以诱导受体的二聚作用和一种与受体相连的 Jak2 的活性，该激酶和其他蛋白质底物的磷酸化作用可引起一系列的反应

5. 生长激素的生理作用　生长激素不仅可以从促进生长，对代谢调节也起到一定作用。目前公认的作用主要有：①促进脂肪降解。③促进蛋白质合成。②促进骨生长。④对糖代谢作用复杂，降低外周组织对葡萄糖的利用，并降低细胞对胰岛素的敏感性水平。⑤增强心肌功能，促进脑功能效应，改善免疫功能等。⑥促进水、矿物质代谢。

6. 类胰岛素生长因子 - 1（IGF - 1）　肝脏对生长激素的反映可以产生 IGF - 1（多肽物质，由 70 个氨基酸组成）。与胰岛素具有相当的同源性，该基因定位在第 12 号染色体长臂，含有 6 个外显子，其表达产物为 IGF - 1。肝脏合成 ICF - 1 占血中的 90%，其他的由胶原细胞、成纤维细胞等局部合成。GH 可以促进 IGF - 1 的合成增加，介导其促进有丝分裂的作用。循环中的 IGF - 1 与数种不同的结合蛋白相结合，其中主要的一种是分子量为 150kD 的复合物 IGFBP3，IGFBP3 在 GH 缺乏症的儿童中是降低的，但在因其他原因引起矮小的儿童中则仍在王常范围。

# 三、临床表现

生长激素缺乏症是指垂体前叶生长激素缺乏导致的一系列临床症状，导致患儿的生长发育障碍，出生时身长无异常，5 个月时开始生长缓慢，尤其在 1 ～ 2 岁症状最为明显，随之年龄增加，生长程度缓慢且体型较健康儿明显幼稚，又称垂体性侏儒症。具体的症状表现如下：①生长障碍，多出现身材矮小和生长变慢。尽管身材矮小，但体型匀称，肌肉不发达，皮下脂肪多；智力多正常，但骨龄较年龄小，骨骼成熟迟缓。②性发育障碍？男性阴茎小，隐睾，乳房不发育，声调似小孩，女性无月经，子宫小，无胡须，外阴幼稚，无腋毛。③代谢紊乱？如蛋白质、糖、脂肪等代谢紊乱，并存在体脂、骨代谢等异常。④心、肾、精神神经系统等功能异常。

继发性 GHD 可发生于任何年龄，并伴有原发疾病的相应症状。当病变是一个进展性的肿瘤时，可

有头痛、呕吐、视力障碍、行为异常、癫痫发作、多尿及生长障碍等表现。生长缓慢出现在神经系统症状体征出现前，尤其多见于颅咽管瘤。但以垂体激素缺乏症状为主诉就诊者仅约10%。颅咽管瘤的儿童常见有视野缺损、视神经萎缩、视盘水肿及中枢神经瘫痪。外科手术后可首先出现垂体功能减退。

## 四、诊断与鉴别诊断

### （一）诊断

1. 血生长激素的测定　血清生长激素多呈脉冲式分泌，半衰期往往较短，因此采用取血检测GH的临床诊断价值不高，无法将生长激素缺乏症和正常人区别开。通过GH刺激试验，GH缺乏或低水平可明确诊断。临床多采用药物激发试验来判断垂体分泌GH状况（表16－1），常用药物激发剂有胰岛素、精氨酸、L－多巴及可乐定。由于各种药物能够通过不同的途径激活生长激素反应，不同试验的特异性、敏感性存在交大的差异，故通常采用至少2种作用途径不同的药物进行激发试验才能作为判断的结果。当两个不同激发试验的GH峰值均低于10μg/L时可确诊为GHD。通常情况下，正常反应为GH峰值≥10μg/L；部分性GH缺乏为GH峰值在5.1～9.9μg/L；完全性生长激素的缺乏症若为GH峰值均低于5μg/L。单次试验约有20%的正常儿童呈阴性反应。GH激发试验前需禁食8小时以上。

**表16－1　GH缺乏症诊断常用药物激发试验**

| | 方法 | 峰值 | 机制 |
|---|---|---|---|
| 可乐定 | 4μg/kg或0.15mg/m² 口服，服药后0、30、60、90分钟取血测定GH | 60～90分钟 | α－肾上腺能受体激动剂，刺激下丘脑GHRH释放 |
| L－多巴 | 10mg/kg或0.5g/1.73m²，服药前后取血，时间同上 | 60～90分钟 | 介导下丘脑神经递质多巴胺能途径的兴奋，刺激下丘脑CHRH释放 |
| 精氨酸 | 0.5g/kg静脉滴注，最大量30g 30分钟滴完，滴注前、后30、60、90、120分钟取血 | 60～90分钟 | 通过α－受体的介导作用，抑制下丘脑生长激素抑制激素的分泌 |
| 胰岛素 | 胰岛素0.05U/kg，生理盐水稀释后静注，注射前、后15、30、45、60分钟取血 | 15～30分钟 | 通过胰岛素诱导低血糖，刺激GH分泌。血糖降至基础值50%时为有效刺激 |

2. 血清IGF－1及IGFBP3测定　血循环中IGF－1大多与IGFBP3结合（95%以上），ICFBP3有运送和调节IGF－1的功能，与生长激素的分泌模式不同，IGF－1呈非脉冲性分泌，一般日夜波动轻微，所以其在血中的浓度较为稳定，并与生长激素的浓度水平基本保持一致，是检测下丘脑－GH－IGF生长轴功能的指标。ICF－1浓度与年龄有关，亦受其他内分泌激素和营养状态影响。

3. 影像学检查　颅脑磁共振显像能够较好地呈现垂体前、后叶大小，蝶鞍容积大小，对垂体发育不良、不发育也有诊断作用，并可以有效诊断视中隔及空蝶鞍的发育不良等症状，在区分蝶鞍饱满还是空蝶鞍上MRI优于CT，并且可发现颅咽管瘤、神经纤维瘤及错构瘤等肿瘤。

生长激素缺乏者，骨成熟常明显延迟。骨龄落后实际年龄。TSH和GH同时缺乏者骨龄延迟更加明显。

4. 染色体检查　染色体检查使有效的诊断方法，如果女性矮小，同时伴青春期发育延迟，可以采用该方案，同时也可以有效排除Turner综合征等染色体病。

5. 其他垂体功能检查　除了确定GHD诊断外，根据临床表现可选择性地检测血TSH、T3、T4、PRL、ACTH、皮质醇及LHRH激发试验等，以判断有无甲状腺和性腺激素等缺乏。垂体功能减退时血浆PRL水平升高，强烈提示病变在下丘脑而不是垂体。

### （二）鉴别诊断

如果和粗线较同性别、同种族、同年龄、正常儿童的平均身高相比较，身高低于3百分位数以下或身高低于2个标准差的患儿应进行原因分析，仔细了解母亲孕期、围生期、喂养和疾病等情况，结合体格检查和实验室资料，进行综合分析诊断和鉴别诊断。GHD患儿的年增长速率往往<5cm，骨龄延迟一

般可大于 2 年以上，GH 激发峰值 < $10\mu g/L$。

1. 家族性矮小症　父母身高都矮，身高常在第 3 百分位数左右，但其年增长速率 > 5cm，骨龄与年龄相称，智能与性发育均正常，GH 激发峰值 > $10\mu g/L$。

2. 体质性青春期延迟　多见男孩，比较常见，为一种正常发育的变异。躲在出生及出生后的生长无明显异常，但在出生后的年升高增长较为缓慢，且成熟较为滞缓。特别对于即将进入青春发育期或青春发育前的时期，性发育往往延迟数年时间。与身高平行，患儿的性发育落后和骨龄延迟也相对突出。一般情况下，患儿的父母中由类似的病史。

3. 宫内发育迟缓　使胎儿宫内出现发育障碍原因主要有：在母孕期供氧、营养不足、宫内感染、胎盘存在病理性因素以及胎儿基因组遗传印迹等。初生时，一般呈现足月小样儿，并以散发起病为主，无内分泌异常、无家族史。在患儿出生后，很容易出现低血糖，且生长较为缓慢。

4. 染色体异常　一般情况下，典型 Turner 综合征比较容易鉴别，但一些患儿出现各种嵌合体或由于 X 染色体结构异常（例如等臂缺失或畸形）所导致，则鉴别比较困难。当临床表现不明显时，多以生长迟缓为主要表现，并结合染色体核型分析进行鉴别。除身材矮小外，21 - 三体综合征还会出现特殊面容、智能落后等特征，所以临床鉴别不容易出现混淆。

5. 骨骼发育异常　如各种骨、软骨发育不良等，都有特殊的体态和外貌，可选择进行骨骼 X 线片及相关溶酶体酶学测定、基因分析等，以明确诊断。

6. 其他　包括心、肝、肾等慢性疾病，长期营养不良，遗传代谢病（如黏多糖病及糖原累积症等），以及精神心理压抑等因素导致者，可通过对体检资料、病史等进行分析，并酌情进行特殊检查以辅助进行鉴别。

## 五、治疗

原发性或继发性生长激素缺乏性所致的矮小，可以采用基因重组人生长激素对生长激素缺乏症进行替代治疗。一般情况下，治疗的患儿年龄越小，其治疗效果也越显著，能够缩小患者与同龄儿的身高距离，并对达到成人靶身高有很大帮助。但是对颅内肿瘤术后导致的继发性生长激素缺乏症患者需做好解释，对恶性肿瘤或有潜在肿瘤恶变者及严重糖尿病患者禁用。

生长激素替代治疗剂量采用0.1U/（kg·d），于每晚睡前半小时皮下注射，可选择在上臂、大腿前侧和腹壁、脐周等部位注射。治疗必须持续至接近终身高。GH 治疗第 1 年的效果最好，以后随治疗时间延长 GH 效果减低。停止治疗的标准是身高增长小于 2cm/年，或女孩骨龄大于 14 岁，男孩骨龄大于 16 岁。少数患者在用 GH 治疗过程中可出现甲状腺激素水平下降，故须监测甲状腺功能，必要时予甲状腺激素补充治疗。应用 GH 治疗后的副反应包括假性脑瘤，股骨头脱位，并加重脊柱侧弯及血糖暂时性升高等，但糖尿病的发生率极少。

对于伴有其他垂体激素缺乏者需进行相应的替代治疗。TSH 缺乏者可完全用甲状腺素替代。对于 ACTH 缺乏的患者，适当的补充氢化可的松，剂量不超过 10mg/（$m^2$·24 小时），在患病或手术前需增加剂量。对于促性腺激素缺乏者，当骨龄接近青春期时需用性激素治疗。

另外，采用蛋白同化类固醇药物对生长也可以起到促进作用，但该类药物时通过促进骨龄发育加快以及促进骨骺融合来实现，并不会最终提高患儿的身高。

# 第二节　糖尿病

糖尿病（DM）是一种常见的，慢性的代谢综合征，其基本的生化特点是高血糖，糖、脂肪及蛋白质代谢紊乱，多由胰岛素相对缺乏或绝对分泌不足而造成。主要有三大类儿童原发性糖尿病：①1 型糖尿病，发病原因多为患者的胰岛 β 细胞破坏以及胰岛素的分泌绝对缺乏所致，因此需要服用胰岛素进行治疗，所以又称为胰岛素依赖型糖尿病，绝大多数儿童属此类型糖尿病。②2 型糖尿病，肌肉、肝脏和脂肪组织的胰岛素抵抗为主，伴胰岛 β 细胞分泌胰岛素不足或相对缺乏，在儿童期发病者较少，亦称非胰岛素依赖型糖尿病。但我国发病率有增加趋势，这和我国儿童肥胖症明显增多有关。③其他特殊类型糖尿病：非胰岛素依赖型糖尿病，属一类常染色体显性的单基因遗传病，儿童极为罕见。其中常见的有，葡萄糖激酶及 HNF－4α、HNF－1α 等基因缺陷引发的青少年早发的 2 型糖尿病。还有线粒体糖尿病等。本章主要叙述儿童期 1 型糖尿病。

## 一、概述

世界各国、各地区儿童糖尿病发病率不同。根据 WHO 对 1990—1994 年期间全球 15 岁以下儿童 1 型糖尿病调查作的回顾总结，发病率最高的地区为芬兰和意大利，这 2 个地区的发病率为 36/10 万。芬兰 1982—1992 年为 35.0/10 万，1996 年达 40/10 万。日本为 1.9/10 万（1985—1989），新加坡为 2.46/10 万（1992—1994），台湾为 1.5/10 万（1984—1989），香港为 2.0/10 万。我国 22 个地区 15 岁以下儿童糖尿病平均发病率为 0.56/10 万，其中北京 0.90/10 万，上海 0.83/10 万（1989—1993）。我国发病率最高为武汉 4.6/10 万，最低为贵州遵义 0.12/10 万。随着社会经济的发展，儿童时期的糖尿病与成年人一样，有逐年升高趋势。

## 二、病因病理

### （一）病因机制

（1）流行病学调查提示，糖尿病的发生与种族、地理环境、生活方式、饮食及感染等有关。儿童糖尿病各年龄均可发病，婴幼儿糖尿病较少，主要在 5～7 岁、10～13 岁的年龄段比较多见。男女患病率没有明显差异。秋、冬季相对高发。近年来，我国儿童糖尿病亦有逐年增高趋势。

（2）自身免疫：环境因素有病毒感染：Coxsackie B 组病毒、EB 病毒及腮腺炎病毒等；牛乳蛋白：过早、过多地摄入牛乳制品，其中酪蛋白作为抗原，触发糖尿病发生。牛乳中牛胰岛素可能引起破坏人 β 细胞功能的免疫反应。自身抗原有谷氨酸脱羧酶（GAD）、胰岛素、胰岛抗原及胰岛细胞抗原，产生相应的自身抗体如 GAD 抗体、胰岛细胞抗体（ICA）和胰岛素自身抗体（IAA）等。

（3）遗传易感：遗传因素在 1 型糖尿病的发病过程中起着重要的作用。目前已知该病为多基因遗传病，有多个基因与糖尿病的遗传易感性有关。目前研究最多的是 1 型糖尿病与人类白细胞抗原（HLA）D 区的Ⅱ类抗原基因，后者位于第 6 号染色体短臂（6p21.3）。人群调查发现 1 型糖尿病的发病与 HLA Ⅱ类抗原 DR3、DR4 有关，单卵双胎先后发生糖尿病的一致性为 35%～50%，如同时有 HLA－DR3/DR4 者发生糖尿病一致性为 70%。近年研究发现，HLA－DQα 链第 52 位精氨酸及 DQβ 链第 57 位非门冬氨酸等位基因为 1 型糖尿病易感性基因；HLA－DQα 链第 52 位非精氨酸及 DQβ 链第 57 位门冬氨酸等为糖尿病保护基因。因此 HLA－Ⅱ类分子 DR－DQα1－DQβ1 的结构是影响 1 型糖尿病的易感性和保护性的主要因素。

### （二）病理生理

糖尿病患儿由于胰岛素分泌不足或缺如，使葡萄糖的利用（进入细胞）量减少，而增高的胰高血糖素、生长激素和皮质醇等却又促进肝糖原分解和葡萄糖异生，脂肪和蛋白质分解加速，造成血糖增高和细胞外液渗透压增高、细胞内液向细胞外转移。当血糖浓度超过肾阈值时，即产生糖尿。自尿液排出的葡萄糖量可达 200～300g/d，导致渗透性利尿，临床出现多尿症状，每日丢失大量的水分和电解质，因而造成严重的电解质失衡和慢性脱水。由于机体的代偿作用，患儿渴感增加，饮水增多；又因为组织不能利用葡萄糖，能量不足而产生饥饿感，引起多食。胰岛素不足和胰岛素拮抗激素，如胰高糖素、肾上腺素、皮质醇及生长激素的增高，促进了脂肪分解，血中脂肪酸增高，肌肉和胰岛素依赖性组织即利用这类游离脂肪酸供能以弥补细胞内葡萄糖不足，而过多的游离脂肪酸在进入肝脏后则在胰高糖素等生酮激素作用下加速氧化，导致乙酰乙酸、β－羟丁酸等酮体累积在各种体液中，形成酮症酸中毒。血渗透压升高、水和电解质紊乱以及酮症酸中毒等代谢失常的发生，最终都造成中枢神经系统的损伤，甚至导致意识障碍或昏迷。

## 三、临床表现

糖尿病是胰岛细胞常见的临床症状，且不限于年龄，各年龄均可发病，小至新生儿糖尿病，但以5～7岁和10～13岁两组年龄多见，患病率男女无性别差异。

1型糖尿病一般病情较急骤，临床表现突然发生的多尿、多饮。饮水量和尿量每天能够达3～5L，易饿多食，但体重下降，称为“三多一少”。部分患儿因感染、饮食不当或情绪波动诱发而起病。

婴幼儿多饮多尿不易发现，有相当多的患者常以急性酮症酸中毒为首发症状，表现为胃纳减退、恶心、呕吐、腹痛、关节肌肉疼痛、呼吸深快、呼气中带有酮味，神志萎靡、嗜睡、反应迟钝，严重者可出现昏迷。

学龄儿童亦有因夜间遗尿而就诊者。在病史较长的年长儿中，消瘦、精神不振及倦怠乏力等体质显著下降颇为突出。除消瘦外，一般无阳性体征发现。

## 四、诊断和鉴别诊断

### （一）诊断

1型糖尿病的诊断根据脱水、体重不增、多饮多尿、高血糖、糖尿和酮尿便能迅速判定。糖尿病诊断标准如下：

（1）空腹血糖≥7.0mmol/L（≥126mg/dL）。

（2）随机血糖≥11.1mmol/L（≥200mg/dL）。

（3）OGTT 2小时血糖≥11.1mmol/L（≥200mg/dL）。

凡符合上述任何一条即可诊断为糖尿病。儿童1型糖尿病呈现尿糖阳性，其中随机血糖在11.1mmol/L以上，和空腹血糖达7.0mmol/L以上不需做糖耐量试验就能确诊。

若OGTT后2小时血糖7.8～11.1mmol/L，为糖耐量减低。空腹血糖6.1～7.0mmol/L为空腹血糖损害（IFG）。

糖耐量损害是指处于正常体内稳态葡萄糖与糖尿病之间的代谢阶段。空腹葡萄糖浓度超过正常值的上限，则当静脉给予葡萄糖时发生急性胰岛素分泌反应丧失以及发生微血管和大血管并发症的危险性进行性增大。许多存在糖耐量损害的个体，其日常生活中的血糖是正常的，而且糖化血红蛋白水平也可能正常或接近正常，仅当进行标准的口服葡萄糖耐量试验时才表现出高血糖。

1. 血糖　血糖增高，空腹血糖 >7.0mmol/L，随机血糖≥11.1mmol/L。

2. 糖化血红蛋白（HbA1c）　是血中葡萄糖与血红蛋白非酶性结合而产生，其寿命周期与红细胞相同，反映过去3个月的血糖平均水平。测定治疗前的糖化血红蛋白（HbA1c）以估计高血糖的持续时间，这有利于进行治疗前后的对照以判断疗效，正常人 <6%，未治疗患者常大于正常的2倍以上。若糖尿病患者血糖控制水平 <8.3mmol/L时，HbA1c常 <7%，为最理想的控制水平。若HbA1c >9%，发生糖尿病微血管并发症的危险性明显增加。

3. 血电解质　酮症酸中毒时血电解质紊乱，应测血Na、K、Cl、$CO_2$CP、血pH及血浆渗透压。

4. 血脂　代谢紊乱期血清胆固醇及三酰甘油均明显增高。

5. 尿液检测　尿糖增高及尿酮体阳性。

6. 葡萄糖耐量试验（OGTT）　1型糖尿病一般不需做OGTT，仅用于无明显症状、尿糖偶尔阳性而血糖正常或稍增高的患儿。通常采用口服葡萄糖法。试验当日禁食，于清晨按1.75g/kg口服葡萄糖（最大量不超过75g），3～5分钟内服完；在口服0、120分钟分别采血测血糖浓度。

7. 抗体测定　检测抗体GAD、IAA、IA2和ICA，主要用于1型糖尿病诊断和鉴别诊断。

### （二）鉴别诊断

1. 儿童2型糖尿病　该疾病一般为多基因遗传，主要症状为胰岛素抵抗、胰岛素分泌不足的情况，部分患者出现胰岛素分泌不足，但可不伴胰岛素抵抗。随之近年来生活条件的改善，其发病率有所增加。家族2型糖尿病史、高胰岛素血症及肥胖是导致糖尿病发生的重要因素。2型糖尿病患儿中，大约1/3患儿不表现明显的临床症状，有的患儿仅仅因为肥胖而就诊，经糖耐量试验后才确诊。通常情况下，不存在酮症酸中毒，但部分患儿在刺激下可以发生该症状。ICA、IAA及GAD等自身抗体均阴性。血C肽水平可增高或表现正常。在经口服降糖药、锻炼及饮食控制后，症状得到改善。

2. 青少年型糖尿病（MODY） 该疾病是一种特殊类型的非胰岛素依赖性糖尿病，为单基因遗传，属于常染色体显性遗传病。发病年龄在25岁以下，且同时存在三代或以上家族性糖尿病史，发病后的几年内无需进行胰岛素进行治疗。目前，已经发现了5种类型的MODY及其相关基因。其治疗方法与2型糖尿病类似。

3. 肾性糖尿病 无糖尿病症状，多在体检或者做尿常规检查时发现，血糖正常，胰岛素分泌正常。也可见于范可尼综合征及近端肾小管功能障碍时。

4. 假性高血糖 短期大量食入或者输入葡萄糖液，可使尿糖暂时阳性，血糖升高。另外，在应急状态时血糖也可一过性升高，需注意鉴别。

## 五、治疗

儿童糖尿病强调综合治疗，应加强对患者或者家庭的健康教育，使患儿能长期维持血糖接近正常水平，保证儿童获得正常的生活和活动。治疗目的是：①消除糖尿病症状。②避免或减少酮症酸中毒及低血糖产生。③维持儿童正常生长和性发育。④解除患儿心理障碍。⑤防止中晚期并发症出现。

### （一）胰岛素替代治疗

（1）胰岛素制剂及作用：现阶段，临床上采用的胰岛素主要来自人工合成的重组胰岛素。其在作用时间上又可以分为短效、中效和长效三类。短、中效配合使用，每日2次注射方案在国内外均较普遍。

（2）新诊患儿的初始治疗：开始胰岛素治疗应选用短效胰岛素（RI），初始剂量应根据患儿体重计算，每天0.5～1.0U/kg，分4次于早、中、晚餐前30分钟皮下注射，临睡前再注射一次。每日胰岛素总量的分配：早餐前30%～40%、中餐前20%～30%、晚餐前30%以及临睡前10%。以后可过渡到短、中效胰岛素配合使用。

（3）胰岛素的调节：一般当饮食和运动量固定时血糖是调节胰岛素的根据。用RI时应根据每餐后及下一餐前的血糖调节次日该餐前的胰岛素剂量。每次增加或减少胰岛素的剂量不宜过大，以1～2U为宜。在非危重状态下每2～3天调整一次。

（4）胰岛素的注射方式有较多选择，如注射针、注射笔、无针喷射装置及胰岛素泵等，目前已经有较多青少年1型糖尿病患者采用胰岛素泵持续皮下输注胰岛素（CSⅡ）疗法，用此法与传统的胰岛素注射方案比较，可以增加患者吃主餐和点心的时间灵活性，可以改善代谢，减少严重低血糖的危险。7～10岁糖尿病儿使用CSⅡ能够改善代谢，CSⅡ在低龄患儿也取得了好的疗效。但也有人认为仅在39%的患者中显示代谢控制的改善。血糖控制的程度主要取决于患者遵循糖尿病自我监测的严格性，而与使用的胰岛素种类无关。大多数运用胰岛素泵治疗的患者都能减少低血糖频度和严重低血糖发作的疗效。CSⅡ不会发生体重异常增加。

（5）胰岛素治疗的并发症有低血糖，及时饮含糖饮料、加餐。慢性胰岛素过量是指胰岛素的慢性过量，特别是晚餐前的中效胰岛素。一般情况下，低血糖容易发生在凌晨2～3时，同时又可以导致反调节激素的分泌量增高；高血糖多出现在清晨，也称为低－高血糖反应。如清晨尿糖阴性或弱阳性，而尿酮体阳性，则提示夜间低血糖，应检测早晨2～3时血糖，并减少晚餐前或睡前胰岛素用量。

### （二）营养管理

营养管理的日的是使血糖能控制在要求达到的范围内，既要保证儿童正常生长，又避免肥胖，营养师应定期进行营养评估和指导。患者的饮食应基于个人口味和嗜好，且必须与胰岛素治疗同步进行。

（1）需要量：应满足儿童年龄、生长发育和日常生活的需要。每日总热量kcal（千卡）＝1 000＋［年龄×（70～100）］。

（2）食物的成分：糖类50%～55%，蛋白质10%～15%及脂肪30%。碳水化合物成分应主要来自淀粉类，高纤维成分的食品有利于促进血糖控制，使食物的消化和吸收时间延长，血糖水平上升较慢。要限制食用蔗糖及精制糖，包括碳酸饮料，防止糖类吸收过快引起血糖的大幅波动。脂肪摄入应减少动物源性的食物脂肪，增加不饱和脂肪的植物油，不饱和脂肪与饱和脂肪的比例约为1.2 ：1.0。蛋白质宜选动物蛋白，多吃瘦肉和鱼，限制摄入蛋黄数。

（3）热量分配：全日热量分三大餐和三次点心，睡前点心占1/10，上午和下午的餐间点心各占0.5/10，午餐、晚餐各占3/10，早餐占总热量2/10。大龄儿童可省略上午点心，而把这部分的热量加在午餐里。同时还应根据患者的生活规律和生活习惯来制定食谱，鼓励家属进行配合，尤其重视现实可行性，尽可能争取患儿的依从性。

### （三）运动治疗

运动对糖尿病患儿至关重要，是儿童正常生长发育所必需的生活内容，不要限制糖尿病患儿参加任何形式的锻炼，包括竞技运动：如果运动不引起低血糖，则不必调节饮食和胰岛素，运动可使肌肉对葡萄糖利用增加，血糖的调节得以改善。糖尿病患儿应每天安排适当的运动，尤其在进行大运动量时应注意进食，防止发生低血糖。运动应在血糖控制良好后才开始，并坚持每天进行一定时间的锻炼，可以对胰岛素和热量平衡进行调节。

### （四）糖尿病酮症酸中毒（DKA）

胰岛素效能不足或胰岛素缺乏导致的代谢异常，胰岛素效能不足是指应激时拮抗激素阻断胰岛素的作用。20%～40%的新患者以及老患者漏打胰岛素或未能控制并发症时可发生DKA。临床症状取决于酮症酸中毒的程度，有大量酮尿、血离子间隙增加、$HCO_3^-$ 和pH下降，血清渗透压增高提示高渗性脱水。DKA是糖尿病最常见的死亡原因，大多是由于脑水肿的原因。治疗应该：

（1）纠正脱水、酸中毒及电解质紊乱：按中度脱水计算输液量（80～100mL/kg），再加继续丢失量后为24小时的总液量，开始先给生理盐水20mL/kg，脱水严重时可再加入20mL/kg，以后根据血钠决定给半张或1/3张不含糖的液体。前8小时输入总液量的1/2，余量在后16小时输入。输入液体应遵循先快后慢，先浓后淡的原则进行。见排尿后即加入氯化钾3～6mmol/kg。只有当血pH<7.2时才用SB纠正酸中毒，$HCO_3^-$ 的补充量=（15－所测 $HCO_3^-$）×体重（kg）×0.6，通常先给计算量的一半，再测血pH>7.2时则不再需碱性液。

（2）胰岛素应用：通常临床上可以给予小剂量胰岛素，静脉持续输入治疗，剂量为0.1U/（kg·h），加入生理盐水中输入，要检测血糖，防止血糖下降过快。

（3）监测：每小时监测血糖一次，每2～4小时重复一次电解质、血糖、尿糖及血气分析，直至酸中毒纠正。血清渗透压下降过快有脑水肿的危险。

### （五）糖尿病的教育和监控

糖尿病的治疗不仅是使用和调整胰岛素，而且包括对患者及其家人的教育。由于糖尿病是慢性终生性疾病，因此对本病的管理和监控非常重要。应做到及时联络和定期随访。

（1）血糖测定：由于血糖是调节胰岛素用量的根据，故每天应常规四次测量血糖（三餐前及临睡前），每周测一次凌晨2～3时血糖。血糖应控制在餐前4.4～6.7mmol/L（80～120mg/L）、餐后血糖<8.3～10mmol/L（150～180mg/L），每日平均血糖应<8.3mmol/L（150mg/L）为理想，微血管并发症的发生可以明显减少。

（2）糖化血红蛋白（HbA1c）测定：应每3～4个月检测一次。糖尿病患者HbA1c<7%为控制理想，>9%控制不当，超过11%则表示控制差。

（3）尿微量白蛋白排泄率测定：一般每年检测1～2次，以监测早期糖尿病肾病的发生。同时严密观察血压，若发生高血压应予治疗。

# 第三节 尿崩症

尿崩症（DI）是一种部分或完全丧失尿浓缩功能的症状，临床主要表现为多饮、烦渴、多尿、排出低比重尿。造成尿崩症的病因很多，根据不同病因可将尿崩症分为三种类型：①中枢性尿崩症（CDI）；②肾性尿崩症（NDI）和③精神性烦渴症（PP），其中以中枢性尿崩症较多见。中枢性尿崩症是由于垂体抗利尿激素（ADH）即精氨酸加压素（AVP）分泌不足或缺乏所引起。

## 一、病理生理和发病机制

由下丘脑视上核与室旁核内神经元细胞合成的9肽ADH，因第8位氨基酸残基为精氨酸，故命名为精氨酸加压素。ADH以神经分泌颗粒的形式沿轴突向下移行，储存至垂体后叶，在特殊神经细胞和轴突中储存，可通过释放进入血循环。一般情况下，正常儿童的ADH在早晨和深夜分泌量有所增加，而在午后的分泌量降低。ADH的循环半衰期为5分钟，通过肾小管膜和集合管的V2受体对肾脏发挥作用，其主要生理功能是增加肾远曲小管和集合管上皮细胞对水的通透性，促进水的重吸收，使尿量减少，保留水分，使血浆渗透压相对稳定而维持于正常范围。位于下丘脑视上核和渴觉中枢附近的渗透压感受器同时控制着AVP的分泌和饮水行为。

抗利尿激素是下丘脑的视上核、室旁核的神经细胞合成并分泌的9肽激素，经下丘脑－垂体束到达神经垂体后叶后释放出来。血浆晶体渗透压和循环血量、动脉血压是调节抗利尿激素的主要因素。血浆渗透压可以在抗利尿激素作用下保持在280～290mmol/L。机体失水时大量发汗，严重呕吐或腹泻等情况，血浆晶体渗透压升高，使肾对水的重吸收活动明显增强，在抗利尿激素分泌增多及作用下，导致尿液浓缩和尿量减少。尿崩症者表现为大量排尿，口渴，口渴中枢系统兴奋，进而饮大量水，血浆渗透压一般可以保持在略高于正常人。相反，大量饮清水后，尿量增加，尿液被稀释，从而使机体内多余的水排出体外。但在儿童，尤其是早产儿，由于口渴中枢不成熟，表现为大量排尿，口渴中枢不兴奋，饮食量不多，则出现高渗脱水，并出现持续性高钠血症。

1. 中枢性尿崩症（CDI）　ADH缺乏是引起中枢性尿崩症的重要原因，下丘脑、垂体病变导致尿崩症，其中常见的原因有，下丘脑视上核、室旁核内神经元发生退行性病变，或发育不良，约占总发病率的50%。血浆AVP水平降低，导致尿渗透压降低、尿量增加。当合成AVP神经元部分受损或仍有10%～20%分泌功能时，患儿可表现为部分性尿崩症。

CDI的病因大致可分为获得性、遗传性或特发性三种：

（1）获得性：通常是由不同类型的损伤或疾病而造成：如①肿瘤：由颅内肿瘤引起的患儿至少占30%，如颅咽管瘤、垂体瘤、松果体瘤、神经胶质细胞瘤及黄色瘤等；②损伤：新生儿期的低氧血症、缺血缺氧性脑病均可在儿童期发生DI。又如颅脑外伤、手术损伤及产伤等；③感染：少数患儿可由脑炎、脑膜炎、寄生虫病等；④其他：全身性疾病（白血病、结核病、组织细胞增生症等）、先天性脑畸形、药物等。值得警惕的是有部分中枢性尿崩症，可能来源于颅内肿瘤的继发性症状，此时可先有尿崩症，并在以后几年内出现肿瘤症状，由肿瘤引起的尿崩症在小儿至少约占30%。所以必须引起医师的警惕，并给患者进行头颅影像学定期检查。

（2）遗传性：一般情况下，很少有遗传性尿崩症，约占总量的1%左右。目前了解的分子病理改变有垂体加压素基因（AVP－NPⅡ）。人AVP－NPⅡ基因定位于20p13，基因全长2.6kb，包含3个外显子，由基因转录翻译编码形成AVP。部分家族性单纯性DI患者发现AVP－NPⅡ基因有突变，大多为基因点突变，且突变类型及位点具有一定的异质性，有的呈现常染色体显性遗传，也有常染色体隐性遗传。其他能引起DI的致病基因有HESX1、HPE1、SIX3、SIIII等。

（3）特发性：是儿童最常见的原发性尿崩症，即未发现原因的ADH缺乏。某些病例可能与中枢神经元的退行性变有关。大多为散发，发病较晚，无家族史，无AVP－NPⅡ基因突变。

2. 肾性尿崩症　肾性尿崩症作为一种遗传性疾病，很少存在常染色体显性遗传的情况，多为为X

伴性隐性遗传。因为 ADH 受体异常或中枢分泌的 ADH 不表现生理活性，或者肾小管本身缺陷等，导致在远端肾小管中对 ADH 的敏感性降低或抵抗等，这些因素导致了尿崩症。

## 二、临床表现

该症状可在出生到少年的任何时间发作，尤其以儿童期最为常见，一般男孩的发病率高于女孩。年长儿可渐进性发病，部分也出现突然发病的情况。临床表现主要有多尿、烦渴、多饮等，并表现为较固定的低比重尿。临床症状轻重不一，这不仅取决于患儿体内 AVP 完全或部分缺乏的程度不同，而且还与渴觉中枢、渗透压感受器是否受损及饮食内容相关。

婴幼儿患者烦渴时哭闹不安，但饮水后即可安静，多饮在婴儿表现喜欢饮水甚于吃奶。由于喂水不足可发生便秘、体重下降和高钠血症，低热、脱水甚至惊厥和昏迷。

儿童期患者多尿或遗尿，一般首先父母先发现该症状。患儿每日的尿量在 4 升以上，部分患儿的尿量多达 10 升以上。患儿一般喜欢饮冷水，在冬天也是如此，患儿的晨尿尿色可清淡如水，尿量和饮水量大致保持一致。在不饮水的情况下，患儿多表现为烦渴难忍，而尿量却不减少。因多饮、多尿可影响学习和睡眠，出现少汗、精神不振、食欲低下、体重不增和生长缓慢等症状。若能充分饮水，一般无其他症状。

颅内肿瘤能够引发继发性尿崩症。除此之外，呕吐、头痛、视力障碍等是存在颅压增高患儿的常见症状。另外，男性多发生肾性尿崩症，发病年龄较早，且一般有家族史。

## 三、辅助检查

1. 尿液检查　尿量多，尿色清淡无气味、尿比重低，一般为 1.001 ～ 1.005（约 50 ～ 200mmol/L）。而尿蛋白、尿糖及其他均为阴性。

2. 肾功能及电解质检查　尿崩症患者通常尿常规正常，尿糖阴性，血钠正常或稍高，血浆渗透压多正常或偏高。如有肾脏受累，可有不同程度的肾功能异常。

3. 头颅 MRI 检查　了解下丘脑和垂体的形态改变，排除颅内肿瘤。一般尿崩症者其垂体后叶高信号区消失，同时有侏儒症者可发现垂体容量变小。儿童颅内肿瘤常以尿崩症形式起病，故应对患儿进行长期随访。

4. 尿崩症特殊试验检查

（1）禁水试验：多用于鉴定精神性烦渴和尿崩症。一般在早晨 8 时开始，先在试验前排尿，并对尿量、体重、尿比重、尿渗透压等指标进行测量，同时还需测患儿的血浆渗透压和血钠。试验开始时，在 1 小时内给患儿饮水 20mL/kg，然后禁饮 6 ～ 8 小时，期间收集一次尿，间隔 1 小时，测量尿量、尿比重、尿渗透压等指标，连续收集 6 次。结束试验时，采患儿的血进行血钠、血浆渗透压测定。在具体的试验过程中，应严密观察，若干患儿的排尿过多严重，禁饮时间虽不足 6 个小时，体重已经降低原体重的 5%，或存在明显的血压降低，则应考虑停止试验，以免对患儿的身体健康甚至生命构成不良影响。

一般情况下，禁水后健康儿童尿量明显减少，不出现明显的脱水症状，血渗透压变化不大，尿渗透压大于 800mmol/L，尿比重大于 1.015，尿渗透压与血浆渗透压比率超过 2.5；而对于完全性尿崩症患者而言，其尿量无明显减少，血浆渗透压超过 300mmol/L，尿渗透压不足 280mmol/L，尿比重低于 1.010。尿渗透压较血渗透压偏低；而部分性尿崩症血浆渗透压最高值不足 300mmol/L；若尿渗透压与血渗透压比率大于等于 2，或尿渗透压达 300mmol/L，尿比重最高达 1.015 以上，则说明机体的 ADH 分泌量比较正常，此时多为精神性烦渴。

（2）禁饮结合加压素试验：用于肾性尿崩症、中枢性尿崩症的鉴别。先患儿禁水，然后间隔收集患儿尿液，并对尿渗透压、尿比重进行测定。根据患儿具体情况，一般注射水溶性加压素 0.1U/kg，尤其在连续两次尿渗透压差低于 30mmol/L 时，连续 2 ～ 4 次，并在注射后间隔 1 小时对患儿的尿渗透压、尿比重进行测定。除了少数患儿增高不超过 5%，正常人尿渗透压在注射加压素后不应在禁饮后再升高。中枢性尿崩症者有时还稍降低，起在禁饮后的尿渗透压升高不明显。尿渗透压在注射加压素后升高，尿渗透压达 300mmol/L 以上，尿量明显减少，比重达 1.015 ～ 1.020,；部分性中枢性尿崩症患者，尿渗透压在禁饮后往往可以升高，升高程度可以超过血浆渗透压，在注射加压素后，尿的渗透压仍可进一步升高；如用加压素后尿渗透压、尿量及比重变化不显著，或出现反应不良，可进一步诊断为肾性尿崩症。

（3）血浆 AVP 定量：本病患者血 AVP 浓度降低（正常值约为 10μU/mL），但由于检测方法的特异性和敏感性均不高，故分析结果须动态观察。直接检测血浆 AVP 浓度为 DI 的鉴别诊断提供了新途径：中枢性 DI 患者血浆 AVP 低于正常；而肾性 DI 者血浆 AVP 浓度升高，但尿液仍不能浓缩而持续排出低渗尿；精神性烦渴症 AVP 分泌功能正常，但对病程久、病情重者可由于长期低渗状态，而使 AVP 分泌障碍。

## 四、诊断和鉴别诊断

尿崩症的诊断可依据临床多尿、烦渴、多饮症状，结合血、尿的渗透压测定，以及参考禁水、加压素试验、血浆 AVP 定量来进行综合分析和评估。此外，还应与其他导致多尿症疾病进行鉴别。

1. 高渗性利尿　根据尿渗透压、尿比重、尿 pH，并根据其他临床表现进行鉴别，诸如肾小管酸中毒、糖尿病等比较容易鉴别

2. 低钾血症　此类主要见于慢性腹泻、原发性醛固酮增多症、Bartter 综合征等。

3. 高钙血症　此类主要见于甲状旁腺功能亢进症、维生素 D 中毒等。

4. 继发性肾性多尿　此类主要见于慢性肾盂肾炎、慢性肾炎等病所引发的慢性肾功能减退。

5. 精神性烦渴症　儿童时期较少见，多伴随精神因素。该症状常以渐进起病，多饮、多尿症状不断增加，症状可偶尔出现缓解，一般夜间饮水较少。患儿渗透压、血清钠均在正常值水平的低限左右。以为患儿 AVP 的分泌能力正常，所以采用禁水试验往往比加压素试验在增加尿渗透压方面更显著，该症状又称为精神性多饮。

## 五、治疗

对尿崩症者应积极寻找病因、观察是否存在垂体其他激素缺乏，在药物治疗前，尤其是新生儿和小婴儿，要供给充足的水分，从而避免脱水、高钠血症，如有脱水、高钠血症发生时应缓慢给水，以免造成脑水肿。肿瘤者应根据肿瘤的性质、部位决定外科手术或放疗方案。对精神性烦渴综合征者进行寻找导致多饮多尿的精神因素，以对症指导。

1. 鞣酸加压素　一般为混悬液制剂，浓度为每毫升含 5U，常作为尿崩停长效治疗使用。起始剂量为 0.1 ～ 0.2mL，在用前首先进行适度加温，然后混合均匀后进行深部肌注射，作用时间为 3 ～ 7 天，待患儿多尿症状复现时，才行第二次给药。用药期间应注意患儿的饮水量，以防止发生水中毒。

2. 去氨加压素　即精氨酸加压素，0.1mg/片，口服后疗效可维持 8 ～ 12 小时，宜从小剂量每次 0.05mg 开始，2 次/d。低龄儿可从更小量开始。不良反应较小，少部分患者可出现头痛、恶心、胃不适等。

# 第四节　小儿肥胖症

肥胖是威胁儿童健康的一种重要儿科内分泌疾病，近 20 多年来，世界各国儿童的肥胖患病率呈现成倍增长的趋势。以往肥胖的定义主要参考体重超过平均体重的程度，由于忽视了身高的因素，体重与体脂含量、肥胖的并发症关联性并不十分密切。近年来，国际上已倾向于统一采用体重指数（EMI）作为衡量肥胖程度的指标。目前国际上公认的 18 岁以下儿童肥胖定义为 BMI 指数达到或超过同年龄、同性别儿童 BMI 的 95% 以上，而 BMI 在 85% ～ 95% 为超重。

对于年龄小于 2 岁的婴幼儿，不建议考虑肥胖的诊断，也不采用 BMI 评估该年龄组儿童的肥胖程

度，而采用身高比体重进行评价。国外一般把相应身高比体重超过95%定义为超重。

## 一、病因

肥胖的发病原因多样，受到环境、遗传等多种因素的影响。常见的相关因素如下：

### （一）遗传因素

1. 肥胖家族史　研究显示，父母双方均瘦，其子女仅肥胖的发生率约为14%；父母一方肥胖其子女肥胖的发生率升高至约40%；父母双方均肥胖，其子女的肥胖发生率可达到70%～80%。

2. 肥胖相关基因　目前有ob/ob基因、神经肽Y（NPY）、β3肾上腺素受体（β3－AR）、ENPPl、FTO、MC4R等20余种单基因突变与肥胖有关，总体上超过600种基因、染色体上的区域与肥胖的发生有关，但肥胖的相关基因有一定的种族特异性。

### （二）出生体重

出生前孕妇营养过度会导致小儿生后肥胖。研究显示，后天肥胖发生率随出生体重增加而增加，而且低出生体重组肥胖以轻度为主，高出生体重组以中重度为主。

### （三）孕期吸烟

孕妇孕期吸烟是其子女发生肥胖的高危因素，孕期在烟草环境中暴露，可对胎儿的生长产生抑制作用，从而在出生后表现为对食物、能量的需求增加，并最终导致肥胖的发生。

### （四）人工喂养

人工喂养较母乳喂养者更易肥胖。

### （五）行为因素

流行病学调查表明，久坐、运动减少、高热量、高脂肪的食物摄入增多等因素是导致肥胖的主要因素。①膳食结构不科学：大量高油脂、高热量的食物摄入体内。②摄入量过度：非饥饿性进食，诸如暴饮暴食、每餐主食量大、爱吃零食等。③进食过快。④体力活动减少。⑤久坐的生活方式每天静坐2小时以上者，肥胖发病率显著增加。⑥研究显示，睡眠时间越短越有可能发生肥胖。

### （六）社会因素

发达国家中，社会经济地位，文化水平越低者，其子女肥胖的发生率明显增高。

## 二、诊断要点

### （一）临床表现和相关并发症

儿童单纯性肥胖临床表现除体型的均匀性肥胖、体重增加外，还包括多系统的损害。

1. 代谢并发症　肥胖最常见的代谢并发症就是代谢综合征，儿童常见的代谢综合征包括肥胖、胰岛素抵抗、高血压和其他代谢异常。在重度肥胖的儿童中，代谢综合征的比例近50%。

2. 心血管系统疾病　肥胖儿童高血压的危险性是非肥胖儿童的3倍，肥胖儿童高血压常伴有其他代谢综合征的组分如高血脂、胰岛素抵抗和高胰岛素血症。肥胖高血压者常伴左心室肥大。

3. 呼吸系统疾病　阻塞性睡眠呼吸暂停综合征（OSAS）是肥胖儿童常见的并发症，其特征是睡眠时上呼吸道部分或完全阻塞，肥胖儿童扁桃体和增殖腺切除术后容易出现持续性OSAS。

4. 胃肠道疾病　非酒精性脂肪肝与肥胖和胰岛素抵抗密切相关，是儿童慢性肝病最常见的原因之一，其特征是肝内过量的脂肪沉积。脂肪肝临床常无症状，通常表现为轻、中度转氨酶的增高，预后一般较好，但也可发展成非酒精性脂肪性肝炎、肝硬化和肝功能衰竭。

5. 妇科疾病　儿童肥胖患者可出现肾上腺皮质功能早现、雄激素合成增加，伴发多囊卵巢综合征（PCOS）。肾上腺皮质功能早现可导致一过性生长和骨成熟加速。PCOS患者可表现为月经不调、多毛和黑棘皮病。

6. 肌肉和骨骼系统疾病　股骨头骨骺脱位（SCFE）容易发生在男孩和超重肥胖患者中，常见的症状是髋关节或膝盖疼痛。早发性肥胖容易出现 SCFE。此外，还可出现退行性关节炎、胫骨内翻。肥胖患者骨密度通常增加，但却容易发生骨折。

7. 神经系统疾病　特发性颅内高压（假性脑瘤）在肥胖儿童中的发病率增加。

8. 血管疾病　成年肥胖患者容易出现静脉血栓，尽管儿童肥胖患者尚未观察到类似表现，但认为肥胖儿童存在深静脉血栓和肺动脉栓塞的危险性。此外，肥胖儿童动脉内膜的厚度也增加。

## （二）鉴别诊断

1. 皮质醇增多症　源于垂体疾病者称库欣病，源于肾上腺者称库欣综合征。儿童常见的发病原因是异源 ACTH 综合征（多为肾上腺、垂体以外的癌肿，具有分泌 ACTH 活性）、肾上腺皮质肿瘤（癌或腺瘤）、肾上腺皮质增生、长期应用糖皮质激素等。实验室检测的结果显示，皮质醇的含量有所增加，地塞米松小剂量抑制试验无法抑制皮质醇的增加症状，且昼夜的节律消失。头颅或肾上腺 CT 或和 MRI 检查有助诊断。临床上表现为多血质面容、水牛背，满月脸、向心性肥胖等。痤疮，紫纹、皮肤多毛、女性出现男性化等，同时出现糖代谢异常、高血压等伴发症状。对于垂体肿瘤所致肾上腺皮质增生，可出现颅内高压或视野缺损症状。肾上腺皮质肿瘤患儿的腹部能够扪及肿块。

2. 肥胖生殖无能综合征　患者骨龄延迟，身材矮小，一些患者可伴尿崩症。临床上表现为以肥胖、性发育障碍等。属于神经内分泌功能紊乱，由垂体、下丘脑及其他病变所致。常见病因为颅内脑炎、肿瘤、脑外伤等，也可以因先天缺陷或退行性变、血管病变等诱发，导致促性腺激素释放激素的合成和分泌缺乏。实验室检查结果示，存在不同程度的性激素水平、促性腺激素水平降低，同时颅内病变可结合头颅 CT 等可辅助诊断。

3. 甲状腺功能减退症　由于下丘脑－垂体疾病或碘缺乏、甲状腺炎、甲状腺缺如、先天性发育不良等疾病所致。一般情况下，当甲状腺激素的合成缺乏时，自微血管漏出的黏蛋白和清蛋白的含量怎过，与细胞间液增多密切相关，大量的体液在机体内潴留，并引发体重增加、黏液性水肿，表现为肥胖症状。通常患儿出现便秘、食欲不佳、表情呆滞以及身材矮小、皮肤粗糙、苍白等。血清 TSH 升高，T3、T4 降低。患儿骨龄明显延迟。

4. 劳－穆－比综合征或性幼稚－色素性视网膜炎－多指（趾）畸形综合征　临床主要表现为智力迟钝、生殖器发育不全及多指畸形以及视网膜色素变性伴发肥胖。除多指（趾）畸形典型症状、智力迟钝、肥胖、生殖器官发育不良、视网膜色素变性外，同时也出现先天性心脏病、尿道下裂、眼下垂、眼球震颤、矮小、斜视、小头畸形等。

5. 贝－韦综合征　一般情况下，和父系 15q11－q13 染色体表达缺失紧密相关。患儿血生长激素水平低下、骨龄延迟。临床表现以智能障碍、肌张力低下、肥胖、性发育不良为主。一些患儿出现糖耐量受损，并在 10 岁后容易诱发糖尿病。该病也称为低肌张力－性功能减退－低智力－肥胖综合征。

6. 多囊卵巢综合征　在下丘脑－垂体－卵巢轴出现功能紊乱时发生，卵泡形成多发囊肿性变化，无排卵现象，初潮后闭经或月经量少。患者出现肥胖、眉毛及阴毛较浓、脸部、唇周、小腿出现汗毛较多，毛发、多毛且呈现男性化趋势。基础体温呈单相，长期不排卵。双侧卵巢增大，血浆 LH 水平增高，FSH 水平较低，LH/FSH 比值 >3。可通过 B 超、CT、腹腔镜检查确诊。

7. 胰岛素瘤　在不受高血糖刺激和低血糖抑制的情况下，胰岛素瘤细胞能够自主性的分泌胰岛素。由于胰岛素含量较高，血糖浓度较低，患儿需要增加饮食来进行症状的缓解。高胰岛素血症、食欲亢进等导致合成代谢率提高，患儿出现肥胖。临床上出现空腹低血糖，且易反复发作，疾病发作时表现为饥饿感、焦虑、多汗、心率加快、脸色苍白、软弱等。患儿的意识尚存，识别力和定向力逐渐丧失，言语不清，精神失常，一旦病情长期持续，往往导致患儿出现智力底下。部分患儿甚至出现低血糖抽搐，该症状和癫痫大发作比较类似。CT 和 B 超能够较好的对肿瘤进行定位，但大部分胰岛素瘤的体积较小，一般直径 <2cm，因此临床诊断率较低。另外 i，可以采用多次测定血胰岛素含量以及空腹血糖进行辅助诊断。

## （三）实验室检查

（1）常规检查：空腹肝功能、血糖、血脂、胰岛素、血游离皮质醇（可轻度增高）。

（2）怀疑糖代谢异常者需行口服糖耐量试验：葡萄糖1.75g/kg，最大量75g。

（3）B超：肝、肾上腺、卵巢。

（4）怀疑头颅占位者，需行CT或MRI垂体、下丘脑检查；怀疑肾上腺占位者可行CT、B超检测。

（5）怀疑皮质醇增多者需测皮质醇分泌节律、24小时尿游离皮质醇；行地塞米松抑制试验：单纯性肥胖患者血游离皮质醇可轻度增高，可被小剂量地塞米松所抑制。

（6）必要时行性激素和甲状腺素检测。

## 三、治疗

### （一）治疗目标

7岁以下儿童，如没有继发的并发症，体重控制的目标是保持目前体重。如果体重超过95%，有继发的并发症，则减重有助于减少并发症。7岁以上儿童如果体重指数在85%～95%且没有特殊并发症，体重控制目标是保持体重不变。如有并发症则建议减轻体重，体重超过95%建议减轻体重。如果有假脑瘤、阻塞性睡眠呼吸暂停综合征、糖尿病、高血压等并发症，宜较快速度减重。

### （二）饮食控制

现阶段，大部分的营养师在推荐食谱时，强调更多的是适度减少热量以及营养均衡，通过饮食干预以达到降低单糖、高脂食物以及降低含糖饮料等，同时达到增加低热量、高纤维食物如水果、蔬菜、谷物的摄入。长期低碳水化合物、高蛋白饮食对儿童减重的效果还不清楚。推荐的适宜食物中含蛋白质30%～35%、糖40%～45%、脂肪20%～25%。在各个年龄段可以参考的热量供给量：

10～15岁：4 184～5 026.8kJ，即1 000～1 200kcal/d；5～10岁：3 347.2～4 184kJ，即800～1 000kcal/d；5岁以下：2 510.4～3 347.2kJ，即600～800kcal/d；6～9月：376.6kJ，即90kcal/kg；6个月以下460.2kJ，即110kcal/kg。

### （三）运动

肥胖行为干预的措施就是增加运动，减少静坐的生活方式。研究发现，规律的有氧运动效果不如与生活相关的活动，如有游戏性质的跳舞、足球等活动。为达到减重效果，每周至少一半以上的天数需要活动30～60分钟。

### （四）药物治疗

2003年美国FDA批准脂肪酶抑制剂奥利司他（Orlistat）可用于12岁以上儿童肥胖的治疗。奥利司他通过抑制脂酶的活性而抑制了脂肪的吸收，但也可影响脂溶性维生素A、维生素D、维生素E、维生素K的吸收，因此建议服药前或后2小时补充多维维生素。中枢去甲肾上腺素、5-羟色胺和多巴胺再摄取抑制剂西布曲明可用于16岁以上青少年，服用者中有出现心动过速和头痛现象。

### （五）手术

BMI>40可采用外科手术治疗，儿童常用胃转流术（GBP）和胃束带术。外科手术减肥的早期并发症主要有肺栓塞、伤口感染、狭窄、脱水、溃疡，后期并发症主要是小肠阻塞、切口疝和微量元素缺乏，约15%的手术病例体重复又增加。

# 参考文献

[1] 江载芳，申昆玲，沈颖．诸福棠实用儿科学．北京：人民卫生出版社，2015.
[2] 申昆玲，黄国英．儿科学．北京：人民卫生出版社，2016.
[3] 易著文，何庆南．小儿临床肾脏病学．北京：人民卫生出版社，2016.
[4] 陈忠英．儿科疾病防治．北京：第四军医大学出版社，2015.
[5] 吴桂英．临床儿科急危重症诊疗新进展．西安：西安交通大学出版社，2014.
[6] 毛定安，易著文．儿科诊疗精粹．北京：人民卫生出版社，2015.
[7] 朱玲玲，吴震．儿科学．北京：科学出版社，2015.
[8] 马融．中医儿科学高级教程．北京：人民军医出版社，2015.
[9] 陈树宝．小儿心脏病学前沿：新技术与新理论．北京：科学出版社，2015.
[10] 赵祥文．儿科急诊医学．北京：人民卫生出版社，2015.
[11] 罗小平，刘铜林．儿科疾病诊疗指南．北京：科学出版社，2016.
[12] 中华医学会儿科学分会．儿科心血管系统疾病诊疗规范．北京：人民卫生出版社，2015.
[13] 李桂梅．实用儿科内分泌与遗传代谢病．济南：山东科学技术出版社，2015.
[14] 李德爱，陈志红，傅平．儿科治疗药物的安全应用．北京：人民卫生出版社，2015.
[15] 薛辛东．儿科学．第 2 版．北京：人民卫生出版社，2013.
[16] 陈自励．新生儿窒息和多脏器损伤诊疗进展．北京：人民卫生出版社，2014.
[17] 李占忠．临床儿科多发病诊断与治疗．西安：西安交通大学出版社，2014.
[18] 中华医学会儿科学分会．儿科血液系统疾病诊疗规范．北京：人民卫生出版社，2014.
[19] 孙锟，沈颖．小儿内科学．北京：人民卫生出版社，2014.
[20] 沈晓明，桂永浩．临床儿科学．第二版．北京：人民卫生出版社，2013.
[21] 蔡维艳．儿科疾病临床诊疗学．兴界图书出版公司，2013.